Handbuch

der speciellen

Klimatotherapie

und

Balneotherapie

mit besonderer Rücksicht auf Mittel-Europa

zum Gebrauch für Aerzte

von

Dr. Hermann Reimer.

Berlin.
Druck und Verlag von Georg Reimer.
1889.

Vorrede.

In seiner allgemeinen Balneotherapie hat *Leichtenstern* ein Kapital physiologischer Grundsätze aufgespeichert, von dem die ganze spätere balneologische Litteratur fast ausnahmslos gezehrt hat. Die specielle Therapie hat andere Aufgaben. Sie muss der Empirie eine grössere Bedeutung zugestehen, und, statt zu generalisiren, sich die Aufgabe stellen, den individuellen Charakter der einzelnen Orte je nach ihren klimatischen, balneologischen und socialen Eigenschaften möglichst scharf festzustellen. Mein Buch ist ganz auf das Bedürfniss des praktischen Arztes berechnet, dem es ein zuverlässiges Nachschlagebuch sein möchte, in welchem er, ohne erst gezwungen zu sein hin und her zu blättern, über jeden einzelnen Ort alles ihn Interessirende vereinigt findet. Damit war die lexikographische Form gegeben. Sie reisst zwar anscheinend Zusammengehöriges auseinander, aber zwei einleitende Kapitel stellen den Zusammenhang zwischen den verwandten Orten und Dingen wieder her, indem das erste einen wissenschaftlich geordneten Ueberblick über das ganze vorhandene Material gewährt, das zweite dagegen in aller Kürze angiebt, wie sich dieses Material bezüglich der einzelnen Krankheitsformen klinisch verwerthen lässt.

Im Allgemeinen, und gewiss mit Recht, reicht das Interesse unserer Aerzte nicht über die Grenzen Mittel-Europas hinaus. Es concentrirt sich vielmehr auf Deutschland, Oesterreich-Ungarn und die Schweiz, und diese Länder haben deshalb die eingehendste Würdigung erfahren. Die angesehensten italienischen, französischen und englischen Kurorte mussten wenigstens namhaft gemacht und einige entlegenere Plätze, an welchen stetig eine deutsche Kurgemeinde sich einstellt, durften natürlich nicht übergangen werden. Aber auch viele kleine Bäder und Sommerfrischen verdienten als die vorzüglichsten Asyle für Neurastheniker eine Erwähnung. Ihre Zahl ist sehr gross, und es musste deshalb eine Auswahl getroffen werden, bei welcher ich solche bevorzugte, welche mir durch Autopsie als empfehlenswerth bekannt sind. Die in der dritten Auflage der „Klimatischen Winterkurorte" niedergelegten Beurtheilungen, sind in diesem Buch durch meine in den letzten 3 Wintern unternommenen Reisen nach Südfrankreich, Italien und Griechenland ergänzt und berichtigt worden. Durchgängig richtet sich die Länge und Ausführlichkeit der einzelnen Artikel nicht nach dem Umfang des versandten Prospects oder der dafür aufgewandten Reclame, sondern lediglich nach dem wahren Werth, den dieser oder jener Ort in therapeutischer Beziehung besitzt.

Die meteorologischen Mittheilungen aus den Kurorten müssen, wie *Assmann* es offen ausgesprochen hat, mit grosser Vorsicht aufgenommen werden. Bisweilen scheint es, als ob es nicht in der Absicht lag die Wahrheit zu erforschen, sondern nur möglichst günstige Witterungsverhältnisse zu constatiren. Wo das nicht gelingen will, wird den Mittelwerthen jede Bedeutung abgesprochen und die Klimatologie für überflüssig erklärt. Das Beobachten auf eigene Faust nach selbstgewählter Methode ist an der Tagesordnung. In Wiesbaden lässt man den Winter sogar mit dem 1. November beginnen und streicht den Februar als Wintermonat. Als das Höhenklima zu Ansehen gelangte ging das Dichterwort „Es wächst der Mensch mit seinen grössern Zwecken" auf die Kurorte über, die nun in ein progressives Wachsthum geriethen und sich gegenseitig in die Höhe schraubten. Wie viele Correcturen müssten hier vorgenommen werden, wenn eine wissenschaftliche Commission die Kontrolle übernähme!

Alle Temperaturverhältnisse sind in Centigraden, alle Entfernungen in Kilometern, alle Höhen in Metern angegeben.

Was die Analyse der Mineralquellen anbetrifft, so habe ich aus denselben nur diejenigen Bestandtheile aufgenommen, welche für die Therapie von irgendwelchem Belang sind, alles für den Heilzweck aber gänzlich Unwesentliche fortgelassen. Alle quantitativen Bestimmungen beziehen sich, meist unter Zugrundelegung der von *Th. Valentiner* und *Fr. Raspe* mitgetheilten Tabellen, auf 1 : 1000 die Gase auf Kubikcentimeter. In der Regel sind die Werthe in Centigrammen ausgesprochen, und nur ausnahmsweise (bei den Schwefelmineralien, beim Jod und Arsen) habe ich, dem Gebrauch folgend, auch noch die Milligramme angegeben.

Die jedem Artikel in Kleindruck angefügten Notizen geben über die Hinreise und andere dem Kurgast wichtigen Punkte die nöthigen Aufschlüsse. Das ärztliche Personal namentlich aufzuführen habe ich unterlassen, weil der in dieser Beziehung stattfindende stetige Wechsel nur mit Hülfe des Medicinalkalenders richtig gestellt werden kann.

Stuttgart, im Januar 1889.

Dr. H. Reimer.

Inhalt.

Erster Theil.

Zweiter Theil.

Dritter Theil.

Erster Theil.

Systematische Uebersicht und Charakteristik der klimatischen Kurorte, Mineralquellen und Bäder.

I. Klimatische Kurorte.

Einleitung.

Reinheit der Luft. Die Verordnung einer Klimakur bezweckt dem Patienten den möglichst ausgedehnten Aufenthalt in einer für seinen Körperzustand heilsamen Luft zu verschaffen. Als nothwendigstes und für alle Fälle gültiges Erforderniss ist hierbei die Reinheit der Luft anzusehen. Die bekannte normale Zusammensetzung der Luft wird schon durch das enge Beisammenwohnen der Menschen verändert, wo auf Kosten des Sauerstoffs eine Vermehrung der Kohlensäure bis auf das Zehnfache ihres Normalgehalts und darüber stattfinden kann. An volkreichen Orten ist ausser der Beimischung von Ammoniak, Schwefelwasserstoff und sonstigen gasförmigen Substanzen die Luft oft mit Staubtheilen geschwängert, deren mechanische Reizung der Respirationsorgane in den Staubinhalationskrankheiten zum Ausdruck gelangt, während die immer weiter fortschreitenden bacteriologischen Untersuchungen über die Schädlichkeit des lebenden Staubes uns noch weitere Aufschlüsse versprechen. Wir gehen vielen Schädlichkeiten aus dem Wege, wenn wir an Plätze uns flüchten, wo die Menschen nicht gedrängt beisammen wohnen, in deren Nähe keine Fabriken, keine Sümpfe oder stehende Gewässer sich befinden, und wo durch regelmässige Strömungen in der Atmosphäre für natürliche Ventilation gesorgt ist. In dieser Hinsicht hat das Leben auf hohen Bergen, auf dem Meere, am Ufer desselben, auf kleinen Inseln oder endlich in der Nähe weiter unbewohnter Landflächen (wie am Saum der Steppe oder am Eingang zur grossen Wüste) überall denselben nicht hoch genug zu schätzenden Effect[1]). Es wäre hier noch der potenzirte Sauerstoff, das als Gradmesser besonderer Luftreine so vielgenannte Ozon zu erwähnen. Abgesehen von dem Mangel einer vertrauenswerthen Ozonometrie, wissen wir von ihm nicht mehr, als dass es mit der relativen Feuchtigkeit so ziemlich Schritt hält und deshalb in der Nähe grösserer Wasserflächen, bei Gradirwerken und in Wäldern in grösserer Menge angetroffen wird.

Winde. Die Winde begründen nach ihrer Intensität und Richtung erhebliche Differenzen bezüglich der Qualität eines Klimas. Während sie in mässigem Grade für die Reinheit der Luft unentbehrlich sind und durch sanfte Wärmeentziehung eine erwünschte Steigerung des Stoffwechsels herbeiführen, leiten sie häufig einen empfindlichen Witterungswechsel ein und können als Fallwinde oder als durch Aspiration und Seitendruck verstärkte Stürme (Mistral, Bora) die Güte des Klimas schädigen. Für viele Kranke ist Windschutz durch Berge oder Wälder eine unerlässliche Bedingung bei der Wahl eines klimatischen Kurorts.

Wärme. Auf das Wohlbefinden des Menschen ist die Temperatur der Luft von sichtlichem Einfluss. Wenn dieselbe etwa die Hälfte der Blutwärme (18—19 ° C.) beträgt, so befinden wir uns durchschnittlich dabei am behaglichsten. Bei diesem Standpunkt indifferenter Luftwärme vollziehen sich unter normalen Verhältnissen die Processe des Stoffwechsels am ungestörtesten. Im Flachlande Mitteleuropas sind die 3 Sommermonate sehr gewöhnlich von Ueberhitze begleitet, während die 3 Wintermonate empfindliche Kältegrade mit sich bringen. Diese Wärme- und Kälte-Extreme sind für die Aufstellung von 3 getrennten Reihen von Kurorten: Klimatische Sommerkurorte, Klimatische Kurorte für Frühling und Herbst (Uebergangsstationen) und Klimatische Winterkurorte massgebend gewesen. Im Hochsommer ist es das Seeklima, das Waldklima und das Höhenklima, welche uns kühlere Temperaturen versprechen, im Winter sind es theils die uns in den Windschatten der Tramontana stellende Schutzmauer der Alpen, theils die intensivere Besonnung der südlicheren Breiten, welche uns höhere Wärmegrade garantiren.

---

[1]) *H. Reimer*, Klimat. Winterkurorte, 3. Aufl., Berlin 1881 S. 18. Ganz ähnlich spricht sich auch *H. Weber* hierüber aus: Klimatische Behandlung der Lungenphthise. Leipz. 1886 S. 77.

Luftdruck. Die Erhebung über den Meeresspiegel hat, abgesehen von der dabei stattfindenden successiven Wärmeabnahme (welche in den deutschen Bergen auf 170, in der Schweiz schon auf 140 Meter 1 ° C. ausmacht) eine stetige Verringerung des Luftdrucks zur Folge. Derselbe beträgt im Niveau des Meers bekanntlich 760, in St. Moritz beispielsweise nur 616 Mm., und wenn auch das ausgesprochene Höhenklima erst bei Höhen von 1200—1500 Meter deutlich in die Erscheinung tritt, so macht sich ein gewisser Grad von Luftverdünnung auch bei geringerer Erhebung bemerkbar, und die gewissenhafte Feststellung der Seehöhe muss für jeden Kurort als Nothwendigkeit beansprucht werden.

Luftfeuchtigkeit. Die relative Feuchtigkeit, d. h. das Procent-Verhältniss der bei einer gewissen Temperatur vorhandenen Dampfmenge zu der dabei möglichen, ist für die organische Welt von grösster Bedeutung. Je tiefer der Stand der Saturation ist, desto durstiger wird das Klima, desto energischer geht die Evaporation von Haut und Lungen vor sich, desto mehr wird die Resorption angeregt, und bei anhaltender Dampfarmuth stellt sich Trockenheit und Sprödigkeit der Haut, selbst Schwund des Fettpolsters und nervöse Erregtheit ein. Die östlichen Vereinigten Staaten von Nordamerika sind das deutlichste Beispiel, dass (obgleich die absolute Feuchtigkeit dort höher ist wie in Westeuropa) der fortwährend niedere Stand der relativen Feuchtigkeit der ganzen Bevölkerung jenen eigenthümlichen Yankee-Typus verleiht. Umgekehrt disponirt eine an Wasserdampf reiche Atmosphäre zu starker Schweissbildung, zu Weichheit der Haut, zu Fettablagerung, zu behaglicher Ruhe und einem phlegmatischen Temperament. Wo uns langjährige gute Beobachtungen vorliegen, wie z. B. über Montreux und Meran (die sich hauptsächlich nur bezüglich der Feuchtigkeit von einander unterscheiden), da können wir uns sehr wohl davon überzeugen, dass die alte auf Differenzen der relativen Feuchtigkeit basirende Eintheilung von Kurorten mit dampfreichem sedativem Klima und solchen mit dampfarmem excitirendem Klima vollständig begründet ist. Man hat neuerdings das Sättigungsdeficit d. h. die Differenz zwischen absoluter Feuchtigkeit und vollkommener Sättigung bei entsprechender Temperatur im Verein mit der Windstärke als Massstab für die Verdunstungsgrösse hingestellt, ohne aber bis jetzt damit praktische Resultate erreicht zu haben.

Bewölkung und Niederschläge. Die Zahl der heiteren Tage im Vergleich mit denen, welche von Schnee und Regen begleitet sind, ist für die Luftkur von grosser Bedeutung. Für die Sommerkurorte besteht ein

Uebelstand darin, dass gerade während unserer Ferienzeit, von Ende Juni bis Ende August, wo der Südwest das Uebergewicht besitzt, häufig eine Regenperiode eintritt, unter welcher die Süd- und Westseiten der Gebirgszüge durchschnittlich am meisten zu leiden haben. Schreiten wir jenseits der Alpen weiter nach Süden vor, so beschränkt sich zwar im allgemeinen im subtropischen Gebiet die Regenzeit auf den Winter, aber doch nur so, dass noch bedeutende lokale Differenzen bemerkbar sind. An der ligurischen Küste ist die Zahl der heiteren Tage während der 3 Wintermonate sehr bedeutend und die der Regentage erreicht etwa nur die Hälfte von derjenigen des diesseitigen Alpengebietes. Auf Sicilien hat Catania nur 18, Palermo dagegen 40 winterliche Regentage. Auf diese erheblichen Unterschiede zwischen oft benachbarten Gegenden ist bei den einzelnen Kurorten Bedacht zu nehmen.

A. Sommerfrischen. Klimatische Sommerkurorte.

Der Ausdruck „Sommerfrische“ ist für Orte gebräuchlich, an welchen man zur Sommerzeit unter einfach ländlichen Verhältnissen eine reine und kühle Luft anzutreffen pflegt. Handelt es sich dabei um ein Klima, von welchem man eine intensivere Einwirkung auf den Organismus erwarten darf, so dass für einzelne Kranke schon Gegenanzeigen vorhanden sind, oder finden sich Einrichtungen vor, welche ein bestimmtes Kurverfahren ermöglichen, so ist der Ausdruck „Klimatischer Sommerkurort“ gerechtfertigt, ohne dass man immer eine scharfe Grenze zwischen beiden Benennungen zu ziehen vermöchte. Drei Reihen dieser Orte stehen uns zur Verfügung: 1. Die Inseln und Küsten der Ost- und Nordsee und die Norddeutsche Ebene, 2. Das Mittelgebirge, 3. Das Alpengebiet.

1. Inseln und Küsten der Ost- und Nordsee. Norddeutsche Ebene.

Die charakteristischen Eigenschaften des Seeklimas sind bei den Seebädern zu besprechen. Dort finden sich auch alle an den Meeresküsten gelegenen Orte verzeichnet. In der norddeutschen Ebene sind es Wälder und Binnenseen, welche das Sommerklima in günstiger Weise beeinflussen. Nähern wir uns einem Landsee, so bemerken wir schon an der Vegetation die erfrischende Wirkung einer dampfreichen Atmosphäre. Hier verleihen ein welliges Terrain, isolirte Höhenzüge (wenn auch nur von 100 bis höchstens 150 Meter Erhebung) und Laubholzwaldungen der Landschaft ein freundliches Ansehn. Der Berliner flüchtet nach seiner „märkischen Schweiz“, wo einzelne Hügel die einförmige Ebene unterbrechen, oder an die Seen der Havel. Belangreicher sind solche Orte, wo unter ärztlicher Leitung Milch- und Molkenkuren oder Bäder gebraucht werden können. Hierher gehören: Freienwalde, Helmstadt, Rehburg und von den Wasserheilanstalten Reimannsfelde, Eckerberg, Feldberg, Stuer, Arendsee, Reinbeck und Zwischenahn.

2. Das Mittelgebirge.

Von den Karpathen und dem Quellengebiet der Weichsel ostwärts bis zum rheinischen Schiefergebirge, dann südwärts über Taunus und Odenwald bis zum Schwarzwalde und Bodensee weist das Gebirgsland nur wenige Bergspitzen auf, welche sich über 1200 Meter erheben. Durchschnittlich wird die Höhe von 800—1000 Metern nicht überschritten und die Städte, Dörfer und Flecken, welche die Abhänge bevölkern, treffen wir meist in einer Seehöhe von 200—800, nur in den Karpathen und im Schwarzwald in einer solchen von über 900 Metern an. Wenn bei solcher Höhenlage der specifische Charakter des Bergklimas an und für sich nur in geringerem Grade zum Ausdruck gelangt, so wird er noch abgeschwächt durch mächtige Waldungen, der Reichthum und der Schmuck des Gebirges. Diese Wälder, indem sie starke Wärmeschwankungen verhindern, die Winde zurückhalten oder mässigen, und den Feuchtigkeits- und Ozongehalt der Luft vermehren, verleihen dem Mittelgebirge ein gewisses Mischungsverhältniss, welches man als das Klima des Waldgebirges bezeichnen kann. Im Folgenden sind die Orte nach ihrer Seehöhe in aufsteigender Reihe geordnet.

Karpathen. Lublau 556, Poprád 675, Schwarzenberg 632, Felka 681, Marillathal 704, Höhlenhain (Barlangliget) 720, Lucsivna 769, Korytnicza 847, Unter-Schmecks 880, Neu Schmecks 1005, Alt Schmecks 1014 m.

Sudeten. Am nördlichen Abhang: Hermsdorf 360, Fischbach 374, Petersdorf 400, Arnsdorf 420, Buchwald 420, Charlottenbrunn 485, Schwarzbach 500, Flinsberg 526, Krummhübel 530, Görbersdorf 550, Reinerz 560, Schreiberhau 600 m. — Am südlichen Abhang: Gross Ullersdorf 380, Roznau 398, Johannisbad 630, Karlsbrunn 763, Spindelmühl 810, Bistritz 833 m.

Lausitzer Gebirge. Löbau 268, Oybin 335, Klein Semmering 489 m.

Elbsandsteingebirge (Sächsisch-Böhmische Schweiz). Blasewitz 100, Loschwitz 107, Wehlen 123, Schandau 125, Bodenbach-Tetschen 140, Weisser Hirsch 238, Dittersbach 333, Schweizermühle 356 m.

Erzgebirge. Am nördlichen Abhang: Tharandt 250, Berggiesshübel 320, Gottleuba 337, Wolkenstein 458, Olbernhau 468, Ottenstein 484, Lauenstein 526, Kipsdorf 533, Reiboldsgrün 692 m. — Am südlichen Abhang: Sternherg 355, Eichwald 375, Geltschberg 416, Sangerberg 700 m.

Fichtelgebirge und Fränkische Schweiz. Berneck 380, Muggendorf 544, Streitberg 584, Alexandersbad 560 m.

Thüringerwald und Frankenwald. Am nördlichen Abhange: Bibra 125, Kösen 163, Köstritz 170, Rastenberg 193, Rudolstadt 220, Eisenach 225, Dornburg 225, Blankenburg 225, Tautenburg 230, Berka 260, Arnstadt 280, Hummelshain 325, Thal 340, Blankenhain 350, Georgenthal 383, Tabarz 410, Friedrichroda 422, Luisenthal 425, Ruhla 430, Lobenstein 472, Ilmenau 480, Elgersburg 503, Manebach 508, Neuhaus 806, Oberhof 810. — Am südlichen Abhang: Frauensee 164, Lengsfeld 276, Liebenstein 345, Schleusingen 390, Sonneberg 400, Suhl 450, Brotterode 578 m.

Harz. Unterharz: Suderode 190, Gernrode 230, Blankenburg 280, Treseburg 290, Stolberg 304, Altenbrack 320, Alexisbad 325. — Oberharz: Osterode 239, Lautenthal 295, Sachsa 305, Grund 308, Altenau 455, Andreasberg 556, Clausthal 560 m.

Habichtswald. Wolfsanger 130, Wilhelmshöhe 265 m.

Teutoburger Wald. Externstein 130, Lippspringe 138 m.

Westerwald. Dillenburg 230 m.

Rheinisches Uferland. Honnef 60, Godesberg 62, Boppard 64, Laacher See 280, Niederwald 300 m.

Taunus. Wiesbaden 117, Soden 135, Hofheim 145, Cronthal 160, Homburg 189, Neuenhain 200, Schlangenbad 313, Königstein 362, Falkenstein 421.

Odenwald. Am westlichen Abhang: Auerbach 100, Weinheim 109, Jugenheim 110, Schönberg 150, Lindenfels 360 m. — Am östlichen Abhang: Amorbach 166, Michelstadt 208 m.

Schwarzwald. Gengenbach 117, Rothenfels 140, Gernsbach 161, Baden 183, Lichtenthal 190, Oberkirch 195, Haslach 222, Wolfach 265, Oppenau 279, Niedernau 330, Herrenalb 330, Liebenzell 335, Waldshut 343, Bruckhaus 380, Hornberg 386, Teinach 390, Badenweiler 422, Wildbad 430, Schönmünzach 463, Triberg 618, Rottweil 625, Uehlingen

646, Donaueschingen 678, Steinabad 739, Freudenstadt 740, St. Blasien 753, Plättig 777, Sand 828, Bonndorf 847, Titisee 850, Menzenschwand 860, St. Märgen 890, Hinterzarten 895, Seebrugg 914, Schluchsee 952, Waldau 962, Boll (in Baden) 980, Schönwald 985, Höchenschwand 1010 m.

Schwäbische Alb. Ueberkingen 450, Urach 465, Dizenbach 486, Beuron 630 m.

Vogesen. Wangenburg 450, Grendelbruch 500, Hohwald 610, Drei Aehren 617, Géradmer 650, Ottilienberg 753, Altweier 850 m.

Bodensee. Auf deutscher Seite: Lindau 395, Fiedrichshafen 400, Konstanz 400, Radolfszell 400, Ueberlingen 410, Heiligenberg 728. — Auf österreichischem Gebiet: Pfänder 1060 m. — Auf schweizer Seite: Rorschach 398, Horn 398, Aarbon 398, Heiden 806 m.

3. Das Alpengebiet.

Die gewaltigen Gebirgsketten, welche als Central- und Ostalpen von den Ufern des Genfersees bis gegen Wien hin sich erstrecken, stellen eine Wetterscheide von grosser Bedeutung vor und bergen in terrassenförmigem Aufbau eine zahlreiche Menge hervorragender klimatischer Sommerkurorte. Der Reichthum atmosphärischer Niederschläge füllt an den Nordabhängen jene Wasserbecken, welche, von Waldungen umgeben, Reinheit und Kühle der Luft gewährleisten, zugleich aber zu erfrischenden Bädern Gelegenheit bieten. Die oberbayrischen Seen, wie der Ammersee (Diessen), der Würm- oder Starnberger See (Allmannshausen mit dem benachbarten Ammerland, Feldafing, Tutzing), der Staffelsee (Murnau), der winzige Badersee, Kochelsee, Walchensee, Tegernsee und Schliersee genügen in dieser Beziehung allen Ansprüchen. Aus Tirol, Oberösterreich und Kärnten sind Achensee, Walchsee, Mondsee, Kammersee, Traunsee (Gmünd), Millstätter und Wörther See (Pörtschach) zu nennen. In dieser Hügelregion, welche eine Seehöhe von 250—800 m. umfasst, liegen auch die Ufer der besuchtesten Schweizerseen (Vierwaldstätter, Thuner, Brienzer, Genfer See). Alle diese Stationen nähern sich in ihrer Wirkung denen des deutschen Waldgebirges und auch den Kanton Appenzell haben wir hierher zu rechnen, wo üppiges Wiesenland und weit hinauf reichende Matten der Luft denselben höheren Saturationsgrad verleihen, der sonst im Mittelgebirge mit massiger Bewaldung zusammenfällt. Einen schon wesentlich andern Klima-Charakter zeigt die Bergregion, zu welcher Seehöhen von 800—1400 m. gehören. Neben der Luftreinheit und Luftverdünnung, welche als wesentlichste Factoren hier noch schärfer hervortreten, kommen die erheblich niedere Temperatur und die mit geringer Vegetation Hand in Hand gehende Dampfarmuth in Betracht. Freistehende Bergspitzen, wie der Uetliberg, der Zugerberg, der Rigi sind den Winden stark ausgesetzt, und abgeschlossene Thäler, wie Fuscherbad, Innichen, Engelberg, Stachelberg, das Maderaner Thal etc., haben für viele Kranken entschiedene Vortheile. Nur eine bescheidene Zahl wirthlicher Plätze bleibt endlich für die von 1400 bis 1850 m. reichende Alpenregion. Den Kantonen Graubünden und Tessin fällt es zu hier die Führerrolle zu übernehmen.

Allgäu, Bregenzer Wald und Vorarlberg. Andelsbuch 600, Schruns 686, Schwarzenberg 694, Sonthofen 738, Mellau 763, Oberstdorf 812, Pfänder 1060 m.

Süd- und Ober-Bayern. Annabrunn 378, Reichenhall 457, Aibling 460, Brannenburg 473, Oberaudorf 482, Diessen 540, Krumbad 550, Traunstein 560, Empfing 570, Gauting 572, Berchtesgaden 580, Allmannshausen 583, Tutzing 585, Feldafing 600, Seeon 600, Kochel 610, Niederaschau 616, Adelholzen 640, Mayenbad 650, Tölz 670, Murnau 681, Garmisch 692, Reit im Winkel 696, Miesbach 697, Partenkirchen 722, Kainzenbad 730, Walchensee 790, Schongau 820, Kreuth 828, Bayrisch Zell 860, Mittenwald 917, Badersee 952 m.

Tirol. Brixlegg 513, Jenbach 552, Lienz 660, Walchsee 670, Kitzbühel 737, Zell am See 750, Mühlbach 774, Oetz 820, Bruneck 825, Waidring 881, Achensee 930, Mitterbad 946, Abfaltersbach 950, Gossensass 1061, Antholz 1091, Fuscher Bad 1140, Niederndorf 1158, Sanct Vigil 1188, Brennerbad 1326, Innichen 1332, Pejo 1357, Alt Prags 1377, Obladis 1380, Landro 1407, San Martino di Castrozza 1465, Madonna di Campiglio 1511 m..

Ober-Oesterreich, Salzburg, Steiermark und Kärnthen. Gleichenberg 284, Tobelbad 300, Gmunden 422, Frohnleiten 450, Mättigbad 450, Pörtschach 450, Velden 450, Ischl 480, Steinerhof 481, Mondsee 476, Reichenau 481, Villach 500, Unken 552, Millstadt 580, Lofer 639, Wolfsegg 640, Admont 641, Aussee 660, Mürzzuschlag 676, Radegund 735, Tarvis 751, Mariazell 862, St. Leonhard 1102 m.

Die Schweiz. a. Nordwestschweiz (Jura). Bienenberg 431, Lostorf 500, Fridau 670, Langenbruck 747, Frohburg 845, Magglingen 900, Weissenstein 1284. — b. Südwestschweiz (Genfer See, Rhonethal). Montreux 372, Amphion 375, Vevey 385, Bex 435, Glion 720,

Les Avants 979, Chateau d'Oex 994, Champéry 1034, Gryon 1130, Villars-sur-Ollon 1275, Chésières 1320, La Comballaz 1364, Morgins 1410 m. — c. Berner Oberland (Thuner und Brienzer See). Oberhofen 560, Bönigen 566, Interlaken 568, Brienz 604, Blumenstein 655, Giessbach 720, Zimmerwald 858, Aeschi 859, Blauer See 900, Grindelwald 1057, Lenk 1105, Abendberg 1139, Beatenberg 1148, Gurnigel 1153, Schwefelberg 1394, Mürren 1650 m. — d. Vierwaldstätter und Zuger See (Kantone Unterwalden, Uri, Schwyz, Zug und Luzern). Luzern 440, Hertenstein 440, Wäggis 440, Gersau 440, Beckenried 440, Brunnen 440, Meggen 485, Morschach 657, Axenstein 680, Herrgottswald 798, Seelisberg 845, Bürgenstock 870, Engelberg 1020, Stoos 1290, Rigi 1400, Schimberg 1425, Maderaner Thal 1449 m. — e. Nordostschweiz (Vom Züricher- und Walensee bis zum Bodensee). Horn 398, Weesen 425, Wallenstadt 435, Buchenthal 510, Nidelbad 512, Au 515, Wolfsberg 516, Albisbrunn 645, Stachelberg 654, Obstalden 683, Gyrenbad 740, Heiden 806, Weissbad 817, Rosenhügel 856, Uetliberg 860, Jacobsbad 869, Gontenbad 892, Zugerberg 927, Gais 934, Klönthal 1000 m. — f. Ostschweiz und Südostschweiz (Rheinalpen, Rhätische und Lepontische Alpen). Thusis 746, Seewis 950, Le Prese 962, Fideris 1056, Dissentis 1150, Monte Generoso 1209, Klosters 1215, Churwalden 1240, Brigels 1300, Bergün 1390, Wiesen 1454, Parpan 1510, Davos-Platz 1556, Davos-Dörfli 1562, San Bernardino 1626, Celerina 1724, Arosa 1758, Sanct Moritz 1770—1855, Maloja 1811, Sils Maria 1811, Silvaplana 1816, Pontresina 1828, Camphèr 1829, Alp Piora 1830 m.

B. Klimatische Kurorte für Frühling und Herbst (Uebergangs-Stationen).

Eine Anzahl von Kurorten besitzen durch guten Windschutz gegen Norden und freie Südlage ein sehr warmes Sommerklima, und, da sie nicht den südlichen Breiten angehören, einen wenn auch ziemlich milden doch keineswegs warmen Winter. Frühling und Herbst sind an diesen Plätzen die angenehmsten Jahreszeiten und so dienen sie häufig Kranken, welche im Begriff stehen nach dem Süden zu gehen oder von dort zurückzukehren als Zwischenstationen, welche sehr geeignet sind den Uebergang von Nord nach Süd oder umgekehrt zu erleichtern. Für manche

Kranke genügen sie auch vollständig zur Ueberwinterung, besonders, wenn sie mit so behaglichen Einrichtungen versehen sind, wie dies bei einigen von ihnen der Fall ist.

Englische Südküste. Bournemouth, Brighton, Eastbourne, Hastings, Margate, Torquay, Wight. — **Deutschland.** Honnef 60, Godesberg 62, Baden-Baden 117, Soden 137, Wiesbaden 183, St. Blasien 753 m. — **Tirol.** Gries 265, Meran 324 m. — **Schweiz.** Montreux 372, Hertenstein 440, Weggis 440, Gersau 440, Interlaken 568 m. — **Oberitalische Seen.** Riva 67, Gardone-Riviera 69, Pallanza 193, Cadenabbia 200, Bellaggio 216, Lugano 275, Mendrisio 355, Monte Generoso 1209 m.

C. Klimatische Winterkurorte.

Da Reinheit der Luft zu den wichtigsten Eigenschaften eines jeden klimatischen Kurorts gehört, so können auch als klimatische Winterkurorte nur solche in Frage kommen, denen über weite unbewohnte Gegenden her stetig frische Luft zugeführt wird, Orte, wie sie in beträchtlicher Seehöhe, am Meeresufer oder am Rande der Wüste zu finden sind. Im Uebrigen sondern die klimatischen Winterkurorte sich in 2 grosse Gruppen, in die Höhenkurorte und in die Kurorte des Südens. Die Auswahl unter den klimatischen Winterkurorten der Höhe ist eine sehr geringe, weil neben der kalten, reinen und verdünnten Luft, welche jeder Höhe zukommt, noch andere Eigenschaften, nämlich: Windstille, genügende Besonnung, Nebelfreiheit, eine langdauernde möglichst selten schmelzende Schneedecke, zur Ausnutzung als Kurort erforderlich sind. Diese Eigenschaften in gleicher Vorzüglichkeit wie in Davos vereinigt zu finden, ist eine so grosse Seltenheit, dass bis jetzt Arosa der einzige Ort ist, dem sie unbedingt zugesprochen werden können. Bei den südlichen Kurorten tritt die Wärme als wesentlicher Factor in den Vordergrund, und darauf hin lassen sich verschiedene Reihenstufen unterscheiden. Die erste derselben nimmt den südlichen Abhang der Centralalpen ein, wo wir in einer Seehöhe von 100—400 m. Orte finden, welche noch im Schatten des Nordwindes (der in weiterer Entfernung die Po-Ebene so heftig belästigt) gelegen sind, ihre Luftzufuhr von den Seitenthälern oder von Binnenseen erhalten und unter dem Anprall der Mittagssonne ein Wintermittel von 2—3.5 ° C. (Deutschland 0.5 °) besitzen. Feuchtigkeitsdifferenzen, wie die von Meran und Montreux, können therapeutische Rücksicht verlangen. Für Abgehärtete dienen diese

Stationen als Winteraufenthalt, für Wärmebedürftige als Uebergangsstationen nach dem ferneren Süden. Eine zweite Reihe von Winterkurorten haben das südliche Frankreich und die ligurische Meeresküste aufzuweisen. Arcachon und Pau mit einem Wintermittel von ca. 6 ° C. und hochgradiger Feuchtigkeit nehmen darunter eine Ausnahmestellung ein, die übrigen Kurorte stehen unter dem Schutze der Seealpen und weiterhin des Apennins, und befinden sich, dem vollen Süden zugewendet, in einer Art von Treibhauslage, welche in einem Wintermittel von 8—10 ° C. sich ausspricht. Zugleich macht sich der Einfluss trockner Küstenwinde bemerklich. Erst an der östlichen Riviera, von Genua bis Pisa hin, steigt die Zahl der Regentage und damit die relative Feuchtigkeit. Den der Riviera mit Recht gemachten Vorwurf des Kalkstaubes theilt Ajaccio (Wintermittel 11.2 ° C.) nicht, welches durch festen Granitboden sich auszeichnet und eines vortrefflichen Windschutzes geniesst. Dasselbe kann man nicht von den südlicheren Mittelmeer-Inseln sagen, welche, wie Sicilien, windreich sind, und an Wärme (Wintermittel 11.5 ° C.) Ajaccio kaum übertreffen. Die Stationen des adriatischen Meeres sind mit Ausnahme des höchst eigenartigen feuchtkühlen Venedigs (Wintermittel 3.8 ° C.) noch nicht genügend untersucht worden, um ein endgültiges Urtheil fällen zu können. In Spanien können nur 2 Orte als Winterstationen bezeichnet werden. Im nördlichen Afrika endlich, wo den Kranken ein entschieden warmer Winter (14—16 ° C.) garantirt werden kann, bilden das trockenwarme Cairo und das eher feuchtwarme Madeira die Extreme, während Algier zwischen beiden eine Mittelstellung einnimmt.

Winterkurorte in den Alpen. Andermatt 1444, Davos Platz 1556, Davos Dörfli 1562, Samaden 1725, Arosa 1758, Maloja 1811 m.

Winterkurorte an den südlichen Abhängen und am südlichen Fuss der Centralalpen. Gries, Meran, Arco, Gardone-Riviera, Lugano, Pallanza, Montreux.

Südliches Frankreich und die beiden Rivieren. Arcachon, Pau, Hyères, Cannes, Nizza, Beaulieu, Monaco, Mentone, Bordighera, Ospedaletti, San Remo, Alassio, Arenzano, Pegli, Cornigliano, Nervi, Rapallo, Spezia, Viareggio, Pisa, Ajaccio.

Küsten und Inseln des Adriatischen Meers. Venedig, Görz, Abbazia, Lussin, Lesina, Corfu.

Inseln im Tyrrhenischen und Jonischen Meer. Ischia, Capri, Sicilien (Acireale, Catania, Palermo), Malta.

Die Pyrenäen-Halbinsel. Malaga, Huelva.

Winterstationen im nördlichen Afrika. Alexandria, Cairo, Hélouan, Luksor, Algier, Madeira.

Anhang.

a. Zur Klimatologie der Grossstädte des südlichen Europas.

Obgleich die grösseren Städte die erste Bedingung eines klimatischen Kurorts, nämlich Reinheit der Luft, meist nicht erfüllen, so zeigen doch manche der jenseits der Alpen und noch weiter südlich gelegenen gewisse Eigenschaften, welche dem nördlichen Europa gegenüber als belangreiche klimatische Differenzen hervortreten. Die Kenntniss des klimatischen Charakters dieser Städte ist aber insofern nicht überflüssig, als unsere Landsleute häufig zu diesen Klimawechsel genöthigt sind, und manche, die einen milderen Winter suchen, dort Gelegenheit haben ihrem Berufe nachzugehen. Handelsstädte wie Barcelona, Livorno, Neapel können bei richtiger Lebensweise von Manchem, der dort sein Brod findet, auch zur Herstellung der Gesundheit benutzt werden. Folgende Orte verdienen hervorgehoben zu werden: Genf, Mailand, Genua, Livorno, Florenz, Rom, Neapel, Barcelona, Madrid, Lissabon, Athen, Constantinopel.

b. Mittlere Sommer-Temperaturen (Juni, Juli, August) verschiedener Bäder und klimatischer Sommerkurorte.

Pontresina 10.3, St. Moritz 10.8, Klosters 13.5, Churwalden 13.5, Engelberg 13.9, Leuk 14.0, Gastein 14.1, Reiboldsgrün 14.3, Andreasberg 14.4, Rippoldsau 14.6, Tegernsee 15.2, Helgoland 15.3, Aussee 15.3, Liebenstein 15.7, Borkum 15.7, Monte Generoso 15.8, Ilmenau 15.9, Reinerz 16.0, Schwalbach 16.3, Teinach 16.5, Aachen 16.6, Colberg 16.8, Franzensbad 16.8, Wildbad 16.8, Berka 16.9, Lippspringe 16.9, Herrenalb 16.9, Arnstadt 17.0, Oeynhausen 17.0, Langensalza 17.0, Homburg 17.0, Ischl 17.0, Appenzell 17.1, Friedrichroda 17.1, Reichenhall 17.1, Baden-Baden 17.2, Kissingen 17.2, Flinsberg 17.3, Badenweiler 17.4, Konstanz 17.4, Friedrichshafen 17.5, Tölz 17.5, Nenndorf 17.6, Godesberg 17.9, Ems 18.0, Tusnád 18.1, Cudowa 18.4, Kreuznach 18.4, Mergentheim 18.4, Neuenahr 18.4, Wiesbaden 18.5, Cannstatt 18.6, Kösen 18.7, Soden 18.9, Budapest 19.9° C.

c. Mittlere Winter-Temperaturen (December, Januar, Februar) der klimatischen Winterkurorte und südlichen Grossstädte.

Gries 1.8, Meran 1.8, Montreux 2.4, Lugano 2.6, Arco 3.7, Venedig 3.8, Pallanza 3.9, Görz 3.9, Gardone-Riviera 4.1, Abbazia 5.5, Florenz 6.1, Pau 6.3, Amélie-Les-Bains 6.5, Pisa 7.1, Lussin 8.1, Rom 8.1, Genua 8.7, Neapel 8.9, Athen 9.0, Nizza 9.0, Lesina 9.1, Cannes 9.2, Nervi 9.5, Mentone 9.9, San Remo 10.5, Corfu 10.7, Ajaccio 11.2, Lissabon 11.3, Catania 11.5, Palermo 11.5, Algier 12.5, Malaga 12.5, Malta 13.3, Cairo 14.0, Alexandria 15.0, Funchal 16.1 ° C.

II. Mineralquellen und Bäder.

Die Hülfsmittel der Balneotherapie sondern sich in 4 Abtheilungen: A. Die Mineralquellen, B. Die Seebäder, C. Die Wasserheilanstalten, D. Kurorte für den Gebrauch von Milch und Milchpräparaten, Kräutersäften und Weintrauben. Fichtennadel-, Moor-, Schlamm- und Sandbäder.

A. Die Mineralquellen.

Nach den Ergebnissen der chemischen Analyse unterscheidet man 8 Klassen von Mineralquellen: 1. Alkalische Wässer, 2. Glaubersalzwässer, 3. Bitterwässer, 4. Kochsalzwässer, 5. Erdige Wässer, 6. Eisenwässer, 7. Schwefelwässer und 8. Indifferente Thermen.

1. Alkalische Wässer.

Die Hauptbestandtheile derselben sind doppelt kohlensaures Natron und freie Kohlensäure. Viele Quellen, die sogenannten einfachen Säuerlinge, sind sehr reich an Kohlensäure, aber arm an Alkalien, enthalten öfters daneben noch etwas kohlensauren Kalk, Kochsalz und Glaubersalz. Sie werden als erfrischendes Getränk gegen leichte Magenkatarrhe und zur Anspornung der Diurese getrunken und zu diesem Zweck meist in grossen Mengen in den Handel gebracht. Von den einfach-alkalischen Wässern giebt es warme und kalte Quellen. Als Nebenbestandtheil finden wir häufig bei ihnen Eisen. Ihre therapeutische

Anwendung bezieht sich wesentlich auf die säuretilgende, die Peristaltik steigernde und diuretische Eigenschaft der Alkalien bei Dyspepsie, Magenkatarrh, Plethora abdominalis, Fettleber, Gallensteine, harnsaure Diathese und Gicht. Vichy und Neuenahr rühmen sich noch besonderer Heilerfolge bei Diabetes. Von den einfach-alkalischen Quellen hat man die alkalischen Wässer mit wesentlichem Kochsalzgehalt zu unterscheiden von denen ebenfalls warme und kalte Quellen vorhanden sind. Ihre Wirkung auf die gastrischen Organe ist noch deutlicher; eines besonderen Ansehens geniessen sie aber bei Bronchialkatarrhen als expectorirende Mittel. Als den Natronquellen verwandt sind hier noch die lithionhaltigen zu erwähnen. Das Lithion kommt in ihnen entweder als Chlorlithium oder als kohlensaures Lithion vor, in beiden Verbindungen aber stets nur in geringer, oft nur minimaler Menge. Bei sonst stark mineralisirten Quellen wie Homburg, Kissingen, Elster tritt die Lithionwirkung ganz zurück. Chlorlithium findet sich in absteigender Reihe von Salzschlirf (0.22) bis Baden-Baden (0.04). Beachtenswerth ist der Gehalt an Lith. bic. bei Bilin (0.03), während Weilbach und Salzbrunn nur sehr geringe Mengen davon (0.01) besitzen.

a. **Einfache Säuerlinge.** Brückenau (Sinnberger und Wernarzer Quelle), Harzer Sauerbrunnen, Apollinaris, Birresborn, Schwalheim (Nauheim), Orb, Teinach, Göppingen, Dizenbach, Ueberkingen, Imnau, Krondorf, Füred, Borszék, Schmecks, Szinye-Lipócz.

b. **Einfache alkalische Wässer.** α. Warme Quellen: Neuenahr (Temp. 20—40°), Vichy (14—45°), Mont Dore (40—45°), Al-Gyogy (30°). — β. Kalte Quellen: Salzbrunn, Fachingen, Geilnau, Teinach (Bachquelle), Sulzmatt, Bilin, Giesshübl, Fellathal, Preblau, Radein, Hársfalva, Zaizon, Passug, Vals.

c. **Alkalische Wässer mit wesentlichem Kochsalzgehalt** (Alkalisch-muriatische Quellen). α. Warme Quellen: Ems (28—50° C.); Lipik (64° C.); Royat (35° C.). — β. Kalte Quellen: Tönnistein, Niederselters, Oberselters, Roisdorf, Weilbach (Natron-Lithionquelle), Luhatschowitz, Gleichenberg (Constantinsquelle), Carinthiaquellen, Bikszád, Kovászna, Szczawnica.

d. Anhang: **Lithionwässer.** α. Quellen mit Chlorlithiumgehalt: Salzschlirf 0.22, Baden-Baden 0.04, Dürkheim 0.04, Homburger Elisabethquelle 0.02, Kissinger Rakoczy 0.02 ‰. — β. Quellen mit

Gehalt an doppelt kohlensaurem Lithion: Radein 0.04, Bilin 0.03, Assmannshausen 0.03, Salzbrunn 0.01, Weilbacher Natron-Lithionquelle 0.009 ‰.

2. Glaubersalzwässer.

Zu dieser Klasse gehören alle diejenigen Quellen, als deren hauptsächlichster Bestandtheil das Glaubersalz anzusehen ist. Sie führen ausserdem noch sämmtlich beträchtliche Mengen doppelt kohlensauren Natrons und alle (mit Ausnahme der Tarasper Bonifaciusquelle) mehr oder weniger Kochsalz. In kleinen Mengen weisen sie Eisen und erdige Bestandtheile auf. Wir haben wieder zwischen warmen und kalten Quellen zu unterscheiden. Bei jenen ist die Höhe ihrer Temperatur, bei diesen ihr Reichthum an freier Kohlensäure ein wichtiger Factor. Die deutliche Beschleunigung der Peristaltik, die Vermehrung der Gallenausscheidung, die Anspornung der Resorption bedingen bei chronischem Magen- und Darmkatarrh, Icterus, Gallensteinen und Fettleibigkeit ihre Heilwirkung.

α. Warme Quellen: Karlsbad 42—74°, Bertrich 34° C. — β. Kalte Quellen: Elster Salzquelle, Marienbad's Ferdinands- und Kreuzbrunnen, Franzensbad's Salzquelle und kalter Sprudel, Rohitsch's Tempelbrunnen, Füred's Franz-Josephsquelle, Tarasp's Bonifacius- und Luciusquelle.

3. Bitterwässer.

Ihr Hauptbestandtheil ist das Bittersalz, nächstdem Glaubersalz und Kochsalz und in geringer Menge auch Gyps. Sie sind arm an Kohlensäure, kommen meist nur zur Versendung und werden angewendet, wo eine schnelle purgirende Wirkung auf den Darmkanal und eine ableitende bei Hyperämien anderer Organe erwünscht ist. Bei stärkerem Kochsalzgehalt können sie auch für längere Zeit in Gebrauch genommen werden.

Bitterwässer Deutschlands: Friedrichshall, Kissingen, Mergentheim, Grossenlüder (Salzschlirf). — Oesterreich-Ungarns: Püllna, Saidschitz, Sedlitz, Galthof, Buda-Pest, Alap, Igmánd, Ivanda. — Der Schweiz: Birmenstorf. — Frankreichs: Cransac, Montmirail.

4. Kochsalzwässer.

Die Quellen, deren Hauptbestandtheil Kochsalz ist, enthalten dasselbe in Mengen von 2 bis 300 ‰. Zu Trinkkuren benutzt man Quellen, die bis 10 pro mille Chlornatrium enthalten, solche die über

20 ‰ davon haben, dienen hauptsächlich zu Bädern und werden Soolen genannt. Es giebt Kochsalzthermen und kalte Kochsalzquellen. Bei Beiden kann ein hoher Gehalt an Kohlensäure von Bedeutung sein. Von sonstigen Chlorverbindungen kann höchstens das Chlorcalcium noch in Betracht kommen. Auch erdige Bestandtheile und Eisen finden sich in geringerer Menge beigemischt. Ob der relativ kleine Beigehalt an Jod und Brom, dessen sich manche Kochsalzwässer rühmen, gänzlich gleichgültig ist oder ob bei längerem Gebrauch, ihm nicht doch eine gewisse Wirkung zufällt, ist bis heute noch ein streitiger Punkt. Der Wirkungskreis der Kochsalztrinkquellen umfasst wesentlich Störungen in den gastrischen Organen, deren Functionen in milderer Form dabei angeregt werden als dies bei den Glaubersalzquellen der Fall ist. Ihr günstiger Einfluss auf Katarrhe der Luftwege ist durch die Erfahrung bestätigt. Endlich ist eine Vermehrung der Harnstoffausscheidung beim Gebrauch der Kochsalztrinkquellen nachgewiesen. Vorgeschrittene organische Störungen, besonders Scirrhus ventriculi bilden Gegenanzeigen. Für die Badekur pflegt man zwischen einfachen Soolen, Jod und Brom haltigen Soolen, einfachen Kochsalzthermen und kohlensäurehaltigen Kochsalzthermen zu unterscheiden. Schwache Soolquellen verstärkt man häufig durch die beim Einkochen der Soolwässer zurückbleibende dickliche Flüssigkeit, die sogenannte Mutterlauge. Man lässt auch die mit Soole geschwängerte Luft einathmen, indem man die Patienten dazu anhält an den Gradirwerken spazieren zu gehen, oder indem man sie in den eigens hierzu hergerichteten Sälen, in welchen die Soole künstlich zerstäubt wird, dem Sooldunstbade aussetzt. Ihre häufigste Anwendung finden die Soolbäder in der Scrophulose, bei Rhachitis, bei chronischen Exsudaten in den Gelenken, im Brust- und Beckenraume und bei chronischen Exanthemen. Die einfachen Kochsalzthermen concurriren mit den Wildbädern in der Behandlung von Rheumatismen, Gicht und Neuralgien, die kohlensäurehaltigen Kochsalzthermen haben ausserdem noch Herzkrankheiten und spinale Lähmungen zum Heilobject.

a. **Einfache schwache Kochsalzwässer.** α. Warme Quellen: Wiesbaden, Baden-Baden, Herculesbad, Alsó-Vatza, Bourbonne-Les-Bains, La Bourboule, Battaglia, Abano, Poretta. — β. Kühle und kalte Quellen: Homburg, Cronthal, Soden, Salzschlirf (Lithion), Orb, Kissingen, Neuragoczi, Neuhaus, Thale, Suderode, Schmalkalden, Kreuzburg, Pyrmont Salzquelle, Gandersheim, Canstatt, Berg, Mondorf, Niederbronn, Bronn, Sulzbad; Alsó-Sebes; Castellamare.

b. **Einfache starke Kochsalzwässer (Soolen).** α. Warme Quellen (Thermalsoolen): Nauheim, Oeynhausen, Werne, Königsborn. — β. Kalte Quellen: Colberg, Greifswald, Oldesloe, Segeberg, Sülze, Wittekind, Köstritz, Frankenhausen, Artern, Stotternheim, Kösen, Arnstadt, Salzungen, Karlshafen, Nenndorf, Rothenfelde, Salzdetfurth, Salzuflen, Soden-Stolzenberg, Sooden, Dürrheim, Donaueschingen, Jagstfeld, Hall in Württemberg, Aibling, Rosenheim, Traunstein, Reichenhall, Berchtesgaden; Hall in Tirol, Ischl, Aussee; Rheinfelden; Salzburg, Palics; Bolechow; Ciechocinek; Salins, Salies de Béarn.

c. **Jod- und Bromhaltige Kochsalzwässer.** Goczalkowitz, Königsdorff-Jastrzemb, Sulza, Salzhausen, Sodenthal, Sierck, Kreuznach, Münster am Stein, Heilbrunn, Krankenheil, Sulzbrunn; Luhatschowitz, Hall in Oberösterreich, Baassen, Lipik, Rabka; Wildegg, Saxon.

5. Erdige Wässer.

Die erdigen Wässer zeichnen sich dadurch aus, dass kohlensaurer Kalk und schwefelsaurer Kalk in grösserer, kohlensaure und schwefelsaure Magnesia meist nur in geringerer Menge in ihnen vorhanden sind, und zwar neben soviel freier Kohlensäure, dass diese Salze zum grössten Theil in Lösung erhalten werden. Ausser der Kohlensäure findet sich bei einigen der Stickstoff. Als Nebenbestandtheile treten Alkalien und Eisen auf. Der schwefelsaure Kalk (Gyps) ist so gut wie unverdaulich. Nur wo viel Kohlensäure vorhanden ist und in Gemeinschaft mit andern Salzen wird er ohne Nachtheil vertragen. Mit den Alkalien theilen die kohlensauren Kalksalze die entsäurende Eigenschaft. Kalksalze halten den Stuhl mässig an, Magnesiasalze befördern ihn. In Gemeinschaft mit dem Eisen wird dem Kalk ein roborirender Einfluss auf den Organismus zugeschrieben. Als Heilmittel stellen sich die erdigen Eisensäuerlinge den Natronquellen an die Seite. Als Trinkquellen werden sie vorzugsweise gern bei Krankheiten der Nieren, der Blase und der Genitalorgane, aber auch (ihrer „austrocknenden" Wirkung wegen) bei Lungenkatarrhen verordnet. Die warmen erdigen Quellen, welche hauptsächlich Badequellen sind, stehen in ihrer Wirkung den indifferenten Thermen (Wildbädern) sehr nahe.

α. Warme erdige Wässer: Leuk, Bormio, Szkleno, Bath. — β. Kalte erdige Wässer: Lippspringe, Inselbad, Driburgs Hersterquelle, Wildungen; Marienbads Rudolfsquelle, Gánócz, Borszek; Weissenburg, Andeer, Attisholz, Gyrenbad; Contrexéville.

6. Eisenwässer.

Die den Eisenwässern zugezählten Quellen enthalten im Liter meist 0.03 bis 0.30 doppelt kohlensaures Eisenoxydul. Je nach ihrem Beigehalt an Glaubersalz, kohlensaurem Natron, Kochsalz oder Kalksalzen nennt man sie salinische, alkalische, muriatische und erdige Eisensäuerlinge. Der Glaubersalzgehalt kann (wie beispielsweise in Rippoldsau, Franzensbad, Elster) so bedeutend sein, dass er bei Verordnung dieser Quellen in Anschlag zu bringen ist. Bei Magenkatarrhen, deren vollständige Beseitigung oft vor dem Gebrauch eines Eisenwassers erforderlich ist, verdienen dann alkalische Eisenwässer den Vorzug. Die Methode der Anwendung ist bei den Eisenwässern eine andere wie die sonst gewöhnlich geübte, indem man den Zweck ein gewisses Quantum von Eisen der Blutmasse zuzuführen besser dadurch erreicht, dass man nicht bloss morgens sondern zu verschiedenen Tageszeiten den Brunnen trinken lässt. Die kohlensauren Eisenwässer sind fast ausschliesslich kalt und sind oft so reich an Kohlensäure, dass sie sich sehr gut zur Verordnung kohlensäurehaltiger Bäder eigenen. Die Erwärmungsart des Wassers nach *Schwarz*'scher Methode (Einleitung heisser Dämpfe in den Zwischenraum des doppelten Wannenbodens) oder auch nach *Pfriem*'scher Methode (directe Einleitung heisser Dämpfe ins Wasser) ist dabei der gewöhnlichen Bädererwärmung gegenüber bezüglich besserer Conservirung der Kohlensäure im Bade von grosser Bedeutung. Eine nicht sehr zahlreiche Klasse von Eisenwässern, die sogenannten Eisenvitriolquellen, enthalten in grösserer Menge schwefelsaures und salzsaures Eisenoxydul, daneben wohl auch Alaun und Spuren von Arsen. Der adstringirende Einfluss dieser Mineralien bedingt die Anwendung dieser Quellen in Bädern bei Hautschwäche und chronischen Katarrhen der weiblichen Sexualorgane. Die beabsichtigte roborirende Wirkung der Eisentrinkkur und Eisenbäder wird häufig durch das Klima unterstützt, wobei sehr bedeutende Differenzen, wie die zwischen dem Waldgebirgsklima Schwalbachs (316 m.) und dem Höhenklima von St. Moritz (1800 m.), in Frage kommen können.

a. **Kohlensaure Eisenwässer.** α. Reines Eisenwasser: Schwalbach. — β. Salinische Eisenwässer: Franzensbad, Elster, Marienbad's Ambrosius- und Carolinenbrunnen, Hassfurt, Rippoldsau, Petersthal, Meinberg's Alt- und Neubrunnen; Audinac, Aulus, Bagnères de Bigorre. — γ. Alkalische Eisenwässer: Cudowa, Alt-Haide, Wiesau, Kohlgrub,

Malmedy, Godesberg, Teinach, Antogast, Sultzbach; Rabbibad, Gleichenberg's Johannisbrunnen und Klausenquelle, Suliguli, Elöpatak, Bartfeld, Málnás, Borszek, Altsohl, Rank-Herlein, Luhi, Tatzmannsdorf; Lamalou, Bussang. — δ. Muriatische Eisenwässer: Liebenstein, Hofgeismar, Bocklet, Schwalheim (Nauheim), Homburg's Stahlbrunnen, Neuenhain; Tusnád; Harrowgate. — ε. Erdige Eisenwässer: Polzin, Freienwalde, Reinerz, Langenau, Flinsberg, Liebwerda, Augustusbad, Ronneburg, Lobenstein, Steben, Alexandersbad, Lauchstädt, Driburg, Pyrmont, Brückenau, Dinkholder Brunnen, Lamscheid, Kellberg, Kohlgrub, Griesbach, Petersthal, Freiersbach, Imnau, Andersdorf; Königswart, Pyrawarth, Zaizon, Buzias, Parád, Füred, Szliacs, Lucski, Korytnica, Krynica, Ajnacskö; Spaa; St. Moritz, Seeven, Mönchaltorf, Lenk, Gontenbad, Heinrichsbad; Pongues, Charbonnières.

b. **Eisenvitriolwässer.** Muskau, Lausigk, Alexisbad; Ratzes, Levico, Roncegno; Parád, Erdöbénye; Ronneby.

7. Schwefelwässer.

Der Schwefel kommt in den Mineralquellen sehr gewöhnlich in Gasform als Schwefelwasserstoff (H S) oder Kohlenoxydsulfid (C O S) vor. Der intensive Geruch, durch welchen diese Gase schon in geringster Quantität sich zu erkennen geben, hat zur Folge gehabt, dass man häufig Quellen, welche richtiger den indifferenten Thermen zuzuzählen sind (wie Landeck, Warmbrunn, Baden in der Schweiz, Battaglia etc.) als Schwefelwässer bezeichnet hat. Bisweilen enthalten die Schwefelwasserstoffquellen noch Stickstoff und in geringer Menge Kohlensäure. Bei einer andern Reihe von Schwefelwässern entwickelt sich der Schwefelwasserstoff erst an der Luft aus den in ihnen enthaltenen Schwefelmetallen (Schwefellebern), Verbindungen des Schwefels mit Natrium, Calcium, Kalium und Magnesium. An festen Nebenbestandtheilen führen einige Schwefelwässer noch Kochsalz, kohlensauren und schwefelsauren Kalk und Glaubersalz, und man hat je nachdem, oft ohne erheblichen Belang für die Therapie, verschiedene Gruppen (von Schwefelkochsalz-, Schwefelkalk-, und Schwefelnatriumwässern) gebildet. Ganz bedeutungslos ist die in vielen Schwefelquellen vorkommende, und mit dem Namen Barégine, Glairin etc. bezeichnete organische Substanz. Ein wichtiger Unterschied besteht zwischen warmen und kalten Schwefelquellen. Man benutzt die Schwefelquellen zu Trinkkuren, zu

Inhalationen und zu Bädern, besonders auch zu Schwefelmoorbädern. Bei der Trinkkur kommt es wesentlich darauf an, den Schwefelwasserstoff im Magen zur Resorption zu bringen. Man muss daher vermeiden, dass das Gas nicht durch Ructus verloren gehe, und lässt deshalb die Tagesgabe von 2 bis 4 Bechern nur schluckweise, langsam und ohne nachfolgende Körperbewegung trinken. Die Faeces nehmen dann bald eine dunkle grünliche Färbung an; es tritt Leberabschwellung, später consecutive Anämie ein. Die Heilwirkung der Trinkkur erstreckt sich auf Plethora abdominalis, Hyperämie der Leber und solche Congestivzustände im Nervensystem, bei welchen kohlensäurereiche Quellen contraindicirt sind. Die Inhalationen des Schwefelwasserstoffs finden entweder in der Weise statt, dass das Gas, so wie es aus der Quelle aufsteigt, in einem geschlossenen Raum aufgefangen und so trocken eingeathmet wird, oder so, dass die Luft eines Raumes mit dem zerstäubten Wasser sammt dem ihm innewohnenden Gase geschwängert wird. Sie werden hauptsächlich gegen Katarrhe des Schlundkopfs, des Kehlkopfs und der Lungen in Anwendung gezogen. Die Schwefelbäder mit hoher Temperatur nähern sich in ihrer Wirkung derjenigen der indifferenten Thermen. Durch Einathmung des dem Bade entströmenden Schwefelwasserstoffs kann nebenbei eine Aufnahme dieses Stoffes in das Blut stattfinden. Auch ist eine gewisse directe Einwirkung des Schwefelbades auf das Hautnervensystem nicht rundweg zu leugnen. Empirisch werden diese Bäder gegen Rheuma, Gicht, Neuralgien, chronische Exantheme, veraltete Geschwüre, Drüsen- und Knochenleiden, veraltete Syphilis, chronische Metallintoxicationen und Paresen angewendet.

a. **Reine Schwefelwasserstoff- und Kohlenoxydsulfidquellen.** α. Warme Quellen: Harkány; Aix-Les-Bains, Saint Honoré. — β. Kalte Quellen: Weilbach, Salzschlirf, Parád.

b. **Schwefelkochsalzwässer.** α. Warme Quellen: Aachen, Burtscheid; Herculesbad; Lavey, Lostorf; Harrowgate; Acqui, Aci reale; Uriage; Hélouan. — β. Kalte Quellen: Gross Ullersdorf; Szobráncz, Allevard.

c. **Schwefelkalkwässer.** α. Warme Quellen: Baden bei Wien, Altenburg, Trentschin, Warasdin, Pystjan; Schinznach. — β. Kalte Quellen: Tennstaedt, Nenndorf, Eilsen, Wipfeld, Langensalza, Bentheim, Langenbrücken, Hechingen, Sebastiansweiler, Reutlingen, Gögging; Balf, Lubien; Alveneu, Gurnigel, Lenk, Schwefelberg, Serneus, Le Prese, Stabio; Enghien, Alliaz, Au.

d. **Schwefelnatriumwässer.** α. Warme Quellen: Yverdon; Amélie-Les-Bains, Bagnères de Luchon, Barèges, Cauterets, Le Vernet, Molitg, Saint Sauveur, Eaux Bonnes, Eaux Chaudes, Ax. — β. Kalte Quellen: Kainzenbad; Heustrich, Stachelberg; Labassères.

8. Indifferente Thermen (Wildbäder).

Die zur Klasse der indifferenten Thermen gehörigen Quellen besitzen nur Spuren von festen Bestandtheilen und Gasen (Stickstoff). Einige unter ihnen haben etwas kohlensaures Natron, wie Teplitz (0.4) und Schlangenbad (0.2), und zeichnen sich deshalb durch eine besondere Weiche des Wassers aus, andere zeigen Spuren von Erden oder Kochsalz. Ihre Bedeutung beruht theils auf der natürlichen Wärme der Quellen theils auf ihren klimatischen Vorzügen. In ersterer Beziehung hat man zwischen Lauquellen (20—32 ° C.) und heissen Quellen (38—74 ° C.) zu unterscheiden. Die Lauquellen, in naturwarmen Bädern genommen, haben eine sanft kühlende, reizmildernde, erfrischende Wirkung, und werden deshalb bei Hypochondrie, Hysterie, Neurasthenie, in der Reconvalescenz, bei Altersschwäche, bei Frauenkrankheiten und bei chronischen Exanthemen mit erhöhter Sensibilität mit Vortheil verordnet. Die heissen Quellen dagegen, in Bädern von Ueberblutwärme genommen, befördern die Blutcirculation, Turgescenz, und Transspiration und richten ihre Heilwirkung besonders gegen Rheuma, Gicht, Ischias und Paresen. Die Dauer des Bades währt 10 Minuten bis zu einer vollen Stunde; Rheumatismus, Gicht, Ischias und Hautkrankheiten erfordern meist ein langes Verweilen im Bade. Von untergeordneter Bedeutung ist die Trinkkur mit indifferenten Thermen behufs Anspornung der Haut- und Nierensecretion. In klimatischer Beziehung ist hauptsächlich die Seehöhe der einzelnen Orte von Bedeutung. Die meisten Wildbäder haben eine schöne Gebirgslage in frischer, waldreicher Gegend, manche darunter sind sogar Repräsentanten des Höhenklimas.

a. **Die indifferenten Thermen nach ihrer Quellenwärme geordnet:** Sulzbach 21, Wiesenbad 22, Brennerbad 23, Vöslau 23, Liebenzell 25, Badenweiler 26, Veldes 27, Tobelbad 28, Buxton 28, Wolkenstein 30, Johannisbad 30, Landeck 32, Assmannshausen 32, Schlangenbad 32, Rajecz Teplitz 34, Neuhaus in Steiermark 35, Gallenegg 35, Ragaz 35, Panticosa 35, Wildstein 36, Römerbad 37, Pfäffers 37, Aix 37, Bormio 38, Wildbad in Württemberg 39, Tüffer 39, Warmbrunn 40, Grosswardein 41, Krapina Töplitz 44, Stubnya 46, Bath 47, Daruvár 47,

Gastein 48, Teplitz 49, Baden in der Schweiz 49, Bains-Les-Bains 50, Leuk 51, Luxeuil 52, Néris 53, Topusko 58, Plombières 70, Ischia 73, Buda Pest 74° C.

b. **Die indifferenten Thermen nach ihrer Seehöhe geordnet:** Assmannshausen 80, Daruvár 128, Wildstein 140, Buda Pest 140, Krapina Töplitz 152, Teplitz 221, Vöslau 246, Römerbad 250, Tüffer 250, Néris 260, Tobelbad 300, Schlangenbad 313, Luxeuil 315, Sulzbach 324, Bains-Les-Bains 326, Buxton 330, Liebenzell 335, Warmbrunn 345, Neuhaus in Steiermark 367, Baden in der Schweiz 383, Rajecz Teplitz 420, Badenweiler 424, Landeck 425, Wildbad in Württemberg 430, Plombières 430, Wiesenbad 434, Wolkenstein 458, Veldes 475, Stubnya 518, Ragaz 521, Johannisbad 630, Pfäffers 685, Hofgastein 869, Mont Dore 1046, Gastein 1048, Bormio 1224, Brennerbad 1326, Leuk 1415, Panticosa 1578 m.

B. Die Seebäder.

Beim Gebrauch eines Seebades kommen 2 Factoren zur Geltung: das Seeklima und das Baden in der kühlen und mehr oder weniger lebhaft bewegten Salzfluth. In klimatischer Beziehung ist der Strand, falls nicht Sümpfe oder sonstige Heerde der Luftverderbniss in seiner Nähe sich vorfinden, durch Reinheit der Luft ausgezeichnet, denn die grosse Wasserfläche und das lebhafte Spiel der Winde haben eine stete Lufterneuerung zur Folge. Am Meere ist die Luft zur heissen Zeit kühler als im Landinnern, und die Küsten der Ost- und Nordsee eignen sich deshalb gut zu Sommerfrischen. Die Stärke des barometrischen Drucks, der Reichthum an Wasserdampf und gleichzeitig an Ozon sind weitere charakteristische Momente in der Bedeutung der Seeluft. Für die Badewirkung ist die Meerestemperatur, die schwächere oder stärkere Bewegung des Wassers durch Ebbe und Fluth und durch Winde und endlich die Quantität der im Seewasser gelösten Chlorverbindungen (Chlornatrium, Chlormagnesium) von Wichtigkeit. Die Temperatur der Ostsee beträgt durchschnittlich im Sommer 16—18, die der Nordsee 15—19, die des atlantischen Oceans 20—22, die des mittelländischen Meeres 22—27° C. In letzterem erstreckt sich deshalb die Badezeit von Mai bis November und das Seewasser hat schon Ende Mai 18° C. Auch die täglichen Differenzen zwischen Luft- und Wasserwärme sind für die Kur in Anschlag zu bringen. Durch Ebbe und Fluth und damit durch kräftigen Wellenschlag zeichnet sich ganz besonders die Nordsee aus, während Ostsee und Mittelmeer diesen wichtigen Factor so gut wie ganz entbehren. Was endlich den Salzgehalt betrifft, so besitzt die Ostsee in Folge starker Beimischung von Süsswasser davon am wenigsten (7—18 ‰). Es findet sich in diesem Meere eine fortschreitende Zunahme des Salzgehalts von Osten nach Westen hin, so dass z. B. Kranz nur 7, Doberan 16 pro mille davon aufweisen. In der Nordsee beträgt der Salzgehalt 25—30, im atlantischen Ocean 30, im Mittelmeer 30—40 ‰. Als klimatische Sommerkurorte entsprechen der Strand der Ost- und Nordsee zahlreichen Indicationen, ob sie auch als Winterstationen für schwache Constitutionen dienen können, darüber sind die Acten noch keineswegs geschlossen. Das waldumsäumte Ufer der weniger salzreichen Ostsee mit ihrer selten lebhaft bewegten Meeresfläche steht an Intensität der Klima- und Badewirkung zurück hinter den kahlen, von der Brandung gepeitschten Gestaden der Nordseeinseln. Die wichtigsten Heilobjecte für die Seebäder sind: Torpide Skrophulose, Anämie, Neurasthenie, Reconvalescenz, Hemicranie, Hautschwäche. Als Gegenanzeigen sind organische Magenleiden, Herzfehler und atheromatöse Processe, hochgradiger Erethismus, Congestivzustände zum Gehirn hervorzuheben. Als schwächeres Surrogat der Seebäder können die Badeorte an Binnenseen (siehe S. 7) angesehen werden, deren grösster, der Bodensee, sich häufig durch starken Wellenschlag auszeichnet.

a. Ostseebäder. Cranz, Neukuhren, Brüsterort, Warnicken, Kahlberg, Westerplatte, Brösen, Zoppot, Stolpmünde, Rügenwaldermünde, Bauerhufen, Colberg, Deep, Dievenow, Misdroy, Swinemünde, Ahlbeck, Heringsdorf, Coserow, Zinnowitz, Greifswald, Altefähr, Putbus, Thiessow, Göhren, Binz, Sassnitz-Krampas, Lohme, Breege, Prerow, Zingst, Wustrow, Gross-Müritz, Warnemünde, Fulgen, Heiligendamm (Doberan), Boltenhagen, Travemünde, Niendorf, Scharbeutz, Hafkrug, Heiligenhafen, Hassberg, Düsternbrook, Borby, Glücksburg, Gravenstein, Apenrade.

b. Seebäder am Sund. Klampenborg, Skodsborg, Marienlyst.

c. Nordseebäder. Röm, Sylt, Föhr, St. Peter, Büsum, Helgoland, Dangast, Wangerooge, Spiekeroog, Langeoog, Norderney, Juist, Borkum, Zandvoort, Scheveningen, Heyst, Blankenberghe, Ostende.

d. Seebäder am Canal-La-Manche und im Golf von Biscaya. Margate, St. Leonards, Eastbourne, Brighton, J. Wight, Torquay; Boulogne, Dieppe, Fécamp, Étretat, Le Havre, Cabourg, Arcachon, Biarritz.

e. Seebäder am Mittelländischen Meer. Cette, Marseille, Cannes, Nizza, Alassio, Pegli, Cornigliano, Spezia, Viareggio, Livorno, Neapel, Castellamare, Palermo, Venedig, Triest, Abbazia.

C. Die Wasserheilanstalten.

Die meisten Wasserheilanstalten stehen heutzutage unter ärztlicher Leitung und verbinden mit der Anwendung des hydrotherapeutischen Verfahrens und von Bädern in den verschiedensten Formen und Temperaturgraden (Heissluft- und Dampfbäder) noch Diätkuren, Elektrotherapie, Gymnastik, Massage und Pneumatotherapie. Durch Heranziehung dieser mannichfachen therapeutischen Methoden hat sich der Wirkungskreis der modernen Wasserheilanstalt bedeutend erweitert. Er erstreckt sich jetzt auf Magen- und Darmkatarrhe, Plethora abdominalis, Haemorrhois, chronische Rheumatismen, Hautschwäche, besonders aber auf chronische Nervenleiden (Neurasthenie, Hypochondrie, Hysterie, Melancholie, Functionsschwäche und Functionslähmung). Viele Wasserheilanstalten sind vermöge ihrer günstigen Lage im Waldgebirge zugleich klimatische Kurorte; manche beschränken ihre Wirksamkeit auf den Sommer, andere sind das ganze Jahr über geöffnet.

a. **Wasserheilanstalten Deutschlands.** Reimannsfelde, Eckerberg, Feldberg, Stuer, Arendsee, Reinbeck, Zwischenahn, Cleve, Berthelsdorf, Thalheim (Landeck), Kreischa, Königsbrunn, Schweizermühle, Alexandersbad, Lauterbach, Wilhelmshöhe, Wolfsanger, Elgersburg, Ilmenau, Liebenstein, Sonneburg, Brühl, Godesberg, Beurig, Hofheim, Laubbach, Nassau, Nerothal, Dietenmühle, Gleisweiler, Brunnthal, Thalkirchen, Michelstadt, Herrenalb, Teinach, Benfeld.

b. **Wasserheilanstalten Oesterreich-Ungarns.** Gräfenberg, Zuckmantel, Ernsdorf, Geltschberg, Eichwald, Wartenberg, Priessnitzthal, Vöslau, Kaltenleutgeben, Reichenau, Kreuzen, Salzburg-Parsch, Obermais, Mürzzuschlag, Steinerhof, Frohnleiten, Eggenberg, Radegund; Schmecks, Poprád, Lucsivna, Schwarzenberg, Korytnicza, Hársfalva, Marillathal.

c. **Wasserheilanstalten der Schweiz.** Mammern, Buchenthal, Schönbrunn, Brestenberg, Albisbrunn, Schöneck, Charélaz, Champel-sur-Arve, Aigle.

d. **Wasserheilanstalten Italiens.** La Salute, Regoledo, Vena d'Oro.

e. **Wasserheilanstalten Frankreichs.** Divonne, Géradmer.

D. Kurorte für den Gebrauch von Milch und Milchpräparaten, Kräutersäften und Weintrauben. Fichtennadel-, Moor-, Schlamm- und Sandbäder.

Unter den Milchpräparaten haben bekanntlich früher die Molken (d. h. die von ihren Fett- und Käsetheilen befreite Milch der Kühe, Ziegen oder Schafe) als reizmilderndes Mittel bei Katarrhen eines sehr bedeutenden Rufes genossen, und es sind in Folge dessen, von der Schweiz ausgehend, zahlreiche Molkenkurorte gegründet worden. Allmählich waren fast an jedem Kurorte Molken zu haben. Seitdem aber die Vorzüge der Milch als roborirendes Mittel sich immer grössere Geltung verschafften, trat die Bedeutung der Molken mehr und mehr zurück, und an ihrer Stelle kamen die Gährungsproducte der Milch (Kumys und Kefir) in die Mode, welche jetzt überall, wo Brustkranke in grösserer Anzahl sich einstellen, anzutreffen sind.

Weniger allgemein verbreitet als ein die Peristaltik beförderndes Mittel und bei Dyspepsie, ist der Gebrauch frisch gepresster Kräutersäfte, wozu theils süss-schleimige Pflanzentheile, wie Rhizoma Graminis (Queckenwurzel), Rad. Dauci (Möhre), Fol. Farfarae (Huflattig), theils salzige, wie Herba Beccabungae (Bachbungenkraut), theils bittere, wie Herba Taraxaci (Löwenzahn), Herba Millefolii (Schafgarbe), Fol. Trifolii fibrini (Fieberklee) und andere mehr benutzt werden. Man gebraucht sie esslöffel- oder tassenweise, rein oder mit Zusätzen von Fleischbrühe, Molken oder Mineralwasser. Am meisten Ansehen haben sich die Reichenhaller gezuckerten Kräutersäfte zu verschaffen gewusst.

Der Saft der Weintraube enthält auf 1000 Theile 800—900 Theile Wasser, 100—300 Theile Traubenzucker, 7 Theile freier Säure und 4 Theile an pflanzensauren Salzen, ausserdem Eiweiss, etwas Gummi und Dextrin. In grösseren Quantitäten (2—4 Kilogr. täglich) genossen wirken die Weintrauben abführend, und können so ähnlich den Kochsalz- und Glaubersalzwässern bei Plethora abdominalis und chronischem Darmkatarrh mit Vortheil gebraucht werden. In kleineren Mengen, etwa zu 1 Kilogr. täglich, hat man die Traubenkur mit Vortheil bei Katarrhen der Bronchien und der Blase verordnet. Da die Traubenkur erst Ende September oder Anfang October begonnen werden kann, so sind nur solche Orte dazu geeignet, welche ein mildes Herbstklima besitzen. Als solche haben wir 3 Gruppen zu unterscheiden, die Traubenkurorte des Rheins, des Genfersees sammt dem Rhonethal und Südtirols.

Die aus dem Destillat der Sprossen oder mittelst Extractzusatzes (150—500 gr.) bereiteten Fichtennadel- oder Kiefernadelbäder wirken als gelinder Hautreiz und werden ihres aromatischen Geruches wegen gern genommen. Sie sind in den meisten Wasserheilanstalten und an vielen klimatischen Sommerkurorten des Mittelgebirges zu haben.

Die verwitterte und nächstdem mit Mineralwasser in einen dickflüssigen Brei verwandelte Moorerde, ein Gemisch von wesentlich Humusbestandtheilen und organischen Säuren, wird zu Moorbädern benutzt. Dieselben zeichnen sich durch grosse Wärme-Constanz und durch ihre hautreizende Wirkung aus. Mit Eisenwässern bereitet erhält der Moor gleich den Eisenvitriolwässern eine styptische Beschaffenheit; in der Nähe von Schwefelbädern pflegt er mit den dortigen Quellen imprägnirt zu werden. Die aus organischen und anorganischen Resten bestehenden Niederschläge in Buchten, Flüssen, Seen, Teichen und Mineralquellen, besonders Schwefelquellen, werden zu sogenannten Schlammbädern verwendet. Die allgemeine Indication der Moor- und Schlammbäder beziehen sich auf chronische Rheumatismen, Gicht, Neuralgien, Sexualkrankheiten der Frauen, periphere Lähmungen und Hautkrankheiten.

Sandbäder werden angewendet, indem man hölzerne Kasten mit auf heissen Eisenplatten bis zu 45—50 ° C. erwärmten Flusssand anfüllt. In einem solchen Badekasten liegt der Patient in einen Bademantel gehüllt und bis an die Brust mit Sand überschüttet 30—60 Min. und nimmt dann eine warme Brause. Indicirt sind die Sandbäder bei chronischem Gelenkrheumatismus, Neuralgien (Ischias), peripherischer Lähmung und bei Morbus Brightii.

a. **Kurorte für Milch und Milchpräparate.** Rehburg, Berneck, Streitberg, Muggendorf, Charlottenbrunn, Reinerz, Salzbrunn, Berka, Friedrichroda, Ruhla, Liebenstein, Alexisbad, Lauterbach, Ems, Wiesbaden, Schlangenbad, Soden, Baden-Baden, Wildbad, Teinach, Kreuth, Gleisweiler, Reichenhall; Gross Ullersdorf, Bistritz, Karlsbrunn, Ischl, Gries, Meran; Gais, Appenzell, Heinrichsbad, Weissbad, Gonten, Jacobsbad, Heiden, Rosenhügel, Gyrenbad, Interlaken, Montreux etc. etc.

b. **Traubenkurorte.** *α.* Am Rhein: Honnef, Rolandseck, Boppard, Rüdesheim, Assmannshausen, Wiesbaden, Kreuznach, Dürkheim, Neustadt a/H., Edenkoben, Gleisweiler, Weinheim, Baden-Baden, Bronn. — β. Am Genfersee: Vevey, Montreux, Aigle, Bex. — γ. In Südtirol: Bozen, Gries, Meran, Arco.

c. **Moor- und Schlammbäder.** *α.* Eisenmoorbäder: Greifswald,

Polzin, Freienwalde, Muskau, Flinsberg, Cudowa, Langenau, Reinerz, Liebwerda, Schmiedeberg, Berka, Pyrmont, Salzschlirf, Bocklet, Brückenau, Lobenstein, Steben, Schwalbach, Aibling, Elster; Marienbad, Königswart, Franzensbad, Teplitz, Szliács, etc. — β. Schwefelmoor- und Schlammbäder: Oldesloe, Schmeckwitz, Driburg, Bentheim, Meinberg, Nenndorf, Eilsen, Aachen, Wipfeld; Baden bei Wien, Ischl, Pystjan; Bormio, Acqui, Abano, Battaglia; Aix-Les-Bains, Barèges, Bourbonne-Les-Bains, Plombières.

d. **Sandbäder.** Blasewitz, Köstritz, Rastenberg, Berka, Lobenstein, Ruhla.

Zweiter Theil.

Die pathologischen Zustände in ihren Beziehungen zur Klimatotherapie und Balneotherapie.

1. Krankheiten der Digestionsorgane.

Gegen Störungen in der Function des Magens und Veränderungen im normalen Zustand der Magenschleimhaut — **Dyspepsie, chronischer Magenkatarrh** — kann ein directes Heilverfahren durch Trinkkuren mit einfach-alkalischen, alkalisch-muriatischen oder schwachen Kochsalzwässern eingeleitet werden. Ueber die Wahl unter ihnen und besonders darüber, ob man einer kalten oder warmen Quelle den Vorzug giebt, entscheidet die Constitution des Kranken und der Einzelfall. Bei den mit Anämie verbundenen Magenkatarrhen sind die alkalischen Eisenwässer zu wählen.

Bei **chronischem Magengeschwür** ist der vorsichtige Gebrauch alkalischer Glaubersalzquellen, vor allem Karlsbads, am Platze.

Gesellt sich zum Magenkatarrh **chronischer Darmkatarrh** mit Neigung zur Obstipation, so sind neben den Kochsalztrinkquellen (Kissingen, Homburg etc.) die warmen (Karlsbad, Bertrich) oder kalten (Ester, Marienbad, Franzensbad) alkalischen Glaubersalzquellen angezeigt. Bildet verlangsamte Peristaltik das Hauptmoment, so treten die Bitterwässer (Friedrichshall, Püllna etc.) in ihr Recht. Ist dagegen chronische Diarrhöe mit dem Darmkatarrh verbunden, so ist Karlsbader oder der Hydrotherapie der Vorzug zu geben.

Bei Trägheit der Verdauung in Verbindung mit **Abdominalplethora** und **Haemorrhois**, wo in der Regel sitzende Lebensweise das ätiologische

Moment bildet, sind neben den Kochsalz- und Glaubersalzwässern hochgelegene Kurorte, wie Tarasp, sonst auch einfache Höhenkurorte der Schweiz, besonders geeignet. Auch mit der Hydrotherapie und mit Seebädern können Stauungen im Pfortadersystem zweckmässig behandelt werden.

Wenn sich Unterleibsplethora mit **Leberhyperämie** und **fettiger Infiltration der Leber** verbindet, so kann es sich fragen, ob man den alkalischen Glaubersalzwässern oder den Schwefelwasserstofftrinkquellen den Vorzug einräumt. Letztere sind in solchen Fällen vorzuziehen, wo wegen Neigung zu Congestionen nach Kopf und Brust kohlensäurereiche Wasser bedenklich erscheinen.

Gegen **Gallensteine** behält die specifische Heilwirkung Karlsbads ihre volle Geltung.

2. Krankheiten der Respirationsorgane.

Bei **chronischer Pharyngitis und Laryngitis** benutzt man mit Vorliebe die natürlich warmen oder erwärmten alkalischen, alkalisch-muriatischen und muriatischen Mineralwässer, und zwar sowohl innerlich als auch in Form von Gargarysmen und Inhalationen. letztere gern in zerstäubtem Zustande (Sooldunstbäder, Sooldampfbäder). Man wählt hierzu die Thermen von Wiesbaden, Rheme, Nauheim, Ems, Vichy, die Lauquellen Sodens oder die kalten Quellen von Salzungen, Reichenhall, Gleichenberg, Luhatschowitz, Ischl u. a. Unter den Schwefelwässern werden Aachen, Weilbach, Langenbrücken, Nenndorf, Eilsen, Baden bei Wien, Aix-Les-Bains u. a. hierfür benutzt.

Der **chronische Katarrh der Luftröhre und Bronchien.** (Tracheitis und Bronchitis chron.) ist ein dankbares Object der Klimatotherapie und Balneotherapie. Für leichtere Fälle findet man in den einfachen Säuerlingen in den einfach-alkalischen Wässern besonders aber in den alkalischen Wässern mit Kochsalzgehalt bewährte Hülfsmittel. Unter den letzteren geniessen die Emser Thermen eines Weltrufs; nächstdem sind Niederselters, Tönnistein, die Weilbacher Natron-Lithionquelle, die Gleichenberger Constantinsquelle, Luhatschowitz etc. von anerkanntem Werth. Bilden abdominelle Stasen die Basis des chronischen Katarrhs, so können die Kochsalz-, Glaubersalz- oder Schwefelwasserstoffquellen oder auch Traubenkurorte indicirt sein, während bei Complication mit Anämie die alkalischen Eisenquellen zur Geltung kommen. Die Absicht bei mehr trocknem Katarrh eine Linderung des Hustenreizes herbeizuführen und die Ausstossung der katarrhalischen Producte zu befördern, wird durch ein feuchtwarmes Klima am sichersten erreicht, wie ja schon mancher Winterkatarrh bei Beginn des Sommers von selbst verschwindet. Einige erdige Quellen, wie Lippspringe, Inselbad, Weissenburg, besitzen hierfür ein sehr geeignetes Sommerklima, andere Orte, wie Wiesbaden, Baden-Baden, Badenweiler, Montreux, Venedig eine gute Frühlings- und Herbstsaison, während Pau, die östliche Riviera vom Nervi bis Pisa, Palermo und Madeira die passenden Winterstationen sind. Handelt es sich um Bronchoblennorrhoeen und begleitende Bronchiectasien, so ist das mehr weniger trockenwarme Klima das Richtige: Im Hochsommer, falls nicht hochgradiges Emphysem vorhanden ist, das obere Engadin (Sils Maria, St. Moritz, Pontresina), im Frühling und Herbst Meran, Gardone-Riviera, Lugano, Pallanza, im Winter die westliche Riviera, Ajaccio und Cairo.

Das **Emphysem der Lunge** wurde früher, entsprechend der günstigen Wirkung des *Geigel*'schen Apparats und des pneumatischen Kabinets (Baden-Baden, Reichenhall, Schöneck), dem starken barometrischen Druck der Seeküste ausgesetzt, und das Höhenklima dabei zurückgewiesen. Neuere Erfahrungen bestätigen diese Ansicht nicht, beweisen vielmehr, dass Emphysematiker sich häufig auf mittleren Höhen des Waldgebirges, bei 400—600 m. Seehöhe, also auf den Sommerkurorten des Thüringerwaldes (Oberhof) oder Schwarzwaldes (St. Blasien) recht wohl befinden. Gegen den begleitenden Katarrh bewährt sich Ems am besten. Für das Bronchialasthma ohne gleichzeitiges Emphysem berufen sich die Höhenkurorte (Davos) auf günstige Erfolge.

Bei serösen **pleuritischen Exsudaten**, deren vollständige Resorption zögert, kann ein passendes Sommerklima bei gleichzeitiger Anspornung der Diurese (Ems, Neuenahr, Soden, Lippspringe) von Nutzen sein. In hartnäckigen Fällen gewährt ein trockenwarmes, durstiges Klima die besten Resultate. Für den Sommer ist deshalb der Aufenthalt im Hochgebirge (Oberengadin, Davos, Arosa) im Winter an der westlichen Riviera (Cannes bis S. Remo) am meisten zu empfehlen.

Chronische Pneumonie und Lungenschwindsucht. Die zur Phthisis führenden Erkrankungen der Lunge können nur durch sorgfältige Abhaltung aller Schädlichkeiten, durch eine zweckmässige Ernährungsmethode und durch eine möglichst ausgedehnte Luftkur zum Stillstand gebracht werden. Zur Erreichung dieses Zweckes bedient man sich entweder der geschlossenen Anstalten d. h. der Sanatorien für Phthisiker (Görbersdorf, Reiboldsgrün, Falkenstein, St. Blasien) oder der offenen klimatischen Sommer- und Winterkurorte. Bezüglich der klimatischen Sommerkurorte wird den Phthisikern im deutschen Mittelgebirge und im Alpengebiet in den verschiedensten Höhenlagen eine reiche Auswahl geboten. Immer mehr trachtet man danach (wie in den Freiluftstationen von Berka und weisser Hirsch) den Patienten von der Stubenluft möglichst zu emancipiren. Zugleich spielen aber die socialen Verhältnisse eines Ortes eine wichtige Rolle, denn niedrige Stuben und dürftige Kost sind für Brustkranke unzuträglich. Unter den Winterkurorten bleibt uns die Wahl zwischen den Höhenkurorten (Davos, Arosa, Samaden, St. Moritz, Maloja) und den Kurorten des Südens. Für die Entscheidung der Frage: Ob Anstaltsbehandlung oder offene Kurorte? ist zunächst der psychische Zustand des Kranken massgebend. Für junge und (wie sie unter den Phthisikern nur allzuhäufig sind) leichtsinnige Patienten ist der Davoser Sport ebenso gefährlich wie die Nähe der Spielbank von Monaco. Diese Kranken müssen unter die strenge Zucht der geschlossenen Anstalt gestellt werden. Dort sind auch alle Solche besser aufgehoben, deren Zustand einen subakuten Charakter an sich trägt, wo man also auf unangenehme Zwischenfälle gefasst sein muss, deren schleunige Bekämpfung unter ärztlichem Beistand noth thut. Bei Leuten von energischem Temperament, bei solchen, die viel Selbstbeherrschung besitzen, wirkt dagegen der Zwang der geschlossenen Anstalt und das enge Zusammenleben so vieler Leidensgenossen leicht deprimirend, während der Süden mit seiner Fülle neuer wohlthuender Eindrücke sie psychisch befriedigt und damit auch ihr körperliches Befinden günstig beeinflusst. Für die Beantwortung der weiteren Frage: ob man für den Winter einem Höhenkurort oder einem südlichen Kurort den Vorzug geben soll? ist den meteorologischen Verhältnissen in ihrer Beziehung zum Krankheitsfall Rechnung zu tragen[1]). Der Ausspruch, dass die Höhe die Constitution heile, der

[1]) Ueber die Phthisikern am meisten zusagenden meteorologischen Verhältnisse herrscht noch grosse Unsicherheit. *Schreiber* meint Nachtluft und Nebel schadeten Lungenkranken nicht, *Brehmer* sagt: für Brustkranke sei nichts schwerer zu ertragen als eine Reihe von sonnigen Tagen, *Beneke* hielt sogar Stürme, Nebel und Schneegestöber für harmlos und *H. Weber* sieht die Aequabilität des Klimas für nebensächlich an. Das Resultat dieser Ansprüche wäre, dass das gute Wetter für Lungenkranke gar nicht schlecht genug sein kann. Aber die Morbiditäts- und Mortalitätscurve der Phthise zeigt, dass die Gefahr für die Kranken mit der Ungunst der Witterung steigt, und dass unsere Gutwetterzeit ihnen am besten zusagt. Es handelt sich eben nicht allein darum dem Bacillus durch aseptische Luft

Süden den Katarrh, hat eine gewisse Berechtigung. Zwar verbessert der Süden bei reichlichem Luftgenuss auch die Constitution, aber der roborirende Einfluss, die Zunahme des Appetits und des Körpergewichts, macht sich auf der Höhe energischer geltend als im Süden, während hier wieder alte Katarrhe oft überraschend schnell zur Heilung gelangen. Ein Winteraufenthalt auf der Höhe erfordert, dass die Kranken vor dem Einschneien, also schon im October, dort eintreffen, für die Riviera ist die Periode vom October bis Ende Januar von milderer, weniger intensiver Wirkung als die Zeit von Anfang Februar bis Mitte April, wo Ventilation und Evaporation beträchtlich stärker sind. Anhaltendes hektisches Fieber, eine ausgeprägt erethische Constitution, bedeutende Entkräftung, Complication mit Darm oder Nierenleiden contraindiciren die Höhe ebensowohl wie den Süden. Im Uebrigen verweise ich auf das bei Davos und San Remo Gesagte. Den Versuch die Nordseeinseln als Winterstationen für Phthisiker zu benutzen hat keine günstigen Resultate ergeben.

3. Krankheiten der Circulationsorgane.

Bei **Fettherz** als Begleiterscheinung allgemeiner Fettleibigkeit, besonders wenn sie bei Plethorischen die Folge üppiger Lebensweise ist, sind neben zweckentsprechender Diät die kalten Glaubersalzwässer (Marienbad, Elster, Tarasp, Rohitsch, Füred) oder kalte Kochsalztrinkquellen (Homburg, Kissingen, Salzschlirf etc.) am Platze.

Gegen die nach Rheumatismus acutus zurückbleibenden **Reste perikarditischer und endokarditischer Entzündung** ist eisenhaltigen Glaubersalzwässern (Franzensbad, Elster, Rippoldsau) der Vorzug zu geben, oder man bedient sich dabei der Thermalsoolen (Nauheim, Oeynhausen, Werne).

Bei **chronischen organischen Herzleiden**, insbesondere bei Klappenfehlern des linken Herzens, welche mit Kraftabnahme des Herzmuskels und Schwächung des Blutdrucks im Aortensystem verbunden sind, hat man früher nicht gewagt das kranke Organ zu erhöhter Leistung anzuspornen, sondern man beschränkte sich darauf, den Aufenthalt in einem sedativen Klima, Milch- und Molkenkuren anzurathen. Eine beruhigende und gleichzeitig tonisirende Wirkung auf das kranke Herz auszuüben, beanspruchen schon die kohlensäurereichen Sool- und Stahlbäder (Nauheim, Cudowa), aber eine kühnere und vielversprechende Therapie wurde

---

zu Leibe zu gehen, sondern häufig genug besteht die hauptsächlichste Aufgabe darin Schonung des kranken Organs zu ermöglichen, und dabei spielt das Wetter eine grosse Rolle.

erst von *Oertel* in seiner diätetischen und mechanisch-gymnastischen Methode begründet. Während die Diät bei habituellen Herzleiden eine Reduction der Flüssigkeitsmenge im Körper und die Vermeidung excessiver Fettbildung im Auge hat, bezweckt die durch systematisches Bergsteigen ausgeführte mechanische Gymnastik Kräftigung des Herzmuskels und des ganzen Körpers, Erhöhung des Blutdrucks, Ausgleichung zwischen arteriellem und venösem System und vermehrte Wasserabgabe durch Transspiration. Die rationelle Durchführung dieser Methode geschieht am besten an den sogenannten Terrainkurorten, d. h. an Plätzen, die durch Bodenbeschaffenheit und sociale Verhältnisse hierfür besonders geeignet sind, und wo man sicher sein kann, dass durch ärztliche Beaufsichtigung eine Ueberanstrengung des Herzens vermieden, und die Contraindicationen (wie kurz zuvor stattgehabte Endocarditis, allgemeine Atheromatose, Aneurysma Aortae, Morbus Brightii) vollständig gewürdigt werden. Zu den von *Oertel* selbst eingerichteten oder seiner Methode sich anpassenden Terrainkurorten gehören folgende:

a. Terrainkurorte für den Sommer: Landeck, Reinerz, Friedrichroda, Liebenstein, Wildbad, St. Blasien, Tegernsee, Kreuth, Partenkirchen, Reichenhall, Berchtesgaden, Ischl, Brennerbad, Mürzzuschlag, Schmecks (Tàtrafüred).

b. Terrainkurorte für Frühling und Herbst: Baden-Baden, Gries, Meran, Abbazia.

c. Terrainkurorte für den Winter: Gries, Meran, Arco, Abbazia.

Da ein trocknes Klima hierbei wesentlich zur Erreichung des Heilzweckes beiträgt, viele Herzkranke bei Versetzen aus einem feuchten in ein trockenes Klima sofort erhöhtes Wohlbefinden zeigen, so erfreut sich Meran unter den sämmtlichen genannten Orten eines Vorzugs, der bereits durch die dort erreichten Resultate bestätigt wird. Neben der *Oertel*'schen Methode verdient die mit den *Zander*'schen Apparaten ausgeführte mechanische Heilgymnastik, wie sie u. a. im Friedrichsbade in Baden-Baden geübt wird, für die Therapie der chronischen Herzkrankheiten die vollste Beachtung. Geringwerthiger bezüglich der Stärke des Effects als die *Oertel*-Kur gestattet sie für delikate Fälle eine minutiöse Individualisirung. *v. Corval*'s ingeniöser Bergsteige-Apparat zeigt hier den Weg zur weiteren Ausbildung dieser Methode.

Bei **Phlebectasien** (Haemorrhois und variköse Schwellungen am Unterschenkel) sahen *Boner* und *Ludwig* vom Klima der Hochalpen bisweilen günstige Resultate.

4. Krankheiten des Nervensystems.

Bei Functionsstörungen des Nervensystems wird man zunächst das Causalmoment berücksichtigen, und bei etwaigen constitutionellen Grundleiden (Anämie, Plethora, harnsaure Diathese) Eisen-, Glaubersalz- oder alkalische Wässer vorausschicken. Bei **Hyperämie des Hirns** und Congestionen zum Kopf sind die stärkeren ungarischen Bitterwässer als ableitende Mittel angezeigt.

Neuralgien. Bei idiopathischen, nicht auf rheumatischer Basis beruhenden Neuralgien ist ein feuchtwarmes sedatives Klima vorzuziehen. Der Besuch der westlichen Riviera mit ihrem trockenwarmen excitirenden Klima hat schon oft bei Disponirten sofort neuralgische Symptome hervorgerufen. Bei Prosopalgie kann man Schwefelthermen, indifferente Thermen, Hydrotherapie, unter Umständen selbst Seebäder versuchen. Ischias in Verbindung mit habitueller Constipation weicht häufig einer methodischen Behandlung mit Glaubersalzwässern, sonst erhält man gute Erfolge von den Thermen von Aachen, Wiesbaden, Teplitz, Oeynhausen oder auch von Sandbädern.

Vasomotorisch-trophische Neurosen. Bei Hemicranie sind je nach dem Einzelfall Versuche mit Eisenquellen, Hydrotherapie, Seebädern oder mit dem Höhenklima vorzunehmen.

In der Basedow'schen Krankheit versprechen mittlere Höhen, wo gleichzeitig Elektrotherapie und Hydrotherapie gebraucht werden kann (Elgersburg, Wilhelmshöhe, Teinach, Albisbrunn, Schöneck), unter Umständen auch hochgelegene Eisenquellen (Steben, St. Moritz) günstigen Erfolg.

Bei progressiver Muskelatrophie sind Nauheim, Oeynhausen, Aachen, oder aber kühlere Bäder, wie die lauen Wildbäder oder die Wasserheilanstalt zu versuchen.

Krampfformen. Bei Chorea, wenn der Arsenik nur Besserung, nicht vollständige Heilung erzielte, sind das See- oder Höhenklima, bisweilen auch indifferente Lauquellen von guter Wirkung.

Die ärztliche Behandlung der Intervalle der Epilepsie ist am zweckmässigsten der Hydrotherapie zuzuweisen.

Lähmungen. Periphere Lähmungen auf traumatischer oder rheumatischer Basis fallen in den Wirkungskreis warmer Bäder, daher Fichtennadelbäder, Aachen, Wiesbaden, Teplitz, Ragaz, Gastein etc.

Kranke mit spinaler Lähmung werden vielfach nach Oeynhausen und Nauheim dirigirt, befinden sich aber oft besser beim Gebrauch kühler Bäder, also in den Wasserheilanstalten oder bei Benutzung der mechanischen Gymnastik (Baden-Baden).

Bei Hemiplegien als Residuen apoplektischer Insulte sind die eigentlichen Thermen nicht ungefährlich, während die kühleren Wildbäder, wie Johannisbad, Schlangenbad, Wildbad (neues Bad), Liebenzell etc. eher als zulässig gelten können.

Nervöse Störungen des Allgemeinbefindens und Psychopathien. Spinalirritation, Hysterie und Hypochondrie können je nach den ätiologischen Momenten (chron. Darmkatarrh, Uterinleiden) Gegenstand der Behandlung mit Glaubersalz-, Kochsalz- oder Eisenwässern sein. Die Hydrotherapie, Seebäder oder Wildbäder sind für manche Fälle verwendbar. Je mehr Neurasthenie, psychische Depression oder Exaltation in den Vordergrund treten, um so vorsichtiger müssen die Kurmittel gewählt werden. Das Klima des Hochgebirges sowie das Seeklima sind meist bedenklich, während ein prolongirter Aufenthalt im Waldgebirge meist von Vortheil ist. Was *Goethe* in seiner Farbenlehre von der beruhigenden Wirkung des Grün sagt, wird hier von der Erfahrung bestätigt. Vor dem Klima der östlichen Riviera, besonders bei schon bestehender Schlaflosigkeit, sind erethische Subjecte dringend zu warnen. Der Uebergang in eine schwerere Psychose kann hier leicht erfolgen. Manchmal tritt guter Schlaf erst wieder ein, wenn Montreux, Pallanza oder Gardone-Riviera an Stelle der Mittelmeerstationen gewählt wurden. Für Leichtmelancholische, Bekümmerte ist ein Winteraufenthalt in Rom oder Neapel, oder auf Corfu oft das richtige Heilmittel.

5. Krankheiten der Harnorgane.

Morbus Brightii. Bei der Wahl eines Kurverfahrens gegen die chronische Form dieser Krankheit ist die Betheiligung des Herzens und der Zustand des Allgemeinbefindens massgebend. Im Allgemeinen ist stets ein trockenwarmes Klima günstig. Cannstatt, Wiesbaden im Sommer, Gries und Meran im späten Frühling und Herbst, Cannes, Mentone, S. Remo, Malaga, Cairo im Winter sind empfehlenswerthe Orte. Bezüglich einer Trinkkur können im Initialstadium Milchkuren, alkalische oder Eisenwässer zur Anwendung kommen. Unter den Bädern sind solche zu wählen, von deren vorsichtiger Anwendung man sich Beförderung der Diaphorese verspricht: Kochsalz- und Schwefelthermen, die wärmeren Wildbäder, Heissluft-, Dampf- und Sandbäder.

Harnsteine. An feuchtwarmen Orten, wie z. B. in Lippspringe, Pau, Pisa, bewirkt schon das Klima eine der Entfernung von Concrementen günstige Vermehrung der Diurese. Am einfachsten kann weiterhin dieser Zweck durch eine Trinkkur an indifferenten Thermen erreicht werden. Bei harnsaurer Diathese und harnsauren Niederschlägen sind alkalische Wässer (Neuenahr, Salzbrunn, Bilin, Teinacher Bachquelle, Vichy) oder alkalische Glaubersalzwässer angezeigt. Unter den lithionhaltigen Quellen verdient der Salzschlirfer Bonifaciusbrunnen den Vorzug, nächstdem kommen Assmannshausen und Baden-Baden in Betracht. Sind Phosphate und oxalsaurer Kalk die Bestandtheile der Steine, so beschränkt sich die Trinkkur auf einfache kohlensaure Wässer oder indifferente Thermen. Ueberdies ist die Therapie des Blasenkatarrhs einzuhalten.

Katarrhe des Nierenbeckens und der Blase. Neben den alkalischen und alkalisch-muriatischen Thermen (Neuenahr, Vichy, Ems, Lipik, Royat) und den kalten alkalischen Quellen (Bilin, Fachingen, Geilnau etc.) erfreuen sich die erdigen Säuerlinge von Wildungen, Driburg (Hersterquelle) und Contrexéville eines festbegründeten Rufs. Ausserdem warme Bäder.

Hypertrophie der Prostata erheischt in Verbindung mit Abdominalplethora und Haemorrhois den Gebrauch von Kochsalztrinkquellen (Homburg, Kissingen etc.) oder von Bitterwässern. Nächstdem können Thermalsoolbäder, unter Umständen auch Hydrotherapie oder Seebäder in Frage kommen.

6. Krankheiten der weiblichen Sexualorgane.

Chronischer Katarrh der Vagina und des Uterus. Zu Trinkkuren benutzt man bei anämischer Basis die Eisenwässer (Schwalbach, Pyrmont, Driburg, Cudowa etc.) und, mehr direct gegen das katarrhalische Leiden gerichtet, die alkalisch-muriatischen Quellen (Ems, Lipik, Luhatschowitz, Gleichenberg etc.). Zur Badekur dienen bei skrophulöser Constitution die Soolbäder, zur örtlichen Einwirkung in aufsteigender Douche die Stahlbäder und hier besonders die stärker adstringirenden Eisenvitriolquellen (Muskau, Alexisbad, Levico, Parád, Ronneby).

Metritis. Peri- und Parametritis. Oophoritis. Zur fortgesetzt leicht eröffnenden Methode eignen sich hier die alkalischen, alkalisch-muriatischen und Glaubersalzquellen. Bei Complication mit Anämie benutzt man die Eisenwässer. Nächstdem wird von den einfachen oder Jod und

Brom haltigen Kochsalzwässern, von Moorbädern, bei reizbarer Constitution aber gern von Wildbädern (wie Landeck, Schlangenbad, St. Sauveur) Gebrauch gemacht.

7. Krankheiten der Haut.

Die durch Neigung zu Schweissen und zu Erkältungskrankheiten (Rheumatismen, Anginen) sich kennzeichnende **Hautschwäche** wird durch Hydrotherapie, See- und Soolbäder gebessert. Gegen **chronische Exantheme** (Eczem, Acne, Furunculosis etc.) concurriren die Soolbäder und Soolthermen, denen man gern die trockenen Formen zuweist, mit den für feuchte Hautausschläge bevorzugten Schwefelbädern. Bei den inveterirten torpiden Formen, bei Geschwüren und alten Wunden nimmt man die Schwefelschlammbäder zur Hülfe. Gegen Psoriasis haben die langdauernden Bäder von Leuk, gegen Prurigo, Pruritus, Urticaria die Wildbäder, besonders Schlangenbad, gewichtige Empfehlungen für sich.

8. Krankheiten der Constitution und des Stoffwechsels.

Scrophulosis. Bei der erethischen Form der Skrophulose, aus welcher unter ungünstigen Verhältnissen sich später so leicht Phthise entwickelt, ist eine consequente Luftkur besonders an einem klimatisch günstigen mit Gradirwerken versehenen Soolbadeorte (Salzungen, Orb, Reichenhall, Ischl, Aussee etc.), oder ein längerer Aufenthalt an der Ostsee oder Mittelmeerküste von gutem Erfolge. Bei gleichzeitigem Haut- und Knochenleiden können die warmen Kochsalzquellen (Wiesbaden, Soden etc.), Schwefelthermen oder warme Seebäder in Frage kommen. Bei der torpiden Scrophulose hat man sich meist zwischen Sool- oder Seebädern zu entscheiden. Die in den Kinderheilstätten (Oldesloe, Goczalkowitz, Rothenfelde, Frankenhausen, Salzuflen, Jagstfeld, Dürrheim, Hall in Oberösterreich etc.) und an den Seehospizen (Norderney, Wyk, Westerland, Gross Müritz, Zoppot, Colberg) gemachten, von *Uffelmann* zusammengestellten Erfahrungen geben hierfür beachtenswerthe Fingerzeige. In den Soolbädern heilen die Affectionen der Haut, der Augen und die einfachen Drüsentumoren am leichtesten. Harte Drüsenpakete verschwinden erst bei längerer und wiederholter Kur. Knochen- und Gelenkleiden erfordern ebenfalls lange Zeit, chronische Bronchialkatarrhe Scrophulöser heilen gut, Phthise ist auszuschliessen. In manchen Fällen kann gleichzeitig mit der Badekur die Trinkkur an einer jodhaltigen Kochsalzquelle (Goczalkowitz, Kreuznach, Heilbrunn, Sulzbrunn, Hall i. Oe., Luhatschowitz, Lipik, Zaizon) erwünscht sein. Bei den Seehospizen stellen die Heilerfolge sich im Ganzen noch günstiger. Exantheme heilen zwar in den Soolbädern schneller als am Meer, aber ausgesprochene torpide Formen und die lokalen Affectionen der Lymphdrüsen gehen mit grösserer Sicherheit an der See ihrer Heilung entgegen. Bei Augenaffectionen hatten die Seehospize ebenfalls viele Heilungen aber mehr Recidive. Einige besonders hartnäckige Fälle davon nehmen aber gerade an der See einen günstigen Verlauf. Bei Bronchialkatarrhen auf Grund constitutioneller Schwäche war an der See der Erfolg ein gleich guter wie im Soolbad, bei Phthise ein ebenso schlechter. Wo der Versuch mit einer oder der andern dieser Potenzen oder mit beiden gemacht werden soll, ist Colberg der geeignete Kurort.

Chlorose, Anämie, Schwächezustände. In der Chlorose spielt die Luftkur die Hauptrolle. Prolongirter Aufenthalt in reiner Luft, im Sommer im Waldgebirge (Freiluftstationen), im Höhenklima oder an der Ostsee, im Winter am südlichen Fuss der Alpen (Meran, Montreux etc.), an der Riviera oder auf einer der Mittelmeerinseln sind dabei von durchschlagender Wirkung. In andern Fällen, und oft in den eingewurzelsten, bewähren die reinen oder erdigen Eisenwässer (Schwalbach, Pyrmont, Driburg, Reinerz, Flinsberg, Imnau, Pyrawarth, Zaizon etc.), bei Dyspepsie die alkalischen (Cudowa, Gleichenberg, Elöpatak etc.), bei träger Darmfunction die salinischen und muriatischen (Franzensbad, Elster, Rippoldsau, Liebenstein etc.) ihre Heilkraft. Wo eine hochgelegene Eisenquelle indicirt ist, hat man an Steben oder St. Moritz zu denken. Bei skrophulöser Constitution sind die Thermalsoolen oder klimatisch bevorzugte Soolbäder, wie Reichenhall, Aussee etc., ins Auge zu fassen. Aehnliche Indicationen haben andere mit Anämie verbundene Schwächezustände, wie sie häufig als Residuen akuter Krankheiten oder als senile Vorgänge sich einstellen. Der Kräftezustand und sociale Verhältnisse entscheiden hierbei darüber, ob man im Sommer das Meeresufer, das Waldgebirge oder das Hochalpenthal wählt und welchem südlichen Kurorte man im Winter den Vorzug giebt.

Plethora, Fettleibigkeit. Neben einer rationellen Lebensweise hat die ausleerende Methode mittelst Mineralwässer den vorzüglichsten Erfolg. Die Constitution des Kranken entscheidet darüber, ob man Kochsalz-, Bitter-, oder Glaubersalzwässer wählt. Bei erethischen Subjecten sind laue Quellen, wie die von Soden, vorzuziehen, sonst hält man sich an die kalten Kochsalzquellen (Kissingen, Homburg etc.), während die stärksten Wirkungen mit den Glaubersalzwässern (Karlsbad, Marienbad, Elster, Rohitsch, Tarasp) erzielt werden.

Rheumatismus, Arthritis. Für alle chronisch-rheumatische Affectionen ist ein trocken-warmes Klima erwünscht. Für die lokalen Beschwerden sind die indifferenten Thermen sowie die Kochsalz-, Schwefel- und Kalk-Thermen das Hauptmittel. Ferner können Hydrotherapie, Heissluft-, Dampf-, Sand- und Moorbäder von Nutzen sein. Eine ähnliche Kur erfordern die Residuen gichtischer Anfälle. Gegen die gichtische Dyskrasie selbst sind verschiedene Trinkkuren gebräuchlich. Bei ausgesprochener Abdominalplethora und gutem Kräftezustand benutzt man die alkalischen Glaubersalzquellen und die warmen und kalten Kochsalztrinkquellen, bei deutlicher harnsaurer Diathese die alkalischen und Lithionquellen. Unter letzteren nimmt Salzschlirf (Lith. chlor. 0,22) weitaus die erste Stelle ein, die nächststehende Königsquelle von Elster (mit 0,10 Lith. carb.) ist Badequelle und kommt als Trinkquelle nicht in Betracht, und das nun folgende Baden-Baden hat bereits nur 0,04 Chlorlithium. Es folgt dann Bilin mit 0,03 Lith. bicarb. und Assmannshausen mit ebensoviel Chlorlithium. Die übrigen mit nur 0,01 und noch weniger Lithion begabten Wässer sind bedeutungslos, pflegen aber mit der Zudringlichkeit ihrer auf das Laienpublikum berechneten Reklame um so verschwenderischer zu sein, je dürftiger sie mineralisirt sind. Mit einem geringen Zusatz von Lithion carb. zu einem einfachen oder alkalischen Säuerling (Harz, Cronthal, Birresborn, Niederselters, Tönnistein etc.) erreicht man die Lithionwirkung weit sicherer.

Bei Arthritis deformans haben neben Wiesbaden Neuenahr und Assmannshausen Erfolge aufzuweisen.

Diabetes. Zuckerkranke haben die ausgedehnteste Luftkur ebenso nöthig wie Phthisiker. Nur müssen sie wegen der absoluten Nothwendigkeit einer strengen specifischen Diät noch viel ausnahmsloser unter ärztliche Kontrolle gestellt werden. An den verschiedensten Kurorten und im Süden vagirende Diabetiker gehen meist schnell zu Grunde. Je deutlicher Dyspepsie, chronischer Magen- und Darmkatarrh oder Leberhyperämie die Krankheit begleiten, desto eher darf man sich von Neuenahr, Karlsbad oder Vichy einen Erfolg versprechen. Sanatorien für Diabetiker, wie sie in Neuenahr und Baden-Baden existiren, verdienen volle Beachtung.

Chronische Infectionskrankheiten. Das durch Malaria bedingte Siechthum erfordert längeren Aufenthalt in einer trockenen vollständig malariafreien Gegend. Unter vielen hierfür geeigneten Plätzen sind im Hochsommer das obere Engadin, und hier wieder unter gleichzeitiger Benutzung der Stahlquellen, St. Moritz, für die übrigen Jahreszeiten Obermais bei Meran besonders empfehlenswerth.

Syphilis. Das beschleunigte Auftreten der ersten Hautsymptome nach dem Gebrauch warmer Bäder ist bekannt. Im weiteren Verlauf der Krankheit können Thermen die specifische Behandlung mannigfach unterstützen, und neben den Schwefelthermen, welche überdies den Anspruch erheben als diagnostische Hülfsmittel zu gelten (siehe Aachen), hat man in Wiesbaden die Behandlung der Lues in Angriff genommen. Auch die Jodquellen (selbst Krankenheil mit seinem minimalen Jodgehalt) rühmen sich bei secundären und tertiären Formen, in Verbindung mit der Schmierkur, vielfacher Erfolge.

Metallintoxicationen. Bei chronischer Bleivergiftung werden gegen die neuralgischen und Lähmungs-Erscheinungen zur Trinkkur vorzugsweise Bitterwässer und einfache oder jodhaltige Kochsalzwässer, sodann auch Schwefelwässer, und diese auch zu Inhalationen, verordnet. Zur Badekur benutzt man die Schwefelthermen, die Wild- und Schlammbäder.

Gegen Mercurialdyskrasie, verbunden mit Muskelschmerz, Muskelschwäche, Tremor und paralytischen Symptomen sind neben ausgiebiger Luftkur im Waldgebirgs- und Höhenklima Heissluft- und Schwefelbäder angezeigt.

Dritter Theil.

Lexikon der klimatischen Kurorte, Mineralquellen und Bäder, hauptsächlich Mitteleuropas.

Abkürzungen.

Calc. chlor. = Calcium chloratum, Chlorcalcium.
Calc. sulfurat. = Calcium sulfuratum, Schwefelcalcium.
Calc. sulf. = Calcaria sulfurica, Gyps.
CO_2 = Kohlensäure; fr. CO_2 freie Kohlensäuse.
Ferr. bic. = Ferrum bicarbonicum, dopp. kohlensaures Eisenoxydul.
Ferr. sulf. = Ferrum sulfuricum, schwefelsaures Eisenoxydul.
HS = Hydrogenium sulfuratum, Schwefelwasserstoff.
Kal. chlor. = Kalium chloratum, Chlorkalium.
Kal. sulf. = Kali sulfuricum, schwefelsaures Kali.
Lith. carb. = Lithium carbonicum, Kohlensaures Lithion.
Lith. chlor. = Lithium chloratum, Chlorlithium.
Magn. bic. = Magnesia bicarbonica, dopp. kohlensaure Magnesia.
Magn. chlor. = Magnesium chloratum, Chlormagnesium.
Magn. sulf. = Magnesia sulfurica, Bittersalz.
Mang. bic. = Manganum bicarbonicum, dopp. kohlensaures Manganoxydul.
Natr. arsen. = Natrum arsenicicum, Arsensaures Natron.
Natr. bic. = Natrum bicarbonicum, dopp. kohlensaures Natron.
Natr. brom. = Natrium bromatum, Bromnatrium.
Natr. chlor. = Natrium chloratum, Kochsalz.
Natr. jod. = Natrium jodatum, Jodnatrium.
Natr. sulfurat. = Natrium sulfuratum, Schwefelnatrium.
Natr. sulf. = Natrum sulfuricum, Glaubersalz.

B. = Bett.
c.c. = Cubikcentimeter.
Eb. = Eisenbahn.
Ebst. = Eisenbahnstation.
Einw. = Einwohner.
Fam. = Familie.
fl. = Gulden.
fr. = Frank.
Gr. = Gramm.
K. = Kammer.
Km. = Kilometer.
Kr. = Kreuzer.
L. = Lira.
m. = Seehöhe in Metern.
Min. = Minute.
Mk. = Mark.
P. = Post.
Pens. = Pension.
Pers. = Person.
Pf. = Pfennige.
S. = Seite.
St. = Stunde.
T. = Telegraph.
Temp. = Temperatur.
wöch. = wöchentlich.
Z. = Zimmer.

Aachen (Aquis granum, Aix-la-Chapelle), eine der wichtigsten industriellen Grenzstädte der preussischen Rheinprovinz mit 96000 Einw., liegt, 174 m., in einem fruchtbaren Kessel, welcher von Hügelreihen eingefasst wird. Der Thalboden ist sandig und selbst nach starken Regengüssen in kurzer Zeit wieder trocken. Das Klima wird von der Nordsee beeinflusst, und ist deshalb äquabel, mässig feucht und verhältnissmässig milde. Die 3 Wintermonate mit einem Temperaturmittel von 2.80° C. sind fast 3° wärmer als die von Berlin (0.06°), während der Sommer Berlins (18.46°) um 2° wärmer ist als derjenige Aachens (16.64). Die mitten in der Stadt entspringenden Quellen theilt man in 2 Gruppen, in die sogenannten oberen und heisseren, welche auf dem Hof und dem Büchel hervortreten, und in die unteren, weniger heissen, welche auf der Comphausbadstrasse zum Vorschein kommen. Es sind *schwach alkalische kochsalzreiche Schwefelthermen* mit einer Temp. von 45—56° C. Ihr Natrongehalt pflegt gegenüber dem Gypsgehalt anderer Schwefelwässer betont zu werden. Die kräftigste dieser Quellen, die Kaiserquelle (Natr. sulfurat. 0.014, Natr. chlor. 2.61, Natr. bic. 0.92, Calc. bic. 0.23, Natr. sulf. 0.28, Kal. sulf. 0.15 ‰, HS 0.31 in 100 c.c.; Temp. 55° C.) liefert für das Kaiserbad, das Neubad und das Badehaus zur Königin von Ungarn das Wasser. Ausser ihr gehört noch die im Quirinusbadhaus hervortretende Quirinusquelle (49.7° C.) zu den oberen Thermen. Von den unteren Thermen speist die Rosenquelle (47° C.) das Rosen- und Comphausbad, die Corneliusquelle (45.4° C.) das Cornelius- und Carlsbad. Ausserdem sind noch einige unbenannte Quellen vorhanden. Zur Trinkkur dient der ebenfalls von der Kaiserquelle gespeiste Elisenbrunnen (52° C.), doch wird auch das in den Badehäusern fliessende Thermalwasser der Rosenquelle, Cornelius- und Quirinusquelle oder der Brunnen in der Petersstrasse hierfür benutzt. Ausserdem hat die Stadtverwaltung einen Sauerbrunnen hergestellt, indem sie die Kaiserquelle nach Verflüchtigung des Schwefels mit Kohlensäure imprägnirte. Die Badekur mit dem in hochgelegenen Reservoirs abgekühlten Thermalwasser besteht in Vollbädern (34—36° C.) von halbstündiger und längerer Dauer, wofür 110 gemauerte Bassins vorhanden sind, in Douchen und Dampfbädern (9 an der Zahl), womit in geeigneten Fällen Inhalationen und Massage verbunden werden. Mit Bezug auf ihren Gehalt an kohlensaurem Natron und Kochsalz können die Aachener Wässer, innerlich gebraucht, als Digestivmittel gelten. Der Elisenbrunnen steht daher auch als Volksmittel bei Katarrhen des Magens, des Darmkanals und der Bronchien, hierfür unter Mitbenutzung von Inhalationen, in Ruf. Die Verbindung der medicamentösen Behandlung der Syphilis mit der balneotherapeutischen, wie sie von *Sigmund* warm empfohlen wurde, ist in Aachen in so hervorragender Weise gepflegt worden, dass man heutzutage darauf rechnen kann, unter den Kurgästen etwa 70 Procent Syphilitischer zu finden. Man verbindet Einreibungen von 2—5 Gr. Ung. ciner. mit dem Gebrauch der Schwefelbäder, und die reiche Erfahrung, welche die dortigen Aerzte in der Behandlung der Lues besitzen, die zweckmässigen Einrichtungen, ein wohlgeschultes Wartepersonal, endlich auch das selbst im Winter milde Klima kommen diesen Kranken wesentlich zu gute. *Reumont* und mit ihm viele Aachener Aerzte sehen die Schwefelwasserkur als Probirkur in Fällen an, wo der Verdacht auf noch nicht vollständig beseitigte Syphilis vorhanden ist, oder wo Zweifel darüber bestehen, ob die Ursachen einer geschwächten Constitution in einem merkuriellen Leiden oder in syphilitischen Resten zu suchen seien. Diese Ansicht beruht wesentlich auf den von *Güntz* angestellten Untersuchungen. Bei früher merkuriell Behandelten gebrauchte er Aachener Bäder und fand danach Quecksilber im Harn. Nach *Güntz* soll nun der wohlthätige Einfluss der Schwefelbäder darauf beruhen, dass sie nach Beseitigung der Quecksilber-Intoxikation das syphilitische Gift aus seiner Latenz heraustreten lassen. Die Schwefelwasserkur bewirke Zerfall der Eiweisskörper daher auch des Quecksilberalbuminats, an welches das syphilitische Contagium bis dahin so gebunden gewesen sei, dass es keine Symptome hervorbringen konnte. Nach *Schuster* fände bei Anwendung der Schwefelbäder die Ausscheidung des Quecksilbers in ganz regelmässiger Weise durch die Faeces statt. Hiergegen lässt sich einwenden, dass nachgewiesenermassen diese Ausscheidungen auch ohne jeden therapeutischen Eingriff bald schwächer bald stärker vor sich gehen, dass sie öfters auch ganz von selbst aufhören, um ohne jedes Zuthun nach längerer Pause sich wieder einzustellen. Soviel wird indessen von der Erfahrung bestätigt, dass Einreibungen von Ung. ciner. bei gleichzeitiger Anwendung der Schwefelbäder leichter und in stärkerer Dosis vertragen werden als dies sonst der Fall ist, und dass bei Hautsyphilis die Bäder Aachens oft einen überraschenden Erfolg haben. Gegen die Exsudate des chronischen Rheumatismus, besonders gegen die Residuen akuter Gelenkentzündung können die Wannenbäder, Dampfbäder und Douchen Aachens in Verbindung mit Massage gute Dienste leisten. In der Gicht spielt neben den Bädern die Trinkkur und die damit erzielte vermehrte Ausscheidung von Harnstoff und Harnsäure eine Rolle, einen Erfolg, den man auch schon nach alleiniger Anwendung der Douche beobachtet haben will. Bei verschiedenen Neuralgien (Ischias) und peripherischen Lähmungen, und selbst bei progressiver Muskelatrophie, falls diese Processe rheumatische Grundlage hatten, hat man Besserungen gesehen. Trotz der gegentheiligen Ansicht *Hebra*'s wird Aachen gegen chronische Exantheme (Eczem, Prurigo, Acne, Psoriasis) und ebenso gegen veraltete Fussgeschwüre empfohlen, und zwar sollen nach *Schumacher* 4—6 Wochen lang fortgesetzte Kuren und langdauernde bis auf eine Stunde ausgedehnte Bäder oder auch zweimal tägliches Baden hierzu erforderlich sein. Indessen bedingen hier die häufig gleichzeitig angewandten Medikamente, wie Chrysophansäure, Sublimat, Carbolsäure, wohl hauptsächlich den Erfolg.

A. ist auf der Eb. von Breslau 19, München 18, Berlin 14, Leipzig 13, Stuttgart 12, Hamburg 11, Bremen 9, Hannover 8, Frankfurt a/M. 8 St. entfernt. — Unterkunft. Die 8 Badehäuser (Kaiserbad, Rosenbad, Neubad, Corneliusbad, Karlsbad, Quirinusbad, Königin von Ungarn, Comphausbad) dienen zugleich als Wohnhäuser für Kranke, sind städtisches Eigenthum und werden an Badewirthe vermiethet. Das eleganteste derselben ist das Kaiserbad, das einfachste das Comphausbad. In der Regel nimmt der Kurgast im Badehause sein Frühstück und Abendbrod ein, speist aber mittags in einem der benachbarten Hotels. Andere ziehen es vor ganz in einem der zahlreichen Gasthöfe zu wohnen oder in Privathäusern Quartier zu nehmen (Tageskosten einschliesslich der Bäder 5—15 Mk.). — Ueber 60 Aerzte, 11 Apotheken; Sommersaison 15. April bis 1. Oct., Wintersaison Nov. bis April; Frequenz 7500. — Litt. Schuster 83; Reumont 85; Lersch 85; Beissel 88.

Abano, oberitalisches Städtchen mit 3500 Einw. am östlichen Fusse der euganeischen Hügel, 13 m., mit mildem Winterklima, besitzt in seiner Nähe zahlreiche *gypshaltige Kochsalzthermen* von 38—84° C. Wärme. Die Hauptquelle (Calc. sulf. 1.13, Calc. bic. 0.75, Natr. chlor. 3.85) entspringt am Fusse eines Kalkhügels, des Montirone. Hauptsächlich Badekur unter Mitbenutzung von Badeschlamm und Inhalationen. Indicationen sind Rheuma, Gicht und Neurosen.

A. ist Ebst. der Lin. Venedig-Bologna, von Padua 10 Km. — Zahlreiche Privatwohnungen, 9 Badeanstalten.

Abbach, niederbayrischer Marktflecken mit 1200 Einw. nahe der Donau, 350 m., am Fusse eines Bergkegels, welcher eine schwach mineralisirte *erdig-alkalische Quelle mit Beigehalt von Schwefelwasserstoff* (Natr. bic. 0.20, Calc. bic. 0.20, Magn. bic. 0.13, Natr. chlor. 0.04, fr. CO_2 22.6 c.c., H S 2.57 c.c.) besitzt. Dieselbe wird als leicht eröffnendes Mittel gegen Säurebildung und Hämorrhoidalbeschwerden getrunken und auch zu Bädern benutzt.

A. ist Ebst. der Lin. Regensburg-Ingolstadt (von Regensburg 35 Min. Fahrzeit). — Unterkunft in 2 Badewohnhäusern und in Privathäusern (Z. 0.80—2 Mk. tägl., Bäder 1 Mk.). 1 Arzt, 1 Apotheker. — Litt. Zahn 87.

Abbazia, ein in Istrien im nordwestlichen Winkel des Quarnero-Golfs gelegener nur aus einigen Häusern bestehender Ort, welcher von der österreichischen Südbahngesellschaft zur *klimatischen Winterstation* und zum *Seebade*, von *Oertel* zum *Terrainkurort* eingerichtet wurde. Gegen Westen steht Abbazia unter dem Windschutz des Monte Maggiore (1396 m.). Auch gegen die Bora, welche sonst den Quarnero so sehr belästigt, befindet es sich in einigermassen gedeckter Lage, weniger gegen den Scirocco. Die mittlere Wintertemperatur ist 5.5° C., also etwa 1½° höher als die von Görz und Venedig. Die relative Feuchtigkeit ist hoch. Der Ort wird Lungen-, Herz- und Nervenkranken empfohlen, doch fehlt es noch an Erfahrungen.

Von Ebst. Mattuglie (Lin. Triest-Fiume, oder Wien-Laibach-St. Peter-Fiume) per Wagen in 20 Min. bis A., von Fiume über 1 St. — P. u. T. — Unterkunft in 5 Hotels mit 200 Z. (im Winter 10—30, im Sommer 7—27 fl. wöch.) und in Privathäusern (Z. 30—35 fl. monatl.) — Seebäder von Mitte Mai bis Ende Oct.; der Baderaum ist mit einem Netz von Kupferdraht vollständig abgeschlossen. Im Winter warme Seewasser-, Süsswasser- und künstliche Mineralbäder, Inhalationskabinet für Fichtennadeldämpfe. — 5 Aerzte. — Litt. v. Radics 84; Szemere 85; Rabl 86.

Der **Abendberg** im Berner Oberland, 1139 m., ist eine angenehme *Sommerfrische* mit weiter herrlicher Rundsicht und mit Gelegenheit zur Milch- und Molkenkur. Schattige Waldwege in der Nähe, doch muss man steigen können.

Von Interlaken Reitweg in 2 St. — Unterkunft im Gasthof mit 31 Z. (Pens. u. Z. 5½—8 fr. — Aerzte in Interlaken.

Abensberg, niederbayrisches Städtchen mit 2300 Einw. am Abensfluss, *Sommerfrische* nebst einer im Privatbesitz befindlichen schwachen alkalisch-salinischen Quelle (Natr. chlor. 0.09, Natr. sulf. 0.01, Natr. bic. 0.16, Calc. bic. 0.18), welche gegen Rheuma und Gicht zu Trink- und Badekuren benutzt wird.

A. ist Ebst. der Lin. Regensburg-Ingolstadt. — Unterkunft im Bad. — 2 Aerzte, 1 Apotheke.

Abfaltersbach, Dorf im österreichischen Tirol mit 500 Einw., 950 m., in wildromantischer Lage: *Sommerfrische* mit erdigem Säuerling. Dieser dient zur Badekur gegen chronische Exantheme.

A. ist Ebst. der Lin. Franzensfeste-Villach. — Unterkunft im Gasthaus und im Bade.

Der **Achensee** im österreichischen Tirol, 930 m., ist eine beliebte *Sommerfrische.* Sein kaum $^1/_4$ St. breites und 2 St. langes Becken wird von hohen Gebirgszügen eingefasst. Dies, verbunden mit der dunkelblauen Färbung der Wasserfläche, giebt der Landschaft, besonders im nördlichen Seeabschnitt ein ernstes fast düsteres Gepräge, an den Königsee bei Berchtesgaden erinnernd. Die Temp. des Seewassers erreicht auch im Hochsommer nur etwa 15° C., daher der See mehr zu Wasserfahrten als zum Baden benutzt wird. Schöne Spaziergänge am alpenrosenreichen Seeufer und zu dessen Umgebungen. Rüstige besteigen in 3 St. den Unnutz.

Von Ebst. Jenbach (Lin. Wörgl-Innsbruck) fährt man in $2^1/_2$ St. zur Scholastica an der nördl. Seespitze; von Tegernsee ebendahin in 5, von Bad Kreuth in $3^1/_2$ St. — Unterkunft: Am nördl. Ende des Sees liegt das altberühmte, zur Sommerzeit meist überfüllte Gasthaus zur Scholastica mit schöner Veranda am See, 20 Min. davon am östl. Seeufer das Hot. Achenseehof. Noch weiter südl. befindet sich am westl. Seeufer die Pertisau mit dem dem Benedictinerstift Viecht gehörigen Fürstenhof und 2 andern Gasthäusern. Die weite Lichtung dieses grünen Vorlandes sticht angenehm ab gegen die engen hohen Seeufer bei der Scholastica. Dafür giebt es hier wenig Schatten in der Nähe, sonnige gedüngte Wiesen, viel Mücken und im Fürstenhof an Festtagen kein Fleisch.

Acireale, blühende Stadt an der Ostküste Siciliens mit 25 000 Einw., welche als *klimatischer Winterkurort* dient und eine Schwefelquelle besitzt. Als Luftkurort besitzt Acireale dieselben klimatischen Vorzüge wie Catania, an Reinheit der Luft übertrifft es dasselbe. Der Aetna ist dem Orte noch näher, und abendliche kalte Luftströmungen von den Schneefeldern des Berges sind nicht ungewöhnlich. Die dicht am Meere befindlichen Terme di S. Venere sind *laue Schwefelkochsalzwässer mit etwas Jodgehalt.*

A. ist Ebst. der Lin. Messina-Catania, von letzterem Orte nur 14 Km. entfernt.

— Unterkunft: Das dem Bahnhof gegenüberliegende Grand'Albergo dei Bagni istzur Winterzeit jetzt leider geschlossen. Einfacher Gasthof am Domplatz.

Acqui, oberitalische Stadt mit 7000 Einw., 140 m., an der Bormida, mit feuchtem veränderlichem Klima. Heftige Winde sind nicht selten, daher für anfällige Kranke grosse Vorsicht in der Bekleidung nothwendig ist. Es entspringen hier *8 heisse Schwefelkochsalzquellen* unter denen La Bollente (Natr. chlor. 1.83, Calc. sulfurat. 0.12, Magn. sulf. 0.33, Calc. sulf. 0.37, HS 0.02; Temp. 70° C.) die wichtigste ist. Eine grosse Rolle spielt der Schlamm, mit dem der Kranke ³/₄ St. lang, während er zur Vermehrung der Transspiration das Wasser der Quelle trinkt, bedeckt wird. Nächstdem sind Dampfbäder vorhanden. Die Indicationen sind besonders rheumatische und gichtische Gelenkaffectionen, alte traumatische Verletzungen, Neurosen und Hautkrankheiten.

A. ist Ebst. der Lin. Alessandria-Savona. — Unterkunft: In 3 Badeanstalten (Z. 2—5 L. tägl.). Bäder: 1 einf. od. Dampfb. 1½, 1 Schlammbad 1¼—2¼ L. — 2 Aerzte; Kurzeit: 15. Mai bis 30 Sept.; Frequenz: 5000. Litt. Schivardi 73; De Alessandri 80.

Adelhaidsquelle siehe Heilbrunn.

Adelholzen (Wildbad Adelholzen), oberbayrischer Weiler und *Sommerfrische*, 640 m., in anmuthiger Waldgebirgsgegend. Die sehr schwachen erdig-alkalischen Quellen (Calc. bic. 0.31, Magn. bic. 0.03, Natr. chlor. 0.01; Temp. 10° C.) werden in Trink- und Badekuren vorzugsweise gegen chronischen Magenkatarrh, Rheumatismen, harnsaure Diathese und Gicht angewendet. Milch- und Molkenkuren, Kräutersäfte, Moor-, Dampf- und Fichtennadelbäder.

Von Ebst. Bergen (Lin. Rosenheim-Salzburg) ½ St., von Ebst. Traunstein derselben Lin. 2 St. — Unterkunft im Kurhause, woselbst auch Winterkur für 5 Mk. tägl. — Arzt anwesend.

Admont, Marktflecken im Ennsthale mit 900 Einw., 641 m., ist mit Recht wegen seiner ausgezeichneten Lage eine der beliebtesten *Sommerfrischen* Steiermarks. Das weite grüne Thal ist nur nach Westen hin ganz geöffnet, wird aber sonst ringsum von über 2000 Meter hohen Bergen eingefasst, deren Beleuchtung im Abendroth oft von wunderbarer Wirkung ist. Grossartige Bibliothek von 80000 Bänden im Benedictinerstift. Schwimm- und Badeanstalt. Reiche Auswahl von Ausflügen in die Umgegend.

A. ist Ebst. der Lin. St. Valentin-Villach. — Unterkunft in 5 Gasthöfen mit guter billiger Verpflegung. — Litt. Weymayr 73.

Aeschi, Dorf und *Sommerfrische* im Kanton Bern oberhalb des Thunersees, 859 m., in prachtvoller Lage.

Von Dampfschiffstation Spiez am Thunersee Fahrstrasse in $1^1/_2$ St. (Einsp. 6, Zweisp. 10 fr.). — Unterkunft in 2 Gasthöfen (Pens. mit Z. 5—7 fr.).

Ahlbeck, pommersches Fischerdorf mit 1300 Einw. auf der Insel Usedom und einfaches stilles *Ostseebad* eine Filiale von Heringsdorf, dem es allmählich immer näher rückt. Der Badegrund ist fester Sandboden. Bei Nordwest und Südost ziemlich lebhafter Wellenschlag. Badeanstalt für warme Bäder. Im Rücken des Strandes ein stattlicher Wald.

A. ist von Swinemünde 5, von Heringsdorf 2 Km. entfernt und steht mit beiden Orten in Omnibus-Verbind. — Unterkunft in 2 Gasthöfen und verschiedenen Logirhäusern. — 1 Arzt; erste Saison vom 15. Juni bis 1. Aug., zweite vom 1. Aug. bis Mitte Sept.; Frequenz: 1500. — Litt. Wegener 82.

Aibling, oberbayrischer Marktflecken mit 2300 Einw.: *Sommerfrische und Moorbad.* Der sehr freundliche überaus saubere Ort liegt, 460 m., am Fusse eines den nördlichen Rand der bayrischen Hochalpen begleitenden Hügelzuges. Die mittlere Sommertemperatur ist 17.5° C. Die Abendkühle bei Sonnenuntergang erfordert Vorsicht in der Bekleidung. In der Umgebung befindet sich ein ausgedehntes Moorlager, dessen wesentliche Bestandtheile Humus und Extractivstoffe sind, während sein Mineralgehalt nur unbedeutend ist. Zwei in der Nähe entspringende schwach erdige Eisenquellen, die Karolinenquelle (Magn. bic. 0.23, Calc. bic. 0.30, Ferr. bic. 0.008) und die noch schwächer mineralisirte Margarethenquelle werden in Fässern herbeigeschafft und zu Bädern benutzt und ebenso die Rosenheimer (Reichenhaller) Soole. Ausserdem Fichtennadelbäder, kalte Bäder im Glonbach, Molken und Kräutersäfte. Beim Ludwigsbad ein schön angelegter mit vielen schattigen Sitzplätzen versehener Garten. Daran anstossend der grössere öffentliche Park, durch welchen der Glonbach fliesst. Die wesentlichsten Heilanzeigen beziehen sich auf torpide Scrophulose und auf alte Exsudate in den Gelenken und im Beckenraum.

A. ist Ebst. der Lin. München-Holzkirchen-Rosenheim, von München $2^1/_4$, von Rosenheim 20 Min. Fahrzeit. — Unterkunft: 4 gut eingerichtete Badeanstalten (Moorbad 2, Fichtennadelbad $1^1/_2$, Soolbad 1 Mk.), sowie in mehreren Gasthäusern und Villen. Billiger Aufenthalt. — 3 Aerzte, 1 Apotheke; Kurzeit: 1. Mai bis 30. Sept.; Frequenz: 600. — Litt. Dirr 79.

Aigle, schweizer Städtchen im Kanton Waadt mit 3400 Einw., welches 420 m., an der Grande Ean gelegen ist und zwar an der Stelle, wo dieses reissende Gebirgswasser das Ormonthal verlässt, um sich bald darauf in die Rhone zu ergiessen. Durch einen Halbkreis von Bergen gegen Nordwinde gut geschützt weist der Ort höhere Tagestemperaturen auf wie die Umgegend; in den Nächten erfolgt starke Abkühlung. Von den Sümpfen des Rhonethals, welche etwa 3 Km. entfernt liegen, hat Aigle nicht zu leiden. Auch besitzt es eine Wasserleitung mit sehr gutem und reichlichem Trinkwasser. Die besten Jahreszeiten zur *Luftkur* sind Frühling und Herbst, doch ist letzterer nicht ganz nebelfrei. Am 1. Sept. beginnt die Traubenkur. Die Traubensorten sind die von Montreux, nämlich Chasselas (Gutedel) und Non-Fendants.

Aigle ist Ebst. der Lin. Lausanne-Bex-Brieg (von Montreux 40, von Bex 20 Min. Fahrzeit). Unterkunft in 5 Gasthöfen, ausserdem in dem 20 Min. ostwärts und aufwärts im Ormontthal befindlichen Gr. Hotel des Bains, 540 m, in frischer Lage mit hydro- u. elektrotherapeut. Einrichtungen (Pens. 7—9 fr.). — 5 Aerzte; Kurzeit 15. April bis 31. Oct.

Aix, das Aquae Sextiae der Römer, einst Hauptstadt der Provence, jetzt eine freundliche Stadt mit 30 000 Einw., besitzt 2 *indifferente Thermen* mit einer Temp. von 34—37° C. und nur wenigen erdigen Bestandtheilen (Calc. bic. 0.35, Magn. bic. 0.16). Die sedative Wirkung der Bäder erstreckt sich auf Neuralgien, auf Hysterie und verwandte Zustände.

Aix ist Ebst. der Lin. Avignon-Cavaillon-Marseille. — Unterkunft in mehreren Hotels und im Bade-Etablissement.

Aix-Les-Bains (Aix en Savoie) französische Stadt mit 4500 Einw., am Fusse der Savoier Alpen, 258 m., in höchst malerischer Umgebung. Das Klima ist zum Theil bedingt durch das östlich sich ausdehnende grosse Wasserbecken, den Lac de Bourget; es ist gleichmässig feuchtwarm. Die beiden wichtigsten hier entspringenden Quellen, die Schwefelquelle (HS 2.23 c.c.; Temp. 45° C.) und die fälschlicherweise so genannte Alaunquelle (HS 2.46 c.c.; Temp. 46.5° C.) sind *warme Schwefelwässer*. Sie sind sehr arm an festen Stoffen aber reich an Schwefelwasserstoff, Stickstoff und Kohlensäure. Zur Trinkkur benutzt man zwar auch die Alaunquelle, weit häufiger aber die 18 Km. entfernte schwach jod- und bromhaltige alkalisch-muriatische Quelle von Challes (Jodnatr. 0.012, Bromnatr. 0.003, Kochsalz 0.155, Natr. bic. 0.842 ‰), welche täglich in grossen Mengen herbeigeschafft wird. Zu Inhalationen dient die ganz in der Nähe befindliche kalte Schwefelquelle von Marlioz (Temp. 14° C.). Aix ist berühmt durch seine ausgezeichneten Einrichtungen für alle nur erdenklichen Badeformen (6 Schwimmbassins, 70 Wannen-, 4 Dampfbäder, 2 Inhalationssäle mit Zerstäubungs-Apparaten), mit deren Handhabung über 100 „Doucheurs et Doucheuses“ beschäftigt sind. Der wesentlichste Antheil fällt dabei der Douche zu, welche heiss oder kühl oder in abwechselnder Temperatur (Schottendouche) unter Hinzuziehung von trockenen Einwicklungen, Frottirungen und Massage zur Benutzung kommt. Aix hat im allgemeinen dieselben Heilanzeigen wie Aachen. Die kräftig anregende und mächtig eingreifende Methode ist zur Resorption alter auf Rheuma, Gicht, Scropheln, Traumen, chronischer Metritis beruhender Exsudate vorzüglich geeignet. Bei chronischen Exanthemen, wofür eine besondere Piscine bestimmt ist, wendet man langfristige Bäder nach Leuker Art an. Bei chronischer Pharingitis, Laryngitis und Bronchitis werden Inhalationen und die Trinkkur mit der Quelle von Marlioz herangezogen. Syphilis-Behandlung wie in Aachen.

Aix-L.-B. ist Ebst. der Lin. Genf-Chambéry (von Genf $2^1/_2$ St. Fahrzeit). — Unterkunft in verschiedenen Hotels und zahlreichen Privathäusern. Aufenthalt sehr theuer. — 15 Aerzte; Kurzeit während des ganzen Jahres; Frequenz: 12000. Litt. Brachet 72.

Ajaccio, mit 18000 Einw., die Hauptstadt der Insel Corsica, und an deren westseitigem Ufer unterm 41° 55′ nördl. Breite in einem nach SW. geöffneten Golf gelegen, ist ein hervorragender *klimatischer Winterkurort.* In Bezug auf landschaftliche Schönheit ist der Golf von Ajaccio dem von Neapel an die Seite zu stellen. Der Windschutz wird gegen Osten durch das von Nord nach Süd laufende Centralgebirge gegen Norden und Nordwest und zum Theil selbst gegen Süd und Südwest durch transversale Ausläufer der Hauptkette hergestellt. Nur von SW. dringt zeitweise der Scirocco und die in den Wintermonaten regelmässig von 10 oder 11 bis 2 oder 3 Uhr herrschende Seebrise gegen die Stadt vor. Einzelne heftigere Windstösse sind vorübergehend nicht ausgeschlossen. Bei stärkerem Schneefall im Hochgebirge treiben kältere Luftschichten der Küste zu und bewirken zeitweilige Temperatursenkungen. Die mittlere Temperatur der 3 Wintermonate ist mit 11.2° C. circa $1^1/_2$° höher als die der Riviera di Ponente. In Ajaccio hat noch niemals wie an der Riviera der Oelbaum durch Frost gelitten. Ausserdem unterscheidet es sich von den Kurorten der westlichen Riviera (Mentone, San Remo etc.) durch höhere relative Feuchtigkeit (circa 80 % im Wintermittel gegen 68 % an der Riviera di Ponente) und ferner in sehr beachtenswerther Weise durch seine fast vollkommene Staubfreiheit. Denn der westliche Ufersaum der Insel besteht nicht wie die Riviera aus Kalkstein sondern aus festem Granit. Dadurch wird nicht nur die Staubbildung verhindert, sondern auch das Eindringen der Niederschläge in den Erdboden ist unmöglich und es fehlen deshalb jene kothigen Wege, denen wir nach Regengüssen an der Riviera begegnen. Die Zahl der Regentage ist gering, 34 in der Zeit von October bis April, 14—15 in den drei Wintermonaten. Den Nachtheilen übergrosser Trockenheit tritt der in der Nacht und in den Morgenstunden sich einstellende reichliche Thaufall entgegen. Nebel gehören zu den grössten Seltenheiten. Dieses durchschnittliche Bild der meteorischen Verhältnisse ist aber keineswegs ganz constant. Corsica hat so gut wie Sicilien oder Corfu Jahrgänge aufzuweisen, welche einer Luftkur weniger günstig sind. Es kommen Winter vor, wo im Januar und Februar Stürme nicht zu den Seltenheiten gehören, wo der Himmel weniger wolkenlos ist, vielmehr häufige und starke Regengüsse sich einstellen. In normalen Wintern kann dagegen der Luftgenuss in ausgedehntestem Masse betrieben werden. Der Krankentag dauert von 9 bis 5, für leichtere Kranke von 8 bis 6 Uhr. Gegen Sonnenuntergang pflegt während einer halben bis ganzen Stunde eine auffallende Temperatursenkung einzutreten. Am späten Abend fand ich (Februar 1881) die Luft noch so milde und angenehm, dass auch Kranke ohne Gefährdung noch eine Promenade machen konnten. Der vom Mittelpunkt des Ortes, der Place du Diamant, ost- und nordwärts befindliche Stadttheil, welcher einerseits vom Hafen, andrerseits von der Campagna begrenzt wird, ist den Einwirkungen der See am meisten entzogen. Schon mehr unter dem directen Einflusse des Strandes steht der westliche Strassenzug, in welchem die besseren Fremdenwohnungen sich befinden und die mit ihm parallel laufende Strandpromenade. Und dieses Strandklima macht sich um so mehr geltend, je weiter man westwärts am Ufer fortschreitet. Auf diese lokalen Verschiedenheiten hat *Biermann* sogar unterschiedliche Indicationen begründen wollen. Ausser dieser Strandpromenade bietet die Umgegend von Ajaccio für den, der nur einigermassen steigen kann, eine Menge entzückender Wege durch die Campagna.

Was den endemischen Gesundheitszustand anbetrifft, so sind Skropheln, Rheumatismen und Gicht unter dem Proletariat häufig; auch kommen Wechselfieber mit consecutiven Milzleiden vor. Schlechte feuchte Wohnungen, Mangel an Reinlichkeit, erbärmliche Kost (hauptsächlich Kastanien) und der reichliche Genuss feuriger Weine sind veranlassende Momente. Der eigentliche Heerd der Intermittens ist die

Ostküste der Insel, während die Malaria an der Westküste nur an den Flussmündungen des Gravone, Prunelli und Taravo festen Fuss gefasst hat, und auch hier nur in sehr mässigem Grade zu herrschen pflegt. In der Stadt selbst sind die Monate Mai bis September und in trocknen Herbsten sogar noch der October die Zeit, wo Fieberfälle sich ereignen. Die Cholera hat bisher die Insel vollständig verschont; dagegen wütheten die Pocken während meiner ersten Anwesenheit und forderten viele Opfer, so dass für Kurgäste, welche den Winter durch in Ajaccio verweilen wollen, die vorbeugende Revaccination in der Heimath geeigneten Falles sehr zu empfehlen ist. Die Phthise scheint selten zu sein, und fehlt in den höheren Gebirgsgegenden der Insel gänzlich, während Emphysem und chronischer Katarrh dort nicht selten sind. Eine Wasserleitung aus dem Gravonefluss versieht die Stadt ausreichend mit Wasser. Nach Regengüssen pflegt dasselbe trübe zu sein und einen Bodensatz zu enthalten. Ruft es Diarrhöe hervor, so mische man es mit dem vortrefflichen aber sehr feurigen Rothwein. Bei dem bisher im Vergleich mit der Riviera nicht gerade bedeutenden Fremdenbesuch und bei dem häufigen Wechsel der Aerzte fehlt es noch an klinischen Erfahrungen über den Verlauf der Krankheiten bei den Winterkurgästen. Entsprechend den klimatischen Verhältnissen, wonach Ajaccio unter die relativ windstillen, staubfreien, feuchtwarmen Kurorte gehört, kann man als Indicationen die skrophulöse Constitution, die phthisische Anlage, Larynx-Affectionen (bei denen die Riviera häufig nicht passt), den trocknen Bronchialkatarrh, das Initialstadium der Phthise erethischer Subjecte bezeichnen. Contraindicationen bilden Katarrhe mit profuser Secretion, Rheumatismus und Gicht und schon der weiten und beschwerlichen Reise wegen alle erheblichen Schwächezustände. Man kann Ajaccio ein schwächeres Funchal nennen. Dieser Vergleich ist nicht unbegründet, und wird umsomehr zutreffen, wenn Corsica einst wie Madeira hochgelegene Sommerstationen eingerichtet haben wird. In einzelnen Krankheitsfällen kann man sich mit Vortheil des wohlschmeckenden erdigen Eisensäuerlings von Orezza (Magn. bic. 0.09, Calc. bic. 0.89, Ferr. bic. 0.18, Temp. 11° C.) bedienen. Auch die Schwefelthermen von Caldaniccia im nahen Gravonethal (Natr. sulfurat. 0.07, Natr. chlor. 0.22, Temp. 39° C.) und bei fortgesetzter Frühlingskur die in 63 Km. Entfernung nordwärts gelegenen Schwefelthermen von Guagno können unter Umständen von Werth sein.

Man tritt die Seereise nach Corsica von Marseille, von Nizza oder von Livorno aus an. Von Marseille wähle man stets die vorzüglichen Schiffe der Compagnie générale transatlantique, welche die Fahrt in 16—17 St. machen. (Im letzten Winter fuhr ich Montag Nachmitt. 5 Uhr von Marseille ab und war Dienstag früh 9 Uhr in A.) Von Nizza gehen die Schiffe von Morelli & Co. in ca. 14 St. Sie sind klein und für nicht ganz Seefeste durchaus nicht zu empfehlen. Der kürzeste Seeweg ist der von Livorno nach Bastia; man braucht nur 6—7 St. Die Schiffe verschiedener französ. u. italien. Gesellschaften sind sehr mässig. Die Eb. von Bastia nach Ajaccio geht demnächst ihrer Vollendung entgegen. Bereits im Febr. 1888 habe ich die Strecke von Corte nach Bastia ($3\frac{1}{2}$ St.) befahren. Die ganze entzückend schöne Fahrt von Bastia nach A. wird ca. 7 St. dauern. — Unterkunft. In socialer Beziehung hat sich A. neuerdings sehr entwickelt, so dass gegen die Riviera kaum mehr ein Unterschied besteht. Bereits existiren 4 dem Süden zugewendete Hotels (Pens. mit Z. 8—12 fr.) und mehrere andere Häuser II. Ranges. Ausserdem sind Villen und Privatwohnungen zu haben. — 1 schweizer Arzt, 5 französische; Badeanstalt für Süsswasser- und Salzwasserbäder; Kurzeit: Anf. Oct. bis Mitte Mai. Bis Anf. Oct. ist es meist noch sehr warm. In der heissen Zeit kann man sich nach dem Dorfe Cavro oder besser noch nach Bastelica oder Bogognano zurückziehen. — Frequenz: 500. — Litt. Biermann 68, Gregorovius 69, Reimer 81.

Ajnácskö, Dorf in Ungarn im Gömörer Komitat bei Ebst. Ajnacskö-Söreg (Ungar. Staatsb.), gegen Osten an eine hohe Bergwand sich anlehnend, in dessen Nähe *3 erdige Eisensäuerlinge* (Natr. bic. 0.56, Magnes. bic. 1.49, Calcar. bic. 0.60, Ferr. bic. 0.32) entspringen. Trink- und Badekur. Saison von Mai bis Ende September.

Alach, preussisches Pfarrdorf in Thüringen, 7 Km. nordwestlich von Erfurt mit einer geringwerthigen erdig-muriatischen Quelle (Calcar. bic. 0.10, Magnes. bic. 0.06, Natr. chlor. 0.04).

Alap, Dorf in Ungarn im Stuhlweissenburger Komitat, besteht aus den beiden benachbarten Gemeinden Ober- und Unter-Alap, deren jede ein kräftiges *Bitterwasser* besitzt. Die stärkere Quelle, die von Unter-Alap enthält Natr. sulf. 18, Natr. chlor. 14, Magnes. sulf. 4‰. Sie wird auch in einem kleinen Badehause mit 20 Wannen zu Bädern benutzt. Das schwächere Bitterwasser von Ober-Alap hat Natr. sulf. 4.7, Natr. chlor. 4, Magnes. sulf. 3‰.

Alassio, italienisches Städtchen unterm 43° 48′ nördl. Br. an der Riviera di Ponente mit 5500 Einw., *Seebad* und *klimatischer Winterkurort.* Der vorzügliche Ankergrund der als Porto salvo bekannten Bucht von Alassio hat die Einwohner auf Schiffbau und Fischerei hingewiesen. Die klimatischen Verhältnisse sind ganz ähnliche wie die von Mentone und San Remo, von wo sich zunächst Engländer, später auch deutsche Familien hierher gewandt haben. Gutes Trinkwasser aus der

Acqua di costa; auch die Milch, besonders die Schafmilch, ist empfehlenswerth. In socialer Beziehung bietet der Ort bis jetzt sehr wenig.

Alassio ist Ebst. der Lin. Genua-Nizza, von Genua 92, von S. Remo 45 Km. entfernt. Die Schnellzüge halten dort nicht, wohl aber die Personenzüge (Omnibus). Unterkunft in 3 Gasthöfen und in einigen Privathäusern und Villen. Winterkur von Oct. bis Mitte Mai, Seebäder von Juni bis Sept.; deutscher Arzt fehlt. — Litt. Schneer 77, 86; Schleiden 80.

Albisbrunn, die älteste, seit 1839 bestehende schweizerische *Wasserheilanstalt* liegt im Kanton Zürich, 645 m. ü. M. auf einer kleinen Hochebene, und zwar am Südabhange der dem Zürichersee parallel laufenden Albiskette. Im Rücken der Anstalt eine mit Buchen bestandene Berglehne, nach vorn zu weite Alpenaussicht. Angenehme Spazierwege; gutes Trinkwasser. Neben der Hydrotherapie auch Gymnastik, Massage, Elektricität. Die Anstalt wird vom Auslande, besonders von Frankreich und Oesterreich her gern besucht.

Von Ebst. Mettmenstetten (Lin. Zürich-Zug) 2 mal tägl. Post in 50 Min. nach Dorf Hausen, woselbst auch Telegraph; von hier noch 10 Min. bis Albisbrunn. Im eigenen Wagen erreicht man A. von Zug in 1½, von Zürich in 2½ St. — Kurhaus mit 100 Z., Pension mit Z. 7—10 fr. tägl.; Sommer- und Winterkur; 2 Aerzte.

Alexandersbad, bayrische *Wasserheilanstalt* beim Dorfe Sichersreuth in der Nähe von Wunsiedel, 560 m. üb. M., an der südöstlichen Abdachung des Fichtelgebirges. Eine daselbst entspringende *erdige Eisenquelle* (Ferr. bic. 0.058, Calc. bic. 0.257, Magnes. bic. 0.154, Natr. bic. 0.048 ‰, freie Kohlensäure 1213 c. c.) wird zu Trink- und Badekuren benutzt. Ausserdem Moor- und Fichtennadelbäder. Hinter dem „Bade“ ein Park mit alten Linden und Birken. In einiger Entfernung beginnt der zum Felsenlabyrinth der Louisenburg ansteigende Wald. Ziemlich rauhes Waldgebirgsklima. A. wird öfters zur Nachkur als Sommerfrische von den aus den böhmischen Bädern zurückkehrenden Kurgästen benutzt.

Von Ebst. Holenbrunn (Linie Hof-Wiesau) Zweigbahn nach Wunsiedel. Von hier mit Wagen oder Omnibus in 25 Min. nach dem 3 Km. entfernten im Besitz einer Actien-Gesellschaft befindlichen Bade. Unterkunft: Das Kurhaus mit Nebengebäuden enthält 80 Z. (Pension von 3 80 Mk. an), die Wasserheilanstalt hat 80 Z. (Pension mit Z. 48—64 Mk. wöchentl.) Auch einige Privatwohnungen, deren Insassen indessen von Benutzung der Kurmittel und dem Besuch der Parkanlagen ausgeschlossen sind. — 3 Aerzte; Kurzeit v. 15. Mai bis zum Oct.

Alexandria, die Eingangspforte für Aegypten, am nordwestlichem Saume des Nildeltas unterm 31° 37′ n. Br. gelegen, ist eine lebhafte Handelsstadt mit 180000 Einwohnern. Nach Bauart und Bevölkerung setzt sie sich aus 2 sehr verschiedenartigen Theilen, einem arabischen und einem europäischen, zusammen. Während der arabische Theil ärmlich, enggebaut und schmutzig ist, zeichnet sich das Frankenviertel durch stattliche Gebäude, durch gepflasterte, mit Bürgersteigen versehene Strassen, durch schöne Baum-Alleen und eine vorzügliche Wasserleitung aus. Die meteorolog. Verhältnisse sind durch *Pirona* klar gestellt (Zeitschr. der Oesterreich. Gesellsch. f. Meteorol. 1884). Das Temp.-Mittel für den Winter beträgt 15° C., ist also etwa 2° C. höher wie das von Cairo. Die niedrigste Temp. innerhalb 10 Jahre war 4.3° C. Wegen der Nähe des Meeres ist der Gang der Wärme gleichmässiger und zu hohen Wärmegraden tritt die Brise entgegen. So ist der Sommer in Alexandria kühler und angenehmer als im oberen Nilthal. Sehr bemerkenswerth ist bei Beobachtung des Temperaturganges die Unterbrechung der Wärmezunahme im Sommer in Folge der stetigen und kräftigen Nordnordwestwinde. Die Temperatur-Maxima treten meist schon im Mai und Juni ein oder auch erst im September oder October, wo südliche und westliche Winde vorzuherrschen anfangen. Auch der Gang der Luft-Feuchtigkeit (Jahresmittel 70%) ist in auffallender Weise von den vorherrschenden Winden abhängig, so dass der Winter die grösste Trockenheit, der Sommer die grösste Feuchtigkeit zeigt. Ganz unabhängig von der Saturation der Luft gestalten sich die Niederschläge. Juni, Juli und August sind vollständig, Mai und September fast vollständig regenfrei. Die übrigen Monate sind ziemlich regenreich; auch findet Abends gewöhnlich starker Thaufall statt. Der neben dem Nordwind oft mit Heftigkeit auftretende West und Südwest beeinträchtigen stark die Güte des Klimas. Hierzu kommt, dass im Nildelta stagnirende Gewässer existiren, welche im October und November und ebenso im Frühjahr (und zwar am schlimmsten im Süden der Stadt) Malaria veranlassen. Ausserdem sind im Winter Katarrhe und Entzündungen der Luftwege, im Sommer Ruhr und hartnäckige Diarrhöen in Alexandria keine Seltenheit. Trockener und überhaupt günstiger ist das Klima des nur 6 Km. nordöstlich entfernten, und von Alexandria mittelst Eisenbahn in $^1/_2$ St. erreichbaren Ramleh. Die hier bestehenden Seebäder werden zur Sommerzeit (Juni bis September) von Cairo aus stark benutzt. Kranke, denen ein trockenwarmes Klima nützlich ist (Nephritis, chron. Empyem, chron. Rheumatismus) finden in den Villen und Pensionen von Ramleh geeignete Unterkunft.

Alexisbad im Herzogthum Anhalt am Fusse des Unterharzes ist *klimatischer Sommerkurort* in Verbindung mit *Eisenquellen.* Das Selkethal zeichnet sich durch die Ueppigkeit und Mannigfaltigkeit seiner theils aus Laubholz theils aus Nadelholz bestehenden Waldungen aus. Hierauf beruht auch, bei einer Seehöhe von 325 m., die reine, staubfreie, mässig bewegte und ziemlich feuchte Luft (Sommermittel der rel. F. 80%), so wie die Fülle schattiger angenehmer Spazierwege (Victorshöhe, Mägdesprung, Bodethal etc.). Sommerregen sind natürlich nicht selten. Als Trinkquelle dienen der Alexisbrunnen (Ferr. bic. 0.04, Magn. bic. 0.02, fr. CO_2 295 c.c.) und der ihm ähnliche Freundschaftsbrunnen. Der Gehalt an doppelt kohlensaurem Eisen ist gross genug um Heilwirkungen hervorzurufen; die relativ geringe Menge freier Kohlensäure (etwa nur der dritte bis vierte Theil unserer angesehensten Eisenwässer) wird, wo es erforderlich erscheint, durch Imprägnation verstärkt. Zu Bädern (Erwärmung nach Pfriem'scher Methode) wird der Selkebrunnen (Ferr. chlor. 0.10, Ferr. sulf. 0.05) angewendet. Die vermeintlich adstringirende, styptische Wirkung des Eisenchlorürs und Eisenvitriols (vermöge welcher Alexisbad Muskau an die Seite gestellt wurde) und die darauf beruhende Heilwirkung bei aufgelockerter Schleimhaut und bei Geschwüren wird mit Recht wegen der Schwäche der Eisenlösung bezweifelt. Ausserdem Soolbäder mit Leopoldshaller Salz, Fichtennadelbäder, Douchen, Wellenbäder, Massage und Elektricität. Die ländliche Stille des nur aus 15 Gebäuden bestehenden Ortes, die Abwesenheit von Fabriken, das ausgezeichnete Waldklima, die Mitwirkung einer Eisentrinkquelle mittleren Grades und die verschiedenen Badeformen machen Alexisbad zu einem bevorzugten Sommeraufenthalt für Blutarme, Geschwächte, Neurasthenische und Erholungsbedürftige. Für Familien mit Kindern ist die stete Ueberwachung durch den anwesenden Arzt von besonderem Werth.

Man erreicht A. mit der Post von Ebst. Gernrode (Lin. Frose-Ballenstedt-Quedlinburg) in 2, von Ebst. Ballenstedt in 2½ St. — Unterkunft: Kurhaus Alexisbad, Goldene Rose, Logirhäuser und Villen der Verwaltung (Pension 3—5 Mk. tägl.; Kurtaxe 3 Mk. wöchentl. Kurzeit: 25. Mai bis 15. Sept.; Frequenz: 900. — Litt. Kothe 83.

Algier (französ. Alger), mit 62 000 Einwohnern, die Hauptstadt der französ. Kolonie Algerien in Nordafrika, unterm 36° 47′ nördl. Br., in einer halbkreisförmigen, nach Nordosten geöffneten Bai gelegen, ist ein auch von Deutschland aus besuchter *klimatischer Winterkurort.* Im Rücken der Stadt befindet sich, nach dem Atlasgebirge ansteigend, eine fruchtbare, von den 150—400 m. hohen Sahelhügeln eingefasste Ebene, die Metidja. Das Terrain, auf welchem die Stadt erbaut ist, ist sandig und durchlässig, fällt nach dem Meere zu allmählich ab (so dass vom Ufer aus die Häuser wie Schwalbennester an der Berglehne angeklebt zu sein scheinen) und hat im Ganzen die Form eines Dreiecks, dessen Basis vom Strand gebildet wird. Die hügelige Umgegend wird durch zahlreiche Villen im maurischen Stil, welche inmitten von Gärten liegen, anmuthig belebt. Die Vegetation ist diejenige Spaniens und des südlichen Frankreichs. Was die Winde anbetrifft, so herrschen im allgemeinen Seewinde vor; der Westnordwest tritt, von Regen begleitet, bisweilen als Sturm auf. Im Winter sind reine Westwinde sehr gewöhnlich. Einschnitte in den Atlas gestatten aber auch den Wüstenwinden den Zutritt, indessen ist der Scirocco (Südwest), welcher von trockner Schwüle begleitet wird und bisweilen rothgelben Staub mit sich führt, im Winter eine Ausnahme. Die Brise erhebt sich in der Regel um 10 Uhr Vormittags. Nach *Angot's* zuverlässigen Beobachtungen (Étude sur le climat de l'Algérie) müssen die früheren, von *Dove* herrührenden Wärme-Werthe herabgemindert werden. Die mittlere Temp. der 3 Wintermonate ist danach nur $12^1/_2{}^0$ C., also nur um 1^0 höher wie in Catania oder Palermo. Betragen die Temperatur-Schwankungen während eines Tages auch durchschnittlich nur 7^0, so kommen doch bisweilen Nachmittags plötzlich starke Temperaturabnahmen vor. Diese und der grosse Abstand zwischen Sonnen- und Schatten-Temp. (20^0 C. und darüber) erfordern, dass Kranke sich warm kleiden, am zweckmässigsten sich wollener Unterkleider bedienen, um sich vor Erkältungen zu schützen. Bezüglich der atmosphärischen Feuchtigkeit fehlt es immer noch an endgültigen Resultaten. Man wird indessen wenig fehlen, wenn man Algier eine Mittelstellung anweist zwischen dem feuchteren Madeira und dem trockneren Aegypten. Man kann in der Zeit vom 1. October bis Ende April auf 45—60 Regentage rechnen und darunter befinden sich manche kurzdauernde Platzregen, förmliche Wolkenbrüche, welche sich gern Nachmittags einstellen. Anhaltender Regen ist durchaus ungewöhnlich, viel sonnige Wintertage sind vielmehr die Regel. Nebel und abendlicher Thaufall sind selten; Schnee bedeckt häufig die Höhen des Atlas, ist aber in Algier selbst eine grosse Ausnahme. Im allgemeinen kann man mit vollständiger Sicherheit auch in Algier auf die Anwesenheit eines subtropischen Winters nicht rechnen, doch sind die schlechteren, wind- und regenreicheren Winter jedenfalls seltener wie an der Riviera oder auf Sicilien. Früher lag Algier im Malaria-Gebiet, aber seitdem man massenhafte Anpflanzungen des Eucalyptus globulus gemacht hat, hat die Campagna ihren Fiebercharakter fast gänzlich verloren. Die Hauptstadt selbst mit ihrem Labyrinth enger, sonniger, staubiger und schmutziger Strassen ist besonders im Sommer ein keineswegs gesunder Aufenthalt. Anders liegen die Verhältnisse zur Winterszeit und zwar vorzüglich für den, der in den freistehenden mehr oder weniger hochgelegenen Häusern seine Wohnung nimmt. Bei der von *Pietra-Santa* veröffentlichten Statistik, wonach in Algier 3 pro mille an Phthise zu Grunde gingen, muss in Anschlag gebracht werden, dass die aus den Tropen nach hierher einwandernden Neger sehr leicht phthisisch werden, und dass auch viele Schwächlinge und phthisisch Beanlagte die Stadt bevölkern. Der gewöhnliche Krankentag dauert von 10—3 Uhr, wird aber manchmal durch plötzlich eintretende Regengüsse oder Kälte abgekürzt. In der Stadt selbst dient der von Platanen eingefasste Gouvernementplatz mit seinen 3 Seiten einnehmenden Arkaden und mit freiem Blick übers Meer als gewöhnlicher Spazierweg. Nächstdem sind der Boulevard und place de la République und der Jardin Marengo hierzu geeignet. In unmittelbarer Nähe von Algier fehlt es zwar an Spaziergängen; dafür gewähren aber die Eisenbahnlinien und die Pferdebahnen vortreffliche Gelegenheit zu Ausflügen in die Umgegend. Die klimatische Eigenthümlichkeit der Stadt besteht demnach in einer von Land- und Seewinden lebhaft ventilirten, reinen, warmen, mässig feuchten Atmosphäre; in socialer und geistiger Beziehung findet der Fremde dort ein behagliches mit allem Comfort ausgestattetes Winter-Asyl, in welchem durch die zusammengewürfelte Einwohnerschaft (Kabylen, Mauren, Beduinen, Neger und Europäer aller Staaten) sich ein wechselvolles, hochinteressantes Schauspiel vor ihm entfaltet. Kranke mit chronischer Laryngitis und Bronchitis, mit Emphysem, mit pleuritischen oder pneumonischen Resten verleben in Algier meist einen guten Winter (Anfang November bis Ende April), und es befinden sich unter ihnen solche, die wiederholt mit Vorliebe immer wieder nach dorthin zurückkehren und dem Ort den Vorzug vor allen andern Winterstationen geben. Von den Phthisikern passen nur solche dorthin, welche an wenig verbreiteten Spitzenkatarrhen leiden oder die alten stationären Fälle. Alle stark fiebernde Patienten, alle erethischen Subjecte, alle mit Darm-, Leber- oder Nierenleiden complicirten Fälle sind gänzlich auszuschliessen. Alle Phthisiker aber sollen unbedingt die innere Stadt vermeiden, wo es für sie zu geräuschvoll und zu staubig ist. Auch ist der Wechsel zwischen Schatten und Sonne, wie ihn eine Promenade durch die innere Stadt mit sich bringt, für sie bedenklich. Mustapha supérieur, welches hoch liegt, reine Luft hat, keine von Mauern eingeengte Strassen wohl aber schattige Alleen besitzt, ist für diese Patienten das geeignete Quartier. Für Rheumatische und Gichtische ist das auf der Eisenbahn (Linie Algier-Oran) etwa 3 St. entfernte Hammam R'irha, 1¼ Fahrstunden von Station Bou-Medfa, von Bedeutung. Die dortige grossartige Kuranstalt liegt, 500 m., auf einem kleinen Plateau, auf welchem 2 Mineralquellen, eine erdig-muriatische Therme (Ferr. sulf. 1.30, Natr. chlor. 0.43; Temp. 45° C.) und ein schwacher Eisensäuerling entspringen. Die Temp. ist etwas niedriger wie in Algier; Oct., Nov. u. Anfang December sind die angenehmsten Monate.

Die Reise nach Algier geht über Marseille. Die besten Dampfer zwischen Marseille und Algier sind die der Compagnie générale transatlantique, welche zweimal wöchentlich (Dienst. u. Sonnab.) um 5 Uhr Nachmitt. abgehen und nach etwa 33 St. Nachts in Algier eintreffen (I. Cl. 100, II. Cl. 75 fr.). Diese unangenehme Ankunftszeit vermeidet man mit den ebenfalls recht guten Schiffen der Messagéries maritimes, welche einmal wöchentlich (Sonnab.) gleichfalls um 5 Uhr abgehen u. nach ca. 38stündiger Fahrt früh zwischen 6 u. 8. U. in A. ankommen (I. Cl. 80, II. Cl. 60 fr.). Ausserdem kann nur noch die Comp. Valéry (Abfahrt Dienst. u. Sonnab. 5 U., Preise u. Fahrzeit wie die der Messag. marit.) in Betracht kommen. Unterkunft: In Algier selbst bieten sich dem Kurgast 3 Hôtels (H. de l'Oasis, H. de Genève u. H. de Régence). Alle 3, obgleich ersten Ranges, lassen nach europäischen Begriffen doch mancherlei zu wünschen übrig. (Pension überall 10—12—15 fr. Accordiren! — In Mustapha supérieur befinden sich: Hotel Zamnit, Hotel Kirsch (Deutscher) u. das Grand Hôtel d'Orient (früher Dr. Landowski'sches Sanatorium) in vorzüglicher Lage u. von 2 Deutschen geleitet. Es steht in directer Omnibus-Verbind. (alle 10 Min. in 20—30 Min. Fahrz. für 15 cent.) mit dem place du Gouvernement, Pension ca. 12 fr. — Grössere Wohnungen bezahlt man mit 150—200 fr. pro Monat. Familien miethen am besten ein Landhaus in der Umgegend für 300—400 fr. monatl. Die bestgelegenen befinden sich in der Mustapha supérieur und in der Vorstadt Isly. Manche Stellen in der Umgegend sind auffallend kälter u. windiger z. B. in St. Eugène. Die Heizung geschieht in Kaminen mittelst Olivenholz oder Kohlen. Deutschsprechende Aerzte anwesend. — Litt. Helfft 55; Mitchell 57; Tuschek 64; Schneider 69; Feuillet 74; Landowski 79; Angot 83.

Al-Gyógy, Dorf in Siebenbürgen, im Karlsburger Kreise, mit 1200 Einw., 10 Km. von der Kreisstadt und Ebst. (Linie Piski-Karlsburg) Broos, mit *3 alkalischen Quellen* (Natr. bic. 1.30, Magn. bic. 0.63, Calc. bic. 0.52, Natr. chlor. 0.10; Temp. 30° C.). Die Trink- und Badekur richtet sich gegen chronische Katarrhe, alte Exsudate, chronische Exantheme, Rheuma und Gicht.

Allevard, kleine enggebaute französische Fabrikstadt im Dép. Isère mit 3200 Einw., 470 m., am linken Ufer der Breda in einem der reizendsten Thäler des Dauphiné, in welchem aber Struma und Cretinismus sehr verbreitet sind. In der Nähe entspringt eine *kalte Schwefelquelle* mit mässigem Gehalt an Kochsalz und Bittersalz (Natr. chlor. 0.35, Magn. sulf. 0.10, HS 0.05; Temp. 16.7° C.). Das klare stark nach Schwefelwasserstoff riechende Wasser wird in Trink- und Inhalationskuren hauptsächlich gegen chronische Katarrhe der Respirationsorgane und der Blase sowie auch in langfristigen Bädern gegen chronische Exantheme angewendet.

A. ist von Ebst. Goncelin (Lin. Chambéry-Grenoble) 10 Km. entfernt; Omnibus-Verbind. — Unterkunft: Etablissement des Bains, mehrere Hotels und zahlreiche Maisons meublées.

Les Bains de **l'Alliaz,** Kurhaus im Kanton Waadt, am östlichen Fuss der Pléiades (Pléyaux), 1040 m., mit einer *kalten gypshaltigen Schwefelquelle* (Calc. sulf. 1.54, Magn. sulf. 0.24, Calc. bic. 0.37, HS 0.66 c.c.),

Von Vevey über Chernex Fahrweg in 2½ St. — Unterkunft im Kurhaus mit 32 Z. (Pens. 4—5 fr.).

Allmannshausen, oberbayrischer Weiler mit Schloss am rechten östlichen Ufer des Starnberger Sees (Würmsees), 583 m., beliebte *Sommerfrische* mit einem erdigen Eisensäuerling (Ferr. bic. 0.05, Magn. bic. 0.10, Calc. bic. 0.19). In Entfernung von einer Stunde liegt Ammerland, welches ebenfalls gern als Sommerfrische benutzt wird.

Alsó-Kéked (Unter-Kéked), ungarisches Dorf, 22 Km. südwestlich von Ebst. Kaschau, welches *2 erdig-salinische Lauquellen* (Calc. bic. 1.74, Magn. bic. 0.21, Natr. bic. 0.31, Natr. sulf. 0.40; Temp. 21° C.) besitzt. Heilanzeigen sind Rheuma und Gicht.

Alsó-Sebes (Sáros) ungarisches Karpathendorf im Kaschauer Komitat, von Ebst. Eperies 3 Km.,, welches 4 zu Trink- und Badekuren benutzte *erdig-salinische Kochsalzquellen* besitzt. Die kochsalzreichste ist die Ferdinandsquelle (Natr. chlor. 12.40, Magn. sulf. 0.54, Natr. sulf. 0.20, Calc. bic. 0.41), während die weit schwächere Amalienquelle (Natr. chlor. 2.08, Natr. sulf. 1.57, Ferr. bic. 0.11) eine namhafte Menge Eisen besitzt.

Alsó-Vatza, Kurort in Siebenbürgen, von Ebst. Zam (Lin. Arad-Karlsburg) 60 Km., mit *gypshaltigen Kochsalzthermen* (Natr. chlor. 0.38, Calc. chlor. 0.39, Calc. sulf. 0.31; Temp. 32° C.), welche gegen Rheuma, Gicht, chronische Blasen- und Nierenleiden benutzt werden.

Altefähr, kleines Kirchdorf und bescheidenes *Ostseebad* an der Südküste der Insel Rügen gegenüber von Stralsund. Schattige Anlagen in der Nähe der Badeanstalt.

Von Stralsund häufige tägl. Dampfschiffverbind. in 15 Min. — Billige Unterkunft in mehreren Gast- und Privathäusern. — Aerzte und Apotheken in Stralsund und Putbus.

Altenau, preussisches Städtchen mit 2200 Einw., 455 m., *Sommerfrische* im Oberharz. Das tiefeingeschnittene obere Oberthal ist hier von hohen Bergen eingefasst. Die unten im Thal liegende Altenauer Silberhütte ist nur eine Viertelstunde entfernt, daher deren Rauch bei entsprechendem Wind den Ort belästigt.

Von Ebst. Clausthal ist A. 11, v. Ebst. Oker 20 Km. entfernt. Von beiden Orten Postverbind. — Unterkunft in 3 Gasthäusern (Pens. $3^3/_4$ Mk.). — Arzt u. Apotheke am Ort.

Altenbrack, braunschweigsches Harzdorf mit Hüttenwerk im oberen Bodethal, 320 m., in einem von hohen Bergen eingefassten nur nach Süden geöffneten Thalkessel, eine in stiller Waldeinsamkeit gelegene *Sommerfrische* mit einer Schwefelkochsalzquelle.

Von Treseburg, welches von Ebst. Blankenburg $2^1/_2$, v. Ebst. Thale $2^3/_4$ St. entfernt ist, führt in $^3/_4$ St. ein hübscher Weg nach A. — Unterkunft im Gasthof. — 1 Arzt (Heilanst. für Lungenkranke).

Altenburg, (Deutsch-Altenburg) niederösterreichisches Dorf mit 1000 Einw., 150 m., mit einer 26 ° C. warmen schwach jodhaltigen erdig-salinischen Schwefelquelle, welche gegen Rheuma und chronische Exantheme in Gebrauch ist.

A. liegt 20 Km. westwärts von Pressburg, nicht weit von Hainburg und ist Landungsplatz der Donaudampfschiffe. — Unterkunft im Badehaus und in Privatwohnungen.

Alt-Haide, schlesisches Dorf, 380 m., im unteren Weistritzthal und zwar auf einer breiten sonnigen Wiesenfläche, welche von bewaldeten Hügeln umrahmt wird. Es entspringen dort 5 *erdig-alkalische Eisenquellen* (Ferr. bic. 0.04, Calc. bic. 0.80, Natr. bic. 0.30; Temp. 10—15 ° C.), von denen 2 als Trinkquellen und eine als Badequelle in Benutzung sind. Dem Kurhaus gegenüber dicht an der Weistritz befinden sich die Trinkquellen (Josephsbrunnen und laue Quelle) so wie auch die Bäder mit kalter und warmer Douche. Eine Allée mit doppelter Baumreihe führt zu der wegen ihres stärkeren Gehaltes an freier CO_2 zu Bädern benutzten Georgenquelle und weiterhin in den Wald. *Scholz* in Cudowa hält Alt-Haide für besonders geeignet bei Skrophulose und Rhachitis auf anämischer Basis und selbstverständlich bei Chlorose und damit zusammenhängenden Menstruations-Anomalien, aber auch bei Dyspepsien und chronischen Durchfällen, so wie wegen des Kalkgehaltes bei chronischen Nieren- und Blasenleiden. Gegen Rheumatismus, Gicht und

Uterinleiden kommen Moorbäder in Anwendung. Milch- und Molkenkuren, Inhalationen, Elektrotherapie und Hydrotherapie.

Von Ebst Glatz $1^1/_4$ Fahrst. P. u. T. — Unterkunft: Wohnungen (Z. mit Bett 10 M. pro Woche) im Badehause, Kurhaus, Landhaus etc. Billiger Aufenthalt. Kurtaxe 12 M. pro Fam.; Mittagstisch $1^1/_4$ M.; 1 Mineralbad 1, 1 Moorbad 2 M. Pensionat für junge Damen (20 M. pro Woche). Arzt anwesend. — Litt. Scholz 78.

Alt-Oetting, oberbayrischer Marktflecken, *Sommerfrische* und berühmter Wallfahrtsort, von Ebst. Neu-Oetting (Lin. München-Simbach) 4 Km. Im Bade St. Georgen daselbst werden schwach alkalisch-erdige Quellen (Natr. bic. 0.02, Magnes. bic. 0.04, Calc. bic. 0.20) zu Heilzwecken verwendet.

Bad **Alt-Prags,** von Ebst. Niederdorf (Lin. Franzensfeste-Villach) $1^1/_2$ St. entfernt, 1377 m., im Pragser Thal, einem Seitenthal des Pusterthales. Zum Baden benutzt man dort die Wildquelle, ein schwach salinisches Schwefelwasser. Die beträchtliche Höhenlage, die herrlichen Umgebungen und eine gute billige Verpflegung machen den Ort zu einer beachtenswerthen *Sommerfrische.*

Alt-Schmecks siehe Schmecks (Tatrafüred).

Altsohl (Zólyom), Station der Eb.-Linie Budapest-Ruttek, ungarisches Städtchen mit 4000 Einw., in dessen Weichbilde eine Anzahl *alkalisch-erdiger Eisensäuerlinge* hervortritt, deren stärkster die Czervena Woda ist (Natr. bic. 1.19, Magnes. bic. 0.93, Calc. bic. 0.35, Ferr. bic. 0.12).

Altweier (Aubure) elsässisches Dorf, von Rappoltsweiler $2^1/_4$, von Markirch 2 St. entfernt, welches seiner Höhenlage, 850 m., und seiner malerischen Umgebungen wegen als *Sommerfrische* beliebt ist.

Alveneu, schweizer Kurort unterhalb des gleichnamigen Dorfes im Kanton Graubünden, nahe der Albulastrasse zwischen Tiefenkasten und Filisur, 965 m., in waldreicher Gegend mit einer höchst ergiebigen *kalten Schwefelquelle,* welche neben viel Gyps ziemlich viel Bittersalz enthält (HS 0.001, Calc. sulf. 0.95, Magnes. sulf. 0.14; Temp. 8.5° C.). Kühles Sommerklima (mittl. Temp. 15° C.) mit häufigen Niederschlägen. Trink-, Bade- und Inhalationskur. Das Badewasser wird wie in Tarasp mittelst Dampf mit beweglichen Spiralen nach *Sulser*'scher Methode erwärmt; auch Dampfbäder sind vorhanden. Chronische Gelenk- und Muskelrheumatismus sind die gewöhnlichsten Heilobjecte, nächstdem Abdominalplethora, chronische Katarrhe der gastrischen, Respirations- und Urogenitalorgane. Bei chronischen Lungenkatarrhen will man den starken Gypsgehalt der Quelle (ähnlich wie in Weissenburg oder Lippspringe) in

Anschlag gebracht wissen. Gegen chronische Exantheme auf skrophulöser oder anämischer Basis werden gleichzeitig die benachbarten Quellen von Tiefenkasten (Natr. chlor. 0.58, Natr. sulf. 2.28, Calc. bic. 1.70, Ferr. bic. 0.03) und Solis (Natr. chlor. 1.20, Natr. sulf. 2.03, Calc. bic. 1.12, Magnes. bic. 0.38, Ferr. bic. 0.02) zur Trinkkur herangezogen.

Von Ebst. Chur erreicht man A. per Post über Churwalden in $4^3/_4$, über Thusis in 6 St.; P. u. T. Kurhaus mit 96 Z. u. 150 Betten. (Z. v. 1—$4^1/_2$, Pension 6 fr., 1 Bad 1—$1^1/_2$ fr.). Arzt im Hause; Kurzeit 15. Juni bis 25. Sept.; Frequenz 300. — Litt. Weber 79; Killias 83.

Amélie-Les-Bains, Dorf mit 800 Einw. in der Grafschaft Roussillon, im Departement der Ostpyrenäen, 278 m., tief eingebettet in einem vom Tech durchströmten romantischen Thalkessel und mit schönen Parkanlagen geschmückt. Es entspringen dort 18 höchst ergiebige *alkalische Schwefelnatrium-Thermen.* Das Winterklima ist ziemlich milde (Temp.-Mittel 6.5° C.) und es überwintern deshalb in Amélie stets Brustkranke, obgleich der Ort von einem hohen Kranz von Bergen derartig eng eingeschlossen ist, dass an Hochwintertagen die Besonnung nur sehr kurzfristig ist, und obgleich, (am meisten im Frühjahr) von Ostern her der schneidigkalte Mistral das Thal nicht verschont. Im Herbst ist die beste Kurzeit. Die 7 wärmsten Quellen haben Temperaturen von 44—61°. Unter ihnen sind die stoffreichsten und zumeist benutzten: 1. Die Source Amélie (Natr. sulfurat. 0.025, Natr. bic. 0.12, Natr. chlor. 0.04; Temp. 47°), 2. Die Grand Escaldadou (Natr. sulfurat. 0.012, Natr. bic. 0.25, Natr. chlor. 0.03; Temp. 61°) und 3. Die Manjolet, welche mit Vorzug als Trinkquelle benutzt wird (Natr. sulfurat. 0.032, Natr. bic. 0.09, Natr. chlor. 0.02; Temp. 43°). Es giebt 2 mit Douchen, Dampfbädern, Schwimmbassins und Inhalationssälen gut ausgestattete Badeanstalten, nämlich die Thermes Romains, welche auf den Bruchstücken altrömischer Bäder errichtet sind, und durch eine 100 m. lange Wandelbahn mit dem Hôtel des Thermes und dessen Conversationssälen in Verbindung stehen, und die Thermes Pujade, welche Dampfheizung besitzen und für Wintergäste eingerichtet sind. Ausserdem existirt in Amélie ein grossartiges Militärhospital. Indicationen: Gegen chron. Rheumatismus, alte Wunden, Geschwüre und Exantheme die Badekur, gegen Anschoppung der Leber die Trinkkur, gegen chronische Bronchialkatarrhe die Inhalationen.

Von Ebst. Perpignan (39 Km.) erreicht man den Kurort per Post in 6, per Miethswagen (20 fr.) in circa 4 St.; die Zweigb. Perpignan-A. ist im Bau begriffen. — Unterkunft: Hôt. des Thermes, Cursal, Martinet etc.; Fremdenwohnungen in Privathäusern und Villen. — 3 Aerzte; Hauptsaison: Mitte Mai bis Ende Oct., sodann Wintersaison (400 Kurgäste, meist Franzosen und Spanier) in den Thermes Pujade.

Amorbach, Endstation der von Aschaffenburg herführenden Eb., bayrisches Städtchen mit 3300 Einw., Residenz der Fürsten von Leiningen, 166 m., an dem dem Main zuströmenden Mudauflüsschen, ist eine angenehme *Sommerfrische.* Bei nur mässiger Seehöhe bildet die massige Bewaldung, welche die Ostabhänge des Odenwaldes und die Westabhänge des Spessart auszeichnet, den Charakter der Landschaft. Die sedative Wirkung des Waldklimas auf den respiratorischen Apparat und auf das Nervensystem kommt hier zur vollen Geltung. Gutes Trinkwasser, ausreichende Verpflegung in 2 Gasthäusern, Flussbad am Billbach, der sich unterhalb A. in der Mudau ergiesst. Aerzte und Apotheke am Ort.

Amphion in Savoien, Ebst., 3 Km. von Evian (Lin. Bellegarde-Evian) und zugleich Dampfschiffstation: *Sommerfrische* in einer Bucht des linken südlichen Ufers des Genfersees ($2^1/_2$ St. Fahrzeit von Genf), 375 m., hat einige Säuerlinge, darunter einen stoffarmen erdigen Eisensäuerling (Ferr. bic. 0.002, Calc. bic. 0.01), welche in dem inmitten eines Kastanienwaldes schön gelegenen und sehr beliebten Grand Hôtel des Bains kurgemäss benutzt werden.

Andeer im Kanton Graubünden, Hauptort des Schamser Thals mit 600 Einw., 980 m., benutzt eine von Pignieu dorthin geleitete *schwach eisenhaltige Gypsquelle* (Calc. sulf. 1.75, Magnes. sulf. 0.32, Calc. bic. 0.18, Ferr. bic. 0.003; Temp. 19°) zu Trink- u. Badekuren. Die mittlere Temp. der Saison beträgt 13.5° C. Zur Begründung des Heilwerthes bei chronischen Lungenleiden nimmt man auf Weissenburg Bezug. Gegen Rheuma, Abdominal- und Uterinleiden werden Moorbäder benutzt.

Von Ebst. Chur dauert die Postfahrt nach A. $4^3/_4$, von Chiavenna über den Splügen 8, von Bellinzona über den Bernhardin 13 St. P. u. T. — Unterkunft im Hotel mit 30 Z. (Pens. 7—$9^1/_2$ fr.); Saison Mitte Juni bis Mitte Sept.: Arzt im Hause. — Litt. Goll 82.

Andelsbuch, österreich. Dorf und *Sommerfrische* im Bregenzer Wald (Vorarlberg), 600 m., bei welchem ein erdiger Eisensäuerling (Ferr. bic. 0.04, Calc. bic. 0.41, Magnes. bic. 0.09) entspringt und als Heilquelle benutzt wird.

Von Bregenz am Bodensee bis Ebst. Schwarzach in 22 Min., von hier per Post in $3^1/_2$ St. nach A.; 10 Min. vom Ort das Bad. Billiger Aufenthalt. Pension unter ärztlicher Leitung.

Andermatt, Pfarrdorf im Kanton Uri mit 750 Einw., als *klimatischer Winter- und Sommerkurort* ein Nebenbuhler von Davos. Das 3—4 St. lange Urserenthal, von der Reuss durchflossen, hat bei Andermatt eine Breite von 1/2 St. und eine Seehöhe von 1444 m. (also 120 m. niedriger als Davos). Es ist rings umher von 1200 bis 1800 m. über der Thalsohle sich erhebenden Bergen umgeben. Nach den veröffentlichten meteorologischen Werthen ist hier die Mittagstemperatur des Winters 1 1/2—2° niedriger wie in Davos, ein Umstand, der darauf schliessen lässt, dass Andermatt weniger windgeschützt ist wie Davos. Auch scheint der Kurort im Winter keineswegs nebelfrei zu sein. Die grössere Breite des Thals gestattet eine längere Besonnung wie in Davos am Platz. Andere Vorzüge Davos gegenüber sind vielleicht die kurze Postfahrt und eine geringere Ueberfüllung mit Brustkranken. Die mittlere Sommertemperatur beträgt 11.5°. Die Indicationen sind dieselben wie in Davos.

Von der Gotthardbahnstation Göschenen fährt man mit der Post (4 mal tägl.), im Hotelomnibus oder in eigenem Wagen in 3/4 St. nach A. (6 Km.). Für den Winteraufenthalt mit allem Comfort eingerichtet ist das Kurhaus Bellevue (Pension 7—10 fr). Ausserdem noch 4 Gasthöfe und Pensionen. Kurarzt im Hot. Bellevue. — Litt. Schmidt 83; Neukomm 87.

Andersdorf (Bärn-Andersdorf) österreich. Dorf in Mähren u. Ebst. der Lin. Ziegenhals-Jägerndorf-Olmütz, 2 St. von der Stadt Sternberg (daher auch Sternberger Sauerbrunnen) besitzt einen *erdigen Eisensäuerling* (Calc. bic. 0.27, Magnes. bic. 0.17, Ferr. bic. 0.04; Temp. 11°), welcher gegen chronische Katarrhe zur Anwendung kommt.

Andreasberg (Sanct) im Harz, preussische Bergstadt mit 3500 Einw., 556 m., in einem von allen Seiten von Bergen eingeschlossenen Thalkessel, hat sich schon seit Langem als *klimatischer Sommerkurort* eingeführt. Das Sommerklima (mittl. Temp. 14.4°) ist recht frisch und schroffe Temperaturwechsel sind nicht ausgeschlossen. Süd- und Südwestwinde sind dann vorherrschend. Die nächste Umgebung ist kahl; zur Lungengymnastik durch Bergsteigen ist nach allen Richtungen Gelegenheit geboten. Man rühmt die verhältnissmässige Milde des Winters. Als günstige Umstände werden ferner das gute Trinkwasser, das Fehlen stehender Gewässer, der vortreffliche Gesundheitszustand der einheimischen Bevölkerung, das Nichtvorkommen von Epidemien und insbesondere die Immunität gegen Intermittens angeführt und darauf hin der roborirende Einfluss des Klimas auf skrophulöse und phthisische

Anlage und auf die Reconvalescenz begründet. Fichtennadelbäder, Kräuter-, Milch- u. Molkenkur.

Von Ebst. Scharzfeld (Lin. Nordhausen-Northeim) führt eine Zweigbahn (15 Km.) in 1 St. nach A. Vom Bahnhof bis zur Stadt (3 Km.) Post zweimal tägl. in 3/4 St. Von Ebst. Clausthal (22 Km.) ist A. noch 3 Postst entfernt. — Unterkunft in 3 Gasthöfen und in Privatwohnungen. Billiger Aufenthalt. — 2 Aerzte, 1 Apotheke; Sanatorium für Brustkranke. — Litt. Ladendorf 81.

Annabrunn, auch Tannenbrunn genannt, bayrischer Weiler bei der Ebst. Schwindegg (Lin. München-Mühldorf-Simbach), *Sommerfrische* in romantischer Waldgebirgsgegend, 378 m., hat ein Gasthaus und mehrere Wohn- u. Badehäuser, in welchen ein schwach erdiges Mineralwasser (Calc. bic. 0.22, Magnes. bic. 0.12) zu Badekuren verwendet wird.

Annweiler, Städtchen in der bayrischen Pfalz, im oberen Queichthale mit 2800 Einw., 283 m., ist wegen seiner günstigen Lage in herrlicher, waldreicher Umgebung eine angenehme *Sommerfrische.* Der Trifels (470 m.), der Rehberg (584 m.) und die Madenburg (484 m.) sind als vortreffliche Aussichtspunkte die beliebtesten Zielpunkte für weitere Ausflüge. Gutes Trinkwasser, Flussbäder in der Queich, Milch-, Molken- u. Traubenkuren.

A. ist Ebst. (Lin. Landau-Saarbrücken) u. von Landau auf der Bahn nur 22—40 Min. entfernt. Unterkunft in 2 Gasthäusern (Pension 5 Mk.). Zwei Aerzte 1 Apotheke.

Antholz, Bad in Südtirol in einem Seitenthale des Pusterthals und in der Nähe des gleichnamigen Pfarrdorfs, 1091 m., 2 St. nordwärts von Ebst. Olang (Lin. Franzensfeste-Villach). Es dient als *Sommerfrische* und hat zugleich 2 Mineralquellen: den Salomonsbrunnen ein alkalisch-erdiges Eisenwasser, mit welchem Trink- und Badekuren vorgenommen werden, und den Hartmannsbrunnen, ein im sog. Stampfelbad nur zu Bädern benutztes alkalisch-salinisches Schwefelwasser. Arzt in dem 1 St. entfernten Nieder-Rasen.

Antogast, Kuranstalt im badischen Schwarzwald, im Maisachthal, am Fusse des Kniebis, 484 m., mit *3 alkalisch-erdigen Eisensäuerlingen,* von denen 2, die Antonius- und Petersquelle, zu Trinkkuren, eine, die Badequelle, zu Badekuren benutzt werden. Die Antoniusquelle, welcher die beiden anderen Quellen sehr nahe stehen, enthält: Ferr. bic. 0.04, Natr. bic. 0.70, Calc. bic. 0.84, Magnes. bic. 0.54, Natr. sulf. 0.73, freie CO_2 1037 c.c.; die Temp. ist 9 ° C. Neben dem Eisen müssen demnach die Natronverbindungen in ihrer Wirkung auf die gastrischen Organe in Anschlag gebracht werden. Ihrer Anwesenheit verdanken die Quellen ihre Empfehlung bei „Verdauungsschwäche, Sodbrennen, Brechneigung“. Unterstützt wird die roborirende Wirkung des Eisens durch das Waldgebirgsklima. Der Granitboden bewirkt Staubfreiheit und Trockenheit der Wege, welche nach verschiedenen Richtungen in die benachbarten Wälder führen. Fichtennadelbäder, Douchen, Milch und Molken.

Von Ebst. Oppenau (Lin. Oppenweier-Oppenau) ist A. noch 4 Km. entfernt. Mehrmals tägl. Post- u. Omnibus-Verbind. in $^1/_2$ St. P. u. T. im Kurhause (80 Z. zu 1—4 Mk., Mittagstisch 1.20). Manche Kurgäste wohnen in Oppenau. Badearzt im Kurhaus; Kurzeit: 1. Mai bis 31. Oct.; Frequenz 550.

Apenrade, Stadt in Schleswig mit 6500 Einw. und *Ostseebad* an der Apenrader Föhrde, einem von bewaldeten Hügeln eingefassten und deshalb gegen Nord- und Nordostwinde gut geschützten Meerbusen des kleinen Belts. Mässiger Wellenschlag, fester Badegrund; Einrichtungen zu warmen Bädern.

Von Ebst. Rothenkrug (Lin. Altona-Vamdrup) führt eine Zweigbahn in 16 Min. nach Apenrade. Dampfschiff von Sonderburg nach A. 4 mal tägl. in $2^3/_4$ St. — Mehrere Hotels (Bahnhofshotel, de Vos etc.), 5 Aerzte, 2 Apotheken; Kurzeit: 1. Juni bis Ende Septbr.

Apollinarisbrunnen. Unter diesem Namen wird eine im untern Ahrthale in der Nähe von Heppingen erbohrte sehr kohlensäurereiche *alkalische Quelle* von einer englischen Actiengesellschaft als wohlschmeckendes Tafelgetränk in den Handel gebracht. Dem natürlichen Gehalt von Natr. carb. 0.95 und Natr. sulf. 0.21 wird künstlich Natr. chlor. 1.00 hinzugesetzt.

Appenzell, schweizerisches Dorf, Hauptort des gleichnamigen Kantons mit 4300 Einw., 780 m., an der Sitter, inmitten sonniger grüner Matten, als einer der ältesten *Molkenkurorte* weithin bekannt. Die mittlere Temp. des Sommers (17.1°) ist ziemlich hoch. Chronische Katarrhe der Bronchien und beginnende Phthise sind die hauptsächlich vertretenen Krankheitsformen. Die Bäder in der Badeanstalt werden aus einem dorthin geleiteten erdigen Säuerling (Magnes. bic. 0.52, Calc. bic. 0.19) bereitet.

Von Ebst. St. Gallen Post nach A. in $2^1/_2$ St., von Ebst. Urnäsch (Endstation der Zweigbahn von Winkeln) Post in $1^1/_2$ St. — Unterkunft: Zwei gute Gasthöfe (Pension mit Z. 6—8 fr.). Mehrere Aerzte und 1 Apotheke; Kurzeit: Anf. Juni bis Mitte Septbr.

Arapatak siehe Elöpatak.

Arbon, schweizerisches Städtchen und *Sommerfrische* auf einer mit Obstbäumen bedeckten Landzunge am südlichen Ufer des Bodensees

(398 m.), zugleich Ebst. der Linie Rorschach-Romanshorn, bietet vortreffliche Gelegenheit zu Seebädern und in 3 Hotels, (Pension mit Z. 4—5 fr.) gute und billige Verpflegung. Aerzte und Apotheken am Ort.

Arcachon, eine der schönsten neueren Städte des südlichen Frankreichs mit 7200 Einw., berühmt als *klimatischer Kurort* und als *Seebad.* Im Golf von Biscaya durchbricht das Meer unterm 44° 40′ nördl. Br. die als „Les Landes" bekannte Küste und bildet nach Passirung eines etwa 10 Km. langen Kanals ein etwa 16000 Hectare umfassendes Becken, das Bassin d'Arcachon. Dasselbe hat die Form eines Dreiecks, an dessen Basis, der Südseite, die Stadt sich ausbreitet, während dessen Spitze nach Norden gewendet ist. Zur Zeit der Ebbe werden etwa $^2/_3$ der Oberfläche dieses Beckens trocken gelegt; in seiner Mitte befindet sich die Ile des Oiseaux, das Centrum jener Austernzucht (300 Millionen jährlich), zu welcher besonders die zeitweise trocken liegenden Partien, die sog. „crassats" benutzt werden und welcher Arcachon einen Weltruf verdankt. Die Stadt besteht aus 2 Quartieren, einem unteren, der Sommerstadt, welche sich mit ihren Villen und Gartenanlagen am Ufer und in dessen Nähe ausdehnt, und einem oberen, der eigentlichen Winterstation, deren Gebäude sich mehr oder weniger in den Fichtenwaldungen verstecken, mit denen die Dünen und das Hinterland bepflanzt sind. Man legt wohl nicht mit Unrecht ein Gewicht auf die Reinheit der Atmosphäre, welche hier durch den steten Austausch zwischen Seeluft und Waldluft bewirkt wird. Nach *Lalesque* ist das Wintermittel der Temp. 8.0°, das Sommermittel 18.8° C. In Betreff der Höhe der Feuchtigkeit wird es Pau vollständig gleichstehen. Als Seebad hat der Ort seine Vorzüge wie seine Mängel. Die Temperatur des Seewassers beträgt im Sommer 18—25, im Mittel 18° C. Der Strand ist vollkommen sicher, sanft abschüssig und feinsandig, aber es fehlt gänzlich an Wellenschlag und an einem Quai, auf dem man, angesichts des Meeres und von der Seeluft unmittelbar umspült, sich ergehen könnte. Skrophulose, Chlorose, chronischer Bronchialkatarrh und stationäre Phthise sind diejenigen Zustände, welche sich am besten für Arcachon eignen.

Von Bordeaux fährt man auf der Eisenbahn (56 Km.) in $1^1/_3$—$2^2/_3$ St. nach A.; Hotels: Grand H., H. Continental, H. de France, H. Richelieu etc. (Pension 10—15, im Winter 8—10 fr.); Maisons meublées 350—600 fr. monatl. Aerzte anwesend; Kurzeit während des ganzen Jahres. Frühjahr u. Spätherbst sind die beliebtesten, auch für die Seebäder gesuchtesten Zeiten; Frequenz (wesentlich Franzosen und Engländer, vereinzelt auch Deutsche) jährlich gegen 100000. — Litt. Lalesque 86; Ramdohr 86.

Arco, österr. Städtchen in Südtirol mit etwa 3000 Einw. italienischer Abkunft, 93 m., im Sarcathale unterm 45° 52′ nördl. Br. gelegen, ist ein angesehener *klimatischer Winterkurort.* Gegen unmittelbare Nordwinde ist Arco durch den 120 Meter hohen mit Oliven besetzten Schlossberg geschützt, an dessen südlichen Fuss das Städtchen sich anschmiegt. Die Campagna, welche von hier aus 6 Km. weit bis nach Riva an der nördlichen Spitze des Gardasees sich ausdehnt, wird von dem kulissenartig sich vorschiebenden Monte Brione (361 m.) unterbrochen. Trotz dieses gegen Nord und Süd bestehenden Windschutzes, und trotzdem, dass die etwa 4 Km. breite Thalsohle östlich und westlich von hohen Bergwänden eingefasst wird, herrschen auf ihr zeitweise starke periodische Winde. Der vom Gardasee kommende Unterwind heisst hier die Ora, der das Sarcathal herabströmende Oberwind der Sovere. Die Ora fängt in den letzten Tagen des Februar an und dauert bis zum September, aber von Mitte März bis Ende April ist sie am unbequemsten. Sie herrscht täglich von früh 10½ bis gegen 3 Uhr Nachmittags. Unbestimmter ist die Herrschaft des Sovere, der gewöhnlich gegen Mitternacht sich erhebt. Die mittlere Temp. der 3 Wintermonate ist 3.7°, also um 2° höher wie die von Meran. Die Tagesschwankungen der Wärme und die Wärmedifferenz zwischen Sonne und Schatten sind bedeutend. Man spürt hier schon etwas von der sengenden Kraft der Sonne des Südens, deren grelles Licht dem Auge empfindlich wird. Arco liegt 230 Meter niedriger wie Meran, 280 Meter niedriger wie Obermais, und dementsprechend erhöht sich der Mittelwerth des Luftdrucks von 735 Mm. in Meran auf 754 Mm. in Arco. Arco ist ferner mit 72 % mittl. Feuchtigkeit feuchter wie Meran mit 68 %. Auch die Zahl der winterlichen Regentage (16) ist in Arco höher wie in Meran (11). Schnee fällt durchschnittlich 4mal im Winter. Während der 3 Wintermonate ist Arco recht windstill, fast noch windstiller als zu dieser Zeit Meran, und die höhere Wärmeentwicklung kommt in der Mittagszeit bei unbewegter Atmosphäre zu voller Geltung. In den Aequinoctialzeiten ist der Kurort windreich und zugleich fast überwarm, so dass sich die gute Saison aus beiden Ursachen hauptsächlich auf den eigentlichen Winter beschränkt. Es kann daher auch die in der Litteratur überall wiederkehrende Angabe, als sei Arco eine Uebergangsstation für Frühling und Herbst nicht ernstlich genug zurückgewiesen werden. Das Winterklima Arco's hat dem kühleren trockeneren und höher gelegenen Meran gegenüber einen weniger excitirenden Charakter. Immerhin kann es zur mässigen Anspornung des Stoffwechsels bei Kindern und Greisen, bei Skrophulose, Anämie, verzögerter Reconvalescenz, phthisischer Constitution benutzt werden. Bei Darmkatarrhen und Abdominalplethora können Feigen, Trauben, Milch und Molken kurgemäss gebraucht werden. Ausserdem existiren Einrichtungen zu Bädern aller Art und Inhalationen. Zu Fusspromenaden bietet sich reichlich Gelegenheit. Trockene, staubfreie Fusswege führen aufwärts in die Olivenwaldung und können von Herzkranken zu Terrainkuren nach *Oertel* benutzt werden. Holzfeuerung ist im Winter auch in den Südzimmern nicht zu entbehren. Das in Sandsteinröhren in die öffentlichen Brunnen geleitete Trinkwasser ist ziemlich hart sonst von reinem Geschmack. Bezüglich der Wohnungen und der Verpflegung haben die Verhältnisse von Jahr zu Jahr sich gebessert.

Von Ebst. Mori (Lin. Bozen-Verona) fährt man im Wagen (Zweispänner 6, Einsp. 3.50 fl.) oder Omnibus in 2 St. nach A. Wer von Süden kommt verlässt in Desenzano (Lin. Brescia-Verona) die Eb., fährt mittelst Dampfboot in 4 St. nach Riva u. von hier im Wagen in 1/2 St. nach A. (Zweisp. 2.50, Einsp. 1 fl.). — P. u. T. — Unterkunft: 11 Hotels u. Pensionen (3—5 fl. tägl. u. mehr). Privatwohnungen in Villen u. einzelnen Häusern (Südz. 20—50 fl. monatl.). — Kurtaxe 2, Musiktaxe 1.50 fl. monatl.; 11 Aerzte, 2 Apotheken; Kurzeit: Anfang Sept. bis 1. Mai; Frequenz: 1400. — Litt. Vambianchi 76; Spitzmüller 77; Schreiber 79; v. Kottowitz 83; Ramdohr 86; Kuntze 88.

Arendsee, *Wasserheilanstalt* und *Sommerfrische* in der Altmark am südöstlichen Ufer des gleichnamigen fischreichen Sees. Dieser zeichnet sich bei einem Umfange von 9 Km. durch sein durchsichtiges smaragdgrünes Wasser und durch einen schlammfreien sandigen Badegrund aus. Bei Westwind angenehmer Wellenschlag. An seinem Ufer führen Promenaden bis in die benachbarten Kiefernwaldungen. Neben den Seebädern existiren im Kurhaus alle Einrichtungen einer modernen Wasserheilanstalt. Kiefernadelbäder, römisch-irische Bäder, künstliche Sool- und Eisenmoorbäder, Elektrotherapie und pneumatische Behandlung.

Das Städtchen Arendsee mit 2200 Einw. ist von Ebst. Seehausen (Lin. Stendal-Wittenberge) 18 Km. od. 2 Fahrst., v. Ebst. Salzwedel (Lin. Stendal-Uelzen) 25 Km. oder 2 1/2 Fahrst. entfernt. Von hier noch 15 Min. bis zum Kurhaus (Z. von 4 1/2 Mk. wöchentl., Pens. von 2 Mk. an. In der Stadt Pens. mit Z. schon von 2 Mk. tägl. an). 2 Aerzte, 1 Apotheke; Kurzeit: 25. Mai bis 1. October.

Arenzano, italienischer Küstenort der Riviera di Ponente mit 4500 Einw., 22 Km. westwärts von Genua, mit herrlicher Aussicht auf den Golf. Die günstigen klimatischen Verhältnisse, denen von S. Remo sehr ähnlich, sind Veranlassung, dass Arenzano als *klimatischer Winter-*

kurort von solchen Gästen aufgesucht wird, welche einem anspruchslosen Stillleben bei billigeren Preisen den Vorzug geben. Ringsumher Olivenhaine, durch welche Promenadenwege auf die benachbarten Hügel führen. Im Sommer wird A. seines guten Strandes wegen als Seebad benutzt.

Von Genua fährt man auf der Eb. in einer St. nach A.; das Hotel d'Arenzano fand ich im Jan. 1888 geschlossen.

Arnsdorf, schlesisches Pfarrdorf mit 1600 Einw., am Lomnitzbach und, 420 m., am Nordrande des Riesengebirges, 1 1/2 St. westwärts von Schmiedeberg und 1 St. nordwärts von Krummhübel. Stille, freundliche *Sommerfrische* mit einfachen Verhältnissen. Zwei Aerzte anwesend.

Arnstadt, Stadt im Fürstenthum Schwarzburg-Sondershausen mit 12000 Einw., *Soolbad* und *klimatischer Sommerkurort.* Am nördlichen Saume des thüringer Waldes in einer weiten Thalmulde am linken Ufer des Flüsschens Gera, 280 m., gelegen ist der Ort durch Bergzüge fast von allen Seiten her gut geschützt. Von der Stadt, welche von Obstplantagen und Parkanlagen umgeben ist, führen schattige Alleen in 1/4 St. in den mit Buchen und Nadelholz bestandenen Wald. Das Sommerklima ist ziemlich feucht und äquabel. (Mittl. Temp. des Sommers 17.0°, Tagesschwankung von 2 U. Nachm. bis 9 U. Ab. 1—5°, mittl. rel. Feucht. des Sommers 79.5 %.) Die 1/2 St. unterhalb der Stadt auf der Saline Arnshall erbohrte Quelle gehört zu den starken Soolen mit bemerkenswerthen Chlorcalcium- und Chlormagnesium-Gehalt (Natr. chlor. 224, Calc. chlor. 6.45, Magn. chlor. 5.14, Calc. sulf. 1.70, Ferr. bic. 0.03; Temp. 11.2°). Die Mutterlauge, und noch mehr die eingedickte Mutterlauge enthalten Brommagnesium (3.75, einged. 9.52) und Jodmagnesium (0.10, einged. 6.08). Ferner wird auch das Mutterlaugensalz (Natr. chlor. 374, Calc. chlor. 243, Magn. chlor. 94) als Zusatz zu Bädern angewendet. Ausser einfachen, mit verdünnter Soole bereiteten Bädern hat man Sooldunst-, Dampf-, Stahl-, Schwefel- und Fichtennadelbäder. Die Gera, in welcher Flussbäder genommen werden können, hat selbst im Hochsommer nur niedere Temperaturen. Zur Trinkkur dient die Riedquelle, eine in dem nahen Plaue entspringende schwache salinisch-erdige Kochsalzquelle (Natr. chlor. 3.80, Natr. sulf. 0.35, Magn. sulf. 0.23, Calc. sulf. 0.15, Calc. bic. 0.42). Dieses Wasser, rein oder mit Milch oder Molken vermischt, wirkt anfangs verstopfend, später die Peristaltik leicht befördernd. Auch wird die Soole und Mutterlauge mit kohlensaurem Wasser verdünnt zu Trinkkuren benutzt. Das hauptsächlichste Kurobject Arnstadt's sind Skrophulose und Rhachitis in ihren verschiedenen Formen, nächstdem alte, rheumatische und gichtische Exsudate, gynäkologische Krankheitsformen verschiedener Art, chronische Exantheme, Chlorose und Nervenkrankheiten.

In Neudietendorf (Lin. Erfurt-Gotha) zweigt sich die Eb. ab, welche in ca. 20 Min. nach dem 10 Km. entfernten A. führt. — Unterkunft: 7 Gasthöfe (Z. 1—$1^1/_2$, Mittagstisch 1.20—1.50 Mk.). Privatwohnungen in den sog. Bade-Kolonien u. Villen (Z. 12—15 Mk. wöch.) — Kurtaxe für 1 Pers. 3, für 1 Fam. 9 Mk. — 6 Aerzte, 2 Apotheken, 3 Badeanstalten (Bäder 1—$1^1/_2$ Mk.). Kurzeit: Mitte Mai bis Ende Septbr., Frequenz: 400. — Litt.: Niebergall 77, 83.

Arosa, *Höhenkurort* in Graubünden, 1758 m., (also 200 Meter höher wie Davos), ein nach seinen klimatischen Verhältnissen ebenbürtiger Concurrent von Davos. Obgleich es bisher hauptsächlich als Sommerstation benutzt wurde, so haben doch schon Kurgäste dort überüberwintert und man richtet sich mehr und mehr auf eine Wintersaison ein. Die mittlere Temp. der 3 Wintermonate ist dieselbe wie in Davos: — 5.8° C. Die Besonnung des Thals dauert im Hochwinter in Arosa durchschnittlich eine halbe bis ganze Stunde länger wie in Davos. Man unterscheidet den von West nach Ost streichenden unteren oder Thalwind, der nur selten durch Heftigkeit lästig wird, und gegen den überdies viele Stellen vollkommenen Schutz gewähren, und den oberen Wind, der das Thal selbst nur belästigt, wenn er in Ausnahmefällen als starker Föhn oder sturmartiger Ostwind sich erhebt. Nebel in Gestalt tieflagernder Schneewolken kommen 4—5mal im Winter vor, sind aber sonst so selten wie in Davos, von dessen Rauchbelästigung durch zuviel Schornsteine Arosa einstweilen noch nichts weiss. Die Dauer des Winters ist länger wie in Davos, weil die Schneeschmelze hier gewöhnlich erst Ende April oder Anfang Mai eintritt. Indicationen und Gegenindicationen wie in Davos.

Von Ebst. Chur Post in 4 St. im Winter im offenen Schlitten (Einsp. 20, Zweisp. 35 fr.) nach Langwies. Von hier Saumpfad (Poststrasse im Bau) in $2^1/_2$ St. nach A. Reitpferd 10 fr., im Winter hinauf per Schlitten. — Unterkunft in 5 Hotels (Pens. 6—7 fr.) u. im Sanatorium Berghilf (Z. 2—5, Pens. 4 fr. tägl.). — 2 Aerzte; Kurzeit während des ganzen Jahres. — Litt. H. Reimer (D. m. W.) 86; Egger (Corr. Bl. f. schweizer Aerzte) 87.

Artern, preuss. Städtchen mit 4500 Einw., welches an der Unstrut, in der goldenen Aue, 110 m., am Fusse des mit Parkanlagen versehenen Weinbergs gelegen ist und ein mit der königl. Saline verbundenes *Soolbad* (Natr. chlor. 35; Temp. 13.5°) besitzt. Ausser einfachen Soolbädern, welche durch Mutterlauge oder gesättigte Schachtsoole verstärkt werden können, sind Sooldampfbäder und Flusswellenbäder zu haben.

A. ist Ebst. der Lin. Sangerhausen-Erfurt. Unterkunft: Mehrere Gasthöfe und genügende Privatwohnungen. Billiger Aufenthalt. Zwei Aerzte, 2 Apotheken: Kurzeit: 15. Mai bis 15. Sept.

Assmannshausen, Dorf mit 900 Einw., 80 m., am rechten Rheinufer und am Fusse des Niederwaldes, wegen seiner romantischen Umgebungen schon seit langem als *Sommerfrische* und *Traubenkurort* in Aufnahme, besitzt eine stoffarme *muriatisch-alkalische Lauquelle* (Natr. chlor. 0.57, Natr. bic. 0.14, Lith. bic. 0.028; Temp. 32.5 °), welche mit besonderer Rücksicht auf ihren Lithiongehalt als kräftiges Mittel zur Lösung der Harnsäure empfohlen wird. Die Heilwirkung soll sich demgemäss hauptsächlich auf Lithiasis und Gicht erstrecken. Der innere Gebrauch des Wassers, (wobei der Weinstein an den Zähnen verschwände) beseitige Magensäure und Nausea, steigere den Appetit, gleichzeitig auch die Diurese, und mache den Harn alkalisch. Auch auf Bronchialkatarrhe sei eine günstige Wirkung bemerkbar. Ueberraschende Resultate sahen *Mahr* und andere ausser bei Harngries, Harnsteinen und wahrer Gicht auch bei Arthritis deformans. Gelenkwassersucht im Kniegelenk, chron. Gelenk- und Muskelrheumatismus wurden gebessert. Bei chron. Exsudaten und Indurationen nimmt man die Massage, bei Neuralgien die Elektricität zur Hülfe.

A. ist Ebst. der Nassauischen Bahn; die Fahrzeit beträgt von Oberlahnstein 1½, von Frankfurt a/M. 2¼ St., zugleich auch Nachenstat. der Köln-Düsseldorfer Dampfschiff-Gesellschaft. — Unterkunft: Kurhaus mit Dépendance u. neuem Badehause (Z. von 1½ Mk. an, Pens. 5, Bäder 1½—2, Kurtaxe 10, Massage 4, Elektricität 3 Mk.). Hotels: Krone (Pens. 6 Mk.), Anker (Pens. 5½ Mk.) u. a. Kurzeit: 15. Mai bis 15 Sept. Arzt im Kurhause. Litt.: Fresenius 76; Mahr 78, 80, 83; Sturm (Heilquellen des Taunus) 87.

Athen, die Hauptstadt des Königreich Griechenland mit 85000 Einw. liegt 5 Km. landeinwärts vom Hafenort Peiräeus, 103 m., unterm 37° 58′ n. Br., inmitten der von den Flüsschen Kephisos und Ilisos durchströmten attischen Ebene. Diese wird gegen Westen von den Bergen von Skarmanga und Daphni, gegen Norden vom Berg Ozea (1410 m.), nördöstlich vom Pentelikon (1110 m.), gegen Osten und Südosten aber von dem kahlen Sattel des Hymettos (1027 m.) eingefasst und öffnet sich gegen Süden nach dem Saronischen Meerbusen. Aus den meteorologischen Aufzeichnungen von *Jul. Schmidt* ergiebt sich zunächst, dass die Temperaturen sowohl bezüglich der Jahreszeiten und Monate wie der Tage sehr grossen Schwankungen unterworfen sind. Das Jahresmittel von Athen (17.3°) ist annähernd dasselbe wie das von Palermo (17.9°). Aber die mittl. Temp. des Jan. ist in Athen 8.2, in Palermo 11.0, die des Juli in Athen 27.0, in Palermo 25.4. Athens Jan. ist also fast 3° kälter, sein Juli $1^1/_2$° wärmer als der von Palermo. Die Verschärfung der Extreme drückt sich auch darin aus, dass das absolute Max. der Jahrestemp. 40°, das absolute Min. —6.6° C. beträgt. Die mittlere Temp. des Winters ist mit 9.5° nicht höher wie an der Riviera. Auch die Wärme-Verhältnisse des Frühlings (Mittel 15.5°) und Herbstes (Mittel 18.7°) sind sehr wechselvoll. Die Sommerhitze, welche sogar Nachts und schon am frühen Morgen oft unerträglich ist, wird wie in Neapel durch die in den Vormittagsstunden sich erhebende Brise gemildert. Von den Winden sind Nordost und Südwest die gewöhnlichsten, reiner Süd, West, Nord und Nordwest sind viel seltener. Der Dampfgehalt der Luft ist sehr niedrig, das Mittel der relat. Feuchtigkeit beträgt für das Jahr nur 62% (Palermo 67, Lissabon 71), für den Winter 73%. Im August sinkt die rel. Feuchtigkeit auf 43%, ja sie kann zeitweise im Juli und August auf 15—10% sinken, wenn die trocknen Nordwestwinde (Etesien) geweht haben. Dann sind Hitze und Staub im höchsten Grade erschlaffend. Die Bäche sind dann vertrocknet, der Ilisos versiegt gänzlich, während der Kephisos das Meer nicht erreicht. Man rechnet 73 jährliche Regentage, von denen 9 auf den November 11 auf den December, 10 auf den Jan., 8 auf Februar und ebensoviele auf den März kommen. Juni, Juli und August haben zusammen nur 6 Regentage, manchmal fällt aber in den 5 Monaten Mai bis Ende Sept. so gut wie gar kein Regen. Erst mit dem October beginnen die Niederschläge, welche sich am meisten gegen Ende des Herbstes und mit Wintersanfang bemerklich machen. Der Januar ist oft recht schön. Thaufall kommt zwischen Mai und Sept. kaum vor, zu andern Jahreszeiten kann er in solcher Stärke stattfinden, dass er in kurzer Zeit die Kleider durchfeuchtet. Schneefall erfolgt sechsmal im Jahr, doch schmilzt der Schnee meist so rasch als er fällt. Sehr auffallend ist die ausserordentlich geringe Bewölkung, so dass die sprichwörtlich gewordene Heiterkeit des attischen Himmels keineswegs eine Fabel ist. Das nordwestliche Europa zeigt eine mittlere Bewölkung, welche 73% des Himmels beträgt, in der Südosthälfte Spaniens reducirt sich diese Ziffer auf 40, in Athen sinkt sie auf denselben Standpunkt, den in dieser Beziehung Kairo einnimmt, nämlich auf 18%. Man hat behauptet, dass die hochgradigen atmosphärischen Schwankungen schon im Alterthume den

Athenern ein ebenso schwankendes, bewegliches, elastisches Temperament aber auch eine gegen die Witterungseinflüsse abgehärtete Constitution verliehen haben. Fremden, die nach Athen übersiedeln, ist, wenn sie von delicater Constitution sind, jedenfalls grosse Vorsicht bezüglich der Kleidung und der ganzen Lebensweise anzuempfehlen, um sich gefahrlos zu akklimatisiren. Bei der äusserst mangelhaften Strassenbesprengung ist im Herbst vor Eintritt der Regenzeit der Strassenstaub in hohem Grade belästigend und für kranke Lungen recht bedenklich. Geradezu unpassend ist das Klima in seiner stark excitirenden Wirkung für alle erethischen Naturen. Damit stimmt auch das Urtheil *H. Weber*'s überein, der das Klima Athen's für Brustleidende wenig geeignet fand, währendend er bei gichtischen und rheumatischen Zuständen gute Resultate beobachtete. Organische Krankheiten des Herzens sind in Athen sehr häufig, und Tuberkulose hat eine grössere Verbreitung als in irgendeiner andern europäischen Grossstadt. Die Mortalitätsziffer, welche für ganz Griechenland 20.6 pro mille beträgt steigt für Athen auf 33°/₀₀. Der grösste Theil der modernen Stadt lässt bezüglich der Wohnungsverhältnisse wenig zu wünschen übrig. Das Trinkwasser wird aus einer von der Kephisosquelle herstammenden Leitung, deren Ursprung bis auf Hadrian zurückgeführt wird, gewonnen, ist aber wegen der Entwaldung der Gebirge im Sommer nur sehr sparsam vorhanden. Zur heissen Jahreszeit kann man das nur $^1/_4$ St. entfernte Seebad am Phaleron, wohin Nachmittags alle 10 Min. Züge abgehen, in Gebrauch ziehen.

Litt.: Aug. Mommsen, Griechische Jahreszeiten 73; Neumann u. Partsch, Physikal. Geographie von Griechenland 85.

Attisholz, Bad im Kanton Solothurn, im bewaldeten Thal, 512 m., gelegen, mit einer *erdigen Mineralquelle* (Temp. $15^1/_2$° C.), welche gegen Rheumatismus, Gicht und chron. Darmkatarrhe benutzt wird.

Von Ebst. Solothurn (Lin. Olten-Biel) Omnibus in $^3/_4$ St. nach A.; Kurhaus (Pens. mit Z. $4^1/_2$—$6^1/_2$ fr.).

Au, oberbayrischer Kurort im romantischen Illerthal, 8 Km. von Ebst. Grönenbach (Lin. Kempten-Ulm) mit einer kalten schwachen *erdigen Schwefelquelle.*

Au, *Sommerfrische* im Kanton Zürich, 515 m., auf einer mit Obstbäumen bedeckten Halbinsel am linken Ufer des Zürichersees, 45 Meter oberhalb desselben, mit guter Gelegenheit zu Seebädern.

A. ist Dampfschiffstation und Ebst. der Lin. Zürich-Wädenswyl. Unterkunft: Kuranstalt mit 17 Z. (Pens. mit Z. u. Bädern 5—6 fr.).

Audinac, französ. Weiler am Nordrande der Pyrenäen, 2 Km. östlich von Ebst. St. Lizier (Zweigb. Boussens-St. Girons der Lin. Toulouse-Boussens-Tarbes) hat *2 erdig-salinische Eisenquellen:* die Badequelle (Calc. sulf. 1.08, Calc. bic. 0.33, Magn. sulf. 0.52, Ferr. et Magn. bic. 0.02; Temp. 27.5°) und die nur wenig schwächere Louisenquelle.

Auerbach, freundliches Dorf mit 1600 Einw. im Grossherzogthum Hessen, circa 100 m., an dem in die Bergstrasse sich öffnenden Hochstätter Thal, ein sehr geeigneter Stützpunkt für Ausflüge zu den schönsten Punkten des Odenwaldes und als *Sommerfrische* in der Nähe herrlicher Buchenwaldungen stark in Aufnahme. Nur eine halbe Stunde oberhalb des Dorfes in nördlicher Richtung liegt auf einer Vorhöhe des Melibocus die Ruine des alten Auerbacher Schlosses und noch näher befindlich ist das „Fürstenlager“ ein weithin sich ausdehnender wundervoller Park. Hier entspringt auch der „gute Brunnen“ ein erdiger Eisensäuerling (Calc. bic. 0.33, Magn. sulf. 0.02, Ferr. bic. 0.02). Zwei ähnliche Quellen findet man $^1/_4$ St. weiter aufwärts im Hochstätter Thal.

A. ist Ebst. der Lin. Frankfurt-Heidelberg, von Darmstadt $^1/_2$, von Heidelberg $1^1/_2$ St. Fahrzeit. — Unterkunft in 4 Gasthäusern zum Theil mit schönen Gärten: (Pens. mit Z. 4—$4^1/_2$ Mk.), u. in zahlreichen Privatwohnungen (Z. von 7 Mk. wöchentl. an). Bäder u. Douchen in der Dorfmühle. Aerzte u. Apotheke in dem nur 2 Km. entfernten Bensheim.

Augustusbad, Kurort im Königreich Sachsen, 220 m., *Wasserheilanstalt* und Mineralbad mit 6 kohlensäurearmen *schwach-erdigen Eisenquellen* (Ferr. bic. 0.02—0.03, Calc. bic. 0.03—0.06), von denen die Stollenquelle und zwar unter Zusatz von kohlens. Natron und Kochsalz und mit CO_2 imprägnirt, zur Trinkkur, die übrigen zu Bädern benutzt werden. Der wichtigste Factor sind die dichten ausgedehnten Kiefernwaldungen, mit welchen der Kurort umgeben ist. Die mittlere Sommertemperatur soll $1^1/_2$—2° niedriger sein wie diejenige Dresdens. Skropheln, chronische Katarrhe, Schwächezustände der Reconvalescenz sind am meisten vertreten. Milch- und Molkenkur, Eisenmoorbäder gegen Gicht.

Von der von Dresden in $^1/_2$ St. erreichbaren Ebst. Radeberg (Lin. Dresden-Görlitz) hat man noch $^3/_4$ St. zum Kurort (Omnibus u. Wagen in 20 Min.; von Dresden aus fährt man direct im Wagen in 2 St. nach A. — Unterkunft im Palaishotel (55 Z., Pens. von 3 Mk. tägl. an) u. in 12 Logirhäusern mit ca. 250 Z. (3—20 Mk. wöchentl.). Kuranstalt inmitten von Gartenanlagen mit 4 Badehäusern u. 40 Zellen, ausserdem 6 zu Moorbädern (1 Mineralbad 60—80 Pf., 1 Moorbad 2 Mk.); 1 Arzt u. Hausapotheke am Ort.

Aulus, französ. Dorf am nördlichen Abhange der Pyrenäen mit nahe an 1000 Einw., 776 m., in einem vom Garbet-Flüsschen bewässerten tief eingeschnittenen bewaldeten Thalkessel. Von seinen *3 lauen erdig-salinischen Eisenwässern* (Temp. 18—20°) ist die Bacque die bedeutendste (Calc. bic. 0.14, Calc. sulf. 1.93, Magn. sulf. 0.34, Natr. sulf. 0.14, Natr. chlor. 0.04, Ferr. bic. 0.01). Sie war schon den Römern bekannt und ihrer eröffnenden und diuretischen Wirkung schreibt man bei veralteter Syphilis gute Erfolge zu.

Von Ebst. Boussens (Lin. Toulouse-Tarbes) Zweigb. nach St. Gironn in 1 St. 10 Min. Von hier Post nach A. (33 Km.) in 3 St. — Unterkunft in mehreren grossen Hotels. Grosses neues Kurhaus mit vorzüglichen Bade-Einrichtungen.

Aussee, steirischer Marktort mit 1500 Einw., 660 m., in einem 2—3 St. langen und ebenso breiten, schön bewaldeten, von der Traun durchflossenen Kesselthal: *Klimatischer Sommerkurort* und höchst kräftiges *Soolbad*. Bei Markt Aussee vereinigen sich die vom Altausseer-See, Oedensee und Grundlsee herkommenden Traunbäche zum eigentlichen Traunfluss. Die jene Bäche begleitenden Uferhöhen bilden ein coupirtes Terrain, auf welchem in anmuthigster Weise die Häuser und Villen ausgestreut sind. Weiterhin sind die Thalwände bis zu den Sennhütten hinauf dicht mit Nadelholz bestanden. Thalabwärts treffen wir Buchen, Eschen, Ulmen und Nussbäume, und die Häuser selbst, inmitten üppiger Fluren und schöner Gärten, sind meist wieder von einzelnen Baumgruppen, worunter riesige Ahorne sich auszeichnen, umgeben. Im Orte selbst in unmittelbarer Nähe des Kurhauses, befindet sich eine Parkanlage, die Mecséry-Promenade. Ein Kranz hoher Kalkberge hält heftige Winde, besonders Nord und Ost, dem Thalkessel fern. Entsprechend der Meereshöhe, der Nähe von Wasserbecken und der reichen Vegetation ist die mittl. Sommertemp. mit 15.3° C. ziemlich niedrig, die rel. Feuchtigkeit dagegen mit 77—81%, ziemlich hoch. Sommerregen sind häufig; so hat der Juli deren 21, Juni und August je 17. Gut angelegte und aufgeschüttete Fusswege ermöglichen den Luftgenuss auch bald nach reichlichen Niederschlägen, und auch bei trockenem Wetter verhindert die überall vorhandene Humusschicht das Auftreten von Kalkstaub. Die sehr reine, wenig bewegte, relativ kühle und mässig feuchte Luft von Aussee lässt das dortige Klima angemessen erscheinen, wo es sich darum handelt Reizzustände der Lungen oder des Nervensystems zu beseitigen. Auch der gute endemische Gesundheitszustand wird zu Gunsten des Klimas angeführt. Hierzu kommt nun eine Soole, welche bezüglich ihres Gehalts an Kochsalz einen sehr hohen Rang einnimmt (Natr. chlor. 245, Magn. chlor. 7.59, Kali sulf. 9.20, Natr. sulf. 9.70, Calc. sulf. 1.70, Natr. brom. 0.20). Diese und auch die Mutterlauge wird in sehr starker Verdünnung, oft mit Selterswasser gemischt, zu Trinkkuren benutzt, nächstdem als Zusatz zu Bädern und zu Inhalationen. Milch, Molken, Kräutersäfte, Sooldampfbäder und Fichtennadelbäder vervollständigen den gegen Skropheln, chron. Laryngeal- und Bronchialkatarrhe, chron. Exantheme und Rheumatismen gerichteten Heilapparat.

A. ist Ebst. der Lin. Attnang-Ischl-Steinach, von Ischl (34 Km.) 1—1¼ St. Fahrzeit. Der Bahnhof ist 20 Min. vom Orte entfernt. — Unterkunft in 8 Hotels und in vielen Privathäusern (Z. von 20 fl. monatl. an). Die Kur- u. Wasserheilanstalt „Alpenheim“ ist das ganze Jahr hindurch geöffnet (Pens. mit Z. von 3 fl. tägl. an). — Kurhaus mit Lesezimmer, Speisesaal u. Wandelbahn. Kurtaxe 5½ fl. pro Person. 8 Aerzte, 1 Apotheke. Kurzeit 15. Mai bis 1. Oct., in der Kuranstalt „Alpenheim“ Sommer- und Winterkur. Frequenz etwa 5000.

Les **Avants,** *Luftkurort* für Sommer und Winter im Kanton Waadt, 979 m., auf einer kleinen gegen Norden vollständig geschützten, nach Süden frei liegenden sonnigen Hochebene. Das mit vielen Comfort eingerichtete Hotel hat sich auch als Winterstation etablirt und hauptsächlich von England her bereits Zuspruch erhalten. Im Winter ist der Ort nebelfrei, nicht so im Frühjahr.

Von Ebst. Montreux-Vernex am Genfersee (Lin. Lausanne-Brieg) führt eine Strasse in ¾ St. nach Glion und von hier in weiteren 1¼ St. nach L. A., welches mit Montreux in Telephonverbind. steht. Auch führt von Vernex ein directer Fusssteig in 1½ St. nach L. A. Von der Ebst. Territet-Glion führt die Drahtseilbahn in 8 Min. nach Glion hinauf. Dieselbe wird demnächst bis Les Avants eröffnet. — Unterkunft: Hotel des Avants mit 75 Z. (Pens. mit Z. 5½—10 fr.) Arzt täglich anwesend.

Ax, altes schlecht gebautes französ. Städtchen mit 1800 Einw., 716 m., am Nordabhange der Pyrenäen. In das Thal der Ariège öffnen sich hier noch 3 andere Thäler, so dass die Luft immer stark bewegt und niedrig temperirt ist, und besonders die Abende auffallend kühl sind. Von den 61 dort entspringenden *alkalischen Schwefelnatriumthermen* (Natr. sulfurat. 0.002—0.05, Natr. bic. 0.09—0.11; Temp. 17.5—77° C.) sind Les Canons und Le Rossignol die kräftigsten und wärmsten. Skropheln, chronische Exantheme, Rheumatismen und Katarrhe sind Gegenstände der Behandlung.

Von Ebst. Toulouse fährt man auf der das Thal der Ariège begleitenden Bahn in 3½ St. bis zum Kurort. — Unterkunft: 5 Hotels u. viele Privatwohnungen. Vier Bade-Etablissements: Couloubret das älteste u. besteingerichteste, Teich-St. Roch das grösseste u. wasserreichste, Breilh und Modèle.

Axalp, Höhenkurort im Kanton Bern, 1540 m., oberhalb des Brienzersees, auf einem am nördlichen Abhange des Faulhorns befindlichen Wiesenland.

Von den Dampfschiffstationen Brienz oder Bönigen am Brienzersee mittelst Schiff zum Landungsplatz am Giessbach. Von hier Fussweg bergan in 3 St. oder in 6 Min. mittelst Drahtseilbahn zum Giessbachhotel, von wo man auf einem Reitwege in 2 St. die Axalp erreicht. — Unterkunft: Kurhaus mit 23 Z. (Pens. 4—5½ fr.). Kurzeit Mitte Juni bis Ende Sept.; 1 Arzt.

Axenfels, siehe Morschach.

Axenstein, *Sommerfrische,* 680 m., und 240 m. überm Vierwaldstättersee, 10 Min. höher gelegen wie Axenfels (siehe Morschach), ist ebenso durch seine wundervolle Lage wie durch seine ausgedehnten Parkanlagen bevorzugt. Ein normaler Sommer kann indessen durch Ueberhitze lästig werden. Gutes Trinkwasser.

Von Brunnen, Ebst. der Gotthardb. u. Dampfschiffstat. Fahrverbind. in 1 St. — Unterkunft im Hotel (Pens. von 9 fr. tägl. an).

Baassen, (Bázna, Felsö-Bajom), 291 m., Dorf mit 1350 Einw. deutscher Zunge in Siebenbürgen. Dasselbe besitzt 5 relativ kräftige *jod- und bromhaltige Soolquellen,* unter welchen die Felsenquelle die kräftigste ist (Natr. jod. 0.013, Natr. brom. 0.03, Natr. chlor. 40.28, Magn. chlor. 2.00, Calc. chlor. 1.89, Calc. bic. 0.42). Von ähnlicher Zusammensetzung ist die Ferdinandsquelle, bedeutend schwächer dagegen die Merkelquelle. Die Quellen haben eine Temp. von 12—15° und sind sämmtlich reich an CO_2. Trink- und Badekur, ausserdem Schlammbäder und Traubenkur. Die Heilwirkungen erstrecken sich auf Skrophulose, chron. Exantheme, Rheuma und Arthritis.

Von Ebst. Mediasch (Medgyes) der Lin. Tovis-Kronstadt Post in 1½ St. nach B. (Miethswagen 2—5 fl.). — Unterkunft im Badehaus mit 78 Z., in 2 Hotels u. in Privatwohnungen. Viel Zuspruch aus Rumänien. Aerzte in Mediasch; Kurzeit 21. Mai bis 20. Sept.

Baden, Stadt im Grossherzogthum Baden mit 13000 Einw., welche, 183 m., am westlichen Fusse des Schwarzwaldes und zwar auf einer vom Oosbach durchflossenen Thalfläche sich ausbreitet: *Klimatischer Kurort* und *schwache Kochsalztherme.* Der gute Windschutz den die Höhen des Schwarzwaldes gegen Norden, Osten und Südosten gewähren, trägt wesentlich zu jener Milde des Klimas bei, die sich durch hohe Wärme-Entwicklung schon im Frühling (Temp.-Mittel 8.5°) und bis in den späten Herbst hinein (Temp.-Mittel 9.2°) und durch Art und Form der Vegetation (essbare Kastanien, Maulbeere, Nussbaum) zu erkennen giebt. Die mittl. Temp. des Sommers ist mit 17.2° relat. hoch, die des

Winters mit 1.0°, wenn man sie mit andern Orten in Vergleich stellt nicht so hoch, wie man häufig annimmt. Dagegen wird durch den guten Windschutz, durch die von der ziemlich hohen Feuchtigkeit (86 %) getragene Aequabilität der Wärme und durch behagliche Wohnungsverhältnisse der Winteraufenthalt in Baden für Kranke leicht ermöglicht, und durch das zeitige Frühjahr und den weit hinausgeschobenen Herbst verdient Baden mit Recht den Namen einer Uebergangsstation nach und von dem Süden. Die überaus ergiebigen Quellen, über 20 an der Zahl, besitzen eine Temp. von 44—69°. Fast alle sind jetzt in der Hauptstollenquelle vereinigt. Ihr Gehalt an Kochsalz beträgt nur 2 ‰. Von ihren übrigen Bestandtheilen pflegt ein Minimalgehalt von Chlorlithium (0.05) und arseniksaurem Kalk (0.0007) als bedeutungsvoll hervorgehoben zu werden. Mit Rücksicht hierauf wird die Trinkkur betrieben (2—8 Becher zu 250 gr. tägl.), indem man sich von dem Lithium eine Heilwirkung auf Lithiasis und Arthritis, vom Arsen eine solche auf chronische Exantheme, hartnäckige Malaria und Neurosen verspricht. Der sedative Charakter des Klimas kommt vielen Lungenkranken, Reconvalescenten und Schwächlingen zu gute, die vorzüglichen mannichfaltigen Bade-Einrichtungen allen jenen, die man überhaupt an die Wildbäder zu weisen pflegt, besonders Rheumatikern und Gichtischen. Auf Herzkranke ist die durch Waldwege mit abwechselnder Steigung ermöglichte Einrichtung Badens als Terrainkurort berechnet. Diese Kranke sowie solche mit motorischen Störungen finden überdies in der Anstalt für mechanische Heilgymnastik im Friedrichsbad passende Hülfsmittel. Für jeden Erholungsbedürftigen ist Baden im Frühjahr und Herbst durch die Anmuth der Gegend und durch seine vorzüglichen socialen Verhältnisse eine der angenehmsten Stationen.

Von Ebst. Oos (Lin. Heidelberg-Basel) führt eine Zweigb. in 10 Min. nach B.-B. — Unterkunft: Ueber 10 Hotels I. Ranges (Victoria, Europäischer, Holländischer, Badischer Hof, Hot. Stephanienbad, Minerva etc.) u. ebensoviele II. Ranges (Hirsch, Petersburger, Darmstädter, Deutscher, Bayrischer Hof etc.), sowie Villen u. Hotels garnis in grosser Menge dienen zur Aufnahme der Kurgäste. — Badeanstalten: Die berühmteste ist das hochelegante Friedrichsbad, in welchem alle erdenklichen Badeformen (Heissluft-, Dampf- u. Wildbäder so wie auch elektrische Bäder) zur Anwendung kommen (1 Bad 70 Pf. — 3 Mk.). Ausserdem befinden sich Bäder in vielen Hotels. — Kurtaxe: 1 Pers. pro Monat 8, pro Jahr 20 Mk. Mechanische Heilgymnastik: Für den ersten Monat 25, für den zweiten 20, für den dritten 15 Mk. — Ueber 20 Aerzte, darunter verschiedene Specialisten. Hauptsaison 1. Mai bis 31. Oct., aber auch Winterkur. Litt.: Heiligenthal 77. 79; Frey u. Heiligenthal 81; Baumgärtner, v. Corval etc. 86.

Baden bei Wien, niederösterreich. Stadt mit 13 000 Einw., 216 m., am südöstlichen Abhange des Wienerwaldes und am Eingange in das schöne Helenenthal, hat eine angenehme, gesunde, etwas frische Lage und besitzt 13 mittelstarke *erdig-salinische Schwefelthermen* (Schwefelkalkthermen) mit nur geringer Kochsalzbeimischung und mit Temperaturen von 29—34°. Die bedeutendste dieser Quellen ist die Ursprungs- oder Römerquelle (Calc. sulf. 0.73, Calc. bic. 0.18, Natr. sulf. 0.30, Natr. chlor. 0.25, Magn. chlor. 0.23; Temp. 34°). Dieselbe wird zur Trinkkur meist mit Milch, Molken oder fremden Mineralwässern gemischt, sonst auch zu Inhalationen benutzt. Hauptsächlich badet man und zwar mit Benutzung der Josephs- und Leopoldsquelle in den für beide Geschlechter bestimmten Bassinbädern oder in Separatbädern. Ausserdem sind ein Schwimmbassin, Douchen, Dampf- und Schlammbäder vorhanden. Die in Baden behandelten Krankheiten sind: Skrophulose, Rhachitis und chron. Bronchialkatarrhe (wobei man den Kalkgehalt als mitwirkend annimmt), ferner Rheuma, Gicht und Contracturen (hiergegen lokale Anwendung des Badeschlamms), endlich chron. Exantheme und Lues.

Von Wien erreicht man B. auf der Südbahn in 40—60 Min. — Unterkunft in einer ganzen Reihe von Hotels mit Wiener Preisen und in Privatwohnungen und Villen. — Mehr wie 20 Aerzte, 2 Apotheken. Kurzeit: 1. Mai bis 15. Oct.; Winterkur im Herzogsbad u. Antonsbad; Frequenz: 4000. Litt.: Bersch 80; Hoffmann 82; Schwarz 86.

Baden in der Schweiz, Städtchen im Kanton Aargau mit 4200 Einw., 383 m., in dem von den Höhen des Juragebirges eingefassten malerischen Thale der Limmat. In klimatischer Beziehung ist der Windschutz durch die benachbarten Berge und durch die ihren First bedeckenden Wälder von Bedeutung. Am linken Limmatufer entspringen 15 warme Quellen, welche die sog. „grossen Bäder“ versorgen, während die „kleinen Bäder“ (Ennetbaden) ihren Zufluss durch 4 am rechten Ufer hervortretende Quellen erhalten. Diese höchst ergiebigen Quellen sind 46—49° warm und enthalten Glaubersalz, erdige Bestandtheile und Kochsalz (Natr. sulf. 1.84, Calc. chlor. 1.35, Magn. bic. 0.35, Natr. chlor. 0.32, Lith. chlor. 0.02). Man kann sie deshalb als stoffarme *salinisch-erdig-muriatische Thermen* bezeichnen. Wegen eines schwachen Geruchs nach H S hat man sie fälschlicherweise den Schwefelwässern beigezählt. Man benutzt die Thermen zur Trinkkur, zu einfachen Wannenbädern, zu Douchen, Gasdampfbädern und zu Inhalationen. Daneben sind Sool- u. Fichtennadelbäder und Massage in Gebrauch.

Will man von der Trinkkur eine abführende Wirkung erzielen, so setzt man dem Thermalwasser gern das benachbarte Birmensdorfer oder Ungarisches Bitterwasser oder auch wohl Karlsbader Salz zu. Durch solche Verordnung mag die gerühmte Heilwirkung auf Haemorrhois zustande kommen. Arthritiker fügen jedem Becher etwas doppelt kohlensaures Natron hinzu. Im Mittelalter stand Baden in hohem Rufe gegen Sterilität. Wie es damals dort zuging, das hat uns *Poggio* deutlich genug beschrieben. Jetzt werden die Quellen in Bädern und Douchen gegen verschiedene gynäkologische Leiden (Leukorrhoe, Lageveränderung und chronische Entzündungen des Uterus) mit Vortheil angewendet. Daneben sind Muskelrheumatismus, chron. Gelenkrheumatismus, alte Contracturen, einfache Arthritis, Arthritis deformans und Neuralgien in Baden vertreten.

B. ist Ebst. sowohl der schweizer Nordost- wie der Nationalbahn. Man erreicht es von Zürich in $^1/_2$, von Basel in $2^1/_3$ St.; mit allen grösseren Städten steht es in directer Eb.-Verbind. — Unterkunft: Die von den „kleinen Bädern“ versorgten Badehäuser in Ennetbaden am rechten Ufer werden meist von Landleuten aus der Umgegend benutzt. Von den 9 Gast- u. Badehäusern des linken Ufers ist die neue Kuranstalt Baden das vornehmste u. besteingerichtetste (Pens. mit Z. 8—12 fr.), nächstdem der Verenahof (Pens. mit Z. 8 fr.), sodann Schweizerhof, Blume, Bär, Limmathof etc. — Kur- u. Conversationshaus mit gutem Restaurant, Lesesaal etc. — 9 Aerzte, 2 Apotheken; Kurzeit Mitte Mai bis Ende Sept.; Winterkur in der neuen Kuranstalt. Frequenz: 12000. — Litt.: Minnich 71; Fricker 80; Wagner 80, 86.

Badenweiler, badischer Marktflecken mit 600 Einw., 422 m., am nordwestlichen Abhange des Blauen in dem nach Westen sich öffnenden vom Klemmbach durchströmten Weilerthal: *Klimatischer Sommerkurort* und *indifferente Therme.* Nach Norden, Osten und Süden wird der Hintergrund der Thalweitung von einem Halbkreis theils mit Reben bepflanzter theils bewaldeter Hügel geschlossen. Auf dieser terrassenförmig ansteigenden Berglehne finden sich Ansiedlungen in verschiedener Höhenlage, so unterhalb Badenweiler die Ortschaft Oberweiler (340 m.), dann Badenweiler selbst (422 m.). Höher hinauf führt die Fahrstrasse durch einen mächtigen Eichenwald zum Gasthaus Hausbaden (524 m.), und endlich, schon ziemlich ausserhalb des Kurbezirks bietet das von Badenweiler $2^1/_4$ St. entfernte Bürgeln (657 m.), noch weiter der Sirnitzhof (990 m.), endlich die Spitze des Blauen selbst (1167 m.) gastliche Unterkunft. Das Centrum dieser Stationen, das durch Reinheit der Luft, durch schattige Promenaden und den Reiz seiner Landschaft so bevorzugte Badenweiler, besitzt nur eine mässige Seehöhe und ist ein ausgesprochener Vertreter des Waldgebirgsklimas, dessen sedative Wirkung auf Lungen- und Nervenkranke der verschiedensten Kategorien hier zur vollen Geltung kommt. Das Temperaturmittel des Sommers ist 17.4 (Wiesbaden 18.2, Reichenhall 18.5, Soden 19.0°). Die täglichen Wärmeschwankungen betragen im Mittel für den Juli und August 6° (in Reichenhall 8.1, in Reinerz 8.4°). Die relat. Feuchtigkeit beziffert sich im Durchschnitt auf etwa 75%; Sommerregen sind häufig, so dass unter den 92 Tagen des Sommers (einschliesslich sehr unbedeutender Niederschläge) sich 47 Regentage befinden. Aber auch nach sehr ergiebigen Regengüssen sind die Wege schnell wieder trocken. Auch existirt in der Nähe des Kurhauses eine nach Osten zu offene Wandelbahn, welche selbst beim ungünstigsten Wetter den Luftgenuss gestattet. Kranke, für welche eine frischere, mehr tonisirende Luft erwünscht ist, können nach Hausbaden, oder noch höher an die Abhänge des Blauen hinauf, übersiedeln. Die unmittelbar oberhalb Badenweiler entspringende sehr wasserreiche Quelle (1140 Liter in der Min.) hat eine Temp. von 26.4° und ist arm an mineralischen Bestandtheilen (im Ganzen 0.35, worunter Calc. bic. 0.16, Natr. sulf. 0.08, Lith. chlor. 0.003). Der Gebrauch dieser lauen Bäder unterstützt die Klimawirkung in Fällen von Agrypnie, Hypochondrie, Hysterie und Neurasthenie, und wirkt direct günstig auf Neuralgien, chron. Rheumatismen, Prurigo, Furunculosis etc. Die beiden grossen Bassinbäder, das sog. Marmorbad sowohl wie das nach oben offene Bad, in welchem 725 Liter Thermalwasser in der Min. zu- und abfliessen, sind Muster behaglicher Badeeinrichtungen. Milch, Molken, Kräutersäfte, Trauben werden im Kurhause verabreicht.

Müllheim ist Ebst. der Lin. Karlsruhe-Freiburg-Basel. Auch führt von Mülhausen im Elsass eine Bahn nach Müllheim, von dessen Bahnhof man im Wagen (Post 2 mal tägl., auch Omnibus u. Privatwagen) in 1½ St. Badenweiler (7 Km.) erreicht. — Unterkunft: 2 Hotels I. Ranges mit Bädern im Hause (Pens. mit Z. 5½—6 Mk.) und 2 Hotels II. Ranges. Viele Pensionen u. Privatwohnungen (1 Z. 6—2[illegible] Mk. wöchentl., Pens. mit Z. von 4 Mk. an). Kurhaus mit Lesezimmer; P. u. Tel. — Bäder-Preise: Marmorbad 1.50, das Dutzend 15; offenes Bad 1, das Dutzend 8—10 Mk. — 5 Aerzte, 1 Apotheke. Kurtaxe 2 Mk. pro Woche, pro Saison 20 Mk. die Pers., 30—48 Mk. u. mehr die Fam. Kurzeit Anf. Mai bis Anf. Oct.; Frequenz: 4500. — Litt.: Siegel 78; Thomas 78.

Der **Badersee** in Oberbayern, 952 m., ist von so geringem Umfang, dass er fast ein Teich genannt werden könnte. Er hat durchgehends eine hellgrüne durchsichtige Färbung, wie man sie sonst nur am Rande der Gebirgsseen beobachtet. Die reine Höhenluft, der gute Windschutz durch Berg und Wald, die vollständige Stille und Waldeinsamkeit, die prachtvollen bis zum Fusse der Zugspitze sich ausdehnenden Nadelholzungen (Eibsee 3/4 St.), machen den Ort für Reconvalescenten, Ueberbürdete und Erholungsbedürftige zu einer empfehlenswerthen *Sommerfrische.*

Von München mittelst Eb. in 3½ St. nach Murnau. Von hier per Post in 3¾ St. nach Partenkirchen (26 Km.), von wo 2mal tägl. ein Omnibus in 1 St. nach B. fährt. — Unterkunft: Hotel im Schweizerstyl mit guter Verflegung (Pens. 5—6½ Mk. tägl.). Bäder u. Douchen im Hause; Kuh- u. Ziegenmilch. Nächster Arzt in dem 1 St. entfernten Garmisch; daselbst auch Tel. Kurzeit vom 15. Mai bis Ende Sept.

Bagnères de Bigorre, französische Stadt im Département Hautes-Pyrénées mit 9500 Einw., 550 m., in hübscher Lage am linken Ufer des Adour bei dessen Austritt aus der reizenden Vallée de Campan. Es entspringen hier etwa *50 erdig-salinische Eisenquellen* mit einer Temp. von 18—51° C., welche in sehr verschiedenen Mischungsverhältnissen Gyps, dopp. kohlens. Kalk, Kochsalz, Glaubersalz, Bittersalz und Eisen enthalten. Plethora abdominalis, Chlorose und Anämie in Verbindung mit träger Unterleibsfunction werden der Trink- und Badekur unterworfen. Ausserdem wird in Bagnères noch von der relativ starken kalten Schwefelquelle von Labassère (Natr. sulfurat. 0.046) bei Katarrhen des Larynx und der Bronchien Gebrauch gemacht.

Von Ebst. Tarbes führt eine Zweigb. (22 Km.) in 40 Min. nach B. — Unterkunft in 6 Hotels (Beauséjour, France, Frascati etc.) u. in vielen Privatwohnungen (Z. 2—3 fr. tägl.). — Bäder im Établissement thermale de la ville (Thermes de Marie-Thérèse), in den th. de salut, de Bellevue etc. (ein Bad 1½—2 fr.). Ueber 20 Aerzte; Saison: 1. Juni bis Mitte Oct., doch auch Winterkur; Frequenz: 20000.

Bagnères de Luchon (Balneariae Lixonienses, Luchon), französ. Stadt im Département Haute Garonne mit 4300 Einw., 629 m., Endort des gleichnamigen fast bis an die spanische Grenze und an die Centralkette der Pyrenäen hinanreichenden Thales, ist berühmt durch seine *warmen Schwefelquellen* (Temp. 17—66° C.). Das Klima ist milder wie das des 300 Meter höher gelegenen Cauterets, aber das Wetter ist hochgradig veränderlich, und Gewitter und starke Niederschläge sind sehr gewöhnlich. Die wichtigsten Bestandtheile der Thermen, 54 an Zahl, sind Schwefelnatrium und Kochsalz. Die heisseste Quelle, Bayen genannt (Natr. sulfurat. 0.078, Natr. chlor. 0.08), hat 66° C., es folgen Grotte inférieure und supérieure mit 58, Reine mit 55, Azémar und Bordeu I. mit 53, Richard supérieure mit 50° u. s. w. Sehr auffallend ist die Veränderung, welche das Thermalwasser sofort an der Luft erleidet: es wird weissschimmernd, milchig und entwickelt HS. Man wendet es zur Trinkkur und zu Inhalationen an, die hauptsächlichste Rolle spielen aber die Bäder (Schwimmbäder, Wannenbäder, Dampfbäder), Douchen und Injectionen. Die dortigen Aerzte machen die feinsten Unterschiede in der Verordnung der verschiedenen Quellen aber ohne nachweisbare Berechtigung. Durch die vortrefflich ausgebildete Badetechnik sind alle Bedingungen zur Anspornung des Stoffwechsels, zur erleichterten Resorption und Secretion gegeben, und damit bilden Skrophulose, chron. Katarrh des Pharynx und Larynx, chron. Rheumatismen und Exantheme und endlich Syphilis die für den Kurort passenden Krankheitsformen. Einige in der Umgegend hervortretende Eisensäuerlinge und eine alkalische Quelle in der Vallée du Lys vervollständigen den Heilapparat. Vier Reihen wundervoller alter Linden (Les allées d'Etigny) führen unmittelbar vom Ausgang der Stadt bis zur Badeanstalt, eine der berühmtesten Frankreichs.

Von Ebst. Montrejeau (Lin. Tarbes-Toulouse) führt eine Zweigb. in 1 St. 20 Min. nach Bagn. de L. — Unterkunft in einer grossen Zahl stattlicher Hotels u. in vielen Villas und Privatwohnungen. In der Hochsaison (Ende Juni bis Ende Aug.) ist das Leben sehr theuer. Trinkkur für 8, 20 u. 30 Tage 4, 8 od. 10 fr.; Bäder je nach Tages- u. Jahreszeit 60 c.—$2^1/_2$ fr. — 12 Aerzte; Kurzeit: 15. Juni bis 15. Oct.: Frequenz incl. der Passanten 20000. — Litt.: Lambron et Lézat 64.

Bains-Les-Bains (Bains-en-Vosges) Städtchen im Departement der Vogesen, 326 m., mit 13 *indifferenten Thermen* (37—50° C.), deren bedeutendste die Source grosse ist (Natr. sulf. 0.11, Natr. chlor. 0.08, Calc. bic. 0.04; Temp. 50°). Der Ort ist viel stiller und in allen Beziehungen bescheidener und billiger wie Plombières, von welchem er nur 12 Km. entfernt ist. Man rühmt die Bäder besonders gegen Hysterie (hysterische Lähmungen), überhaupt gegen Frauenkrankheiten.

B. ist Ebst. der Lin. Epinal-Ailevillers-Lure; Stadt u. Bäder sind 5 Km vom Bahnhof entfernt. — Unterkunft in mehreren Gasthöfen u. in Privatwohnungen. Bade-Anstalten: Bains Romains mit 3 Piscinen für beide Geschlechter u. Einzelbädern u. Bains de Promenade. Arzt anwesend.

Balaruc, Dorf im Dép. de l'Herault mit 700 Einw. am nordöstlichen Ende des 19 Km. langen und 5—8 Km. breiten, salzhaltigen Étang de Thau, an dessen Ufer sich bedeutende Salinen befinden. Warmes, im Sommer überheisses Klima. Unter den hier entspringenden schwach CO_2-haltigen *Kochsalzthermen* ist die Source ancienne die bedeutendste (Natr. chlor. 7.03, Magn. chlor. 0.90, Magn. sulf. 0.19, Calc. bic. 1.05; Temp. 48°). Das Wasser wird als Trink- und Badekur (Douchen) gegen Skropheln, chron. Rheumatismen und Lähmungen (Mineralschlamm) benutzt.

Von Ebst. Cette (Lin. Montpellier-Cette-Agde) ist B. 4 Km. entfernt. Von hier aus Post- u. Dampfschiff-Verbind. — 3 Badeanstalten; Kurzeit: Anf. Mai bis Ende Juni und Anf. Sept. bis Ende Oct.

Balatonfüred siehe Füred am Plattensee.

Balf (Wolfs, Bolsza), Pfarrdorf in Ungarn am Neusiedlersee, Ebst. der Lin. Wien-Oedenburg-Raab, 7 Km. von Oedenburg, mit mildem Klima und *2 erdig-muriatischen Schwefelwasserstoffquellen*, der Badequelle (HS 0.30, Natr. chlor. 0.27, Magn. sulf. 0.08, Magn. bic. 0.17, Calc. bic. 0.43; Temp. 16°) und der Trinkquelle (Temp. 14°). Ausserdem Seebäder und Traubenkur. Die wichtigsten Indicationen sind Blasenkatarrh, Lithiasis, Rheuma und Gicht.

Baltrum, die kleinste der ostfriesischen Nordseeinseln, zwischen Langeroog (östlich) und Norderney (westlich), mit kleinem Kirchdorf (160 Einw.): *Sommerfrische*, bisher noch ohne Seebadeanstalt und mit sehr einfachen Verhältnissen.

Von Ebst. Dornum (Lin. Norden-Jever) auf gepflasterter Landstrasse nach dem nahen Nessmersiel und von hier Dienstags u. Freitags mit Fährschiff in einer St. aber auch länger nach Baltrum. Wagen ans Land vorher zu bestellen. — Unterkunft im Gasthaus.

Barcelona, die Hauptstadt der Provinz Cataluña und mit 300000 Einw. die zweitgrösste Stadt Spaniens und seine bedeutendste Handelsstadt, liegt unterm 41° 20′ nördl. Br., also ziemlich unter gleichem Breitegrade wie Ajaccio und Rom. Nach Westen zu steht die Stadt unterm Schutz der Hügel von Montjuich, nach Norden treten die Hügel sehr weit zurück, nach Süden und Südost liegt sie gegen das Meer zu offen. Der Hafen ist breit und flach, und indem das mit Abfallstoffen geschwängerte Süsswasser des Llobregat sich hier mit Seewasser mischt, giebt er Veranlassung zu jenen verheerenden Epidemien, von denen Barcelona schon mehrfach heimgesucht wurde. Die mittlere Wintertemperatur ist die der Riviera, also 9.8° C. Selten nur sinkt das Thermometer unter Null. Der Sommer ist regenlos, die Regenmenge (570 Mm.) vertheilt sich mit 69 jährlichen Regentagen hauptsächlich auf Frühling und Herbst. Sämmtliche englische Schriftsteller (*Bennet*, *Madden*, *Jackson*, *Lee*, *Francis*) und noch mehr *Pauly* (Esquisses de Climatologie comparée) sprechen sich ungünstig über das Winterklima von Barcelona aus. Es sei durch häufigen Wechsel von kaltem Nordost und heissem Süd sehr veränderlich und dabei trocken und irritirend. Ueberdies sei der Hafen versumpft und die Krankenhäuser seien mit Phthisikern überfüllt. So verführerisch daher auch die herrliche Lage der Stadt, ihre reizenden Umgebungen und die allen Anforderungen des modernen Lebens entsprechenden socialen Zustände einen Winteraufenthalt in Barcelona erscheinen lassen, so ist ein solcher für alle einigermassen delicate Naturen doch sehr bedenklich.

Barèges, französ. Pyrenäendorf, 1232 m., welches fast nur aus einer einzigen am linken Ufer des Bastan-Flüsschens emporsteigenden Strasse besteht. Im Winter ist der Ort seines rauhen Klimas wegen kaum bewohnbar, aber auch im Sommer sind plötzliche hochgradige Temperatur-Senkungen sehr gewöhnlich und warme Kleidung deshalb unbedingt nothwendig. Die 10 dort entspringenden *Schwefelthermen* haben eine Temp. von 20—44° und enthalten an Schwefelnatrium 0.016—0.041, an Kochsalz 0.03—0.08 und an organischer Substanz 0.05. Letztere, welche sich als Häutchen auf der Oberfläche des Wassers absetzt, hat, weil sie an dieser Schwefelquelle besonders deutlich hervortritt, den Namen Barégine erhalten. Eine so schnelle Verflüchtigung des Schwefels, wie sie in dem opalisirenden Wasser von Luchon sich zeigt, findet in den Thermen von Barèges nicht statt. Zur Trinkkur, welche wegen des ekelerregenden Geschmacks des Wasses nur in kleinen Dosen (höchstens 3—4 Becher) gebraucht werden kann, benutzt man, häufig mit Milch oder Molken gemischt, ausschliesslich die 44° warme Tambourquelle. Neben Nausea zeigen sich in Folge der Trinkkur auch Diarrhöen. Die Bäder werden theils in Einzelbädern theils in Piscinen angewendet. Lange Badedauer, lebhafte Bewegung in den Schwimmbassins dienen zur Erhöhung der Wirkung. Diese ist erfahrungsgemäss zunächst eine aufregende, so dass die Herzaction sich vermehrt, und nach einigen Tagen sogar ein fieberhafter Zustand eintreten kann. Die Heilwirkung erstreckt sich hauptsächlich auf Resorption alter Exsudate. Eines besonderen Rufes erfreut sich Barèges in Fällen, wo es sich darum handelt alte eiternde Wunden, selbst der Knochen, also Caries mit Fistelgängen, nach Abstossung des Necrotischen zur Heilung zu bringen. Gegen chronische Exantheme, Lähmungen, Syphilis, Metallintoxicationen benutzt man Barèges wie andere Schwefelthermen.

Von Ebst. Lourdes (Lin. Tarbes-Pau) führt eine Zweigb. bis Pierrefitte (21 Km.) in 40—50 Min. Von dort weiter ein Wagen (4½ fr. der Platz, ein eigener Wagen 25 fr.) in 2 St. nach Barèges. — Unterkunft in mehreren Hotels (Pens. v. 9 fr. an) u. in Privathäusern. — Etablissement thermal: Gebrauch des Wassers zur Trinkkur u. zum Gargarisma in der Zeit v. 15. Juni bis 5. Sept. 10 fr. auf 30 Tage, für die spätere Zeit 2 fr.; Bäder von 1.70—2.50 fr. — 7 Aerzte; Kurzeit: Anf. Juni bis Ende Sept. — Litt.: Armieux 80.

Bartfeld (Bártfa), oberungarischer Kurort im Sároser Komitat, 5 Km. von der gleichnamigen Stadt, 310 m., in einem am Südabhange der Karpathen (Beskiden) belegenen, bewaldeten Thalkessel, mit 12 *alkalisch-muriatischen Eisensäuerlingen*, welche nebenbei kleine Mengen Jodnatrium enthalten. Trinkquellen sind die Doctorquelle (Natr. bic. 4.85, Natr. chlor. 1.17, Ferr. bic. 0.05, Natr. jod. 0.001, fr. CO_2 1072 c.c.; Temp. 8° C.), Hauptquelle, Sprudelquelle und Füllungsquelle, die übrigen werden zu kalten und warmen Bädern benutzt. Wasserheilanstalt, Fichtennadelbäder, gute Schafmolke. Die Indicationen erstrecken sich auf Anämie und Chlorose, besonders wenn skrophulöse Grundlagen vorhanden oder dyspeptische Symptome damit verbunden sind. Oefters wird Bartfeld als Nachkur nach Karlsbad, Marienbad, Greifenberg benutzt.

Von Ebst. Eperies (Lin. Tarnów-Orló-Abos) fährt man im Omnibus (2 fl.) oder Wagen (6—8 G.) in 4½ St. nach B. — Unterkunft im Kurhause, in Villen u. Privathäusern (Z. 5—10 fl. wöch.; Kur- u. Musiktaxe 3—6 fl.; Bäder 40—80 Kr.). — 4 Aerzte; Kurzeit: 15. Mai bis Ende Sept.; Frequenz 1500. — Litt.: Hauer 59, Janota 61, Pollaksek 80.

Bath (Aquae Solis, Aquae calidae) im südwestlichen England, in der Grafschaft Somerset, eine schöne, im Thale des Avon reizend gelegene Stadt von 55000 Einw., mit mehreren gypshaltigen, dem Leukerwasser ähnlichen, *indifferenten Thermen* (Kings Spring: Calc. sulf. 1.13, Magn. sulf. 0.24, Natr. chlor. 0.40). Die Temperatur der Quellen ist 40—49° C. Das Klima ist milde und gleichmässig; im Sommer ist es heiss, im Winter etwa 4° wärmer wie London. Man trinkt und badet. Die wesentlichsten Indicationen sind Rheuma, Gicht und Neuralgien; doch werden auch gastrische Störungen und Blasenleiden der Trinkkur unterworfen.

B. ist Ebst. (Lin. London-Bristol), 107 engl. Meilen aufwärts von London, von wo man es in 2¼—2¾ St. erreicht. Englische Preise. Kurzeit während des ganzen Jahres mit Ausnahme von Juli u. August. Frequenz ca. 25000. — Litt. Macpherson 71.

Battaglia, oberitalischer Marktflecken mit nahe an 3000 Einw., liegt 18 Km. von Padua an dem die Brenta mit der Etsch verbindenden Kanal, und zwar in sehr geringer Seehöhe am östlichen Fusse der euganeischen Hügel. Diese umgeben hier einen freistehenden Trachytkegel, den Monte Sant 'Elena, an welchen die Ortschaft unmittelbar sich anlehnt. Gegen Osten dehnt die fruchtbare Ebene sich bis an das Meer hin aus. Nach *Schouw* ist im nahen Padua die mittlere Temperatur des Herbstes 13.0, des Winters 2.8 (Lugano 2.6, Arco 3.7), des Frühlings 12.1, des Sommers 21.9. Der October ist der regenreichste Monat, der November dagegen trocken. Die 4 hier entspringenden Quellen (Helenen-, Garten-, Grotten-, Parkquelle) sind schwache gypshaltige *Kochsalzthermen* (Natr. chlor. 1.56, Calc. sulf. 0.37; Temp. 58—71° C.), denen von Baden-Baden sehr nahe stehend. Die Heilwirkung erstreckt sich auf Rheuma und Gicht, (hierbei auch Trinkkur) und besonders auf Arthritis deformans. Auch hat man bei chron. Exanthemen, primären Morb. Brightii und bei alten pleuritischen Exsudaten gute Erfolge gesehen. Durch Sprengungen in der die Grottenquelle einschliessenden Höhle hat man eine Dampfgrotte, ähnlich der von Monsummano, geschaffen, ein natürliches Dampfbad von 43—47° C. Ein Inhalationssaal mit 3 durch Maschinen getriebenen Wasserzerstäubern wird bei chron. Katarrhen angewendet. Der Schlamm, der wegen seiner thonigen Beschaffenheit sich zu Vollbädern nicht gut eignet, hat nur lokale Benutzung. Massage.

B. ist Ebst. der Lin. Venedig-Padua-Bologna; von Venedig beträgt die Fahrzeit 2 St., von Padua 35 Min. Unter den sämmtlichen euganeischen Bädern (Abano, Montegrotto, Monteortone und S. Pietro Montagnone) ist es gegenwärtig durch seine guten Einrichtungen bei weitem das bedeutendste. Das Bade-Etablissement, welches nur 5 Min. vom Bahnhof entfernt ist, hat 80 Z. (2—5 L. tägl.) u. giebt die Verpflegung (Mittagtisch 4, volle Pens. 10 L.); 1 Mineralbad 1 L., 1 Dampfbad 2½ L. Zwei Aerzte anwesend; Kurzeit: Anf. Mai bis Mitte Oct., doch auch Winterkur. Litt.: Mautner u. Klob 83.

Bauerhufen, pommersches Fischerdorf und einfaches *Ostseebad,* von Ebst. Cöslin (Lin. Stargard-Stolp) 19 Km. entfernt.

Bayrisch-Zell, am Schlusse des Laitachthals romantisch gelegenes Dorf, 860 m., eine angenehme *Sommerfrische.* Durch die jetzt so gewöhnliche Besteigung des Wendelstein (1850 m.) hat der Ort an seiner früheren Stille eingebüsst.

Von Ebst. Schliersee (2½ St. Fahrzeit von München) geht die Post tägl. in 2 St. nach B.-Z. — Unterkunft im Gasthaus zum Wendelstein.

Beatenberg, langgestrecktes Pfarrdorf im Kanton Bern oberhalb des Thunersees, 1148 m., in sehr günstiger Lage und deshalb mit Recht ein beliebter *klimatischer Sommerkurort.* Nach Norden vollständig windgeschützt, nach Süden frei dem breiten Seeufer zugewendet, befindet es sich in ansehnlicher Seehöhe und ist derartig von schönem Walde umgeben, dass man auch im Hochsommer gegen übermässige Wärme sich schützen kann. Ostwinde und Föhn treffen es zeitweise. Wegen seiner zurückgezogenen Lage hat das Hotel des Alpes am wenigsten von Ostwinden zu leiden, während das Kurhaus, welches freier gegen den See hervorspringt, leichter davon betroffen wird. Dagegen bestreicht der Föhn das Kurhaus am wenigsten, weil es von dem im Lauterbrunner und Grindelwald-Thal dahinbrausenden Hauptstrom am weitesten entfernt ist. Nachmittags und am frühen Morgen findet ein regelmässiger Austausch der Luft zwischen See und Höhe statt, und dieser wirkt günstig auf die Reinheit der Luft und verleiht ihr einen ziemlich constanten Feuchtigkeitsgrad. Die Schneeberge bieten uns hier in ihrer wechselnden Beleuchtung Naturscenen von malerischer Wirkung, und doch sind sie uns weit genug entrückt, um nicht etwa in den regelmässigen Gang der Witterung störend einzugreifen. Dass die Strasse dort oben auf fast ebenem Wege eine Stunde lang und weiter fortläuft ist für Patienten, denen das Steigen nicht erlaubt ist, besonders günstig. Beim Kurhause ist schon die nächste Umgebung durch dichte Laubholzwaldung schattenreich und gewährt Durchblicke über den See von überraschender Schönheit. Neben dem Nadelholz treffen wir Birken, Ebereschen und prachtvolle Exemplare von Bergahorn. Gute Erfolge sah *Alb. Müller* bei beginnender Phthise, bei Larynxaffectionen, Residuen von Pleuritis und Pneumonie, besonders aber bei Nervosität und beginnender Psychose. Derselbe fordert auch zur Ueberwinterung in Beatenberg auf.

Von Ebst. Interlaken fährt tägl. Nachmitt. die Post (5 fr.) in 3 St. nach B.; im eigenen Wagen (Einsp. 17, Zweisp. 28 fr.) braucht man $2^1/_2$ St. — P. u. Tel. — Vom Hotel des Alpes dem Interlaken zunächst gelegenen Gasthof hat man bis zum Kurhaus noch eine volle St. — Unterkunft in 8 Hotels u. Pensionen (in allen Pens. mit Z. 6—8 fr.). Kurhaus mit hohen geräumigen Wohnzimmern, Gallerien, Veranda, Bädern (Pens. 8—12 fr.) etc. Arzt im Kurhaus, woselbst auch Mineralwässer. Kurzeit: Mai bis October. Litt.: Frölich 76, Alb. Müller 79, 82.

Beaulieu, kleines französisches Dorf in einer Bucht der Riviera di Ponente und *klimatischer Winterkurort*, ein Anhängsel von Nizza, vor dem es sich durch weit besseren Windschutz und durch Staubfreiheit auszeichnet. Der Boden ist nämlich mit einer Lehmschicht bekleidet, auf welcher Oelbaum und Agrumen üppig gedeihen. Geraniumhecken umkleiden die Obstgärten. Den nordöstlichsten Punkt der Bucht von Beaulieu bildet jene bevorzugte Treibhauslage, die man nicht unpassend „Petite Afrique“ genannt hat. Das zu Ansiedlungen geeignete Terrain hat einen zu geringen Umfang, als dass eine grössere Winterstation sich dort entwickeln könnte, aber für Ruhebedürftige sind die klimatischen Vorzüge vor Nizza, durch welche Beaulieu sich Mentone und San Remo an die Seite stellt, von Bedeutung.

Von Nizza erreicht man B. mittelst der Eb. in 20 Min., mit Fuhrwerk in etwa einer Stunde. Unterkunft in 2 Hotels und in mehreren Villen.

Beckenried, Pfarrdorf und *Sommerfrische* mit Seebädern im Kanton Unterwalden, 437 m., an dem nach Norden schauenden Ufer des Vierwaldstättersees. Zwischen mächtigen Nuss- und Ostbäumen halb versteckt, windstill und nicht zu warm, ist der Ort zu Ausflügen nach verschiedenen Richtungen (Schöneck, Seelisberg, Morschach, Rigi etc.) vortrefflich geeignet und deshalb ein beliebter Sammelplatz deutscher Gäste. Vom Föhn wird Beckenried nicht besonders belästigt. Für besseres Trinkwasser hat man, nachdem der Typhus im Sommer 1877 hier heftig auftrat, jetzt Sorge getragen.

Von Luzern erreicht man B. in 1 St. mittelst Dampfboot. Unterkunft in 4 Gasthöfen (Pens. 6—8 fr.).

Bellaggio, italienisches Dorf am Comersee mit 2300 Einw., 216 m., auf der Spitze der Landzunge (Punta di Bellaggio), an welcher der von Como einerseits und von Lecco andrerseits herkommende Seearm sich vereinigen, eine *Frühlings- und Herbststation*, wie sie als Landschaftsbild reizender nicht gedacht werden kann. Abgesehen davon, dass es im Sommer in Bellaggio viel zu heiss, im Winter zu rauh ist, steht der Ort auch sonst im Vergleich mit dem gerade gegenüberliegenden Cadenabbia in mancher Hinsicht zurück. Es fehlt ihm an Quellwasser und selbst im Herbst macht sich die Nachmittagssonne noch unangenehm bemerkbar.

Von Ebst. Como erreicht man B. mittelst Dampfschiff in 1¾ St., von Colico, am Nordende des Sees, ebenso in 2 Std.; Unterkunft in 7 guten Gasthöfen (Pens. 7—10 L.).

Benfeld, elsässisches Städtchen mit 2700 Einw. am Ill in hübscher Lage mit *Wasserheilanstalt;* zugleich Elektrotherapie und pneumatische Kuren.

B. ist Ebst. der Lin. Strassburg-Schlettstadt. 1 Arzt, 2 Apotheken. Kurzeit während des ganzen Jahres mit Ausnahme des Jan.

Bentheim, hannöversches Städtchen mit 2300 Einw., nahe der holländischen Grenze, 90 m., von einem stattlichen Schlosse überragt. Nur 20 Min. davon entfernt inmitten grosser Laubholzwaldungen mit schattigen Promenaden das Bad Bentheim, eine *kalte erdig-salinische Schwefelquelle* (Calc. bic. 0.58, Calc. sulf. 1.32, Magn. sulf. 0.72, Natr. sulf. 0.27, HS 2.6; Temp. 12.5°). Man benutzt die Trink- und Badekur (Douchen, Dampf-, Moor- und Fichtennadelbäder), geeigneten Falls in Verbindung mit Elektricität und Massage, gegen Plethora abdom.,

Rheuma, Gicht, Ischias und chron. Exantheme. Bei Lungenkatarrhen Inhalationen.

B. ist Ebst. der Lin. Osnabrück-Rheine-Oldenzaal. Unterkunft im Kurhause (Pens. m. Z. von 4½ Mk. an); 2 Aerzte, 1 Apotheke. Kurzeit: Juni bis Sept.

Berchtesgaden, oberbayrischer Marktflecken mit 2000 Einw., 580 m., am südlichen Abhange des Unterberges: *Klimatischer Sommerkurort* und *Soolbad* mit Benutzung der aus den Salzwerken des Unterberges hergeleiteten Soole (Natr. chlor. 265 ‰). Ausserdem Fichtennadel- und Moorbäder, Molken und Kräutersäfte. In landschaftlicher Beziehung ein unübertroffener Glanzpunkt des deutschen Alpengebietes bietet Berchtesgaden in seinem welligen Terrain, auf welchem bis 1000 m. hinauf die Häuser zerstreut an den Abhängen lagern, mit seiner reinen, staubfreien Luft und mit seinen schattigen Spazierwegen eine vortreffliche Gelegenheit zu Herz- und Lungen-Gymnastik und ebenso zu geistiger Erholung. Bei Skrophulösen und Rhachitischen ist der Mitgebrauch der kräftigen Soolbäder von günstiger Bedeutung.

Von Ebst. Reichenhall u. ebenso von Ebst. Salzburg 2mal tägl. Post in 2½ St. — P. u. Tel. — Unterkunft in 22 Gasthöfen (Pens. überall 5—7 Mk. tägl.), 12 Pensionen u. 130 Privatwohnungen. Schöne stille Lage in Schönau u. auf dem Obersalzberg. Soolbäder 80—120 Pf. 2 Aerzte, 1 Apotheke; Kurzeit: Juni bis October; Frequenz: 3000.

Berg, württembergischer Kirchort mit 3500 Einw., auf einer Wieseninsel im Neckar, 225 m., eine Vorstadt von Stuttgart und mit diesem sowie mit dem ganz nahe gelegenen Canstatt in Pferdebahn-Verbindung, besitzt 7 (Inselquelle, Sprudel) gasreiche *eisenhaltige Kochsalzquellen* mit Nebengehalt an erdigen und salinischen Bestandtheilen. Unter ihnen die bedeutendste ist die nur zur Trinkkur benutzte Inselquelle (Natr. chlor. 2.59, Magn. sulf. 0.39, Natr. sulf. 0.13, Calc. sulf. 0.99, Calc. bic. 0.14, Ferr. bic. 0.03; Temp. 20°). Das Klima ist wie das von Canstatt gleichmässig und milde. Man hat ausser Wannenbädern grosse vom Sprudel gespeiste 20° warme Bassinbäder, in welchen man nur 3—6—12 Min. mit erfrischender Wirkung verweilt. Die Indicationen sind dieselben wie die von Canstatt.

Unterkunft: 1 Gasthof u. mehrere Pensionen. Zwei ansässige Aerzte. Litt. Fischer u. Wichmann 88.

Berggiesshübel, sächsisches Städtchen an der Gottleuba, 320 m., *Sommerfrische* mit 5 alkalischen Eisensäuerlingen (Ferr. bic. 0.10, Natr. bic. 0.07), welche im sog. Johann-Georgenbad zu Bädern verwendet werden. Der Wald ist etwa 10 Min. entfernt. Der ½ St. lange ulmenbeschattete Poetenweg führt von hier nach Giesenstein.

Von Ebst. Pirna (Lin. Dresden-Bodenbach) führt eine Zweigb. in 1 St. nach B. Unterkunft in 2 Gasthöfen u. Privatwohnungen. Kurhaus u. Bad auf halber Höhe. Arzt u. Apotheke am Ort.

Bergün, Dorf mit 439 Einw. im Kanton Graubünden, oberhalb Filisur am Fusse des Albula, 1390 m., *klimatischer Sommerkurort* mit einer zu Trink- und Badekuren benutzten Gypsquelle. (Calc. sulf. 0.88, Magn. sulf. 0.35; Temp. 16.5°). Kühles Sommerklima (Juli und August nur 12.7°); Milch- und Molkenkuren.

Von Ebst. Chur fährt die Post über Churwalden u. Bad Alveneu in 7 St., über Thusis u. Alveneu in 8¼ St. nach Bergün. P. u. Tel. — Unterkunft in 3 Gasthöfen u. in Privathäusern. Kurgebäude dicht am Dorfe.

Berka, weimarisches Städtchen mit 1800 Einw., 277 m., in einem von der Ilm durchflossenen, von bewaldeten Hügeln eingeschlossenen weiten Thalkessel: *Klimatischer Sommerkurort* mit guten Einrichtungen zu Eisenmoor- und Sandbädern, zu Wellen-, künstlichen Stahl-, Schwefel- und Kiefernadelbädern. Ausserdem unterstützen Milch- und Molkenkuren, Pneumatotherapie und Elektrotherapie bei Brust- und Nervenschwachen, Rheumatikern und Reconvalescenten die Behandlung. Die Ausnutzung des Sommerklimas spielt die Hauptrolle. Während gegen Nord, Ost und Süd die Hügel des Waldgebirges Schutz gewähren, führen der frei eindringende West und die Wiesen an der Ilm dem Thale Wasserdampf zu und verleihen ihm im Sommer den sedativen Charakter feuchter Wärme. Die mittlere Sommertemperatur ist 16.9° C. Da Fabriken im Orte nicht zu finden sind, so erfreut sich Berka einer vorzüglich reinen Luft. Um bei Phthisikern und Anämischen die Luftkur in höchster Potenz anzuwenden, hat man in der Nähe, in Schloss Rodberg auf der Harth, im Kiefernwalde eine „Freiluftstation“ errichtet, aus einzelnen Hütten bestehend, welche in friedlicher Abgeschiedenheit und im Windschutz des Waldes bei Tage und bei Nacht einen ergiebigen Luftwechsel gestatten.

Von Weimar führt 3mal tägl. die Eb. in 1—1¼ St. nach B. — Unterkunft in 4 Gasthöfen (Pens. 3—4 Mk. tägl.), in Villen u. Privathäusern (Z. 6—12 Mk. wöch.). Kurhaus mit Restaurant u. 4 Speisehäuser. — Kurtaxe: 1 Pers. 7, 1 Fam. 8—10 Mk. — 3 Badeanstalten (1 Wasserbad 0.60, 1 Moor- od. Sandbad 2 Mk.). — 2 Aerzte, 1 Apotheke; Kurzeit: 15. Mai bis 15. Sept.; Frequenz: 1600. Litt.: Ebert 77, Willrich 88.

Berneck, oberfränkisches Städtchen mit 1500 Einw., 380 m., in dem engen nach Süden geöffneten Oelsnitzthal malerisch gelegen: *Klimatischer Sommerkurort* und *Molkenkurort.* Als Ausgangspunkt für Wanderungen durch das Fichtelgebirge ist Berneck der beliebteste Standort. Kürzere Spazierwege, nach Regengüssen schnell wieder trocken, führen oberhalb des Oelsnitzbaches am rechten Ufer in die unmittelbar anstossenden Laub- und Nadelholz-Waldungen. Ausser guter Ziegenmolke nach Kreuther Methode werden Kräutersäfte, Fichtennadelbäder, Fichtennadelinhalationen, Fluss- und Dampfbäder verordnet.

Von Ebst. Marktschorgast (Lin. Hof-Bamberg) fährt die Post 2 mal tägl. in 3/4 St. nach B. (Einsp. 3.50 Mk.). Von Ebst. Bayreuth (15 Km.) Post 2 mal tägl. in 2 St. — P. u. T. — Unterkunft in 4 Gasthöfen u. in Privathäusern (Z. 4—15 Mk. wöch.). Kurhaus mit Restaurant u. Lesezimmer. Kurtaxe: 1 Pers. 4, 1 Fam. 6—8 Mk.; 1 Arzt, 1 Apotheke; Kurzeit: Mitte Mai bis Anf. Oct.; Frequenz: 900.

Berthelsdorf in Schlesien, *Wasserheilanstalt* im Kremnitzthal in der Nähe von Warmbrunn und Hirschberg mit anstossenden Nadelholzwaldungen. Hydrotherapie, Elekthrotherapie, Massage und Pneumatotherapie.

Von Ebst. Reibnitz (Lin. Lauban-Hirschberg) im Wagen 1/2 St. bis B. — Unterkunft in der Kuranstalt mit 50 Z. (Z. 6—10, Kost 18—21, Kur 10 Mk. wöch.); 1 Arzt.

Bertrich, kleines Pfarrdorf in der preussischen Rheinprovinz, 130 m., in einem anmuthigen schön bewaldeten Thal der Eifel, durch welches der Uesbach der Mosel zufliesst. Es entspringen hier zwei 34° C. warme, fast ganz gleich stark mineralisirte *alkalisch muriatische Glaubersalzquellen:* Die Bergquelle (Natr. sulf. 0.88. Natr. chlor. 0.22, Natr. bic. 0.46, fr. CO_2 120 c.c.) und die Gartenquelle. Man sieht, dass diese Quellen dieselben Hauptbestandtheile wie Karlsbad haben, aber nur in einem Drittel der Quantität, in welcher sie dort sich vorfinden, und dass deshalb in chemischer Beziehung der Ausdruck „das milde Karlsbad" nicht ungerechtfertigt ist. Ein bedeutender Unterschied besteht zwischen beiden Badeorten rücksichtlich der Temperatur, welche in Bertrich gerade die richtige natürliche Badewärme besitzt, und insofern sich Schlangenbad (30° C.) nähert, mit dem es, nach *Cüppers,* die beruhigende Wirkung bei krankhaft erhöhter Reizbarkeit des Nervensystems theilt. In den Bassins fliesst das Wasser ununterbrochen ab und zu. Der Trinkkur fällt wegen der sehr mässigen Menge fester Bestandtheile eine Nebenrolle zu, doch wird sie gegen gastrische Störungen, Darmkatarrhe, bei harnsaurer Diathese, Gicht, Rheuma, Hysterie in Mitgebrauch genommen. Auch sind Ziegenmolken und Kräutersäfte zu haben.

Von Ebst. Bullay (Lin. Coblenz-Trier) fährt die Post, auch Omnibus u. Privatwagen (Einsp. 5, Zweisp. 7 Mk.) in 1 1/4 St. nach B. (11 Km.). Die Moseldampfschiffe von Coblenz resp. Trier halten bei Alf gegenüber von Bertrich, von wo man in 1 St. nach B. (9 Km.) fährt. — Unterkunft in 4 Gasthöfen (Z. v. 10—30 Mk. pro Woche,

Pens. v. 6 Mk. tägl. an), u. in Privatwohnungen (Pens. mit Z. 4—6 Mk.). Kurtaxe 6 Mk., Bäder 75—120 Pf.; Arzt am Ort: Kurzeit: 15. Mai bis 15. Sept.; Frequenz: 600. Litt.: Cüppers 84.

Beurig, Dorf mit 620 Einw. am rechten Ufer der Saar gegenüber von dem durch eine Brücke damit verbundenen Saarburg: Kleinere *Wasserheilanstalt* in Waldnähe mit einer erdig-muriatischen Quelle, der Hubertusquelle (Natr. chlor. 6.12, Calc. chlor. 2.20, Calc. sulf. 0.30), welche gegen Skrophulosis, Rhachitis und Bronchialkatarrh in Ruf steht. Elektrotherapie und Pneumatotherapie.

B. ist Ebst. (Lin. Trier-Saarbrücken), auch für das auf dem linken Saarufer gelegene Saarburg, 23 Km. od. 40 Min. Fahrzeit von Trier. — Kuranstalt mit 20 Z. (Z. 1—2, Pens. 5 Mk.). Auch können Kurgäste im Dorfe wohnen; 1 Arzt.

Beuron, kleines hohenzollernsches Pfarrdorf mit noch nicht 100 Einw., aber mit stattlichem Benedictiner-Kloster, 630 m., in dem durch landschaftlichen Reiz ausgezeichneten oberen Donauthal und zwar in einem allseitig windgeschützten weiten Thalkessel, an dessen nördlichem Saum der Fluss sich hinschlängelt. Am rechten Ufer liegen in einiger Entfernung vom Fluss und auf einer etwas erhöhten Terrasse die Wohnungen. Die Flussnebel beschränken sich zumeist auf die Früh- und Abendstunden der Aequinoctialzeiten. Die Thalwände sind mit dichten Nadelholzwaldungen bekleidet, zwischen denen hier und da weisse Flächen des Jurakalks hervorschauen. Der Ort, welcher früher eine Molkenkuranstalt besass, ist jetzt nur eine empfehlenswerthe anspruchslose *Sommerfrische.*

Von Ebst. Tuttlingen (Lin. Rottweil-Immendingen) 22 Km., Post 2mal tägl. in 3 St., von Ebst. Sigmaringen (Lin. Tübingen-Sigmaringen) 29 Km., Post 2mal tägl. in 4 St., Wagen von beiden Stationen 8 Mk., Eb.-Verbind. im Bau. — Unterkunft in 2 Gasthöfen. — Arzt u. Apotheke in dem 2 St. entfernten Mühlheim a. D.

Bex, Städtchen im Kanton Waadt mit 2700 Einw., 435 m., am Flüsschen Avençon unweit des rechten Rhoneufers: *Klimatischer Kurort* und *Soolbad.* In einem weiten allseitig von hohen Bergen umschlossenen Thalkessel gelegen lehnt sich der Ort gegen Osten an die steilen Abhänge des Bergkammes von Javernax, der ihn mit seinen Ausläufern gegen Ost und Nord recht gut schützt, während nach Süden und Westen zu die Berge des linken Rhoneufers weit zurücktreten. Von dort aus ist dem Föhn der Eintritt in das Thal gestattet. Bex liegt schon ausserhalb der Einwirkung des Genfersees, seine Tageswärme ist deshalb grösseren Schwankungen unterworfen wie die von Montreux, dessen Winter im Mittel über einen Grad wärmer ist als der von Bex (Temp. 2.2° C.). Die Mittagstemp. ist in der kältesten Jahreszeit ebenso hoch, gegen das Frühjahr hin sogar noch etwas höher wie die von Montreux. Die mittl. Sommertemp. ist 17.9°. Bex liegt 50 Meter höher wie Montreux und ist etwas trockner (mittl. rel. Feucht. 77 %) und auch regenärmer. Die Rhonenebel erreichen die Hochlage des Kurortes nicht. Die beste Jahreszeit ist entschieden der Herbst (9.8° C.), wo die *Traubenkur* viele Gäste anlockt, nächstdem das Frühjahr (10.1°); doch giebt es in jedem Jahre Familien, welche bei den guten Unterkunfts- und Verpflegungs-Verhältnissen in Bex überwintern. Das Klima ist im allgemeinen frischer und mehr tonisirend wie an den Stationen des Genfersees. Die bei Bex entspringende und durch Kanäle in das Hôtel des Salines geleitete 16procentige Soole wird nicht nur in allen Badeformen und in Verbindung mit Fichtennadelbädern, irisch-römischen Bädern, Inhalations-Vorrichtungen etc. in Gebrauch gezogen, sondern auch in verdünnter Form getrunken. Mehr noch dient demselben Zweck die mit CO_2 versetzte Mutterlauge. Diese ist ausnehmend reich an Chlormagnesium (143 ‰). Das Hauptcontingent der Kranken besteht, dem Klima und der Quelle entsprechend, aus skrophulösen Subjecten mit katarrhalischen Symptomen.

Bex ist Ebst. der Lin. Lausanne-Brigue. Die Fahrzeit beträgt von Genf 5, von Vevey 1½, von Montreux 1 St. — P. u. Tel. — Unterkunft: Gr. Hôtel des Salines, 40 Min. vom Bahnhof, hoch gelegen inmitten eines Parkes, mit Dépendance (Z. 3—5, Pens. 9—11 fr.); Hôt. Union, Hôt. des Bains, Bellevue etc. Bäder 1—2 fr. u. mehr. — 5 Aerzte, 1 Apotheke. — Kurzeit während des ganzen Jahres. Der Sommer ist häufig sehr heiss; die Traubenkur beginnt am 15. Sept. Litt.: v. Liebig, D. M. W. 87.

Biarritz, Marktflecken mit 8500 Einw. auf einem 30 Meter über den Meeresspiegel sich erhebenden Felsenriff der Bucht von Biscaya: eines der bekanntesten und besuchtesten *Seebäder* Frankreichs. Der ausgezeichnete Strand, das milde Klima und die Gunst des kaiserlichen Hofes haben das schnelle Emporblühen dieses von der südfranzösischen und spanischen Aristokratie bevorzugten Kurortes bewirkt, der übrigens hinter Arcachon durch seine magere Vegetation weit zurücksteht. Die Sommerhitze, durch Brisen gemässigt, spricht sich in dem Temp.-Mittel von 21° C. aus. Dafür dehnt sich die Herbstsaison weiter aus als die deutschen Seebäder es ermöglichen. Die von Wellenschlag wenig getroffenen Bäder befinden sich im alten Hafen, von stärkerem Wellenschlag werden die an der Côte du Moulin (des Fours) gelegenen Bäder berührt, und die kräftigsten oft von Stürmen gepeitschten Wellen treffen direct die dritte Badestelle, die Côte des Basques. Gemeinsames Baden beider Geschlechter in Badekleidung ist die Regel.

Von Ebst. Bayonne (Lin. Bordeaux-Irun) führt eine Zweigbahn (8 Km.) in 15 Min. nach Biarritz. Von Paris her braucht man 17 St. Unterkunft: Hotels I. Ranges mit Blick über das Meer sind H. d'Angleterre u. Grand H. Ausserdem Hot. des Ambassadeurs, H. de l'Europe, H. de France u. a. Viele Privatwohnungen 6 Aerzte; Kurzeit: 1. Juli bis 15. Oct.; Frequenz: 10000.

Bibra, Städtchen mit 1500 Einw. in der preuss. Provinz Sachsen, 125 m., am Faulbach und am nordöstlichen Fuss der Finne zwischen goldener Aue und Saalthal in Waldnähe gelegen: *Sommerfrische* mit 2 schwachen erdig-salinischen Quellen, der Eisenquelle und der Schwesternquelle, von denen erstere (Calc. bic. 0.28, Magn. bic. 0.02, Natr. sulf. 0.02, Magn. sulf. 0.01, Ferr. bic. 0.02) etwas Eisen enthält. Billiger Aufenthalt.

Von Ebst. Naumburg (Thüringer Bahn) 2mal tägl. Postverbind. (12 Km.). Von den Stationen der Unstrutbahn Eckartsberga u. Buttstädt beträgt die Entfernung nur 12, resp. 15 Km., doch giebt es von dort keine Post. — P. u. Tel. — Unterkunft in 3 Gasthöfen u. in Privathäusern (Z. 6—12 Mk. wöchentl., Bäder 75 Pf.). Kurtaxe $4\frac{1}{2}$ Mk. Arzt u. Apotheke am Ort: Kurzeit: 15. Mai bis 15. Sept.; Frequenz: 200.

Bienenberg, *Sommerfrische* im Kanton Baselland, 431 m., auf einem Vorhügel des Juragebirges und von schönen Gartenanlagen umgeben. Von Basel aus viel besucht. Gutes Trinkwasser. Bäder mit Soole aus der Saline Schweizerhall bei Basel. Milchkur.

Von den Ebstn. Liestal und Schönthal (Lin. Basel-Olten) je $\frac{1}{2}$ St. — Kurhaus mit 60 Z. (Pens. incl. Z. $4\frac{1}{2}$—7 fr.); 1 Soolbad 1.30—1.50 fr. Saison: 15. Mai bis 15. Oct.

Bikszád, ungarisches Dorf im nördlichen Theile des Szathmárer Comitats mit 3 *alkalisch-muriatischen Quellen*, der Stefansquelle (Natr. chlor. 2.63, Natr. bic. 4.22; Temp. 16°), Klara- und Andreasquelle. Die Hauptindicationen sind Dyspepsie und chronischer Darmkatarrh.

Bilin, Stadt in Böhmen mit 5600 Einw., im Saatzer Kreise, im Bielathale, 200 m., in deren Nähe, etwa $\frac{1}{4}$ St. entfernt, der Kurort Biliner Sauerbrunnen sich befindet. Es entspringen hier 4 kräftige gasreiche *alkalische Quellen*, welche einen bemerkenswerthen Nebengehalt an Glaubersalz und kohlensauren Kalk enthalten. Die von ihnen zumeist benutzten sind die Josefsquelle (Natr. bic. 4.78, Calc. bic. 0.59, Natr. sulf. 0.72, Natr. chlor. 0.36, Lith. bic. 0.03, fr. CO_2 1337 c.c.; Temp. 12.5°) und die Carolinenquelle. Erstere steht mit ihrem Natrongehalt nicht weit hinter Vichy (5.10) zurück. Der geringe Gehalt an Lithion kann auch nebenbei in Betracht kommen. Hinter der Josefs- und Carolinenquelle ziehen sich schattige Parkanlagen am Berge hinauf, welche ausserordentlich schöne landschaftliche Blicke auf den gegenüberliegenden Borzen (Biliner Stein) und weit in die Ebene hinein gewähren. Die hauptsächlichsten Krankheiten, gegen welche Bilin gebraucht wird, sind: der chron. Magenkatarrh, Störungen in der Gallenabsonderung, überschüssige Harnsäure und der chron. Bronchialkatarrh. Gegen Gicht kann der Vor- oder Nachgebrauch von Teplitz mit Bilin verbunden werden. Man trinkt früh 4—8 Becher, rein oder mit abgerahmter Milch oder Molke gemischt, aber auch im Laufe des Tages giebt man öfters noch kleinere Dosen. Bäder spielen eine Nebenrolle, doch sind im Kurhause alle Einrichtungen für hydrotherapeutische Zwecke, auch Dampfbäder vorhanden.

Bilin ist Ebst. und als solche von Aussig in 2, von Teplitz in $^3/_4$, von Dux in $^1/_4$ St. zu erreichen. Kurhaus mit guten Wohnungen (Z. $3^1/_2$—20 fl. wöchentl.; Pens. $2^1/_2$—5 fl. tägl., Bäder $^1/_2$—1 fl. Arzt anwesend; Kurzeit: 15. Mai bis Ende Sept.; Frequenz: 120.

Binz, Dorf an der Ostseite der Insel Rügen, in der Granitz, nahe dem fischreichen Schmachter See, 10 Min. von dem zum *Ostseebad* eingerichteten Strande des Prorer Wieks. Der Strand ist hier sandig, flach, sanft abschüssig und deshalb für Kinder besonders gut geeignet. Schattige Promenaden führen in die benachbarten Kiefer- und Buchenwaldungen und lassen sich bis zum Putbuser Jagdhaus fortsetzen.

Von Ebst. Greifswald gelangt man per Dampfboot in 2 St. nach Lauterbach (bis hierher von Berlin aus directe Billetts). Von Lauterbach mit Droschke in $1^1/_2$ St. nach Binz (14 Km.). Unterkunft in 3 Gasthöfen u. in Privatwohnungen. Nächster Arzt in Putbus; Kurzeit: 15. Juni bis 15. Sept.; Frequenz: 500.

Birmenstorf im Kanton Aargau, von den Ebstn. Baden und Brugg je eine St. entfernt, hat Gypsgruben, in welchen ein kräftiges *Bitterwasser* gewonnen wird (Magn. sulf. 22.66, Natr. sulf. 6.34, Natr. chlor. 0.57). Dasselbe wird in dem benachbarten Baden häufig als Zusatz zur dortigen Trinkquelle benutzt.

Birresborn, Dorf in der vulkanischen Eifel (Ebst. der Lin. Cöln-Trier), oberhalb dessen auf dem Wege nach Gerolstein, in etwa halbstündiger Entfernung, ein weithin versandter starker und gasreicher *alkalischer Säuerling* entspringt (Natr. bic. 2.85, Magn. bic. 1.09, Natr. sulf. 0.13, Natr. chlor. 0.35, freie CO_2 2.44). Auffallend ist der Reichthum an dopp. kohlens. Magnesia, welcher in Verbindung mit dem Glaubersalz jedenfalls die gelind abführende Wirkung hervorruft. Man empfiehlt dieser Wirkung wegen den Brunnen besonders bei Säurebildung und Dyspepsie, wenn dieselbe mit habitueller Constipation verbunden sind.

Bistritz (Bystřice) in Mähren, Städtchen von 2000 Einw. mit Schloss und grossem schönen Park, 833 m., am Fusse des Hosteins: *Sommerfrische* und *Molkenkurort* in waldfeuchter Luft. Es werden hauptsächlich Schafmolken getrunken, ausserdem ein Schwimmbassin und Fichtennadelbäder.

Auf der Eb.-Linie Wien-Oderberg fährt man von Norden kommend bis zur Station Hullein, von Süden her kommend bis zur Stat. Prerau; von beiden Stationen ist der Kurort noch 1½ St. (18 Km.) entfernt. — P. u. Tel. — Unterkunft in mehreren Gasthöfen u in Privathäusern (Z. wöchentl. 3—6 fl.). Arzt anwesend; Kurzeit: 1. Juni bis 15. Sept.

Blankenberghe, belgisches Städtchen mit 2500 Einw.: eines der beliebtesten *Nordseebäder*, ausgezeichnet durch kräftigen Wellenschlag, durch seinen feinsandigen, sanft abschüssigen Strand und durch seine behaglichen Einrichtungen. Dem Conversationshause gegenüber liegt der Badeplatz für beide Geschlechter, weshalb wollene Bade-Anzüge erforderlich sind. Man wird mittelst Badekarren bis nahe an den Rand des Meeres vorgeschoben.

Von Ebst. Brügge (Lin. Brüssel-Ostende) führt eine Zweigb. in ½ St. zum Kurort. Unterkunft: Die bedeutendsten u. vornehmsten Gasthöfe liegen auf dem Damm (Gr. Hôtel des Bains, Univers, Saxe, Venise etc.), andere befinden sich im Innern der Stadt (Hot. Bruges, Lion d'or, Étoile d'or etc.) oder in der Nähe des Bahnhofs (Hôt. du chemin de fer, du Nord etc.). Ausserdem viele Privatwohnungen u. Pensionen (7—10 fr. tägl.). 1 Seebad 75 cts., warme Bäder (1—1½ fr.) in mehreren Hotels. — 5 Aerzte; Saison: 15. Juni bis Ende Sept.; Frequenz: 6000.

Blankenburg am Harz, braunschweig'sche Kreisstadt mit 5500 Einw., 280 m., am nördlichen Saume des Gebirges gelegen, wird öfters als *Sommerfrische* benutzt. Vor heftigeren Winden, besonders gegen Westen, durch einen Kranz bewaldeter Hügel geschützt, ist die Luft doch genügend ventilirt. Die mittlere Sommerwärme ist mit 17.8° C. nicht gerade niedrig. Gebirgswasserleitung mit gutem Trinkwasser.

Eine Zweigbahn führt von Halberstadt in 40 Min. nach B. — Unterkunft in 6 Gasthöfen, in Privatwohnungen (25—75 Mk. monatl.) u. Pensionen. Zwei Anstalten für Nervenkranke. Kiefernadelbäder. 7 Aerzte, 1 Apotheke.

Blankenburg in Thüringen, Städtchen im Fürstenthum Schwarzburg-Rudolstadt mit 2000 Einw., 225 m., am Eingange in das sich mehr und mehr verengende hochromantische Schwarzathal: eine beliebte *Sommerfrische.* Ringsumher von theils kahlen theils bewaldeten Bergen umgeben, an deren Abhängen Fusswege sich hinziehen, bleibt auch der Hochsommer hier kühl, aber ohne hohe Tagesschwankungen, wie es das ausgesprochene Waldklima mit sich bringt.

Von Ebst. Schwarza (Lin. Grossheringen-Saalfeld) führt eine Zweigbahn (4 Km.) in 13 Min. nach B. Unterkunft in 6 Gasthöfen (Pens. von 21 Mk. wöchentl. an) und in Privatwohnungen (Z. 6—20 Mk. wöchentlich). P. u. Tel. 3 Aerzte, 1 Apotheke. Heilanst. für Nervenkranke, Wasserheilanst., warme u. Fichtennadelbäder. Kurzeit: 1. Juni bis 30. Sept.; Frequenz: 1100.

Blankenhain, weimarisches Städtchen mit 2700 Einw., 350 m., an einem der Ilm zufliessenden Bache in Waldnähe gelegen, ist als *Sommerfrische* ein Concurrent des nur 6 Km. entfernten Berka. Es liegt 70 Meter höher wie dieses, hat aber gegen Nordost unvollkommenen Windschutz und ist nicht frei von Rauchbelästigung durch Fabrikschornsteine.

Von Ebst. Weimar (246 Km.) Secundärbahn in $1^1/_2$ St. nach B. — P. u. Tel. — Unterkunft in 3 Gasthöfen u. in Privatwohnungen (Z. 7—12 Mk. wöchentl.). 3 Aerzte, 1 Apotheke. Frequenz: 250.

Blasewitz, sächsisches Dorf mit 3600 Einw., 100 m., am linken Elbufer, elbaufwärts vom nahen Dresden, dessen Vorstadt es gewissermassen bildet, und für welches es eine (aber auch von weiterhin z. B. von Berlin aus benutzte) bequeme *Sommerfrische* abgiebt. Der dem Fluss nächstgelegene Theil des Orts wird von den in das Elbthal von Ost und West her einfallenden Winden stark berührt. Der zurückgelegenere Theil besitzt gegen Westen einigen Windschutz durch den Blasewitzer Waldpark, der zugleich angenehme Promenaden ermöglicht. Gute Gelegenheit zu Elbbädern und zu Sandbädern.

Mit dem nur 5 Km. entfernten Dresden steht B. durch Pferdebahn und Dampfschiffe in sehr häufiger Verbindung. Unterkunft im Parkhotel u. in Privatwohnungen. 6 Aerzte. Anst. für Sandbäder (12 Sandbader incl. Wasserbad 21 Mk.).

Blauer See, *Klimatischer Sommerkurort* im Berner Oberlande, 900 m., in windgeschützter Lage am gleichnamigen durch seine Farbenpracht weitberühmten See (Temp. stets 9° C.). Gutes Quellwasser.

Von der Dampfschiffstat. Spiez am Thunersee fährt die Post in $1^1/_2$ St. nach Frutigen, von wo auf der Kanderstegstrasse noch $1^1/_4$ St. bis zum Kurhaus (Pens. mit Z. $5^1/_2$—7 fr.). Kurzeit: Anf. Juni bis Ende Sept. Nächster Arzt in Frutigen.

Blumenstein, *Sommerfrische* im Kanton Bern, 655 m., mit erdiger Eisenquelle (Calc. bic. 0.49, Magn. bic. 0.04, Magn. sulf. 0.04, Ferr. bic. 0.02, freie CO_2 1330 cc.), welche hauptsächlich zu Bädern verwendet wird.

Von Ebst. Thun zu Wagen über Thierachern in $1^1/_2$ St. zum Bade. Kurhaus mit 26 Z. (Pens. mit Z. $5^1/_2$—$7^1/_2$ fr.).

Bocklet, bayrisches Pfarrdorf mit 400 Einw., in der Nähe des Röhngebirges, im bewaldeten und windgeschützten aber nicht ganz sumpffreien Thale der fränkischen Saale, 210 m., bei welchem 2 Mineralquellen, die hauptsächlich gebrauchte sogenannte Stahlquelle, eine *erdig-muriatische Eisenquelle* (Natr. chlor. 1.12, Calc. bic. 0.68, Magn. bic. 0.68, Ferr. bic. 0.07, fr. CO_2 1300 c.c.; Temp. 14.6° C.) und die schwächere HS führende Schwefelquelle entspringen. Sie sind gegen Anämie, allgemeine Schwächezustände und als Nachkur nach Kissingen in Gebrauch. Neben der Trink- und Badekur kommen Moorbäder sowie Milch- und Molkenkuren zur Anwendung. Schöner schattiger Park.

Von Ebst. Kissingen ist B. 7½ Km. entfernt. — P. u. T. in Kissingen. — Unterkunft im Kurhaus (Z. 1—4 Mk. tägl.) u. in Privathäusern. Arzt aus dem nahegelegenen Aschach; Kurzeit: 15. Mai bis Ende Sept.; Frequenz: 350. Litt.: Scherpf 80.

Bodenbach-Teschen, 2 an der Elbe gelegene durch eine Kettenbrücke mit einander verbundene böhmische Städte, welche gern als *Sommerfrische* benutzt werden. Die Lage an der Grenze des Sandsteingebirges und am Einfluss des Polzen in die Elbe ist sehr malerisch. Bei freiem Zutritt der Sonne in das breite Thal und bei der nur sehr mässigen Seehöhe, 140 m., ist die mittlere Sommertemperatur 18° C. Aber die Luft besitzt im Sommer ein Feuchtigkeitsmittel von 79.3 % und die reiche Vegetation der Umgegend gewährt Schatten und Kühlung. Auch ist zu Elbbädern gute Gelegenheit vorhanden. Am geeignetsten und beliebtesten für längeren Aufenthalt ist das oberhalb Bodenbach gelegene, vom Bahnhof ¼ Stunde entfernte Dorf Obergrund, von welchem schattige Spazierwege an der bewaldeten Berglehne hinführen.

Von Dresden erreicht man B.-T. mit der Eb. in 2, mit dem Dampfboot in 6¾ St., von Prag braucht man 3—4 St. — Unterkunft in Bodenbach in 3, in Tetschen in 5 Gasthöfen u. in den Villen von Obergrund. In der gräfl. Thun'schen Bade-Anstalt wird eine Eisenquelle zu Bädern benutzt.

Bolechow, Dorf in Galizien, im Bezirk Dolina, mit etwa 1000 Einw. am nördlichen Fuss der Karpathen: *Sommerfrische* und kräftiges *Soolbad.* Molkenkuren und Bäder im Swicafluss.

B. ist Ebst. der Lin. Sillein-Husiatyn, von der Kreisstadt Stryi 24, von Lemberg 100 Km. entfernt. — P. u. T. — Billiges Leben. 3 Aerzte, 1 Apotheke.

Boll im badischen Schwarzwald besitzt ein Kurhaus, welches, 980 m., in einer windgeschützten, waldreichen Ausbuchtung des Wutachthales gelegen ist, eine *Sommerfrische* mit ausgesprochenem Waldklima. Unter Beihülfe einer Gypsquelle und der Milch- und Molkenkur kommen chronische Bronchialkatarrhe, Rheuma, Gicht und Hautkrankheiten zur Behandlung.

Von den Ebstn. Titisee u. Neustadt (Lin. Freiburg-Neustadt) Post nach Bonndorf, von wo noch 1 St. bis Badhof Boll. — Unterkunft im Kurhaus (Pens. mit Z. 4 Mk. tägl.). Badhaus mit 9 Badekabinets. Arzt in Bonndorf.

Boltenhagen, mecklenburgisches Dorf zwischen der Wismarschen und Travemünder Bucht mit einfach stillem *Ostseebad.* Gutes Trinkwasser.

Von Ebst. Grevesmühlen (Lin. Lübeck-Kleinen) 17 Km., Post in $2^1/_4$ St.; von Wismar, 27 Km, Post in $3^1/_2$ St. — P. u. T. — Unterkunft in 3 Gasthöfen (Pens. 4—5 Mk.) u. in Privathäusern (Z. 15—18 Mk. wöch.). Kaltes Seebad 0.30, warmes Seebad 1 Mk. 2 Aerzte; Frequenz: 1000.

Bönigen, Dorf in Kanton Bern am westlichen Ende des Brienzer Sees, 566 m., als *Sommerfrische* eine Filiale von dem nur $^1/_2$ St. entfernten vornehmeren Interlaken, mit dem es in klimatischer Beziehung gleichwerthig ist.

B. ist Ebst. der Bödelibahn und auf dem Schienenwege vom Bahnhof Interlaken, nur 12 Min. entfernt. Von Bern nach Bönigen braucht man mittelst Eb. u. Dampfboot über den Thunersee $2^1/_2$ St. — Unterkunft in 3 Hotels (P. mit Z. 6—7 fr. tägl.).

Bonndorf, kleine badische Amtsstadt mit 1500 Einw., in einer muldenförmigen Vertiefung der südöstlichen Abdachung des Schwarzwaldes gelegen, 847 m., ist durch *Wiel*, den verstorbenen Verf. des bekannten diätetischen Kochbuchs als *Sommerfrische* eingeführt worden. Gegen West, Nord und Ost besteht Windschutz durch höhere Berge, von Süden her haben Luft und Sonne freien Zutritt. Die Felder und Wiesen, welche den Ort umgeben, bieten keinen Schatten. Erst in einer Entfernung von 20 Minuten beginnt die Fichtenwaldung. Der nach spät eintretender Schneeschmelze aus dem Winter ohne Uebergang fast unmittelbar sich entwickelnde Sommer ist durch kühle Luftströmungen keineswegs überheiss.

Von Ebst. Oberlauchringen (Lin. Basel-Waldshut-Schaffhausen) führt eine Zweigb. in 1 St. nach Weizen, von wo 2mal tägl. Post in $2^1/_2$ St. nach Bonndorf. Von Ebst. Thiengen, zwischen Waldshut u. Oberlauchringen Post über Birkendorf in $4^1/_2$ St. — Unterkunft in mehreren Gasthöfen. 1 Arzt, 1 Apotheke.

Boppard, alte Stadt am linken Rheinufer mit 5600 Einw., 64 m., nach Norden und Osten unter dem Schutz gegenüberliegender Felsen, nach Westen von bewaldeten Hügelreihen umschlossen, hat eine ausgezeichnet schöne und günstige Lage. Durch Luftaustausch zwischen Strom und Wald ist der Sommer (Temp.-Mittel 16.9° C.) weniger heiss als man erwarten sollte. Die Bedeutung des Ortes als vielbesuchte *Sommerfrische* und *Traubenkurort* wird erhöht durch die Anwesenheit von 2 Wasserheilanstalten.

Auf der Eisenb. ist B. von Coblenz $^1/_2$, von Bingerbrück 1 St. entfernt. Auch ist es Dampfschiffstat. Unterkunft in der Stadt in 3 am Rhein gelegenen Hotels. 11 Aerzte, 1 Apotheke. — Wasserheilanstalt Marienberg, 7 Min. vom Bahnhof,

30 Meter überm Rhein, Sommer- u. Winterkur, vorzügl. Trinkwasser, Sool- u. Kiefernadelbäder, Elektricität etc. 1 Arzt (Pens. 6—7 Mk. tägl.). — Wasserheilanstalt Mühlbad, 10 Min. vom Bahnhof am Ausgange des Mühlthales mit Rheinbädern. 1 Arzt (Pens. 5½—8 Mk. tägl.).

Borby, schleswig'sches Kirchdorf und kleines *Ostseebad* im Eckernförder Meerbusen und dicht bei Eckernförde selbst gelegen.

Von Ebst. Eckernförde (Lin. Kiel-Flensburg) regelmässige Verbind. durch Hotelwagen. — Unterkunft in 3 Hotels. Im Marien-Louisen-Bad auch warme Seebäder. In Eckernförde 4 Aerzte, 1 Apotheke.

Bordighera, oberitalisches Städtchen mit gegen 2000 Einw. und *klimatischer Winterkurort,* an der Riviera die Ponente des Golfes von Genua, zwischen Mentone und S. Remo gelegen, und zwar auf einer in das Meer vorspringenden felsigen Landzunge. Auf dieser breitet die alte Stadt sich aus, während seit mehreren Jahren ein von der Küste landeinwärts zurückgezogenes Fremdenquartier entstanden ist. Dasselbe lehnt sich an 100 bis 300 Meter hohe mit Oliven und Pinien beflanzte Bergzüge an, und da auch seitwärts gegen Ost und West Hügel sich strandwärts vorschieben, so geniesst man hier eines ziemlich guten Windschutzes. Am Fusse der Hügel mitten durch Olivenplantagen führt parallel der Uferstrasse ein staubfreier Fahrweg, die jetzt zu einem Boulevard umgewandelte sogenannte Strada Romana (Via Aurelia). An Fusswegen in die Olivenwaldungen fehlt es, wie überhaupt so gut wie nichts geschehen ist, um Kranken den Aufenthalt behaglich zu machen. Die Wärmeverhältnisse sind die gleichen wie die von Mentone. Die Feuchtigkeit, welche in der Nähe des Meeres unter der Einwirkung trockner Winde sehr niedrig ist, wächst je mehr man sich den bewaldeten Hügeln nähert. Bordighera hat noch weniger Regentage wie Mentone und S. Remo. Etwa alle 4 Jahre erfolgt einmal ein nur wenige Stunden vorhaltender Schneefall. Neben den Olivenbäumen, welche gegen Wind und Sonne gleichmässig Schutz gewähren, bilden bekanntlich die Palmen eine Zierde der Landschaft. Der Uferstrich, auf welchem auch mehrere grosse Hotels gelegen sind, hat durch das letzte Erdbeben sehr gelitten und ist durch Wind und Staub in sanitärer Beziehung wenig empfehlenswerth. Alle Patienten mit chronischen Katarrhen der Luftwege, mit chron. Pneumonie und Pleuritis und mit beginnender oder stationärer Phthise werden sich an die zurückgezogenen Lagen zu halten haben. Aber auch wer wegen Nephritis, Diabetes, Rheuma oder Gicht die Riviera besucht, wird der Hügelregion von Bordighera der Strandgegend gegenüber den Vorzug geben.

Von Genua bis Ebst. Bordighera braucht der Schnellzug 4½, der gemischte Zug 6¼ St., von Nizza erreicht man B. (einschliessl. der sehr lästigen Grenzvisitation in Ventimiglia) in etwa 2½, von Mentone ebenso in 1½ St. — Unterkunft in 10 Hotels (Pens. mit Z. überall 9—12 L.) u. in Privatwohnungen, von denen die besten an der Strada Romana gelegen sind (1 Z. 30 L. monatl., ganze Villen 1500—5000 L. für die Saison). 2 Aerzte, 2 Apotheken; Kurzeit: Anf. Oct. bis Mitte Mai; Frequenz: 300.

Borkum, die am meisten westwärts gelegene unter den deutschen Nordseeinseln hat eine Länge von 8, eine Breite von 4 Kilometern und besteht aus 2 Abschnitten, dem Westlande und dem Ostlande. Das auf dem Westlande befindliche Kirchdorf hat 140 Häuser mit 950 Einw. reformirter Religion und ein gut entwickeltes *Seebad,* das Ostland ist besonders merkwürdig durch seine Vogelkolonie, welche der auf der benachbarten holländischen Insel Rottum bestehenden nachgebildet ist. Durch grosse Dünenketten ist die Insel nach drei Seiten hin gegen Sturmfluthen geschützt. Die meteorologischen Aufzeichnungen ergeben als mittlere Temperatur des Sommers 15.7, des Herbstes 9.6° C. Der Badestrand (in einen Herrenstrand und einen Damenstrand getheilt) ist 15 Minuten vom Mittelpunkte des Dorfes entfernt; er ist feinsandig und allmählich abfallend. Ein Badehaus für warme Bäder ist vorhanden. Der freien Lage der Insel entsprechend ist der Wellenschlag stets kräftig, der Salzgehalt des Seewassers beträgt ziemlich 30 ‰. In Folge ihrer Weiden hat die Insel einen Reichthum an Kühen und Schafen, und es mangelt deshalb nicht an guter Milch. Das dem Moorboden entspringende Trinkwasser dagegen ist wie auf Norderney von sehr zweifelhafter Beschaffenheit.

Von Ebst. Leer (Lin. Soest-Emden) geht während der Kurzeit fast täglich ein Dampfschiff in 4—4½ St. (einschliesslich 7 Km. Landweg) nach Borkum (Fahrpreis mit Eb.-Fahrt 9½ hin und zurück 15 Mk.). Von Ebst. Emden (7 Gasthöfe), wohin man von Leer auf der Bahn in 30—40 Min. gelangt, geht tägl., Mitte Juli bis Ende August 2 mal tägl., ein Dampfer, einschliesslich des Landwegs, in 3—3½ St. nach B. (Fahrpreis 6, hin und zurück 9 Mk.). Von der Ebst., bei welcher die Dampfschiffe anlegen, fährt man in 20 Min. ins Dorf Borkum hinein. — P. u. T. — Unterkunft in 8 Gasthöfen (Pens. 33—50 Mk. wöchentl.) und in vielen Pensionaten u. Privathäusern (Z. mit Bett von 10, Z. mit Kammer u. 2 Betten von 15 Mk. wöchentl. an). Kurtaxe 2 Mk., für 1 Fam. 4 Mk., 1 Seebad 60 Pf., 1 warmes Seebad 1½ Mk. 2 Aerzte, 1 Apotheke. Kurzeit: 15. Juni bis 30. Sept.; Frequenz: 6000.

Bormio im oberen Veltlin, 1224 m., ist ein italienisches Städtchen, dicht an der Grenze Graubündens. In einer Entfernung von etwa ¾ St. davon liegen die Bäder von Bormio mit 7 sehr ergiebigen *gypshaltigen Thermen* (Magn. sulf. 0.25, Calc. sulf. 0.49, Calc. bic. 0.25;

Temp. 39° C.) Sie liefern etwa 760 Liter Wasser in der Minute. Die in schweizer Besitz befindlichen Quellen werden in 2 unter derselben Verwaltung stehenden Kurgebäuden, in den Bagni nuovi, 1340 m., und in den 1/4 St. höher gelegenen Bagni vecchi, 1448 m., zur Trinkkur, zu Bädern und Inhalationen verwendet. Die sehr beträchtliche Seehöhe (Gastein: 1048 m., Quellenwärme 26—50° C.) und die hohe Temp. der Quellen würden dem Kurort eine noch viel wichtigere Stellung einräumen, wenn er nicht abseits der grossen Strasse läge. Bei harnsaurer Diathese, Blasenkatarrh, Rheuma und Gicht wird das Wasser zu 4—8 Bechern täglich getrunken. Mit den warmen Bädern, welche auch gegen chronische Exantheme und atonische Geschwüre gerühmt werden, verbindet man Douchen und Schlammbäder. Das Höhenklima kommt bei Neurasthenie, bei Skrophulose und phthisischer Constitution zur Geltung. Da die mittlere Sommer-Temp. nur 15 1/2° C. beträgt, und bedeutende Tagesschwankungen der Wärme häufig vorkommen, so ist warme Kleidung unerlässlich. Zur Unterstützung der Kur dienen Milch, Molken, Veltliner Trauben und ein kräftiger erdiger Eisensäuerling, die Acqua forte (Natr. sulf. 0.14, Calc. bic. 0.79, Magn. bic. 0.17, Ferr. bic. 0.12), welcher in dem 3 Stunden entfernten Santa Catarina entspringt.

Von der Dampfschiffstat. Colico am Nordende des Comersees führt eine Eb. in 1 3/4 St. nach Sondrio. Von hier nach Bormio Post in 10 St.; von Ebst. Meran Post nach B. in 17 1/2 St., von Ebst. Landeck (Arlbergbahn) Post in 22 St.; v. Ebst. Chur tägl. Post über den Albula oder Julier nach Samaden u. weiter über die Bernina-Strasse nach Bormio in 24 St. — P. u. Tel. — Unterkunft in einem der beiden Bade-Etablissements, welche beide gut gehalten sind. Die Bagni nuovi (140 Z.), auf schöner Terrasse gelegen, erhalten ihr Wasser durch eine Röhrleitung aus dem Bagno vecchio, dessen Einrichtung einfacher ist (vollständ. Pens. mit Z. 7—12 fr., Bäder 1 1/2—2 fr., Kurtaxe 5 fr.). — Arzt anwesend; Kurzeit: Anf. Juni bis Ende Sept.; Frequenz: 1900. Litt.: Killias 83; Keller (Wiener M. W.) 87.

Borszék, Kurort im Csiker Comitat im nordöstlichen Theil von Siebenbürgen, nahe der moldauischen Grenze, 882 m., in einem bewaldeten Kessel der Karpathen. Von den 11 ringsumher entspringenden kräftigen, gasreichen *alkalisch-erdigen Eisensäuerlingen* werden 6 zur Trink-, 5 zur Badekur benutzt. Die eisenreichste darunter ist die Kossuthquelle (Natr. chlor. 0.13, Natr. bic. 0.96, Magn. bic. 1.38, Calc. bic. 2.13, Ferr. bic. 0.09). Die wesentlichsten Indicationen sind selbstverständlich Anämie, Chlorose und Schwächezustände. In den Badeanstalten werden auch Moorbäder bereitet.

Von Ebst. Kocsard (Lin. Budapest-Grosswardein-Kronstadt) führt eine Zweigb. über Maros Vásárhely nach Szász-Régen, von wo Post in 15 St. zum Kurort. — P. u. Tel. — Unterkunft in 2 grossen Gasthöfen und vielen Privatwohnungen. 2 Aerzte; Kurzeit: 15. Juni bis 15. Sept.; Frequenz: 550.

Boulogne-sur-Mer, nordfranzösische Stadt mit 45000 Einw. ($^1/_5$ davon Engländer) an der Mündung der Liane in den Kanal, ist ein von der feinen Welt bevorzugtes *Seebad.* Der Strand ist feinsandig und sanft abschüssig, der Wellenschlag kräftig. Das Bade-Etablissement mit seinem Casino und mit schönen daran stossenden Gartenanlagen liegt auf dem rechten Ufer an der Jetée de l'Est, der besuchtesten Promenade der Stadt.

B. ist auf der Eisenb. von Paris $5^1/_4$, von Calais $^3/_4$ St. entfernt. Unterkunft in 5 eleganten beim Badestrand befindlichen Hotels oder in der Stadt mit gegen 10 grösseren Gasthöfen. Auch giebt es bürgerliche Pensionen.

Bourbonne Les Bains, Stadt mit 4400 Einw. im Depart. Haute Marne, 207 m., auf einem mit Reben bepflanzten Vorhügel der westlichen Vogesenabhänge, besitzt *12 heisse Kochsalzquellen,* von denen 7 dem Kurgebrauch dienen. Zur Trinkkur benutzt man die Source de la Place (Natr. chlor. 5.78, Magn. chlor. 0.39, Calc. sulf. 0.90; Temp. 65°). Mit Wiesbaden (Natr. chor. 6.83; Temp. 69°) haben diese Quellen grosse Aehnlichkeit. In den Quellengasen ist viel Stickstoff und Kohlensäure enthalten. Hohe Temperaturen, langfristige Bäder, Douchen und Schlammbäder werden häufig verordnet. Gicht, Rheumatismus und Neuralgien sind am häufigsten Gegenstand der Behandlung, nächstdem alte Wunden und Syphilis.

Von Ebst. Vitrey (Lin. Vesoul-Langres) führt eine Zweigbahn (18 Km.) in 30—40 Min. nach Bourbonne. Unterkunft in mehreren Hotels u. in Privatwohnungen. Die Quellen sind Staatseigenthum und an eine Actiengesellschaft verpachtet. 8 Aerzte; Kurzeit: 15. April bis 15. Oct.; Frequenz: 1200.

Bourboule (La) Dorf im Thale der Dordogne in der Auvergne mit 850 Einw., am nördlichen Abhange des Mont Dore, 846 m., gelegen, hat *7 warme alkalisch-muriatische Quellen,* welche sich durch einen erheblichen Beigehalt an Arsen auszeichnen. Die wichtigsten darunter, die Quellen Choussy und Perrière (Natr. chlor. 2.97, Natr. bic. 1.95, Natri arsenic. 0.02; Temp. 54—60° C.) entspringen dem im Rücken des Orts sich erhebenden Granitfelsen. Das Klima ist frisch aber doch viel milder als das der 200 Meter höher gelegenen Bäder von Mont Dore. Die Trinkkur, welche eine Hauptrolle spielt, richtet sich in Verbindung mit der Badekur hauptsächlich gegen Skrophulose, beginnende Tuberkulose, chronische Exantheme und Arthritis.

Von Ebst. Laqueille (Lin. Clermont Ferrand-Limoges) führt eine Zweigb. in 1/4 St. zum Kurort. Unterkunft in mehr wie 12 ansehnlichen Hotels und in zahlreichen Maisons meublées. — Drei von einer Actiengesellschaft geleiteten Badeanstalten für 3 verschiedene Klassen u. 2 Casinos (Bäder 1—5 fr., 1 Glas Brunnen 20 c.).

Bournemouth, Villenstadt mit 17000 Einw. und *klimatischer Kurort* in der Grafschaft Dorset, mit der Hafenstadt Poole durch Eisenbahn verbunden. Nach Ost, Süd und West freiliegend, von Nordwest bis Nordost durch bewaldete Dünen einigermassen geschützt, zeichnet der Ort sich durch seinen trocknen, theilweise aus Dünensand gebildeten Boden und durch umfangreiche Nadelholzwaldungen aus. Fast jedes Haus liegt inmitten einer Anpflanzung. *H. Weber* sah von einem mindestens halbjährigen Aufenthalt guten Erfolg bei chronischen Katarrhen der Luftwege, pleuritischem Extravasat, Spitzenkatarrh und selbst bei Phthisis im zweiten Stadium. Sanatorium für Phthisiker.

Bozen, Stadt in Südtirol mit 10700 Einw., 277 m., in einem von Weinbergen eingefassten anmuthigen Thalkessel wird von Allen berührt, welche in Gries oder Meran die Luftkur gebrauchen wollen, eignet sich aber selbst hierzu weit weniger, weil sie im Sommer zu heiss ist, während sie im Winter den Winden zu sehr ausgesetzt und in ihren Temperatur-Verhältnissen sehr wenig äquabel ist. Dagegen passt der Ort sehr wohl zur *Traubenkur*, denn die Trauben (Farnatscher) reifen hier zeitiger wie in Meran und der September besitzt eine mittlere Temp. von 18.4°, der October von 12.8° C. Gutes Trinkwasser.

Von Innsbruck nach Bozen Eb. in 5 St. — Unterkunft in 12 Gasthöfen u. Privathäusern. Leben billig. — 8 Aerzte, 2 Apotheken.

Brannenburg, freundliches oberbayrisches Dorf mit 450 Einw., 473 m., im breiten Innthale: angenehme *Sommerfrische*. Der Ort besteht aus meist zerstreut liegenden Häusern, welche sich bis an den südöstlichen Fuss des Wendelsteins hinziehen. Auf der Höhe berühmte Bierwirthschaft, von Kastanien beschattet, mit vortrefflichem Blick auf das Innthal und das Kaisergebirge.

B. ist Ebst. zwischen Rosenheim und Kufstein. Unterkunft im Gasthof an der Bahn oder in einem zweiten im Dorf und in Privatwohnungen. 2 Aerzte.

Breege, grosses Fischerdorf mit *Ostseebad* auf Rügen am nördlichen Ufer des Breeger Boddens, 8 Min. vom Aussenstrand, mit welchem es durch den der Stadt Stralsund gehörigen Park Juliusruhe verbunden ist. Der Strand ist feinsandig.

B. ist in Dampfschiffverbind. mit Stralsund (Fahrzeit 3 1/2 St., Fahrpreis 2 3/4 Mk.). — Unterkunft in 2 Gasthäusern (Z. 7—40 Mk. wöchentl.).

Das **Brennerbad** in Südtirol, nahe der Passhöhe des Brenners, 1326 m., ist das höchstgelegene Wildbad Europa's. Es besitzt 2 *indifferente Thermen* von 22.9° C. und dient zugleich als *Sommerfrische*. Das Thal streicht hier von ONO nach WSW und hat meist lebhafte Windströmung. Von den beiden Thalwänden ist die nach SO schauende sehr steil und ganz unwegsam, die nach NW sich wendende hat Fusswege aufzuweisen, welche in alte Lärchenwaldungen führen und bietet Ruheplätze. Am Wasserfall finden sich hier für die heisseste Jahreszeit angenehm kühle Stellen. Höher hinauf sind die Thalwände mit Fichten bewachsen, und es ist die Strecke bis zum Brennerpass (1367 m.) als Terrainkurort für den Hochsommer von *Oertel* empfohlen worden.

Brennerbad, der Gemeinde Sterzing gehörig, ist Ebst. der Lin. Innsbruck-Bozen, von Stat. Brenner noch 8 Km. entfernt. Unterkunft für 300 Personen im Sterzinger Hof (Z. 1—1$^1/_5$ fl.). Die Badehäuser, in denen die Quelle auf 32—35° C. erwärmt wird, sind einfach aber sauber. — Aerzte in den benachbarten Stationen der Brennerbahn.

Brestenberg, *Wasserheilanstalt* und diätetische Kuranstalt im Kanton Aargau, ehemaliges Lustschloss, 480 m., an der Nordspitze des 2 St. langen und $^1/_2$ St. breiten hallwyler Sees, 10 Min. vom Dorfe Seengen. Die Gebäude erheben sich terrassenartig über dem Seeufer und sind von Weinbergen umgeben. Gutes Trinkwasser, Seebäder, Dampf- und Heissluftbäder, Milch-, Molken- und Traubenkuren, Elektrotherapie, Pneumatotherapie, Massage.

Von Ebst. Boniswyl (Lin. Luzern-Lenzburg) $^1/_2$ St.; Wagen der Anstalt am Bahnhof. — Unterkunft: Pens. mit Z. u. Kur 6—8 fr. tägl. — Aerztliche Leitung; Kurzeit während des ganzen Jahres.

Brienz, langgestrecktes Dorf im Kanton Bern mit 2800 Einw. am Brienzer See, 604 m., reizend gelegen: *Sommerfrische* und *Molkenkurort*. Die mittlere Temp. des Sommers erreicht nur 16.8° C. Wegen Beimischung des sehr kalten Wassers der Aare finden sich im See kalte Stellen, und selbst im Hochsommer hat das Seewasser nur eine Wärme von 14—20° C.

Von Interlaken erreicht man B. mittelst Bahn u. Dampfschiff in 1$^1/_2$ St.; von Luzern fährt das Dampfboot in ca. $^1/_2$ St. nach Alpnach-Stad, von wo die Eb. über den Brünig in 3 St. nach Brienz führt. — P. u. T. — Unterkunft in 3 Gasthöfen.

Brigels, grosses Dorf im Kanton Graubünden, 1300 m., als *klimatischer Sommerkurort* ein Nebenbuhler der Nachbarorte Flims (1100 m.) und Dissentis (1150 m.).

Im oberen Rheinthal fährt man von Chur nach Ilanz in 4$^3/_4$ St.; von Ilanz geht die Post tägl. in 2 St. 20 Min. nach Brigels. — P. u. T. — Unterkunft in 2 Gasthöfen (Pens. mit Z. 5—7 fr.).

Brighton, englische Hafenstadt am Canal la Manche in der Grafschaft Sussex mit über 100 000 Einw. und einer hin und her wogenden Fremdenzahl von etwa 30 000: *Seebad* und *Luftkurort.* In der roborirenden, tonisirenden Eigenschaft seines Klimas gilt Brighton als der wichtigste Punkt der südenglischen Küste und lockt vom zeitigen Frühjahr bis zum Spätherbst, ja sogar im Winter, mancherlei Nervenkranke, Erholungsbedürftige und Schwächlinge an. Eine über 4 englische Meilen lange Seepromenade und ausgedehnte Quai- und Pierbauten dienen zweckmässig der Luftkur. Als Seebad zeichnet sich Brighton aus durch den starken Salzgehalt des Wassers (35 ‰) und durch kräftigen Wellenschlag. Der Strand ist steinig.

Von London erreicht man B. auf der Eisenbahn in $1^1/_4$—2 St. In Bezug auf Unterkunft und alle Lebensbedürfnisse herrscht der höchste Comfort. Badesaison von Juni bis Sept.

Brixlegg, österreichischer Marktort in Tirol, auf dem rechten Innufer an der Mündung des Alpbachs in den Inn, 513 m., bekannt durch seine, den Oberammergauern ähnliche, Passionsspiele: angenehme *Sommerfrische* dicht bei dem Städtchen Rattenberg. Ueberall rauschende Gebirgsbäche, Wald und Berg. Reich mit Lärchen bewachsene abgerundete Hügelkuppen, zu bequemen Spazierwegen einladend, erheben sich in der Nachbarschaft. Mehrn, Reith und das Alpbachthal sind nahe gelegene, Jenbach und dessen Umgegend entferntere Zielpunkte für lohnende Ausflüge.

B. ist Ebst. der Lin. Rosenheim-Innsbruck, von Rosenheim mit Grenzaufenthalt in Kufstein $2^1/_2$—4, von Innsbruck $1^1/_2$ Fahrst. entfernt. — Unterkunft in 3 Gasthöfen und in Privatwohnungen. Arzt am Ort.

Bad **Bronn** (Bains de Chatenois) im Elsass dicht bei dem Städtchen Kestenholz (4000 Einw.) am Fuss des Hahnenberges und am Eingang in das malerische Leberthal und das freundliche Weilerthal ist *Sommerfrische* und im Besitz einer *Kochsalzquelle* (Natr. chlor. 3.20). Trink- und Badekur (röm.-irische und Dampfbäder), Pneumatotherapie, Milch- und Traubenkur.

Von Ebst. Schlettstadt (Lin. Strassburg-Colmar) auf der nach Markirch führenden Zweigb. in 13 Min. nach Kestenholz (Chatenois). — P. u. Tel. — Unterkunft im Badehotel mit 120 Z. (Pens. mit Z. 4 Mk.). Arzt im Hause.

Brösen, kleines westpreussisches *Ostseebad* in der Danziger Bucht, 3 Kilometer westlich von Neufahrwasser.

Brotterode in Thüringen, preussischer Marktflecken mit 3000 Einw., 578 m., im Thale der Truse (Druse), am Südabhange des Inselsberges: *klimatischer Sommerkurort* und Kiefernadelbad. Ein Arzt in Brotterode, Caspar Friedrich *Fuchs,* war der Erste in Deutschland, der (in seinem 1853 erschienenen Buch „Medizinische Geographie") die Behandlung der Phthisiker im Höhenklima energisch befürwortete.

Von Ebst. Wernshausen (Lin. Eisennach-Meiningen) führt eine Zweigbahn nach Schmalkalden; von hier Post in 2³/₄ St. nach B. Von Ebst. Friedrichroda Post in 4³/₄ St., von Ebst. Immelborn Post in 5 St. — Unterkunft in 2 Gasthöfen; Arzt und Apotheke am Ort.

Brückenau, Bad in Unterfranken, 287 m., im Sinnthale, am westlichen Abhange des Rhöngebirges, welches sich in bayrischem Staatsbesitz befindet und von dem gleichnamigen Städtchen (1700 Einw.) ³/₄ St. entfernt ist. Es entspringen dort *eine gasreiche erdige Eisenquelle,* die sog. Stahlquelle (Ferr. bic. und Mang. bic. zusammen fast 0.02, Calc. bic. 0.23, fr. CO_2 1198 c.c.) und *2 alkalische Säuerlinge,* die Wernarzer und Sinnberger Quelle. Die Stahlquelle wird hauptsächlich gegen Anämie und Neurasthenie, die beiden Säuerlinge, mit Milch oder Molken gemischt und unter Mitwirkung des pneumatischen Apparats, gegen Störungen in den Luftwegen, die Moor-, Sool- und Douchebäder in Verbindung mit Elektrotherapie und Massage gegen gynäkologische Leiden und lokale Paralysen angewendet. Der durch ländliche Stille und freundliche Umgebungen bevorzugte Kurort zählt vorwiegend Frauen zu seinen Gästen.

Von Ebst. Jossa (Lin. Elm-Gemünden) Post 3 mal tägl. nach B. in 2³/₄, von Bad Kissingen ebendahin in 4 St. — P. u. T. — Unterkunft in den 10 königl. Kurhäusern und in Privathäusern (Z. 1—4 Mk. tägl.). Kurhaus mit Restaurant (Mittagstisch 2 Mk.). Arzt im Kurort, ein zweiter im Städtchen, woselbst auch Apotheke; Kurzeit: 1. Mai bis Ende Sept.; Frequenz 1000. Litt.: Wehner 87.

Bruckhaus, Bad im südlichen Schwarzwald, im Schlüchthal, 380 m., eine bescheidene *Sommerfrische* in waldreicher Gegend.

Von den Ebstn. Thiengen und Waldshut (Lin. Basel-Schaffhausen) ¹/₂, bezüglich 1 St.; Postverbindung. Badhaus mit 12 Z. (Pens. mit Z. v. 3¹/₂ Mk. an) und 8 Badekabinetts (warme, kalte und Soolbäder). Arzt in Thiengen.

Brühl, kleine Stadt am linken Rheinufer (3800 Einw.) mit einer unweit des Bahnhofs gelegenen *Wasserheilanstalt.*

B. ist Ebst. zwischen Bonn und Cöln. Im Kurhaus Pens. mit Z. u. Kur 40 bis 60 Mk. wöchentl. Arzt im Hause; Kurzeit das ganze Jahr hindurch.

Bruneck, tiroler Pfarrdorf mit 1800 Einw., 825 m., im Pusterthal an der von Norden her in die Rienz mündenden Taufer, eine durch den Reiz ihrer Umgebungen sehr beliebte *Sommerfrische.* Die Hauptstrasse, der frühere Stadtgraben, ist mit Kastanien besetzt. Gut angelegte Wege mit Ruheplätzen führen zu den bewaldeten Hügeln der Nachbarschaft. Mit andern Orten des Pusterthales trifft Bruneck der Vorwurf eines oft überwarmen Sommers.

B. ist Ebst. und von Franzensfeste (Lin. Innsbruck-Bozen) nur $1^1/_2$ St. entfernt. Unterkunft in 7 guten Gasthäusern.

Brunnen, Dorf im Kanton Schwyz mit 1000 Einw., 437 m., einer der Glanzpunkte des Vierwaldstättersees (in welchen hier die Muotta mündet), ist als Station der Gotthardbahn und der Dampfschiffe einer der belebtesten Orte für den Fremdenverkehr, und wird auch wohl als *Sommerfrische* von Erholungsbedürftigen benutzt. Indessen sind die klimatischen Verhältnisse hier gerade nicht besonders günstig, da Brunnen gar nicht selten die volle Kraft des Föhn empfindet, und auch vom Muottathal her der Nordost den Ort unangenehm berührt. Ueberdies ist das Muottathal nicht sumpffrei, und Brunnen steht deshalb in dem Verdacht, dass Typhus und Intermittens dort häufiger vorkommen.

Von Luzern erreicht man B. auf der Eisenb. oder mit dem Dampfschiff in $1^3/_4$ St. — Unterkunft in mehr als 12 Gasthöfen.

Brunnthal, *Wasserheilanstalt* und diätetische Kuranstalt dicht bei München am rechten Isarufer in der Nähe des englischen Gartens, 510 m., mit Einrichtungen zu Fichtennadel-, russischen und römisch-irischen Bädern, zu Diätkuren und zur Elektrotherapie.

Pens. mit Z. u. Kur 45—75 Mk. wöchentl. Kurzeit während des ganzen Jahrs; Aerztliche Leitung.

Brüsterort, kleines ostpreussisches *Ostseebad* an der äussersten Nordwestspitze der bernsteinreichen Küste von Samland. Nächste Ebst. ist Palmnicken (Zweigb. Fischhausen-P.).

Buchenthal, *Wasserheilanstalt* im Kanton St. Gallen bei Niederuzwyl, 510 m., am rechten Ufer des Glattflusses, von Parkanlagen umgeben und in einer fruchtbaren Thalebene, in deren Nähe eine von Fusswegen durchzogene Tannenwaldung sich befindet.

Von Ebst. Uzwyl (Lin. St. Gallen-Zürich) 25 Min. bis zur Anstalt. — P. u. Tel. in Niederuzwyl. — Kuranstalt mit 42 Z. (Pens. mit Z. u. Kur $8^1/_2$—10 fr. tägl.). Elektrische Bäder. Kurzeit: 15. April bis 15. Oct. Aerztliche Leitung.

Buchwald, schlesisches Dorf mit 1200 Einw. am westlichen Fusse des Landshuter Kammes, 420 m., ausgezeichnet durch die das Schloss des Freiherrn vonRotenhan umgebenden herrliche Parkanlagen, wird als bescheidene *Sommerfrische* gern benutzt, bei Wohnungsmangel dient das benachbarte Dorf Quirl zur Aushülfe.

Von Ebst. Schmiedeberg ist B. 3/4 St. entfernt. Unterkunft in der Brauerei und mehreren Gasthäusern. Arztliche Hülfe am Ort und in Schmiedeberg.

Buda (Ofen) am rechten Donauufer, 140 m., sammt dem gegenüberliegenden Pest mit 440000 Einw. die Hauptstadt Ungarns, liegt gegen Osten hin frei am Eingange in die grosse ungarische Ebene, während von Nordwest bis Süd die Vorberge des Vértes-Gebirges sich erheben. Das continentale Klima characterisirt sich durch einen empfindlich kalten Winter (Mittelwerth desselben —2.4°, Jan. —3.4° C.), einen mässig warmen Frühling (9.5°), welcher aber bereits im Mai (Mittel 16.3°) hohe Temperatur annimmt, und von einem heissen Sommer (Mittel desselben 19.9°, des Juli 21°) gefolgt wird. Die mittlere Temp. des Herbstes ist 10°. Die vorherrschend trockenen Ostwinde haben eine stimulirende und geradezu aufregende Wirkung, wovon Fremde sehr unangenehm berührt werden. Da in den Karpathen die Menge der Niederschläge viel unbedeutender ist wie in den Alpen, so ist Staub sehr gewöhnlich, und Neuangekommene werden häufig von Ophthalmien und Laryngiten befallen. Krankheiten der Luftwege sind überhaupt sehr verbreitet. Die Malaria, für welche die ungarische Ebene einen so fruchtbaren Boden abgiebt, wird in der Hauptstadt selbst kaum bemerkt, dagegen nimmt der Abdominaltyphus eine wichtige Stelle ein, Buda und seine Umgebung ist ausgezeichnet durch eine sehr grosse Anzahl *warmer Quellen* (Temp. 26—74° C.), welche nur unbedeutende Mengen von dopp. kohlensauren Kalk, Glaubersalz, Bittersalz und Kochsalz enthalten, und ausserdem durch mehrere *sehr kräftige Bitterwässer*. Man theilt die Thermen in die oberen Quellen, welche im Norden der Stadt am Fusse des Josefsberges entspringen und das Kaiser- und Königsbad sowie das Lucasbad speisen (Temp. 26—60° C.) und in die unteren Quellen, welche im Süden der Stadt am Fusse des Blocksberges hervortreten und das Raizenbad (Temp. 29—44°), das Bruckbad (Temp. 42—45° C.) und das Blocksbad (Temp. 50°) versorgen. An der Ostseite des Blocksberges tritt hier noch die 33° warme Hungaria-Quelle zu Tage. Ausserdem befindet sich auf der Margaretheninsel ein 44° warmer artesischer Brunnen und ein ebensolcher auf der Pester Seite im Stadtwäldchen (Temp. 74° C.). In beiden findet Entwicklung von HS statt, so dass man sie zu den Schwefelkalkthermen gerechnet hat. Einige unter diesen Thermen werden wegen ihres geringen Gehaltes an abführenden Salzen auch zur

Trinkkur benutzt, ihre hauptsächlichste Wirkung gegen Rheuma, Gicht, chronische Exantheme, Neuralgien und Paralysen entfalten sie in den Bädern. — Was die Bitterquellen anbetrifft, so finden wir sie am rechten Donauufer im Süden der Stadt und ausserhalb des Weichbildes derselben. Sie enthalten meist zu ziemlich gleichen Theilen sehr ansehnliche Mengen (bis zu 20‰ und darüber) von Glaubersalz und Bittersalz und daneben nur wenig Gyps, Kochsalz und Alkalien. Auf der Kelenfölder Ebene entspringen 6 Quellen, welche als Mattoni's Königsquellen bezeichnet werden. Die ebendaselbst entspringende Königin Elisabethquelle (Natr. sulf. 14.18, Magn. sulf. 8.04, Natr. chlor. 1.83) kommt in einer besonderen Kuranstalt zu Trink- und Badekuren in Anwendung. Eine andere Anzahl kräftiger Bitterquellen treten in der Thalmulde der Feldhut hervor, so die Franz Josefsquelle (Magn. sulf. 24.78, Natr. sulf. 23.18), die Victoriaquellen (Magn. sulf. 32.28, Natr. sulf. 20.95) u. a. m. In der Thalmulde des Galgenbergs endlich befinden sich die der Firma Andreas Saxlehner gehörigen Bitterwässer, unter denen die älteste der Ofener Bitterquellen: Hunyady Janos (Magn. sulf. 18.45, Natr. sulf. 19.66) die bekannteste ist. Die stark abführende Wirkung aller dieser Bitterwässer macht sie zu einmaligen Gebrauch, wenn man eine kräftige Ableitung erzielen will, besonders geeignet. Man lässt in solchen Fällen 1—2 Weingläser davon nehmen. Indessen können auch kleinere Abendgaben (½ Weinglas) einige Zeit lang zur gelinden Anspornung der Peristaltik benutzt werden, ohne dass man kolikartige Zufälle zu befürchten hätte.

Buda besitzt eine ganze Reihe mit allem Comfort ausgestatteter Badeanstalten, welche mit Wannen-, Spiegel-, Schwimm- und Dampfbädern versehen sind und meist auch Wohnungen für Kurgäste und Restaurants enthalten. Der grösste und älteste darunter ist das Kaiserbad mit gegen 300 Zimmern. Hier können gleichzeitig 600 Personen baden (Z. ½—2½ G., Bäder 50—60 Kr.). Von geringerem Umfange sind das Lucasbad (Unterkunft in den gegenüberliegenden Hotels und in den benachbarten Villen), das Blocksbad (21 Z.), das Bruckbad und das Raitzenbad (12 Z.). Zum Bade auf der Margaretheninsel gehören 2 Hotels und 6 Villen. Auf der Palatinalinsel, inmitten der Parkanlagen des Stadtwäldchens, befindet sich das der Stadt gehörige artesische Brunnenbad. Kurzeit: 1. Mai bis 1. Oct. — Litt.: Mühry, Klimatogr. Uebersicht 62; Lombard, Climatologie médicale III. 79; Bruck, Kurorte und Heilquellen Ungarns 83.

Bürgenstock, *klimatischer Sommerkurort* im Kanton Unterwalden, 870 m., 433 Meter über dem Spiegel des Vierwaldstättersees, auf einem gegen denselben vorspringenden bewaldeten Bergrücken. Den Winden ist dieser Punkt ziemlich stark ausgesetzt, und besonders sind die Morgen- und

Abendstunden windreich und kühl. Der unmittelbar an das Kurhaus sich anschliessende Waldpark gewährt indessen einigen Schutz gegen Wind und Sonne. Als Aussichtspunkt ist der Bürgenstock von grossartiger Schönheit. Von der Vorderfront des Gebäudes gegen Norden zu beherrscht der Blick das Seeufer vom Pilatus bis zum Rigi, nach der Südseite reicht er über liebliche in einer Thalsenkung befindliche Wiesengründe bis zum Buochser und Stanser Horn, und noch umfassender ist die Rundsicht vom Hammetschwand, der $^1/_2$ Stunde höher gelegenen und auf bequemen Waldwegen zu erreichenden Spitze des Berges.

Von Ebst. Luzern fährt das Dampfboot in $^3/_4$ St. nach Stansstadt. Von hier Drahtseilbahn mit elektrischer Betriebskraft in 17 Min. hinauf zum Kurort. — P. u. Tel. — Hotel-Pension Bürgenstock (162 Z.; Pens. mit Z. bis Ende Juni 6—7, vom 1. Juli ab 9—12 fr. tägl.). Arzt im Hotel; Kurzeit: 1. Juni bis Ende Sept.

Burtscheid (Borcette), Stadt in der preussischen Rheinprovinz mit 13000 Einw., 180 m., in lieblicher Umgebung und unter denselben klimatischen Verhältnissen wie Aachen, besitzt 25 ausserordentlich ergiebige *heisse alkalische Kochsalzquellen* (Temp. 35—75° C.), von denen 9 zu Heilzwecken benutzt werden. Dieselben sind denen des daran stossenden Aachens sehr nahe verwandt. Sie unterscheiden sich nur bezüglich des Schwefelgehalts, welcher in Burtscheid nur in einigen Quellen und auch in diesen nur in sehr geringem Masse angetroffen wird. Den relativ bedeutendsten Schwefelgehalt hat noch der zur Trinkkur benutzte Victoriabrunnen (Natr. chlor. 2.79, Natr. bic. 0.90, Natr. sulf. 0.28, Natrium sulfurat. 0.002, HS im W. frei aufsteigend 0.20 $^0/_{00}$; Temp. 60° C.), nächstdem das sog. Pockenpützchen (Natr. chlor. 2.34, Natr. bic. 0.97, Natr. sulf. 0.38, Natrium sulfurat. 0.02, HS in W. frei aufsteigend 0.10 $^0/_0$; Temp. 40°). Von den so gut wie schwefelfreien Thermen hat die Mühlenbendquelle, der sog. „heisse Stein“, welcher 4 Badehäuser speist die höchste Temperatur (73—75° C.!). Der Kochsalzgehalt der übrigen Quellen (Kochbrunnen mit 72°, Grossbadquelle mit 70°, Rosenbad mit 67°, Karls- und Schlangenbad mit 65° C. etc.) ist ziemlich gleichmässig etwa 2.70, der an doppelt kohlensaurem Natron 0.90 $^0/_{00}$. Unter Berücksichtigung der kleinen Dosis Glaubersalz kann man sich von der Trinkkur eine gelind eröffnende Wirkung versprechen. Die Badekur wird in Wannen-, Douche- und Dampfbädern betrieben; auch sind pneumatische Apparate vorhanden. Damit erstrecken sich die Indicationen auf Rheuma, Gicht, alte Wunden, chronische Exantheme, chronische Katarrhe der Luftwege und des Darmkanals und auf Lues.

Burtscheid liegt in unmittelbarer Nähe von Aachen, mit welchem es durch Anlagen und Neubauten verbunden ist. Die Bahnhöfe der Eisenbahnen sind nur wenige Minuten von den meisten Badehotels entfernt. Unterkunft in 13 Badehäusern. Im Schlossbad, Luisenbad (ausschliesslich für Damen), Karlsbad, Rosenbad, St. Michaelsbad zahlt man für die Pension mit Z. tägl. 6, für die Bäder 0.80—2½ Mk., in den übrigen Badehäusern (Krebsbad, Neubad, Prinzenbad, Schwertbad etc.) ist der Preis der Pens. mit Z. 5, der Bäder ½—2 Mk. Nächstdem sind auch Privatwohnungen vorhanden. 6 Aerzte, 1 Apotheke. Kurtaxe pro Person u. Woche 1—2 Mk. Sommersaison vom 1. Mai bis 15. Sept., doch sind die Badehäuser auch während des Winters geöffnet. Frequenz: 1500. — Litt.: Lersch 62, 81; Reumont 85; Beissel 86: Rehm 87.

Bussang, grosses Dorf im Département des Vosges, durch Zweigbahn mit St. Maurice (Lin. Épinal-St. Maurice) verbunden, 624 m., nahe dem Ursprung der Mosel in malerischer Lage befindlich, besitzt mehrere gasreiche *alkalische Eisenquellen,* welche am Ort selbst nur wenig benutzt, aber in grosser Menge verschickt werden. Die wichtigste unter ihnen ist die Source d'En bas (Natr. bic. 1.11, Magn. bic. 2.28, Calc. bic. 0.49, Ferr. bic. 0.02).

Büsum, holsteinisches Kirchdorf mit 2000 Einw. und kleines *Nordseebad* mit ziemlich kräftigem Wellenschlag und feinsandigem Badegrund. Man badet nur zur Fluthzeit, indem man aus den dicht am Ufer aufgestellten Karren über den Deich hinüber ins Wasser steigt. Schlechtes Trinkwasser.

Von Ebst. Heide (Lin. Itzehoe-Tönning oder Neumünster-Tönning) führt eine Zweigb. (25 Km.) in 1¼ St. nach Büsum. Unterkunft in einigen Hotels und in Privatwohnungen. Arzt am Ort. Kurzeit vom 20. Juni bis Ende Sept.; Frequenz: 350.

Buxton, Dorf in Derbyshire, mit 1500 Einw., im Wye-Thale am südlichen Abhang des High Peak, 330 m., welches mehrere *indifferente Lauquellen* mit sehr geringem Nebengehalt an Kalk und Eisen (Calc. bic. 0.20, Ferr. bic. 0.02) besitzt. Die Temperatur von 28° C. stellt diese Quellen denen von Schlangenbad oder Johannisbad an die Seite. Man trinkt das Wasser bei Magen- und Darmkatarrh und badet bei Rheuma, Gicht und Neurosen.

Buxten liegt 30 Km. südöstlich von Manchester und ist Ebst. der Lin. Derby-Manchester. Unterkunft in mehreren Hotels I. Ranges und in Privatwohnungen. Gute Badeeinrichtungen mit 3 Piscinen und vorzüglichen Wannenbädern. Mehrere Aerzte anwesend. Frequenz: 14000.

Buziás, ungarischer Marktflecken inmitten des von den Banater Alpen gebildeten Hügellandes, 130 m., mit *8 kohlensäurereichen Eisenquellen,* welche einen Nebengehalt von Alkalien, Kalk und Kochsalz führen. Zwei darunter, nämlich die Josefsquelle (Natr. chlor. 0.40, Natr. bic.

0.03, Calc. bic. 0.95, Ferr. bic. 0.22) und die Michaelquelle (Natr. bic. 0.10, Calc. bic. 0.25, Ferr. bic. 0.16) werden rein oder mit Molke gemischt zu Trinkkuren, die übrigen 6 zu kalten und warmen Bädern benutzt. Die Trinkquellen werden in grossen Mengen versendet.

Von Ebst. Temesvár (Lin. Budapest-Verciorowa) $3^1/_2$, von Ebst. Lugos (derselben Lin.) $2^1/_2$ St. Regelmässige Postverbindung. — P. u. Tel. — Unterkunft in 3 Kurhotels mit etwa 100 Z. und in vielen Privathäusern (Z. 1—$1^1/_2$ G. tägl.). 4 Aerzte. Kurzeit 15. Mai bis 15. Sept. Frequenz: 1200.

Cabourg, neueres *Seebad* an der Küste der Normandie (Département Calvados) in dem als Baie de la Seine bezeichneten Abschnitt des Canal La Manche, bevorzugt durch einen sich weithin erstreckenden sandigen Strand, ein beliebter Sammelplatz der vornehmen Welt.

C. ist Ebst. der Lin. Mézidon-Beuzeval. Unterkunft in zahlreichen Gasthöfen.

Cadenabbia, am westlichen Ufer des Comosees, 200 m., und zwar an der Stelle gelegen, wo der See nach Süden zu in seine 2 Arme sich spaltet, ist der Mittelpunkt der Tremezzina, einer von den Weilern Griante bis Tremezzo reichenden, 5 Kilometer langen Einbuchtung. Von allen Uferstationen dieses so reizenden Sees ist Cadenabbia zum *Luftkurort* am meisten geeignet. Gegen Nord und Nordwest steht die Tremezzina unter dem Windschutz des Crocione und Galbiga, so dass der den Comosee berührende periodische Nordwind (Tivano) hier nur abgeschwächt zur Geltung kommt. Auch der von Südost wehende Thalwind (Breva di Lecco) wird von den zwischen beiden Seearmen sich erhebenden Bergen zurückgehalten, während dem Südwind (Breva di Como) eine ostwärts vorspringende Landzunge, die Punta di Lavedo, einigen Widerstand leistet. Ausserdem hat hier der See seine grösste Breite und damit findet eine längere Besonnung statt als an irgend einer anderen Uferstelle. Frühling und Herbst sind, wie überhaupt an den oberitalischen Seen, die günstigsten Zeiten. Der Uebergang vom Spätherbst zum Winter (November und December) wird häufig durch eine unangenehme Regenperiode gebildet, welche die Fremden zur Abreise treibt. Zu einer eigentlichen Winterstation, wie Lugano (dem es in klimatischer Beziehung nahe verwandt ist) hat es die Tremezzina noch nicht gebracht, obgleich die endemischen Gesundheitsverhältnisse ausnehmend günstige sind, und es an guten Gasthäusern keineswegs fehlt.

Von den Eb.-Stationen Como und Lecco findet eine regelmässige Dampfschiff-Verbind. mit C. statt. Von Ebst. Lugano mit Dampfboot u. Eb. $2^1/_2$ St. Unterkunft in C. in 4 Hotels oder in Tremezzo mit 2 Hotels, wo auch ein Arzt anwesend. Die nächste Apotheke ist in Menaggio. — Litt.: Schellenberg 65, Thomas 73.

Cairo, mit 440000 Einw. die Hauptstadt Aegyptens, unterm 29° 59′ nördl. Br. am rechten Nilufer und zwar eine halbe Stunde vom Flusse entfernt, 20 m., gelegen, ist ein durch trockene Wärme sich auszeichnender *klimatischer Winterkurort.* Gegen Südost steht Cairo unterm Schutz des von Osten her bis dicht an den Nil herantretenden etwa 200 m. hohen Mokkatam-Gebirges. Die mittlere Temperatur der 3 Wintermonate beträgt fast 14° C., übertrifft also die der wärmsten Punkte der Riviera um 4°. Eine Wärme-Abnahme bis auf den Gefrierpunkt findet nie statt, doch kann das Thermometer im Januar Nachts bis auf +5 ja ausnahmsweise sogar bis auf $+2\frac{1}{2}$° C. hinabsinken. Die Morgenstunden sind meist recht kühl, aber bis um 10 Uhr ist auch zur kältesten Jahreszeit das Thermometer soweit gestiegen, dass zwischen 10 U. Vorm. und 5 U. Nachm. eine Temperatur unter 12° nicht mehr stattfindet. Der Sonnenuntergang ist wieder von einer ziemlich starken Temperaturherabsetzung begleitet und macht grössere Vorsicht in der Bekleidung nöthig als der weniger kühle späte Abend. Die hochgradige Trockenheit der Luft giebt sich in dem geringen Mittelwerth der rel. Feuchtigkeit während der Wintermonate zu erkennen, der zwischen 65 und 67% liegt. Morgens kann die Luft oft ziemlich feucht sein, aber schon nach einigen Stunden stellt sich ein sehr niederer Feuchtigkeitsgrad ein. Der Mai ist in Cairo der trockenste Monat; er erreicht im Mittel nur 45%. Ein weiteres charakteristisches Moment des Klimas sind die auffallend seltenen Niederschläge. Während Alexandrien noch öfters Regengüsse aufzuweisen hat, liegt Cairo bereits in der fast regenlosen Zone. Vom October bis April hat man nur auf 9—12 Regentage zu rechnen, und auch an solchen beträgt die Regendauer oft nur einige Minuten. Selten ist während des Winters der Himmel von Cairo bewölkt, und auch dann nur vorübergehend, zumeist erscheint er in ungetrübter Bläue. Im November und December kommen Frühnebel vor, die erst gegen 10 Uhr verschwinden, anhaltende Nebel gehören zu den entschiedenen Ausnahmen. Die im Winter vorherrschenden Winde sind die Nordwinde. Meist herrscht in Cairo bis gegen 9 oder 10 Uhr Morgens Windstille; sodann beginnt der Wind in stetig zunehmender Stärke bis Sonnenuntergang zu wehen, wo er bisweilen erlischt um gegen Mitternacht sich von neuem zu verstärken. Stürme sind im Allgemeinen bis gegen das Ende des Winters selten und pflegen sich erst im Februar oder März bemerklich zu machen. Etwa alle 14 Tage wird der Nordwind, oft zuvor in Ost übergehend, durch den 2—3 Tage währenden

Südwest abgelöst, der im Winter ebenfalls kühl ist, von der zweiten Hälfte des April an dagegen als sogenannter Chamsin (Samum, Scirocco) allmählich eine kolossale Hitze erzeugt und die Luft mit Staub erfüllt. Einzelne Chamsintage können schon im März ja selbst im Februar vorkommen. Mit Ausnahme des Chamsin sind die Winde selten so heftig, dass sie Wüstenstaub mit sich führten oder die Spaziergänge der Kranken verhinderten. Die Nordwinde sind keineswegs besonders kalt, sondern wirken, da sie sich mit der bis an das Nilufer reichenden warmen, reinen Wüstenluft mischen, erfrischend und belebend. Ein Uebelstand bleibt der auf den ungepflasterten Strassen aufwirbelnde Staub, wenn man auch durch Sprengung demselben vorzubeugen sucht. Und auch durch allerhand üble Gerüche wird im Innern der Stadt die Reinheit der Luft beeinträchtigt. Immerhin kann die Luftkur bei Vorsicht in der Bekleidung in ausgedehntester Weise betrieben werden. Was die endemischen Gesundheitsverhältnisse betrifft, so ist zwar die Sterblichkeit hoch (1 : 22), aber die sehr ungünstigen Lebensbedingungen der ärmeren Bevölkerung fallen dabei sehr ins Gewicht. Die gastrischen Erkrankungen sind entschieden vorwiegend gegenüber denen des respiratorischen Apparates. Ophthalmien sind wie im ganzen Orient auch in Cairo sehr gewöhnlich. Rheumatismen verdanken in den niederen Klassen ihre Entstehung sicherlich den höchst erbärmlichen Wohnungen und der Gewohnheit im Wasser zu arbeiten. Die Indicationen für eine Luftkur in Cairo werden durch das trockenwarme Klima bestimmt. Sie erstrecken sich auf chronische Katarrhe der Bronchien mit reichlichem Sekret, auf chronische Pleura-Ergüsse, chronische fieberlose und stationäre Phthise, Morbus Brightii, Rheumatismen und Neuralgien. Alle heftigeren Reizzustände, stärkeres Fieber und Erethismus, plethora abdomin. mit Neigung zu Gehirncongestionen bilden die Gegenanzeigen. Ende October bis Mitte April ist die für einen Aufenthalt in Cairo geeignetste Zeit. Der in den ersten Tagen des März bisweilen schon auf einen halben oder ganzen Tag auftretende Chamsin verleitet manche Kranke zu einer übereilten Abreise. Erst im Mai wird die Hitze dieses Windes unerträglich.

Die Seereise nach Alexandrien macht man am besten von Triest, Venedig oder Brindisi aus. Von Triest fahren die Lloyddampfer (I. Platz incl. Verpflegung 120, Retourbillets 4 Monat gültig 199 Gulden in Gold d. h. also 240 resp. 398 Mark) mit fünfstündigem Aufenthalt in Corfu in $5^1/_4$ Tagen bis Alexandrien. Die englischen Schiffe der Peninsular und Oriental Steam Navigation Comp. gehen von Triest resp. Venedig nach Brindisi und von dort nach Alexandrien. Sie brauchen von Venedig 6 von Brindisi $3^1/_8$ Tag zur Ueberfahrt nach Al. (Der Preis ist von beiden Häfen aus derselbe nämlich 12 £, also 240 Mark.) Von Alexandrien bis Cairo Eisenb. in $4^1/_2$—6 St. — Unterkunft in einem der grossen Hotels (Hotel du Nil von Deutschen bevorzugt) für 15—20 fr. täglich. Bei Privatwohnungen ist gerade in den neueren Stadttheilen auf Trockenheit der Zimmer genau zu achten. Mehrere deutsche Aerzte und eine deutsche Apotheke. — Litt.: Peters 82, Baedeker 85.

Campfèr, kleines schweizer Dorf im obern Engadin in windgeschützter Lage, 1829 m., und gleich den benachbarten St. Moritz und Silvaplana als *klimatischer Sommerkurort* von Bedeutung.

Von Ebst. Chur erreicht man C. mit der Post über Churwalden und den Julier in 12, über Thusis und den Julier in 13 St. Von Samaden beträgt die Entfernung 1 St. — P. u. Tel. — Unterkunft in 2 Hotels (Pens. 10 - 11 fr. tägl.), einer Pension und 1 Privathause.

Cannes, südfranzösische Stadt mit 20 000 Einwohnern, an der Mittelmeerküste der Provence und zwar am Golf vom Napoule, den Lérin'schen Inseln (St. Marguerite und St. Honorat) gegenüber, unterm 43° 34' n. Br. höchst malerisch gelegen, ist einer der behaglichsten und elegantesten *klimatischen Winterkurorte.* Dem vollen Süden geöffnet wird der Windschutz gegen Nordwest durch das Esterelgebirge, gegen Nord und Nordost und durch Hügelreihen gebildet; er ist deshalb weniger vollkommen wie in Mentone oder S. Remo, und auch von Mistral, dieser Geissel der Provence, hat Cannes zeitweise viel zu leiden. Bei einer Mitteltemperatur der 3 Wintermonate von über 9° C., einem Feuchtigkeitsmittel von 67% und etwa nur 15 winterlichen Regentagen zählt Cannes zu den trockenwarmen Luftkurorten. Die excitirende Eigenschaft seines Klimas, welche sich im Strandquartier sehr deutlich bemerkbar macht, mildert sich je mehr man sich landeinwärts vom Ufer entfernt. Am meisten ist das nordwärts etwa $^3/_4$ St. entfernte Dorf Le Cannet dem Einflusse des Meeres entzogen. Auch Grasse, eine Stadt mit 12 000 Einw., berühmt durch die Gewinnung von Parfümerien, welche 20 Kilometer nordwärts (Eisenb. in 20 Min.) am Südabhange der Berge, 325 m., gelegen ist, kann als eine derartige Filiale von Cannes in Anspruch genommen werden. Skrophulose, Schwächezustände der Reconvalescenz und des Alters, chronischer Rheumatismus und Gicht sind hauptsächlich in Cannes vertreten und machen es zu einem Eldorado für Kinder, Greise und Anfällige, welche dem nordischen Winter ausweichen wollen, während man Phthisikern, unter denen nur sehr reizlose Subjecte hierher gehören, selten begegnet. Der Winteraufenthalt erstreckt sich von Anfang October bis Ende April, Frühjahr und Herbst können sehr wohl zu Seebädern benutzt werden. Cannes mit seinem feinsandigen Strande betitzt ein Seehospiz für skrophulöse und rhachitische Kinder, welches vom 1. Oct. bis Anfang Juni geöffnet ist. Von Anf. December bis Anf. März werden die Seebäder gewöhnlich unterbrochen. Die Meerestemperatur geht dann bis auf 12° C. herunter, im Frühling und Herbst dagegen ist die Temp. des Wassers 16—22°, was der Lufttemp. zur Mittagszeit gleichkommt. Von der englischen Aristokratie gegründet und von fürstlichen Persönlichkeiten und der russischen Aristokratie stets bevorzugt, muss Cannes zu den vornehmsten Kurorten gezählt werden. An keiner Mittelmeerstation sieht man so viele elegante Equipagen, und allerdings bietet die weithin sich ausdehnende Campagna zu den staubaufwirbelnden Corsofahrten die günstigste Gelegenheit.

Man erreicht C. von Marseille oder von Genua aus. Die Eisenbahnfahrt von Marseille dauert 5—8, die von Genua 6—9 Stuuden. Unterkunft findet man in über 60 Hotels, die zugleich Pension gewähren. Viele darunter werden von Deutschen oder Schweizern geleitet. Der Pensionspreis einschliessl. des Z. ist je nach den Ansprüchen 8—20 fr. Man findet auch sehr viele Privatwohnungen (eine möblirte Etage 1000—2000 fr. und darüber, 1 ganze Ville 2500—20000 fr. für die Zeit von Oct. bis Mai). Ein deutscher Arzt befindet sich zur Zeit nicht in Cannes.

Cannstatt, württembergische Oberamtsstadt mit 17000 Einw. liegt, 219 m., am rechten Neckarufer in einem fruchtbaren, durch Hügelzüge, gegen Norden geschützten, nach Süden frei sich öffnenden Thale und hat deshalb ein verhältnissmässig mildes Klima. Die mittlere Wintertemp. ist +1°, die des Frühlings 9.6°, des Sommers 18.6, des Herbstes 9.8° C. Die 16 hier entspringenden Lauquellen (Temp. 16—21° C.) sind *erdig-muriatische Säuerlinge,* deren Kochsalzgehalt 2—2½ pro mille beträgt, also dem von Baden-Baden gleichkommt, deren Gehalt an CO^2 sich auf 600—900 c.c. berechnet. Nebenbei führen sie etwas Glaubersalz, Bittersalz und Eisen. Die wichtigsten darunter sind die am Kursaal inmitten eines Parks (Sulzerrain) gelegen Wilhelmsquelle (Natr. chlor. 2.11, Calc. bic. 1.31, Calc. sulf. 1.16, Natr. sulf. 0.60, Magnes. sulf. 0.31, Ferr. bic. 0.04; Temp. 18.4° C.), die 2 Frösner'schen Quellen (Männlein und Weiblein), die Wiesenquelle und die Zoller'sche Karlsquelle (siehe auch Berg). Die Verbindung des Kochsalzes mit abführenden Salzen, mit etwas Eisen und ziemlich viel freier Kohlensäure leistet in der Trinkkur Günstiges bei chronischen Katarrhen der gastrischen und Respirationsorgane, wobei der Eisengehalt unter Umständen besonders berücksichtigt werden kann. Will man stärker abführen, so wird Bittersalz oder abgedampftes Cannstatter Quellsalz dem

Wasser zugesetzt. Bei der Badekur, welche hauptsächlich bei chronischen Exanthemen Skrophulöser sich heilsam erweist, wird das Quellwasser meist bis auf 32—34° C. erwärmt. Doch werden auch naturwarme Bäder von 21° C. und kalte Wellenbäder angewendet. Einrichtungen zur Molkenkur und zu Inhalationen.

Cannstatt ist 4 Km. von Stuttgart entfernt und mit diesem durch Eb. (6—8 Min. Fahrzeit) und Pferdebahn verbunden. Unterkunft in 5 Hotels I. Ranges, in einer grösseren Anzahl bescheidenerer Gasthöfe und in zahlreichen Privatwohnungen. — 14 Aerzte, 3 Apotheken; Heilanstalt für Flechtenkranke; Sanatorium für Nervenkranke, Privatanstalt für Gemüthskranke. Kurzeit: Anfang Mai bis Mitte October; Frequenz: 3000.

Capri, der Hauport (2500 Einw.) der durch ihre Grotten und durch landschaftliche Reize so hochberühmten Insel, 140 m., wird öfters von Schwächlichen, geistig Ueberbürdeten und Reconvalescenten zu längerem *Winter-Aufenthalt* gewählt. Der Monte Solaro (620 m.) sammt seinen Ausläufen gewährt gegen Südwest und West einen ziemlich guten Windschutz und bewirkt, dass der an der Leeseite der Regenwinde gelegene Ort keinen hohen Feuchtigkeitsgrad, viel heiteres Wetter und eine geringe Regenmenge besitzt. Der Boden ist fester Kalkstein. Rauhe Nord- und erschlaffende Südwinde haben indessen abwechselnd freien Zutritt, und die eigentlichen Wintermonate können für Brustkranke recht unbehaglich werden. Ausserdem ist zu beachten, dass es auf Capri keinen einzigen ebenen Spazierweg giebt.

Von Neapel fahrt der Dampfer in 3—4 St. nach Capri. Unterkunft in 7 guten Hotels, wovon 3 an der Marina, 4 oben im Dorf liegen (Pension 6—9 Lire). Arzt auf der Insel anwesend.

Die **Carinthiaquellen,** 4 an der Zahl, entspringen dicht bei Eisenkappel in Kärnten. Es sind stark versendete *alkalisch-muriatische Wässer* (Temp. 9.25° C.), von denen 2 analysirt wurden (Natr. bic. 2 resp. 3, Natr. chlor. 1 resp. 1.3, Natr. sulf. 0.7 resp. 0.6 ‰). Als besondere Eigenthümlichkeit ist das Vorkommen von borsaurem Natron (0.05 resp. 0.035 ‰) zu betrachten.

Castellamare, italienische Stadt mit 3000 Einw. am südöstlichen Abschnitt des Golfs von Neapel, welche gegen Süd und Südost unter dem Schutze des Campanischen Apennin mit den Ausläufern des bis dicht an die Stadt herantretenden Monte Angelo (1524 m.) steht. Durch diesen Schutz gegen Südwinde und ferner durch die die Abhänge bedeckenden üppigen Kastanienwälder ist es einer der kühlsten Plätze am ganzen Golf. Der lebhafte Wechsel zwischen Seebrise und Bergwind mässigen soweit die Sommerhitze, dass die heisseste Zeit nur die Octobertemperatur Neapels besitzt (17.6° C.). In den Abendstunden, wo Ruhe in der Atmosphäre eintritt, ist es im Sommer häufig recht warm. Im Winter, wo der dampfreiche Nordwest einen Theil seiner Feuchtigkeit an die bewaldeten Hügel abgiebt, sind Nebel und reichliche Niederschläge nicht selten. Dann ist die Luft hochgradig feucht, während sie vom Juni bis Anfang October niedrig saturirt ist und einen tonisirenden Charakter annimmt. Die 8 dort entspringenden Quellen sind *erdig-salinische Kochsalzwässer*. Drei davon: die Sorgente Muraglione (Natr. chlor. 4.85, Magn. sulf. 0.52, Calc. bic. 1,0 ‰), die Sorg. media und die Sorg. ferrata del Pozzillo werden hauptsächlich getrunken. Letztere, so wie die Sorg. ferrata nuova enthalten noch geringe Menge Eisen, eine, die Sorg. sulfurea etwas Schwefelwasserstoff. Sie werden gegen Dyspepsien und Blutarmuth angewendet. *Seebäder* werden vom Mai an genommen. Die Temp. des Meeres schwankt vom Mai bis Sept. zwischen 21 und 29° C. Seine wesentliche Bedeutung hat Castellamare gleich den weiter nach Sorrent zu gelegenen, von Oliven, Nussbäumen und Rebgärten eingefassten Ortschaften: Vico Equense, Meta und Carotto als Sommerfrische der Neapolitaner.

Catania, mit 85000 Einw. die volkreichste Stadt Siciliens und als *klimatischer Winterkurort* nicht ohne Bedeutung liegt unterm 37° 30′ n. Br. an einem weiten aber nur flachen Hafen an der Ostküste der Insel. Durch die Nähe des 3313 m. hohen Aetna besitzt C. einen wirksamen Schutz gegen nördliche Winde. Dagegen sind mässige Strömungen und bisweilen starke Windstösse aus den andern Himmelsgegenden sehr gewöhnlich, so dass die Luft fast immer etwas bewegt ist. Auch kommt es vor, dass von den Schneefeldern des Aetna sich Abends kalte Luftströmungen der Stadt nähern. Im Allgemeinen sind von October bis Februar West und Südwest vorherrschend. Der Scirocco tritt etwa 7mal jährlich aber niemals während des Winters auf. Land- und Seewinde machen sich an sonst windstillen Tagen gerade am meisten bemerkbar. Die mittlere Wintertemperatur ist genau dieselbe wie in Palermo, nämlich 11.5° C. (Riviera 9—10°). Unter Null sinkt das Thermometer nie, dennoch sind warme Kleidung und Stubenfeuerung in Catania nicht zu entbehren, da die Differenz zwischen Sonnen- und Schattentemperatur sehr bedeutend ist und die Morgen- und Abendstunden empfindlich kühl sind. Besonders erfordern März und April der starken Tagesschwankungen wegen grosse Vorsicht. Die mittlere tägliche Temp.-Schwankung ist nach *Th. Fischer* 2° höher wie in Palermo. Bezüglich der Luftfeuchtigkeit steht Catania mit 72 % hinter Palermo mit 75 % zurück. Schnee und Nebel sind in C. unbekannt. Der bei Frühlicht etwa überm Meere schwebende Nebelschleier weicht sehr bald den ersten Sonnenstrahlen. Starker Thaufall nach Sonnenuntergang ist sehr gewöhnlich. Zeitweilig finden abundante Niederschläge, förmliche Wolkenbrüche, statt. An Zahl der Regentage steht es, und dies ist Catania's einziger Vorzug, bedeutend gegen Palermo zurück; Catania hat in den 3 Wintermonaten 18 Palermo in derselben Zeit 40 Regentage. Von Mitte April bis Ende September herrscht hier fast absolute Trockenheit. Der flache, durch feste Lavamassen gebildete Meeresgrund des Hafens, auf dem aller Unrath der Stadt sich anhäuft, so dass zur Ebbezeit an der Marina oft sehr üble Gerüche sich bemerklich machen, begünstigt die Entstehung miasmatischer Krankheiten. Wiederholt hat in Catania die Cholera furchtbar gewüthet, während die Malaria im Laufe des Winterhalbjahres nur in der südlichen Vorstadt und auch hier nur in geringer Ausbreitung beobachtet wird. Im Uebrigen zeichnet die Stadt sich unter den sicilischen Städten durch Sauberkeit aus. Die Strassen sind reinlich, mit Lava gepflastert und genügend mit Gas beleuchtet. Das Wasserleitungswasser ist nicht gleichmässig gut, das des Amenano, neben dem Domplatz hervorquellend, gilt für das beste. Häufig werden auch die 3 Quellen des 20 Km. landeinwärts gelegenen Paternò, kochsalzhaltige Eisensäuerlinge in Gebrauch genommen. Es sind dies die Sorgente ferruginosa (Natr. chlor. 0.02, Magn. bic. 0.78, Calc. bic. 0.41, Ferr. bic. 0.42 ‰), die Acqua delle Salinelle (Natr. chlor. 2.20, Calc. bic. 1.32) und die Acqua acidula (Natr. chlor. 1.03, Natr. sulf. 1.26, Natr. bic. 0.46, Magn. bic. 0.90, Calc. bic. 1.26, Ferr. bic. 0.04). An schönen öffentlichen Plätzen besitzt Catania nur den Garten der Villa Bellini, denn die Marina (auch Villa Pacini genannt), welche ebenfalls gute sonnige Sitzplätze hat, erleidet, wie bereits erwähnt, öfters Luftverunreinigungen. In dieser Beziehung steht Catania dem durch seinen Gartenschmuck berühmten Palermo bei weitem nach. In Catania so gut wie in Palermo giebt es stürmische Winter und relativ windstille. Wer aus fernem Norden kommend einen schlechten Jahrgang trifft, bedauert die weite Reise und zieht sich grollend an die zwar kühlere aber windgeschütztere und in socialer Beziehung weit vorgeschrittene Riviera zurück. In guten Wintern ist Catania eine vortreffliche Winterstation für Nervenkranke der verschiedensten Art, und auch bei chronischen Katarrhen, Emphysem, Bronchialasthma, beginnender oder stationärer Phthise können bei Kranken, bei welchen mässig bewegte Luft nicht geradezu contraindicirt ist, gute Erfolge erzielt werden.

Wer eine grössere Seereise vorzieht kann mit den Schiffen der Comp. gén. transatl. von Marseille aus in 6¼ Tag, von Genua in 4¾ Tag Catania erreichen. Von Neapel dauert die Ueberfahrt nach Messina 19½ St. Wer eine Seereise scheut fahrt von Neapel mit der Eb. über Salerno und Metaponto in 19½ St. nach Reggio. Die Ueberfahrt von hier nach Messina dauert eine Stunde. Von Messina nach Catania braucht man im Schnellzug 2¼, im gewöhnlichen Zug 3½—4½ St. — Unterkunft findet man in dem Grand' Albergo di Catania (Pens. 12 L.), woselbst viele Südzimmer, das Albergo centrale und die sonstigen Hotels sind für Kranke wenig empfehlenswerth. Wirklich gute Privatwohnungen sind schwer aufzutreiben. Die Nähe des Giardino Bellini ist stets dabei sehr erwünscht. Zeitweise befindet sich ein deutscher oder schweizer Arzt im Grand'Albergo. Kurzeit von Mitte November bis Ende März. Litt.: Veraguth 78.

Cauterets, französisches Städtchen mit 1800 Einw., 932 m., in einem eng gewundenen, von hohen Bergen eingeschlossenen, von einem Bach durchströmten Pyrenäenthale (Vallée du gave de Cauterets). Das Sommerklima ist nasskalt; besonders sind die Morgen- und Abendstunden kühl und neblig. Es entspringen hier zahlreiche (25) sehr ergiebige aber sehr schwach mineralisirte *warme Schwefelnatriumquellen* (Temp. 25—60° C.). Neben 0.01—0.02 Schwefelnatrium enthalten sie noch 0.03—0.74 Kochsalz und relativ viel Kieselsäure, kieselsaures Natron und kieselsauren Kalk (0.01—0.12‰). Zur Trinkkur gegen chronischen Katarrh des Larynx und der Bronchien und zu Gargarismen bei Pharyngitis und Laryngitis wird meist die Source Raillière chaude (Natr. sulfurat. 0.015, Natr. chlor. 0.06; Temp. 39.4° C.) benutzt. Bei Störungen in den gastrischen Organen gebraucht man die S. Mauhourat, welche nur Spuren von Schwefelnatrium enthält (Natr. chlor. 0.007, Natr. bic. 0.02; Temp. 41.7° C.), zur Inhalation meistens die Source de César und die S. des Espagnols. Die sonst aufgestellten feineren Differenzen in den Quellenbestandtheilen, und die darauf gegründeten Indicationen z. B. gegen Spermatorrhoe der Hengste gehören in das Gebiet der Komik.

Von Ebst. Lourdes (Lin. Toulouse-Pau-Bayonne) führt eine Zweigb. (21 Km.) in 40—50 Min. nach Pierrefitte. Die Bahn von hier bis C. (10 Km.) ist im Bau begriffen. Einstweilen Verbind. durch Hotel-Omnibusse und Wagen (14 fr.). Unterkunft in mehr wie 12 Hotels; die vornehmsten am Boulevard (Continental, d'Angleterre etc.), die andern in der Stadt (Paris, du Parc, de la Paix etc.). Ausserdem zahlreiche Privatwohnungen. Hohe Preise (Z. 6—10 fr.). 9 Kur-Etablissements, 10 Aerzte; Frequenz: 6000, meist Spanier, Engländer und Franzosen; Saison Mitte Mai bis Anf. October.

Celerina, Ortschaft im Kanton Graubünden im Oberengadin, 1724 m., welche so wie das darangrenzende durch den Schlatteinbach davon getrennte Cresta als *Höhenkurort* benutzt werden kann. Beide Orte liegen inmitten eines sonnigen Wiesengrundes, doch kann man in 10—15 Min. das einigermassen bewaldete Innufer und weiterhin auf schattigem Waldwege in $^1/_2$ Stunde St. Moritz erreichen, als dessen Vororte Celerina und Cresta angesehen werden können.

C. ist von Chur über Churwalden und den Julierpass 13, über Thusis und den Julierpass 14 Postst. entfernt. Unterkunft im Hotel mit 40 B. (Pens. mit Z. von 8 fr. an). Arzt am Ort.

Cette, unsaubere südfranzösische Handelsstadt mit 36 000 Einw., auf einem Hügel zwischen dem Mittelmeergestade und dem Étang de Thau gelegen, mit einem sehr belebten Hafen und stark besuchtem *Seebad.* Guter Badestrand und starker Wellenschlag. Die Temp. des Seewassers steigt im Sommer auf 20—24° C. An festen Bestandtheilen enthält es 37.6 ‰.

Von Marseille nach C. fährt man auf der Eb. $5^1/_2$, auf dem Dampfboot 8 St. — Unterkunft in 6 grosseren Hotels und in Privatwohnungen.

Champel-sur-Arve, schweizer *Wasserheilanstalt* auf einem Hügel nahe bei Genf, 379 m., mit schöner Aussicht auf die Stadt, das Arvethal und den Jura.

Mit der Pferdebahn von Genf nach Carouge erreicht man die Anstalt in 20 Min. Unterkunft in der Kuranstalt. (Kalte und warme Douchen, Schottendouchen, Schwimm- und Dampfbäder, Elektro- und Pneumatotherapie; Behandlung 30, später 25 fr. wöchentl.) oder in den nahe gelegenen Hot. Beau-Séjour (Pens. $7^1/_2$ fr.) und Hot. La Roseraie (Pens. $6^1/_2$ fr. tägl.). 1 Arzt.

Champéry, Dorf im Kanton Wallis, 1034 m., der höchste Punkt des Val d'Illiez, in schöner Lage, ist Centrum für Hochgebirgstouren und wird auch als *klimatischer Sommerkurort* benutzt.

Von Ebst. Monthey (Lin. Le Bouveret-St. Maurice) Post in 3 St. nach Ch. Unterkunft in 2 guten Hotels (Pens. v. 6 fr. an).

Charbonnières, französisches Dorf nordwestlich von Lyon in freundlicher Lage mit einer *erdig-alkalischen Eisenquelle* (Natr. bic. 0.02, Calc. bic. 0.05, Ferr. bic. 0.04), welche von den Bewohnern Lyons häufig benutzt wird.

Ch. ist Ebst. der Lin. Lyon-Montbrison, 9 Km. von Lyon. Etablissement des Bains.

Charélaz, kleine *Wasserheilanstalt* im Kanton Neuchâtel, 430 m., in Seenähe und von einem Park umgeben.

Von den Ebstn. Colombier und Boudry (Lin. Neuchâtel-Yverdon) 20 Min. Kurhaus mit 24 Z. (Pens. 6—8 fr.).

Charlottenbrunn, schlesischer Marktflecken im Kreise Waldenburg mit 1400 Einw., 469 m., in einem nach Südsüdost sich öffnenden tiefen Kessel des Weistrizthales: *klimatischer Sommerkurort* im Besitz von 2 zur Trink- und Badekur benutzten schwachen erdig-alkalischen Eisensäuerlingen, der Elisen- und Charlottenquelle (Natr. bic. 0.27, Magnes. bic. 0.10, Calc. bic. 0.41, Ferr. bic. 0.03, fr. CO^2 372 c.c.; Temp. 6.2° C.). Ausserdem Eselinnenmilch, Ziegenmolke, Kräutersäfte, Douche-, Kohlensäure- und Fichtennadelbäder. Charlottenbrunn hat einen bemerkenswerth wärmeren Sommer wie Reinerz und zählt zu den mässig feuchten Orten. Im Kurort selbst gewährt der mit alten Kastanien besetzte Marktplatz und daran anstossend die Bismarck-Allée einen schattigen Aufenthalt. Ausserdem bietet der Carlshain, den man auf fast ganz beschattetem Wege in 5 Minuten erreicht, eine hübsche urwüchsige, mit vielen Bänken, Hütten und Veranden versehene Parkanlage. Die benachbarten Höhen sind mit Laub- und Nadelholz dicht bewachsen. Lungenkranke, Herzleidende, Schonungsbedürftige finden unter Umständen in Charlottenbrunn einen geeigneten Aufenthalt.

Ch. ist Ebst. der Lin. Dittersbach-Glatz und von Breslau in 3, von Berlin in 8½ St. zu erreichen. Postverbind. zw. Bahnhof und Kurort (2 Km.). Unterkunft in 5 Gasthöfen und in Privathäusern (Z. 10—25 Mk. wöchentl.). 3 Aerzte, 1 Apotheke; Kurzeit vom Mai bis Oct.; Frequenz: 1000. Litt.: Engels 77.

Châteaux d'Oex, aus zerstreut liegenden Häusern bestehendes Dorf im Kanton Waadt, 994 m., als *klimatischer Sommerkurort* sehr beliebt.

Von Bulle (Lin. Romont-Bulle) fährt die Post zweimal tägl. in 4 St., von Aigle (Lin. Montreux-Bex) in 6¾, von Thun durch das Simmenthal in 11 St. nach Châteaux d'Oex. — Unterkunft in 10 Hotels u. Pensionen. Am grössten ist Hotel Berthod mit 78 Z. (Pens. von 5 fr. an).

Der **Chaumont** bei Neuchâtel, der berühmteste Aussichtspunkt des westlichen Jura, wird in seinen ziemlich auf der Höhe gelegenen Gasthäusern, 1128 m., als *klimatischer Sommerkurort* benutzt. Laub- und Nadelholzpflanzungen in der Nähe.

Von Neuchâtel fährt man in 1½ St. hinauf. — P u. T. — Zwei Hotels, das grössere mit 80 Z.

Chésières, *klimatischer Sommerkurort* im Kanton Waadt, 1230 m., in prachtvoller, ziemlich windgeschützter Lage und mit herrlicher Umgebung.

Von Ebst. Aigle (Lin. Montreux-Bex) Post in 3½ St. — P. u T. — Unterkunft im Hotel de Chamossaire mit 128 Z. (Pens. mit Z. 6 fr.) Aerzte in Aigle.

Churwalden, langgestrecktes Dorf im Kanton Graubünden mit 850 Einw., 1240 m., ziemlich in gleicher Höhe wie Klosters und wie dieses *klimatischer Sommerkurort* und Uebergangsstation für Davos (1560 m.) oder das obere Engadin (1800—1850 m.). Das sich nach Nordnordwest öffnende weite Thal der Rabiosa gewährt der Sonne genügenden Zutritt. Der Baumwuchs ist hier noch kräftig; die Thalwände sind auf beiden Seiten mit stattlichen Wäldern bedeckt, und mitten durch das Gehölz ziehen sich Fusswege, auf welchen man zu jeder Tageszeit Schatten findet. Neben seiner beträchtlichen Erhebung über dem Meeresspiegel tritt Churwalden durch Windschutz und Waldesnähe vortheilhaft hervor. Es hat einen mässigwarmen Sommer (Juni bis Aug. 13.44° C.) geringe Tagesschwankungen der Temp., mittlere Feuchtigkeit, geringe Regenmenge, viel Thaufall und wenig Gewitter. Das Trinkwasser ist von bester Beschaffenheit. Nimmt man hinzu, dass neben guter Verpflegung die Einrichtungen zu Bädern, zu Milch- und Molkenkuren vorhanden sind, so ist Churwalden eine empfehlenswerthe Station für Anämische, Katarrhalische und mancherlei Reconvalescenten.

Von Ebst. Chur Post 3mal tägl. nach Ch. in 2 St. (Wagen 20 fr.). — P. u. T. — Unterkunft im Kurhaus mit über 100 B. (Pens. 6–10 fr. mit Z.) und in 5 andern Gasthöfen. Arzt u. Apotheke am Ort. Litt.: Denz 80.

Ciechocinek in Russisch-Polen im Weichselthale, 3 Kil. von der preussischen Grenze, hat 12 mit Gradirwerken und Salzsiedereien verbundene *starke Soolquellen* (Natr. chlor. 18—44 ‰), von denen 6 zu Trink- und Badekuren (Fichtennadel-, Moor- u. Dampfbäder) verwendet werden. Nächstdem Molken und Kumiss.

Von Alexandrowo (Lin. Bromberg-Skierniewice-Warschau) führt eine Zweigb. (6.4 Werst) 6mal tägl. in 11 Min. zum Kurort. Unterkunft in mehreren Hotels, im Kurhause u. in Privatwohnungen. 7 Aerzte, 1 Apotheke; Kurzeit: 20 Mai bis 1. Oct.

Clausthal und das daran stossende nur durch den Zellbach davon getrennte Zellerfeld mit zusammen 14000 Einw., 560 m., sind 2 als Sitz der Berghauptmannschaft wichtige Orte des Oberharzes. Von der Rauheit der Gebirgsluft legt die spärliche Vegetation, das Fehlen der Feld- und Baumfrüchte, beredtes Zeugniss ab. Nur mächtige Tannenwaldungen umschliessen in einer Viertelstunde Entfernung das Wiesenland, ohne indessen den alpinen Charakter des Klimas zu beeinflussen. Trotz flüchtiger Nebel und dem Vorherrschen nasskalter Südwinde ist die Luft oft auffallend trocken. Das Temperaturmittel ist $2^1/_2$° C. niedriger als am Fuss des Gebirges. Tiefgehende Gewitter und Regengüsse sind im Sommer häufig. Die Reinheit der Luft kann vorübergehend durch Hüttendämpfe beeinträchtigt werden. Die den Stoffwechsel kräftig anspornende Wirkung des Klimas kann bei abgehärteten Personen und reizlosen Subjecten mit Vortheil benutzt werden und Solchen mag Clausthal als *Sommerfrische* dienen. Saubere Badeanstalt der Knappschaft mit Fichtennadel- und Dampfbädern.

Von Ebst. Langelsheim (Lin. Vienenburg-Seesen) führt eine Zweigb. in 1 St. nach Clausthal, von Ebst. Osterode (Lin. Seesen-Herzberg) erreicht man Cl. mit der Post in $1^3/_4$ St., v. Ebst. Andreasberg (Lin. Scharzfeld-Andreasberg) ebenso in 3 St. — Unterkunft in 4 Gasthöfen, 4 Aerzte, 2 Apotheken; Kurzeit v. 1. Juni bis 15. Sept.

Cleve, Stadt mit 10000 Einw., am Niederrhein, 55 m., nahe der holländischen Grenze. Auf hügligem Terrain und mit waldreicher Umgebung anmuthig gelegen, hat der Ort ein äquables, von der Nordsee beeinflusstes feuchtwarmes Klima. Das im Thiergarten in der Nähe der Stadt befindliche stattliche Friedrich Wilhelms-Bad, im Besitz einer Actien-Gesellschaft ist *Wasserheilanstalt* und bietet dabei Gelegenheit zu Mineral- und Dampfbädern, zur Gymnastik, zu Inhalationen, zur Elektrotherapie und zu Kuren mit Milch, Molken, Trauben und Kräutersäften. Auch kommt eine dort entspringende erdig-salinische Eisenquelle zur Mitbenutzung.

C. ist Ebst. der Lin. Cöln-Goch-Zevenaar. Unterkunft in den beiden der Actien-Gesellsch. gehör. u. 4 sonstigen Hotels (Pens. 5 M. tägl. Z. v. 2 M. an). Kurtaxe 5 Mk. 8 Aerzte, 4 Apotheken; Kurzeit im Hotel Stirum vom 1. März bis 31. Oct., im Badhotel während des ganzen Jahres.

Colberg, pommersche Hafenstadt (früher Festung) mit 16500 Einw. an der Mündung der Persante in die Ostsee, ist *gleichzeitig Seebad und Soolbad*. Das Sommerklima ist kühl (16.8° C.), mittelfeucht (rel. Feucht. 74 %) und windreich. Für die öffentliche Hygiene ist durch Kanalisation und Wasserleitung mit tadelfreiem Trinkwasser gut gesorgt. Der eigentliche Badeplatz ist die nur durch die Dünen und den Strandpark vom Meere getrennte Vorstadt Colbergermünde. Der Strand ist feinsandig und steinfrei, der Wellenschlag meist ziemlich lebhaft. Die beiden für die Geschlechter getrennten Seebadeanstalten gehören der Stadt, und werden von dieser verwaltet. Die Anstalt für warme Seebäder befindet sich in den Anlagen am Strandschloss. Die 5 Soolquellen enthalten 20—50 pro mille Chlornatrium (Wilhelmsquelle 21, Marktsoole 33, Zellenberger und Münderfeldquelle je 40, Salinensoole 44 ‰), 0.6—1.8 Chlormagnesium und 1.5—4.4 ‰ Chlorcalcium. Die Salinenquelle und die Münderfeldquelle werden mit kohlensaurem Wasser gemischt auch zur Trinkkur benutzt. Es existiren 3 in Privatbesitz befindliche Soolbadeanstalten und 2 Kurhospitäler, ein christliches unter dem Namen Siloah und ein jüdisches. Die Möglichkeit von den milderen Soolbädern zu den stärker roborirenden Seebädern überzugehen begründet einen Vorzug Colbergs bei der Behandlung zarterer Constitutionen, insbesondere der Frauen und Kinder.

Man erreicht C. auf der Eb. von Berlin in 7, von Stettin in 7, von Danzig in 6 St. Unterkunft: 3 Gasthöfe in der Stadt, 4 auf der Münde, 1 zwischen Stadt u. Münde. Privatwohnungen zur Auswahl in der Münde (Wohnung für 1 Fam. 30—50, Pens. für die Pers. 90—120 Mk. monatl.). 11 Aerzte, 3 Apotheken; Kurzeit von Ende Mai bis Ende Sept., Seebäder vom 15. Juni an; Frequenz: 7000. Litt.: Behrend 60; Fresenius 82; Hirschfeld 84; Janke 84.

Comano, südtiroler Dorf in Judicarien im Sarcathal, 5 St. von Trient, unterhalb dessen, 365 m., die Bagni di Comano mit einer 28.5° C. *warmen indifferenten Quelle,* der Acqua della Rogna (Krätzquelle) sich befinden.

Von Ebst. Trient (Lin. Bozen-Verona) 28 Km., Post 2mal tägl. nach C.; von Riva am Gardasee 30 Km. — Unterkunft im Kurhaus (Pens. mit Z. 3 fl. tägl.). Arzt anwesend; Kurzeit: 15. Mai bis 15. Sept. Litt.: Zaniboni 68, 70; Guadagnini 72.

Constantinopel (Stambul), die Hauptstadt des türkischen Reichs mit 660000 Einw. liegt unterm 41° nördl. Br. an den Ufern des Bosporus, der hier eine tiefe Bucht, das „goldene Horn“, bildet. An beiden Ufern dieser Bucht dehnt die Stadt sich aus, und zwar befindet sich ihr grösserer Theil, die Türkenquartiere, an ihrem südwestlichen Ufer, während am nordwestlichen, den Vorstädten Pera und Galata die Fremden ihren Wohnsitz aufgeschlagen haben. Hierzu treten die auf asiatischem Ufer befindlichen Ortschaften Skutari und Kadiköi. Was nun das Klima anbetrifft, so sind die Nordwinde, welche vom schwarzen Meere her durch den Bosporus gegen Constantinopel vordringen, entschieden die häufigeren. Man zählt jährlich deren 243 auf nur 122 Südwinde. Dieses Vorherrschen der Nordwinde macht die Winter härter, die Sommer kühler als man es nach dem Breitengrade erwarten sollte. Die 3 Wintermonate sind durch starke Temperaturschwankungen ausgezeichnet. Das absolute Min. des Jan. ist —8.2°, sein Max. 16.8° C., der Febr. tritt mit einem Min. von —7.4 und einem Max. 24.7° C. auf und im März 1880 hatte man noch ein Min. von —8.0°. Der Frühling ist durch häufige Stürme ausgezeichnet, der Sommer ist trocken und heiss (mittlere Temp. 22.5° C.) aber doch noch immer durch Nordwinde gemässigt. Der Herbst ist meistens recht schön, kann aber doch unangenehme Uberraschungen bereiten[1]). Das plötzliche Eintreten des Südwindes bewirkt manchmal ein Steigen des Thermometers um 10° und gleichzeitig starke nervöse Depression. Das Temp.-Mittel des Jahres ist 14.3° C., der mittl. Luftdruck im Meeresniveau ist 761.90, die Extreme 780.6 und 736.1; die mittlere jährliche Regenmenge ist 711 mm., die Zahl der jährlichen Regentage ist 82. Der Gesundheitszustand der Stadt hat sich seit den grossen Bränden von 1865 und 1866 durch Verbreiterung und Verbesserung der Strassen, hauptsächlich aber durch Anlegung der Wasserleitung aus dem Dorfe Belgrad, bedeutend gebessert, wenn auch das erbärmliche Pflaster der engeren Gassen zu Staub, Schmutz und Verun reinigungen der Luft reichliche Veranlassung giebt. Im Juli und August sind Diarhöen, Dyssenterie und begleitende Hepatitis sehr gewöhnlich. Die Cholera ist in Constantinopel nur in mässiger Verbreitung aufgetreten. Im Winter sind Diphtherie, Bronchitis, Pneumonien und Rheumatismus mit Herzaffectionen recht häufig. Phthisis ist stark verbreitet. Unter den akuten Exanthemen sind die Pocken am meisten gefürchtet.

Litt.: Armand 73; Lombard 79; Hann, Meteorolog. Zeitschr. 87.

Contrexéville, französisches Vogesendorf am Fusse der Monts Faucilles, 350 m., welches *3 erdige Mineralquellen* mit einem Beigehalt von Glaubersalz besitzt. Es sind die zur Trinkkur benutzte Pavillonquelle (Natr. sulf. 0.24, Calc. sulf. 1.12, Calc. bic. 0.45, fr. CO_2 59 c.c.; Temp. 10°) und die nur zu Bädern und Douchen benutzten Badequelle und Source du Quai. Das Sommerklima ist kühl und veränderlich. Nieren- und Blasenleiden sind die gewöhnliche Indication, nächstdem Arthritis.

C. ist Ebst. der Lin. Nancy-Mirecourt-Dijon. — Unterkunft in 12 Hotels (de l'Établissement des Bains etc.) u. in zahlreichen Maisons meublées. 10 Aerzte; Kurzeit: Anf. Juni bis Mitte Sept.

Corfu, die Hauptstadt der gleichnamigen griechischen Insel, mit 25000 Einw., liegt unterm 39° 37′ nördl. Breite, also etwa 1½ Grad südlicher wie Neapel und Constantinopel. Sie kann als *klimatischer Winterkurort* in Frage kommen. Nach Norden steht sie unter dem Schutz einer von Ost nach West streichenden 800—900 Meter hohen Gebirgskette. Ein weniger guter Windschutz gegen die Südwinde wird durch eine im Süden der Stadt befindliche Erhebung, deren höchster Punkt der Monte Deca (580 m.) ist, hergestellt. Gegen Osten erheben sich jenseits des Kanals, der Corfu vom Festlande trennt, die Berge

[1]) In der zweiten Novemberwoche 1888 traf ich in Constantinopel bei einer Tagestemperatur von 5—10° C. starken Schneefall.

von Epirus. Südöstliche Luftströmungen, bisweilen zum Sturm sich steigernd, sind während des grössten Theils des Jahres vorwiegend. Strömungen aus Norden, von plötzlicher Kälte begleitet, werden etwa neunmal im Winter notirt, dagegen stellt sich im Hochsommer ein erfrischender Nordwest und Nord ziemlich häufig ein. Das Winterklima ist im allgemeinen warm, denn das Temp.-Mittel steht mit 10.7° zwischen dem der Riviera (9.9°) und dem von Ajaccio (11.2°). Das Minimum der Temp. liegt zwischen Mitte Jan. und Mitte Febr., aber schon gegen den Schluss dieser Periode ist es oft recht warm (März 11.9, April 15.6°). Die regelmässige Wärmezunahme wird übrigens häufig Anfang März durch einen jähen Kälterückfall unterbrochen. Im September mit Eintritt der ersten starken Regenfälle sinkt die Temp. rasch bis zum December, wo ein Stillstand, ja bisweilen sogar eine Wärmesteigerung bemerklich wird. Es tritt dann eine Reihe freundlicher windstiller Tage, die sog. „Eisvogeltage" ein. In den Monaten Jan., Febr. und März ist auch der Barometerstand oft starken Schwankungen unterworfen. Die Feuchtigkeit der Luft (79 % im Wintermittel) ist hoch und nähert sich der von Ajaccio. Im Gebiete der Winterregen gelegen hat Corfu die grösste Menge seiner Niederschläge in der Zeit von October bis März; die 3 Wintermonate haben 40 Regentage. Am häufigsten tritt während des Scirocco reichlicher warmer Regen ein, aber auch beim Umschlagen des Scirocco in Nordost und in Begleitung der sehr häufigen und heftigen Gewitter kommen plötzliche, bisweilen 24 Stunden anhaltende Regengüsse vor. Der trockene sicilianische Scirocco ist auf Corfu unbekannt. Das Regenmaximum fällt in die zweite Hälfte des November. Um diese Zeit verbinden sich mit einzelnen heftigen Niederschlägen wohl auch Nebel, welche dann die ganze Insel auf 3—4 Tage einhüllen. Schnee fällt auf Corfu selten und schmilzt sehr bald wieder, aber auf den albanischen Bergen tritt stets im November Schneefall ein, und diese bleiben dann bis in den Mai hinein mit Schnee bedeckt. Anfang März findet die relativ trockenste Periode des Winterhalbjahres statt. Von da ab nimmt die Regenmenge bis Mitte Juli, wo sie ihr Minimum erreicht, stetig ab. Vom 20. Juli bis 18. August ist meist regenlose Zeit. Als Vorboten des regenreichen Herbstes treten gegen Mitte August vereinzelte Gewitterregen auf. Manche Jahre zeichnen sich durch anhaltend milde Witterung aus, aber oft tritt die Veränderlichkeit des Klimas so scharf hervor, dass *Hennen,* welcher mehrere Jahre auf Corfu verlebte, darauf hin sein ungünstiges Urtheil über die Insel im Vergleich mit

Italien gefällt hat. Die geologische Grundlage ist der Kalkstein, die charakteristische Pflanze und der Reichthum des Landes aber der Oelbaum, der sich hier zu überraschender Schönheit entfaltet. Anfang März herrscht bereits ein vollständiger Frühling mit dem schönsten Blumenteppich. Im April reifen die Kirschen; Agrumen und alle subtropischen Gewächse gedeihen in üppiger Fülle. Was die sanitären Verhältnisse betrifft, so wiegen im Winter wie bei uns Krankheiten der respiratorischen Organe vor, gegen den Sommer hin stellen sich gastrisch-biliöse Fieber, im August und September in der südlichen Vorstadt einzelne Malariafälle, seltener Typhus ein. Phthisiker fand ich im Spitale von Corfu in beträchtlicher Anzahl, doch tragen hierbei jedenfalls die jämmerlichen Ernährungs- und Wohnungsverhältnisse der Dorfbewohner die Hauptschuld. Für schwere Brustkranke ist der Kalkstaub und die nicht selten hervortretende Veränderlichkeit des Klimas bedenklich; ja selbst für alle empfindlichen zu Katarrhen und Rheumatismen neigenden Personen gilt dasselbe. Wer weniger anfällig ist, dem wird ein Winteraufenthalt in dieser feuchtwarmen Luft recht behaglich sein, um so mehr, wenn er an dem lebhaften Treiben der alle Nationen vereinigenden Hafenstadt Interesse findet, und wenn er im Stande ist Wanderungen durch die Insel anzutreten, wo, bei absoluter Sicherheit der Person, hochgradige Naturgenüsse ihn erwarten. Für den Hypochonder, den leichten Melancholiker, für den durch Schicksalsschläge Geprüften scheint diese Insel wie geschaffen zu sein. Sehr Reizbare gerathen in Angst durch die zahlreichen Winter-Gewitter, und hochgradig Nervöse, welche weniger gut zu Fusse sind und zumeist auf die Stadt selbst angewiesen sind, werden durch das unruhige Treiben der Menge leicht belästigt.

Von Triest (478 Seemeilen) fahren die Lloyddampfer einmal wöchentl. (I. Kajüte 112, II. Kaj. 82 Mark) in 50 St., von Brindisi ebenso (I. Kaj. 30, II. Kaj. 21 Mark) in 12 St. nach Corfu. Auch gehen öfters Dampfer der ital. u. griech. Gesellsch. von Brindisi nach Corfu. Unterkunft in 2 Hotels mit recht mässiger Verpflegung (Pens. 8—10 fr.). Mehrere griech. Aerzte und Apotheken. Deutscher Consul. — Litt.: Botta 23; Hennen 30; Unger 62; Landerer 62; Winternitz 64; Haurowitz 70; A. Mommsen 76; Haeckel 77; H. Reimer 80; Partsch 84, 87.

Cornigliano, italienische Fischerstadt mit 4000 Einw., 5 Kilometer westlich von Genua, zur *Uebergangsstation für Frühling und Herbst* gut geeignet, als eigentliche Winterstation aber wegen des freien Zutritts des Nordost den viel besuchten Winterkurorten der Riviera gegenüber zurückstehend. Gegen den Sommer hin und im Herbst dient Cornigliano mit seinen freundlichen Landhäusern als Villeggiatur und *Seebad.*

Von Genua braucht der Dampfwagen 15, die Pferdebahn 45 Min. bis C. — Gute Unterkunft in der schon seit langem wohl renommirten Villa Rachel mit schönem Garten (Pens. 8 Lire tägl.).

Coserow, pommersches Kirchdorf mit 400 Einw. und einfaches *Seebad* auf der zwischen der Ostsee und dem Achterwasser befindlichen Landzunge der Insel Usedom. In 10 Min. Entfernung erhebt sich der etwa 60 Meter hohe Streckelberg, der beste Aussichtspunkt der Insel. Auf seinem Rücken und an seinem Fusse ziehen sich Waldungen von Laub- und Nadelholz hin, an seinem westlichen Abhange, 20 Min. vom Orte sind am Strande Badehütten aufgeschlagen. Sandiger Badegrund.

Von Ebst. Züssow (Lin. Pasewalk-Stralsund) führt eine Zweigbahn in 50 Min. nach Wolgast, von wo Coserow noch 15 Km. entfernt ist. Die Entfernung von Zinnowitz beträgt 7, von Heringsdorf 12 Km. Unterkunft im Gasthaus (Stadt Vineta) und in den Häusern des Dorfs. Aerzte in den benachbarten Badeorten und in Wolgast.

Crampas, Fischerdorf und *Seebad* an der Ostseite der Insel Rügen auf der Halbinsel Jasmund. Der Fahrenberg trennt es von dem benachbarten, gleichwerthigen Sassnitz.

Cransac, französisches Dorf im industriereichen Aveyron-Département mit *5 gypshaltigen Bitterquellen* (Natr. sulf. 0.1—0.5, Magn. sulf. 0.3—3.7‰), welche an Ort und Stelle kurgemäss getrunken und viel versendet werden.

C. ist Ebst. zwischen Capdenac (22 Km.) und Rodez (Lin. Limoges-Béziers).

Cranz, (Cranzkuhren), ostpreussisches Dorf mit 1000 Einw. an der Nordküste Samlands und am Südende der kurischen Nehrung, ein besonders von Königsberg aus viel besuchtes *Ostseebad.* Der Strand ist feinsandig und bietet anmuthige Spazierwege. Der Wellenschlag ist bei vorherrschend nördlichen Winden recht kräftig. Der Salzgehalt des Seewassers beträgt aber hier nur 7 pro mille. Gute Einrichtungen für kalte und warme, für Douche-, Sool- und Stahlbäder.

Von Königsberg Eb.-Verbind. mit Cranz (28 Km.) 4mal tägl. in 1 St. 10 Min. — Unterkunft im Ostseehotel. Wohnungen im grossen Logirhause und in Privathäusern (Pens. von 4½ Mk. an). Arzt u. Apotheke am Ort; Kurzeit vom 15. Juni bis 20. Sept.; Frequenz: 3500. Litt.: Thomas 84.

Cronthal, Kuranstalt in der Provinz Nassau, 160 m., am südlichen Fusse des Taunus mit *2 kohlensäurereichen Kochsalzwässern* mit etwas Eisen, dem Apollinisbrunnen (Natr. chlor. 3.54, Calc. carb. 0.66, Ferr. bic. 0.01, fr. CO_2 1049 c.c.; Temp. 16°) und der schwächeren Wilhelmsquelle (Natr. chlor. 1.69, Calc. carb. 0.41, Ferr. bic. 0.03, fr. CO_2 1258 c.c.; Temp. 14°). Der Versandt der dem Kissinger Maxbrunnen sehr nahe stehenden Apollinisquelle beträgt mehr wie 4 Millionen Krüge jährlich, wovon die Hälfte nach England und Amerika gehen. Frischer wie Soden oder Wiesbaden ist doch das Klima im ganzen milde, und macht es zu Kuren gegen Magen- und Lungenkatarrhe ganz geeignet. Im Badehause können auch Mineral- und Gasbäder genommen werden.

Von Ebst. Cronberg (Lin. Frankfurt a/M.-Cronberg) ist Cronthal im Wagen 20, von Soden ebenso 40 Min. entfernt. — Unterkunft im Kurhause (Pens. 4½ Mk. tägl.). — 3 Aerzte, 1 Apotheke im nahen Cronberg. Kurzeit: 1. Mai bis 1. Oct.; Frequenz: 600. — Litt.: Grossmann 87.

Cudowa, Kurort in der Grafschaft Glatz, 400 m., in einer am Südwestabhange der Heuscheuer gelegenen nach Westen offenen Thalmulde mit *4 kohlensäurereichen alkalischen Eisenquellen.* Neben ihrem beachtenswerthen Gehalt an doppeltkohlensaurem Natron führen sie etwas Glaubersalz und eine geringe Menge von Arsenik. Zur Trinkkur benutzt man die Trink- oder Eugenquelle (Ferr. bic. 0.06, Natr. bic. 1.29, Calc. bic. 0.58, Natr. sulf. 0.30, Ferr. arsenicic. oxydul. 0.0025‰, freie CO_2 1200 c.c., Temp. 11° C.) und die neue Quelle (Ferr. bic. 0.04, Natr. bic. 0.70, Calc. bic. 0.65, Magnes. bic. 0.20, Lith. bic. 0.018), welche fast arsenfrei ist, dagegen mehr erdige Bestandtheile und ein wenig Lithion enthält. — Zu Bädern dienen der Oberbrunnen und die Gasquelle. Gegen Nord- und Ostwinde durch bewaldete Höhenzüge gut geschützt hat Cudowa ein windstilles, äquables, ziemlich feuchtes Klima. Vergleicht man Cudowa's Quellen mit denen der hervorragendsten Eisenwässer Deutschlands, so sieht man, dass es Schwalbach, Driburg und Pyrmont gegenüber nur die Hälfte an Eisen besitzt, an freier Kohlensäure ihnen sehr nahe steht. Der Natrongehalt ist relativ bedeutend und übertrifft den von Franzensbad, während bezüglich der Glaubersalzmenge Cudowa nur mit den Kniebisbädern auf einer Stufe steht. Die Kohlensäure, welche nur locker gebunden ist, leicht entweicht und in den durch Warmwasserzusatz erwärmten Bädern lebhaft perlt, wird auch zu trocknen Gasbädern benutzt. Ausserdem hat man Moorbäder aus einem fast 7 Procent Eisenvitriol enthaltenden Moor, vortreffliche Dampfbäder und Douchen sowie eine Molkenanstalt. Die Hauptwirkung der Quellen gegen Chlorose und Anämie wird nach *Jacob* durch den im Liter 1—1½ Milligramm betragenden Arsengehalt wesentlich erhöht. Er sah auch die Acne Chlorotischer unter dem Gebrauch der Trinkkur zuerst erheblich zunehmen, um nach Vollendung der Kur gänzlich zu heilen. Ausser den auf anämischer Basis ruhenden Neurosen (Hysterie, Neurasthenie, Neuralgien) wurden Chorea und selbst Tabes mit Erfolg behandelt. *Scholz* beobachtete, dass Cudowa bei gewissen Formen von Herzkrankheit denselben günstigen Einfluss habe, den *Beneke* von den kohlensäurereichen Thermalsoolen (Nauheim) constatirte. Die Bäder hatten bei Compensationsstörungen eine dem Digitalisgebrauch ähnliche Wirkung, indem sie die Herzaction herabsetzten und den Muskeltonus erhöhten. Auch die bei Integrität des Herzmuskels vorkommenden Neurosen (Angina pectoris, Morb. Basedow) wurden mit Glück behandelt. Gegen Uterinleiden und chronische Exsudate in den Gelenken dienen vorzugsweise Moorbäder und Douchen.

Von Ebst. Nachod (Lin. Braunau-Chotzen) ist C. nur 7 Km. oder 40 Min. Fahrzeit entfernt. Droschken am Bahnhof. Von Ebst. Starkotsch (Lin. Liebau-Pardubitz-Deutschbrod) beträgt die Entfernung 18 Km. oder 1½ Fahrst. Von Ebst. Glatz (40 Km.) geht zweimal tägl. die Post in 5½ St. nach C. — P. u. T. — Unterkunft in 5 Hotels (Pens. 3—10 Mk. tägl.) und in Privatwohnungen (1 Z. 6—30 Mk. wöchentl.). 3 Aerzte, 1 Apotheke; Kurzeit: 1. Mai bis Ende Oct. Frequenz: 1200. Litt.: Scholz 78, 82; Wehse 85; Jacob 86.

Cuxhaven bei Ritzebüttel, hamburgischer Marktflecken mit 3000 Einwohnern und *Nordseebad* am linken Ufer der Elbmündung, da wo sich das Süsswasser mit dem Seewasser mischt. Reich bewegtes Seeleben. Schwacher Wellenschlag. Geeignete Einrichtungen für warme Bäder. Die Badestelle für offene Seebäder ist 20 Minuten nördlich den Deich entlang bei Grimmershörn, wo die Badekarren aufgestellt sind.

Mittelst Eb. ist C von Hamburg 2¾, von Bremen 4½ St. entfernt. Mit dem Dampfboot braucht man von Hamburg 6—7 St. Von Geestemünde geht 2mal tägl. eine Post in 5½ St. nach C. — Unterkunft in 5 Hotels (Pens. 4—6 Mk. tägl.). Bade- u. Wohnhaus mit 24 Z.; 2 Aerzte; Kurzeit: Ende Juni bis Ende Septbr.; Frequenz: 1400.

Czigelka, ungarisches Dorf im Sároser Comitat mit mehreren *jodhaltigen, alkalisch-muriatischen Säuerlingen,* deren wichtigster die stark versendete Ludwigsquelle (Natr. jod. 0.026, Natr. chlor. 3.95, Natr. bic. 10.80) ist.

Dangast, oldenburgisches Dorf und *Nordseebad,* Wilhelmshaven gegenüber, auf der nördlichen Spitze einer sich in den Jadebusen hinein erstreckenden Landzunge. Man badet mittelst Badekutschen, welche zur Fluthzeit in das Wasser geschoben werden. Geringer Wellenschlag aber ein gut eingerichtetes Badehaus für kalte und warme Bäder, gutes Trinkwasser und eine Molkenanstalt. Waldreiche Umgebung.

Von Ebst. Varel (Lin. Oldenburg-Wilhelmshaven ist D. nur 5 Km. entfernt. Unterkunft in 4 Logirhäusern (Z. wöchentl. 7—11, Pension tägl. 2—3½ Mk. Arzt am Ort anwesend, Kurzeit v. 15. Juni bis 15. Sept.; Frequenz: 300.

Därligen, *Sommerfrische* im Kanton Bern, am Thunersee, 565 m., mit Badeanstalt.

Von Interlaken ist D. mittelst der Bödelibahn 10 Min., von Thun mittelst Dampfschiff 1¼ St. entfernt. Unterkunft in 2 Pensionen.

Daruvár, Kurort in Slavonien, im Pozseganer Komitat, Eisenbahn-Station der Linie Barcs—Pakrácz-Lipik, 128 m., besitzt mehrere *indifferente Thermen* von 40—47° C., welche in Bassins und Einzelbädern Anwendung finden. Zugleich Schlammbäder. Zwei Aerzte anwesend.

Davos, Hochalpenthal im Kanton Graubünden mit 2 Ortschaften — Davos Dörfli 1562 m. und Davos am Platz 1556 m. —, der ausgezeichnetste und berufenste Vertreter des Höhenklimas, ein *klimatischer Winterkurort* ersten Ranges, aber auch als *klimatischer Sommerkurort* von Bedeutung. Das Davoser Thal hat die Richtung von Nordost nach Südwest, wird von beiden Seiten von 1000 bis 1200 m. über der Thalsohle sich erhebenden Bergzügen eingefasst und von einem Flüsschen, dem „Davoser Landwasser" bewässert. Beide Ortschaften sind durch eine gute Landstrasse miteinander verbunden. Die Häuser sind im Rücken durch eine nur von unbedeutenden Tobeln unterbrochene Bergwand gegen Nordwinde geschützt, und die meisten von ihnen wenden ihre Front der Sonnenseite zu. Die gegenüberliegende südliche Thalwand ist nicht vollständig geschlossen, sondern wird von einigen Thaleinschnitten unterbrochen, aus welchen Bäche dem Landwasser zueilen. Der erste, und wegen der durch ihn nach Süss im Engadin hinabführenden Poststrasse, wichtigste dieser Einschnitte, das Flülathal, öffnet sich kurz vor Davos-Dörfli, durch den zweiten, breiteren und tieferen, das Dischmathal führt ein Fusssteig über den Scalettapass nach Capella im Oberengadin, der dritte, das Sertigethal, befindet sich erst unterhalb Davos am Platz bei Frauenkirch. Das Jahresmittel der Temperatur ist 2½° C., das Minimum —25°, das Maximum +26°, so dass die Differenz über 50° beträgt. Während die Wärme der 3 Sommermonate im Mittel kaum 12° erreicht, ist das Mittel für die 5 Monate November bis März —5° C. Solch strenger Winter würde den Luftgenuss erheblich beschränken, wenn nicht eine andere Wärmequelle in höchst bemerkenswerther Weise sich geltend machte, nämlich die Stärke der solaren Strahlung. Dieselbe entwickelt sich vom October an progressiv in so hohem Grade, dass die Kranken trotz der niedrigsten Schattentemperatur stundenlang im Freien verweilen können, wobei ihnen gegen Süden geöffnete Veranden wesentlich zu statten kommen. Davos-Dörfli ist dadurch begünstigt, dass wegen der gegenüberliegenden Oeffnung des Dischmathals die Sonne im Hochwinter eine volle Stunde eher sichtbar wird als in Davos am Platz, welches dagegen Nachmittags etwas länger besonnt bleibt. Das Davoser Thal wird von 2 Winden durchstrichen, vom Nordost und von dem von Süden her eindringenden Föhn. Zu ihnen gesellt sich der ebenfalls von Nordost nach Südwest strömende untere oder Thalwind. Während der Nordost meist gutes Wetter bringt und für Kranke ohne Nachtheil ist, kündigt der Föhn Regen oder Schnee an, verursacht kleine Schneeschmelzen und beeinträchtigt leicht das gute Befinden der Kranken. Je früher die Sonne aufgeht und das Thal erwärmt, desto eher erhebt sich auch der Thalwind, im Sommer also schon um 9, im October erst um 11, im Winter selbst erst um 1 Uhr, in der kältesten Jahreszeit ist er sogar oft gar nicht zu spüren. Das ist auch der hauptsächliche Grund, weshalb der Winter in Davos viel windstiller ist wie der Sommer. Von den Seitenthälern giebt nur das Dischmathal bisweilen zu einem Compensationswind Veranlassung, der dann Davos-Dörfli trifft, während Davos am Platz durch einen vorspringenden Berg, das Jacobshorn, gegen diesen Wind geschützt ist. Der sehr verminderte Luftdruck, welcher den wesentlichsten Factor des Davoser Klima bildet, spricht sich in einem mittleren Barometerstand von 630 Mm. (Meeresspiegel 760 Mm.) aus. Das Mittel der relativen Feuchtigkeit ist mit 80% hoch; es setzt sich aber, wie es scheint, aus weit auseinanderliegenden Werthen zusammen, so dass zeitweise die Luft hochgradig feucht, zeitweise recht trocken sein kann. Der absolute Feuchtigkeitsgehalt ist der niedern Temperatur entsprechend im Winter ein sehr niederer. Der an durchschnittlich 158 Tagen im Jahr sich einstellende Niederschlag erreicht eine Höhe von 1100 Mm. Man rechnet auf die Wintersaison (Nov. bis Ende März) 57 Schneetage, auf die Sommersaison (Juni bis Aug.) 35 Regentage. Nebel zeigen sich an einzelnen Tagen im Herbst und Frühling, aber sie verschwinden unter dem Einfluss der Thalwinde schnell; der an sonnenhellen Tagen über dem Landwasser lagernde Nebel pflegt ebenfalls nur einige Stunden anzuhalten. Man kann im Durchschnitt in den 5 Monaten October bis einschl. Februar auf 70 Tage rechnen, an welchen der Kranke 1—4 Stunden lang im Freien sitzen, auf 40 an denen er sich in frischer Luft ergehen kann, und auf weitere 40, an denen er das Zimmer hüten muss. Das sind Alles in Allem meteorologische Vorzüge, welche während des Winters sich kaum irgendwo in den Hochalpen geschweige denn im deutschen Mittelgebirge wiederfinden. Um so vollständiger vor Eintritt des Winters das Einschneien des Kurortes erfolgt, um so gleichmässiger und ungestörter die Schneedecke bis zur Frühlingsschmelze anhält, um so günstiger gestaltet sich die Saison für die Kranken. Ein guter Winter zeigt anhaltende Kälte bei starkem aber nicht häufig wiederkehrendem Schneefall, wenig heftige Winde und viel heitere Tage, ein schlechter dagegen bringt häufiges Thauwetter, öfteren Schneefall und zahlreiche trübe Tage mit sieh. Im Allgemeinen ist nach erfolgtem vollständigen Einschneien eine besondere Erkältungsgefahr für Brustkranke nicht vorhanden. Es ist nicht zu leugnen, dass das stetig fortschreitende Anwachsen des Kurortes die Häuser sehr nahe aneinander gerückt und zur Rauchbelästigung Veranlassung gegeben hat, doch geschieht von Seiten der Verwaltung alles Mögliche zur Abhülfe. Abgesehen von diesem Uebelstande herrscht nach Einschneien der Landschaft vollständige Staubfreiheit und diese sowie der bei constanter Kälte sehr verringerte und fast verschwindende Thalwind, endlich (was nicht zu unterschätzen ist) die Nothwendigkeit für den Kranken sich einer strengeren Lebensart anzupassen, sind die wesentlichsten Vorzüge des Davoser Winters, vorausgesetzt, dass die Patienten sich nicht an dem sehr überhand nehmenden Sport, an Schlittenfahrten, Theatervorstellungen oder nächtlichen Zechgelagen betheiligen. Der Uebergang vom Herbst zum Winter (also Mitte October bis Mitte November) und vom Winter zum Frühjahr, also die beginnende Einschneiung und die grosse Schneeschmelze sind für den Kurgast bedenkliche Zeiten. Kleinere Schneeschmelzen, die im Laufe des Winters vorkommen, wird er durch vorsichtiges Verhalten jederzeit ohne Schaden überwinden können, aber was soll der Patient thun, wenn die eigentliche grosse continuirliche Schneeschmelze eintritt? Soll er dann den Ort verlassen und wo soll er hingehen? Noch vor einem Decennium war es allgemeine Sitte im März Davos zu verlassen um günstigere Orte aufzusuchen. Heutzutage will man von einer solchen Umgehung der Davoser Schneeschmelze nichts mehr wissen, sondern behauptet, dass es für den Kurgast das Beste sei auch während dieser überall im Hochgebirge gefürchteten Zeit auf der Höhe zu bleiben. Dies hat für solche Kranke einen gewissen Sinn, die auch den bevorstehenden Sommer oder sogar nächsten Winter in Davos bleiben wollen. Diese ersparen sich die doppelte Reise und können ihre Kur in Ruhe fortsetzen, indem sie sich sagen müssen, dass März und April nirgendwo angenehme Monate sind. Wer indessen auf eine fortgesetzte Kur verzichtet, für den liegen keine Gründe vor, nicht schon vor eintretender Schneeschmelze einen günstigeren Ort (Gersau, Hertenstein, Montreux, St. Blasien, Badenweiler etc.) aufzusuchen. An den von *Emil Müller* veröffentlichten statistischen Erhebungen über das Vorkommen der Lungenschwindsucht in der Schweiz hat sich Davos nicht betheiligt, doch scheint die Krankheit dort äusserst selten zu sein. Eingeborene Davoser werden selbst bei vortrefflich gebautem Thorax leicht von Phthise ergriffen, wenn sie in das Flachland hinabsteigen. Skrophulose kommt wenig vor. Bronchialkatarrhe, Laryngitis, Pneumonien und Pleuriten sind besonders in den Uebergangsperioden vom Sommer zum Winter und umgekehrt recht häufig. Der Ausgang entzündlicher Lungenleiden in Phthise ist bei den Eingeborenen durchaus ungewöhnlich. Davos ist fast ausschliesslich ein Kurort für Phthisiker, und zwar für solche Phthisiker, deren Constitution die Einwirkung eines so stark tonisirenden Klimas vertragen kann. Bei Personen mit erblicher Anlage zur Phthise und bei phthisischem Habitus ist ein längerer Aufenthalt in Davos ein vorzügliches Prophylacticum und es war deshalb eine sehr zweckmässige Idee dort Erziehungsanstalten ins Leben zu rufen, in denen junge Leute neben der Befestigung ihrer Gesundheit geistig fortgebildet werden. Dieser roborirende Einfluss des Klimas kann auch gegen Skrophulose und Anämie und zur Beschleunigung und Beendigung der Reconvalescenz nach schweren Krankheiten (Typhus, Diphtherie etc.) benutzt werden. Gegen Spitzenkatarrhe und die Residuen pneumonischer und pleuritischer Processe bewährt sich in geeigneten Fällen die Resorptionskraft des Klimas. Patienten, welche bei jedem Witterungswechsel Schnupfen oder Bronchialkatarrhe davontragen, welche oft an Rheumatismen leiden, leicht fiebern, schlecht genährt und dabei wärmebedürftig sind, passen für das Davoser Klima nicht. Bei Complicationen mit Herz- und Nierenleiden, mit Larynx- oder Darmtuberkulose kann natürlich von Davos nicht die Rede sein. Andrerseits giebt es Kranke mit stationärer Phthise, welche trotz umfangreicher Gewebsstörungen noch eine feste Constitution haben, und auch solche können in Davos noch eine Besserung erfahren. Eine wichtige Frage ist die, ob Kranke, welche zu Lungenblutungen disponiren oder schon an solchen gelitten haben, das Höhenklima benutzen können. *R. v. Schlagintweit* berichtet uns in seiner Beschreibung Colorado's, dass in Leadville, 10200 Fuss üb. d. M., Blutspucken bei schwächlichen Personen sehr häufig sei, und dass manche deshalb genöthigt seien nach 8—10 tägigem Aufenthalt den Ort wieder zu verlassen. Aehnliche Erfahrungen wurden von den Luftschifffahrern gemacht, und die Vorsicht gebietet deshalb jedenfalls bei vulnerablem Lungengewebe das Flachland nicht direct mit einer Höhe wie Davos zu vertauschen. Während *Spengler*, *Volland* und *H. Weber* in bereits früher bestandener Haemoptoë keine Gefahr für den Kranken erblicken, stellt *Biermer* nach seiner reichen Erfahrung Neigung zu Lungenblutungen als Gegenanzeige auf. Von Bronchialasthma ohne begleitendes Emphysem wurden von *Spengler* und *Volland* einige günstig verlaufende Fälle berichtet. Um Davos gegen Circulationsstörungen nutzbar zu machen, hat man es nach Anlegung mehr oder weniger sanft ansteigender Wege zum „Terrainkurort" gestempelt, ohne dass bis jetzt darüber Erfahrungen beständen, ob das dortige Klima für Herzkranke geeignet sein dürfte. Davos besitzt eine vollständige Canalisation, welche unterhalb des Orts in das Landwasser mündet, und ist mit elektrischem Licht versehen. Die ärztliche Behandlung der Kranken wird durch vortreffliche Verpflegung, gute Milch und Butter, Veltliner Wein und zweckmässige Bade-Einrichtungen bestens unterstützt.

Reise. Von den Bodenseeorten Lindau und Friedrichshafen erreicht man in $1^1/_4$ St. mittelst Dampfbootes Rorschach und von hier weiter auf der nach Chur führenden Eb. in 3 St. die Station Landquart. Man kann auch mit Vermeidung der Dampfschifffahrt von Lindau aus über Bregenz, Feldkirch und Buchs durch österreich. Gebiet zur Stat. Landquart gelangen, doch ist dies nicht räthlich. Wer bei Basel die Schweiz betritt, braucht von hier über Weesen $6^3/_4$—8 St. bis Landquart. Von Station Landquart fährt im Winterkurs, d. h. vom 15. Sept. bis 15. Juni, die Post früh 10 U. über Küblis, wo Mittag gemacht wird. und kommt in Davos-Dörfli um 5 U. 10 Min., in Davos-Platz 15. Min. später an. Im Sommer, also vom 15. Juni bis 15. Sept., gehen 2 Posten tägl.; die erste um 5 U. 45 Min. Morgens, die zweite um 2 U. 30 Min. Nachmittags. Fahrzeit ebenfalls $6^3/_4$—7 St. Extrapost kostet von Landquart zweispännig 55, dreispännig 80 fr. Eine Eisenbahnlinie Landquart-Davos ist projectirt. — Unterkunft: Davos-Dörfli hat 4, Davos-Platz ca. 20 Hotels mit Pension. Sie sind sämmtlich sehr gut eingerichtet. Die Preise schwanken von 6 bis 12 fr. tagl. für volle Pension incl. Zimmer. — 12 Aerzte u. 2 Apotheken. — Kurzeit während des ganzen Jahres. — Erziehungs-Institute für Knaben u. Mädchen; Unterricht in Musik u. Sprachen; Leihbibliothek; Theater. — Frequenz: 2000.

Deep, kleines pommersches Dorf und einfaches *Ostseebad* zwischen Dievenow und Colberg von Ebst. Treptow an der Rega (Lin. Altdamm-Colberg) 12 Kilometer. Frequenz: 250.

Dieppe, Hafenstadt mit 22 000 Einw. an der Küste der Normandie, ein durch kräftigen Wellenschlag ausgezeichnetes, von Parisern und Engländern viel besuchtes, elegantes *Nordseebad.*

Diessen oder Bayerdiessen, 540 m., grosser, weitläufig gebauter Ort mit ehemaligen Klostergebäuden am südwestlichen Uferrand des Ammersees, eine besonders von München aus besuchte *Sommerfrische* mit Seebädern. Eine Viertelstunde weiter nördlich das kleine Seebad St. Alban.

Von Ebst. Grafrath (Lin. München-Buchloe) 20. Mai bis zum gleichnamigen Ort. Von hier mit Dampfboot auf der Amper in $^1/_2$ St. nach Stegen. Von Stegen mit Dampfboot in $1^1/_4$—2 St. nach Diessen; oder von Ebst. Wilzhofen (Lin. München-Peissenberg) zweimal tägl. Post (12 Km.) in $1^3/_4$ St. nach Diessen. — Unterkunft in 2 Gasthöfen; 2 Aerzte, 1 Apotheke.

Dietenmühle siehe Wiesbaden.

Dievenow, pommersches *Ostseebad*, welches, aus den 3 Stranddörfern: Klein-, Berg- und Ost-Dievenow bestehend, auf einer nach Westen vorspringenden schmalen Landzunge zwischen der Ostsee im Norden und dem zum Fritzower See sich erweiternden Dievenowflüsschen im Süden fast wie auf einer Insel gelegen ist. Den Mittelpunkt des Badelebens bildet Berg-Dievenow mit getrennten Herren- und Damenbädern und einem Warmbade. Der Wellenschlag ist stärker wie in Misdroy und Heringsdorf, während diese durch ihre schönen Waldungen Dievenow übertreffen. Der Badestrand ist stellenweise steinig. Die Badezellen liegen erhöht auf der Düne abseits des Strandes. Das Trinkwasser ist schlecht.

Von Stettin aus erreicht man D. mittelst Dampfschiffs in 5 St.; von Ebst. Greifenberg (Lin. Altdamm-Colberg) Post in 3 St. — Unterkunft in den 3 Gasthöfen von Berg-D., deren einer als Gesellschaftshaus dient (Pension $4^1/_2$ Mk.). Privatlogis in den verschiedenen villenartigen Bauten u. in Fischerhütten. — Post u. Tel. am Ort. — Aerzte u. Soolbad in dem 7 Km. entfernten Cammin; Frequenz: 2000.

Dillenburg, hübsch gelegene in Waldnähe befindliche Stadt mit 4000 Einw. in der Provinz Hessen-Nassau, 230 m., am südlichen Fusse des Westerwaldes: *Sommerfrische.*

D. ist Ebst. der Lin. Deutz-Giessen. — Unterkunft in 3 Gasthöfen und in Privathäusern (Auskunft durch das Bürgermeisteramt); 3 Aerzte, 1 Apotheke.

Der **Dinkholder** Brunnen entspringt in einem engen Seitenthal des rechten Rheinufers $^1/_2$ Stunde oberhalb der kleinen von der Marksburg überragten Stadt Braubach (2000 Einw.). Er ist eine dem Schwalbacher Wasser nahe stehende leicht verdauliche *Eisenquelle* (Ferr. bic. 0.107, Mangan. bic. 0.024, Natr. bic. 0.499, Magn. bic. 0.530, Calc. bic. 0.629, Natr. chlor. 0.053, Natr. sulf. 0.085; fr. CO^2 2.871). Aehnlich nur ärmer an Eisen und Magnesia sind der Eckardsbrunnen und der Salzbrunnen. Ausserdem gute Gelegenheit zu Traubenkuren.

Braubach ist Ebst. zwischen Rüdesheim und Niederlahnstein. Nächste Dampfschiffstation ist Niedersprey; Unterkunft in 3 Gasthöfen (Pens. 3½—4 Mk.); 2 Aerzte, 1 Apotheke.

Dissentis, Marktflecken und *klimatischer Sommerkurort* im Kanton Graubünden, 1150 m., mit einem erdigen Eisensäuerling (Ferr. bicarb. 0.01, Calc. bicarb. 0.22, Magnes. bic. 0.04, freie CO^2 205 c.c.). Schöngelegenes, elegantes Kurhaus mit weithin reichender Aussicht nach beiden Seiten. Der Wald an der nördlichen Berglehne ist über ¼ St. entfernt.

Von Ebst. Chur Post in 8¾, von Ebst. Göschenen (Gotthardbahn) in 5¾, von Andermatt in 4½ St. — Unterkunft im Kurhause (Pens. mit Z. 8—9 fr.) und in 2 anderen Hotels. — Kurzeit vom Juni bis Sept.: Arzt anwesend.

Dittersbach, böhmisches Kirchdorf mit 800 Einw., 333 m., in einem von den imposantesten Felsbildungen des Elb-Sandsteingebirges eingefassten Kessel des Bielathales, welches als stille, angenehme *Sommerfrische* mit Recht beliebt ist.

Von der Dampfschiffstation Herrnskretschen im Wagen (5 fl.) in 2 St. nach D.; von der Ebst. Böhmisch-Kamnitz (Lin. Bodenbach-Warnsdorf) 1½ Fahrst. — Unterkunft in 3 Gasthöfen u. in zahlreichen Privatwohnungen (Z. mit 2 Betten 4—6 fl. wöchentl.) — Anstalt für warme und Fichtennadelbäder; Arzt am Orte.

Divonne, französische *Wasserheilanstalt* im Département Ain dicht an der schweizer Grenze, 470 m., am östlichen Abhange des Jura in schöner waldreicher Umgebung. Geräuschvolles und luxuriöses Badeleben.

Von Genf direct 4 Fahrst. (Wagen 12 fr.), v. Ebst. Coppet (Lin. Genf-Lausanne) 1¼ Fahrst., Wagen am Bahnhof; v. Ebst. Nyon 3mal tägl. Post in 1¼ St. — Elegantes Kurhaus (Z. v. 2 fr. an, Pens. 10 fr.); 2 Aerzte; Sommer- u. Winterkur.

Dizenbach (Ditzenbach), Kuranstalt in Württemberg, im Oberamt Geisslingen, 486 m., am Fuss der schwäbischen Alp, mit einem gasreichen, wohlschmeckenden *erdig-salinischen Säuerling* (Calc. bic. 0.67, Natr. sulf. 0.012).

Von Ebst. Geisslingen Post (13 Km.) zweimal tägl. Post in 2 St. — Kurhaus mit 42 Z. (Pens. mit Z. 3.50—4 M. tägl.). Nächster Arzt in dem ¼ St. entfernten Deggingen.

Dobelbad siehe Tobelbad.

Doberan, mecklenburgische Stadt mit 4000 Einw., bei welchem, 6 Km. entfernt, eines der ältesten *Ostseebäder* (seit 1794), der „heilige Damm“ sich befindet. Ein 3—5 Meter hoher, 25—100 Meter breiter, aus Steinen aufgeschütteter und sehr weit sich hinziehender Damm trennt den zum Seebad benutzten Strand von einem bis Doberan sich erstreckenden, von den anmuthigsten Spazierwegen durchzogenen, herrlichen Buchenwald. Diese schattenreiche Umgebung ist manchen Kranken z. B. Augenkranken besonders angenehm. Um die Seeluft möglichst vollständig geniessen zu können, hat man hufeisenförmig in die See hineinragende Brücken oder Stege angelegt, auf denen die Badegäste umherwandeln können. Das Seewasser hat einen Salzgehalt von 16 ‰ und erreicht eine durchschnittliche Temperatur von 15° im Juli, 16° im August und 13° im September. Der Strand ist feinsandig und die Trennung der Badeplätze für beide Geschlechter musterhaft. Im Badehaus am Damm erhält man warme Seebäder, Douche- und Regenbäder und Schwefeldampfbäder. Von den in Doberan selbst entspringenden Mineralquellen ist gegenwärtig nur eine, eine gasarme, alkalisch-erdige Eisenquelle (Ferr. bic. 0.09, fr. CO_2 47 c.c.) als Trinkquelle in Gebrauch. Ausserdem kommen Molken, fremde Mineralwässer, Sool-, Fichtennadel- und Dampfbäder dort zur Anwendung.

Von Ebst. Doberan (Lin. Rostock-Wismar) fährt man 7mal tägl. mittelst Tertiärbahn in 24 Min. zum heiligen Damm. — Post u. Tel. — Unterkunft in 4 Gasthöfen, im Badehause, Waldhause und in anderen Privathäusern (Z. 1—3 Mk. tägl.). — 3 Aerzte; Kurzeit: 1. Juni bis 30. Septbr.; Frequenz: 2000.

Dombhat siehe Rodna.

Donaueschingen, württembergische Stadt mit 3500 Einw., Residenz des Fürsten von Fürstenberg, 678 m., mit schönem Park und in waldreicher Umgebung: *Sommerfrische* und *Soolbad.* Die Soole, in 2 Badeanstalten verwendet, wird täglich in frischer Füllung von Dürrheim hergeführt. Ausser den mit Dampf erwärmten Soolbädern existiren Dampf-, Douche- und Schwimmbäder.

D. ist Station der Schwarzwaldbahn (von Offenburg 2½, von Singen 1 St. 10 Min. Fahrzeit); Unterkunft in 3 Gasthöfen (Pens. 3½—6 Mk. tägl). 3 Aerzte, 1 Apotheke; Kurzeit: 15. Mai bis Ende Septbr.

Dornburg, weimarisches Landstädtchen an der Saale mit 700 Einw., 225 m., auf steilem Felsen malerisch gelegen mit schönem Hofgarten: *Sommerfrische* mit *Molkenanstalt.*

D. ist Station der Saalthalbahn, von Jena 20 Min. Fahrzeit; Unterkunft in 3 Gasthäusern (Z. 30—40 Mk. monatl.) Arzt u. Apotheke am Ort.

Drei Ähren (Notre Dame des trois épis), Wallfahrtsort mit Kirche in den Vogesen, 617 m., auf einem die Aussicht in das Rheinthal weithin beherrschenden bewaldeten Berge, eine der beliebtesten *Sommerfrischen* des Elsass.

Von Ebst. Türkheim (Lin. Colmar-Münster) zweimal tägl. Omnibus in 2 St. (Einsp. 3.20 Mk.). Ein vielfach abkürzender Fussweg führt durch den Wald hinauf. — Post u. Tel. — Unterkunft in 2 grossen Hotels: 3 Könige mit 70 Z. u. 100 B. u. Trois Épis mit 120 B. (Pens. incl. Z. 28—35 Mk. wöchentl.). Ausserdem zwei kleinere Gasthäuser. Aerzte und Apotheke in Türkheim.

Driburg, westfälisches Städtchen am Teutoburger Walde, ist in einem Thalkessel, 200 m., hübsch und gesund gelegen. Nur 1 Km. davon entfernt befindet sich das gräflich Sierstorpff'sche Bad mit *3 kräftigen erdig-salinischen Stahlquellen:* die Trink- oder Hauptquelle (Ferr. bic. 0.074, Calc. bic. 1.448, Calc. sulf. 1.040, Natr. sulf. 0.361, Magnes. sulf. 0.535; fr. CO_2 1234 c.c.), die der Hauptquelle sehr ähnliche Wiesen- und Badequelle und die Kaiser Wilhelms Stahlquelle (Ferr. bic. 0.043, Calc. bic. 0.632, Calc. sulf. 1.627, Natr. sulf. 0.461; fr. CO_2 1325 c.c.). Hierzu tritt ein *erdiges Wasser,* die 5 Km. südwärts entspringende, aber in Driburg in frischer Füllung benutzte Hersterquelle (Calc. bic. 1.462, Calc. sulf. 1.038, Ferr. bic. 0.23; fr. CO_2 1043 c.c.), und der mittelst der benachbarten Satzer Schwefelquelle gewonnene Schwefelmoorschlamm. Die Stahlquellen Driburg's werden in Trinkkuren (3—6 Becher täglich) und Badekuren (Erwärmung des Wassers nach Schwarz'scher Methode) hauptsächlich gegen Chlorose und Anämie in Verbindung mit Verdauungsstörungen verwendet. Bei Kindern und sehr reizbaren Personen lässt man zuerst die Hersterquelle trinken. Diese, dem Wildunger Wasser ähnlich, hat ihre specielle Indication bei chronischen Katarrhen der Blase und bei Gries- und Steinbildung in den Nieren und der Blase. Die Schwefelschlammbäder endlich werden gegen Arthritis, chronisch-rheumatische Gelenkexsudate, chronische Exantheme, atonische Geschwüre, Uterinleiden und Neuralgien in Gebrauch genommen. Künstliche Soolbäder, Molken und Kumiss vervollständigen den Heilapparat.

D. ist Ebst. der Lin. Holzminden-Altenbeken. Vom Bahnhof zum Bad Omnibus-Verbindung. — Unterkunft: In Driburg 2 Hotels. Die besten Wohnungen befinden sich in den 6 Logirhäusern des Bades (200 Z. zu 6—30 Mk. wöchentl.), sonst auch in Privathäusern. Volle Pension 4½ Mk. tägl. Damenpensionat. — Bäder: 1 Stahlbad 1½, 1 Schwefelmoorbad 2 Mk.; Kurtaxe: für 1 Pers. 12, für 2 Pers. 18, für jede weitere Person 4 Mk mehr. — 3 Aerzte, 1 Apotheke; Kurzeit v. Mitte Mai bis Ende Septbr.; Frequenz: 1200. — Litt.: Hüller 73, 82.

Dürkheim, freundliches Städtchen in der bayrischen Pfalz mit 6000 Einw., 116 m., am westlichen Fusse des Haardtgebirges und am Ausgange des Isenachthales, welches sowohl als *Traubenkurort* wie durch seine mit der Saline Philippsthal verbundenen *Soolquellen* von Bedeutung ist. Von den 8 Quellen sind 2 in Gebrauch: Der Bleichbrunnen (Natr. chlor. 8.88, Calc. chlor. 1.86) und die Maxquelle (Natr. chlor. 12.70, Calc. chlor. 3.03, Lith. chlor. 0.04). Sie eignen sich wegen des starken Gehaltes an Chlorcalcium und der geringen Menge Kohlensäure weniger gut zum Trinken, werden dagegen in 3—4procentigen Bädern mit Zusatz von Mutterlauge oder gradirter Soole gegen Skrophulose, Rheumatismen und Uterinleiden angewendet. Im Herbst werden hier die Gutedel- und Sylvanertrauben in Marktbuden verkauft und kurgemäss verspeist, indem die Kurgäste in den Parkanlagen promeniren. Auch Molkenkur. Ein hübscher Spazierweg führt zu der $^{1}/_{2}$ St. entfernten Limburg und weiter in das Isenachthal hinein auf die interessante Ruine Hartenburg. Eine Plage des Kurortes sind die vielen Rheinschnaken.

D. ist Ebst. der Lin. Monsheim-Neustadt. Unterkunft in 3 Hotels (Pens. $4^{1}/_{2}$—7 Mk.) und in zahlreichen Privathäusern (Z. 1—2 Mk. tägl.). Kurtaxe für 1 Fam. 6 Mk. — Kurzeit: für das Soolbad v. 15. Mai bis Mitte Septbr., für die Traubenkur von Anfang od. Mitte Septbr. bis Anf. November. 4 Aerzte, 2 Apotheken. Frequenz: 600.

Dürrheim, Ort mit 1150 Einw. und *Soolbad* im Grossherzogthum Baden in Verbindung mit der Ludwigssaline (Natr. chlor. 257 $^{0}/_{00}$) und der Kindersoolbadstation Amélie-Bad, zugleich Sommerfrische, 702 m., in der Nähe ausgedehnter Tannenwaldungen. Mittlere Sommertemp. 16.4° C. Zwei gut eingerichtete Bade-Anstalten und ein Dampfbad.

Von Ebst. Marbach (Lin. Offenburg-Singen) zweimal tägl. Post (5 Km.) in $^{1}/_{2}$ St. — Post u. Tel. — Unterkunft im Hot. Saline (Pens. $4^{1}/_{2}$—5 Mk.), in 2 anderen Gasthäusern und in Privathäusern. — Arzt u Apotheke am Ort; Kurzeit: 1. Juni bis 15. Oct.; Frequenz: 550.

Düsternbrook, *Ostseebad* in der Kieler Bucht, mit Kiel durch schöne schattige Promenaden verbunden. Die hübsche Lage, das durch Windschutz milde Klima, der feinsandige Badegrund und gute, meist elegante Bade-Einrichtungen begründen die Beliebtheit dieses Badeortes.

Von Ebst. Kiel 2 Km. (Wagen- u. Dampfschiff-Verbindung). Unterkunft im Hotel Bellevue (Pens. 37 Mk., Z. v. 10 Mk. an wöchentl.), wo auch warme Seebäder zu haben sind u. in Folker's Hotel. — Aerzte u. Apotheken in Kiel.

Eastbourne, elegante von schönen Alleen durchzogene Villenstadt mit 11000 Einw. an der Südküste Englands, $2^{1}/_{2}$ Fahrstunden von London, 1 Stunde von St. Leonards: ein vornehmes *Seebad* mit gutem Sommer- und Herbstklima, aber ohne Windschutz und deshalb als Winteraufenthalt für Kranke nicht verwerthbar.

Eaux-Bonnes, französisches Dorf mit 800 Einw. im Dép. des Basses Pyrénées am Zusammenfluss zweier Bergwässer, der Sourde und des Valentin, in engem wenig besonnten Thale, 748 m., gelegen mit *6 kochsalzhaltigen Schwefelthermen.* Die Morgen und Abende sind sehr kühl und warme Kleidung deshalb unbedingt nothwendig. Unter den Quellen ist die bedeutendste die Source vieille (Natr. sulfurat. 0.02, Natr. chlor. 0.26, Calc. sulfuric. 0.17). Das Hauptmittel bildet die Trinkkur in kleinen Gaben ($^1/_2$—3 Becher), sodann Inhalation, Gurgeln, während nur wenig gebadet wird. Als Heilobjecte gelten Pharyngitis granul., chronische Laryngitis, Bronchitis und Pneumonie.

Von Pau führt eine Zweigbahn (39 Km.) in $1^1/_2$ St. nach Laruns, von wo (6 Km.) Post-Anschluss in 55 Min. nach dem Kurort. — Post u. Tel. — Unterkunft in 11 Hotels und vielen Privathäusern (Z. tägl. 2—10 fr.). — Kurtaxe v. 20. Juni bis 20. Aug. 20, für die übrige Jahreszeit 10 fr., Bäder 1—2 fr. — 11 Aerzte; Hauptsaison: Juli bis Anf. Sept.; Frequenz: 8000.

Eaux-Chaudes, französischer Kurort im Dép. des Basses Pyrénées am rechten Ufer des Gave d'Ossau, 675 m., in enger düsterer Bergschlucht gelegen, mit 7 *Schwefelthermen*, deren Schwefelnatriumgehalt etwas geringer ist wie der von Eaux Bonnes. Während in diesem die Trinkkur die Hauptrolle spielt, wird in Eaux Chaudes fast ausschliesslich gebadet. Man benutzt hauptsächlich die 3 Quellen L'Esquirette, le Rey und le Clot (Temp. 31—36° C.) gegen Rheumatismen und Neuralgien so wie gegen Dysmenorrhoen. Die Quelle Baudot, welche als Nebenbestandtheil etwas Kochsalz (0.11) enthält, wird bei Bronchialkatarrh getrunken.

Von Pau Eisenb. nach Laruns, von wo Post in 1 St. zum Kurort. — Unterkunft in 2 Hotels, im Etablissement thermal und in vielen Privathäusern (Preise wie in Eaux-Bonnes). — 3 Aerzte; Saison: Mitte Juni bis Mitte Sept.; Frequenz: 2000.

Eckerberg, *Wasserheilanstalt* in Pommern, 4 Km. von Stettin, 120 m., auf den sogenannten Rollbergen, am Rande eines Kiefernwaldes, mit vortrefflichem Trinkwasser und guten Bade-Einrichtungen. Römisch-irische Bäder.

Droschken-Verbindung mit Stettin. Sommer- u. Winterkur. Pension incl. Z. 30—45 Mk.

Edenkoben, sehr freundlich gelegenes Städtchen der bayrischen Pfalz mit 5000 Einw., 178 m., am Mühlbach und mitten zwischen Weinbergen, ein wohlgeeigneter *Traubenkurort.* Auch eine schwache Schwefelwasserstoffquelle und eine Badeanstalt mit Douche- und Sprudelbädern ist vorhanden.

E. ist Ebst. der Linie Neustadt-Landau. — Unterkunft in 3 Gasthöfen (Pens. mit Z. $4^1/_2$ Mk.). — 5 Aerzte, 2 Apotheken.

Eggenberg, *Wasserheilanstalt* bei Graz in Steiermark, 360 m., in einer Nische des westwärts sich erhebenden Waldgebirges malerisch gelegen. Unmittelbar bei der Anstalt befindet sich der den Kurgästen geöffnete gräflich Herberstein'sche Schlosspark.

Von Graz Omnibus in 20 Min., von der Südbahnstat. Graz 10 Min. Fahrzeit. Pension incl. Z. u. Kur 22—28 fl. wöchentlich; Kurzeit: 1. Mai bis Ende October.

Eichwald, böhmisches Dorf mit 1300 Einw., 375 m., in einer nach Süden geöffneten zum Kamm des Gebirges sich hinaufziehenden Thalschlucht. Der Reiz der Gegend, welche dem Wanderer die lohnendsten Ausflüge theils in die fruchtbare Ebene, theils in die benachbarten Bergreviere (Schweissjäger, Graupen, Mückenthürmchen, Geyersburg) eröffnet, hat den Ort zu einer beliebten *Sommerfrische* gemacht, wozu er besonders gern von den Teplitzer Kurgästen als Nachkur benutzt wird. *Zwei Wasserheilanstalten.*

E. liegt $^3/_4$ Fahrst. nördlich von Teplitz, von wo 9mal tägl. Omnibus-Verbind. — Unterkunft: Hot. Waldesruh (Pens. incl. Z. 3 fl. wöchentl.), Villa Rosa u. A.; Brecher'sche Wasserheilanst. (monatl. ca. 100 fl.), Kurzeit: 1. Mai bis 30. Sept.; Theresienbad im obersten Theile des Orts mit Hydrotherapie, Fichtennadelbädern, künstl. Mineral- u. Moorbädern. Molken, Inhalationen (Pens. mit Z. wöchentl. 18—30, monatl. 60—100 fl.); Winterkur vom 15. Sept. bis 15. April.

Eilsen im Fürstenthum Schaumburg-Lippe in einem nach Süden offenen bewaldeten Thale, 69 m., freundlich gelegen (230 Einw.), hat 4 zu Kurzwecken benutzte *kalte gypshaltige Schwefelquellen*: den Georgen-, Julianen-, Augen- und Neuwiesenbrunnen. Sie enthalten viel Gyps, Schwefelwasserstoff, Kohlensäure und etwas Bittersalz (Calc. sulf. 1.79, Magnes. sulf. 0.60, HS 40, CO_2 67; Temp. 12—15° C.). Der Eisengehalt, obgleich nicht unbeträchtlich (0.05) spielt therapeutisch keine Rolle. Der Georgenbrunnen wird rein oder mit Milch gemischt getrunken. Neben den gewöhnlichen mit Dampf erwärmten Wasserbädern stehen kräftige Mineralschlammbäder als Heilmittel gegen rheumatische Ausschwitzungen und veraltete Gelenkleiden in besonderem Ansehen. Gegen Asthma will man von den Gasinhalationen gute Erfolge gesehen haben.

Von Ebst. Bückeburg (Lin. Hannover-Minden) zweimal tägl. Post (8 Km.) in $1^1/_4$ St; von Ebst. Rinteln (Lin. Löhne-Grauhof-Goslar) 1mal tägl. Post (8 Km.) in 1 St. — Post u. Tel. — Unterkunft im Kurhause u. in den herrschaftlichen Logirhäusern. — Badehaus mit 80 Wannen (ein Schwefelbad $1^1/_2$, ein Schlammbad 2 bis 4 Mk.) — 3 Aerzte, 1 Apotheke; Kurzeit: Anf. Juni bis Ende August; Frequenz: 1500. Litt.: Lindinger 59.

Eisenach, Stadt des Grossherzogthum Sachsen-Weimar mit 20500 Einw., 225 m., am Fusse der Wartburg, eine durch anmuthige nähere und weitere Spaziergänge in das Waldgebirge beliebte *Sommerfrische.* Die benachbarten Thäler (Marienthal, Johannisthal) zeichnen sich auch im Hochsommer durch Luftkühle aus. Die mittlere Temp. der 3 Sommermonate ist dort nur 15.6° C. Eisenach hat gute Wasserleitung und Canalisation so wie mehrere Badeanstalten für Schwimm-, Fichtennadel- und römisch-irische Bäder.

E. ist Ebst. der Thüringer- u. Endstation der Werrabahn. — Unterkunft in 13 Gasthöfen der Stadt, in 8 Pensionen im Marienthal, ausserdem in Privatwohnungen u. Villen. — 12 Aerzte, 2 Apotheken. Sprachheilanstalt (monatlich 200, tägl. 4—6 Mk.)

Elgersburg, gothaisches Dorf mit 1000 Einw., 503 m., am nördlichen Abhange des 978 Meter hohen Schneekopfes und in einem rings von Hügeln umgebenen Thale sehr geschützt gelegen, dient als *Sommerfrische* und besitzt eine altberühmte und eine zweite jüngere *Wasserheilanstalt.* Der harte Porphyrgrund verhindert die Staubbildung, der mit Nadelholz reich besetzte Berggürtel gewährt alle Vortheile des Waldklimas: gleichmässige Temperatur und eine reine frische Atmosphäre. Seit 1838 unter ärztlicher Leitung hat sich die ältere Anstalt unter mannichfachen Wandlungen im Allgemeinen stets den Interessen der Kurgäste anzupassen gewusst. Sie ist von einem Netz von Fusswegen umgeben, welche in den Wald oder über Berg und Thal führen und mit ihren zahlreichen Ruhesitzen zum bequemsten Luftgenuss einladen. Etwa 30 Quellen lassen ihr krystallhelles vorzüglich reines und kühles Wasser (5—7.5° C.) an den verschiedensten Stellen und Wegen zu Tage treten. Das Moorthal, das Steigenthal, das Körnbachthal dienen zu näheren Ausflügen in die Umgegend, zu weiteren Partien bieten die reizenden Umgebungen Ilmenaus, die Schmücke, der Schneekopf u. s. f. ansprechende Zielpunkte. Elgersburg ist nicht nur für Solche, welche die Wasserkur gebrauchen wollen, sondern auch für viele Nervenkranke, Reconvalescenten und Erholungsbedürftige in den Sommer- und Herbstmonaten ein sehr geeigneter Aufenthalt.

Von Ebst. Plaue (Lin. Neudietendorf-Rietschenhausen) führt eine Zweigbahn (Lin. Plaue-Grossbreitenbach) in etwa 1/2 St. nach Elgersburg. — Unterkunft: In der älteren Wasserheilanstalt, in welcher Hydrotherapie, Fichtennadel- u. Soolbäder, Elektrotherapie, Massage, Heilgymnastik, Pneumatotherapie, die Weir-Mitchel'sche (Playrfair'sche) Mastkur benutzt werden können (Z. 0.75—4.50, im Winter weniger, Kur 2 Mk. täglich, Pension 22.75 Mk. wöchentlich; Kurtaxe: 1 Pers. 5, 1 Fam. 7.50—10 Mk.) u. in der jüngeren Heilanstalt. — Ausserdem 3 Gasthöfe (Z. 0.75—2,

Pension 2.50—3 Mk. tägl.) u. Privatwohnungen (Z. mit Kabinet 7—20 Mk. wöchentl.). — Kurzeit: 1. Mai bis 1. Oct., in der Wasserheilanstalt auch Winterkur; Frequenz: 1300. — Litt.: Barwinski 87.

Elmen bei Gross Salze in der preussischen Provinz Sachsen, 48 m., besitzt ein sehr bedeutendes, 1825 Meter langes Gradirwerk, das seine Salzluft und eine erfrischende Kühle weithin verbreitet. Von den enorm reichhaltigen *Soolquellen* kommen zwei in Betracht: eine Sooltrinkquelle, die Viktoriaquelle, mit 26 pro mille Chlornatrium etwas Bitter- und Glaubersalz und 35 c.c. freie Kohlensäure und eine Badequelle mit 49 pro mille Chlornatrium, 0.59 ‰ Brommagnesium und 42 c.c. freie Kohlensäure. Die Viktoriaquelle wird unvermischt oder mit Selterwasser oder Ziegenmolke gemischt getrunken. Zur Verwendung der Badequelle existiren 2 Badehäuser (Lindenbad, Erlenbad) mit 53 Badezimmern, deren Wannen, in denen die 11° warme Quellsoole mit 56° C. warmem Wasser gemischt wird, ungewöhnlich gross sind. Nächstdem hat man ein Schwimmbassin, dessen Soole durch Warmwasserbeimischung stetig auf 22° C. erhalten wird, Dunstbäder (auch zur Inhalation benutzbar) mit der durch Einleitung von Wasserdampf bis zum Siedepunkt erhitzten Soole, Mutterlaugen-, Schwefel- und Stahlbäder.

E. ist Ebst. der Lin. Magdeburg-Güsten, von Magdeburg 40 Min. Fahrzeit; von Ebst. Schönebeck (Lin. Magdeburg-Halle-Leipzig) 3 Km. — Post u. Tel. — Unterkunft: in 2 Hotels und in einer grösseren Zahl von der Direction des Bades verwalteten Villen (Z. 10—12 Mk. wöchentlich, Pens. 5—6 Mk. tägl.). — Augusta-Heilanstalt für skrophelkranke arme Kinder. — Kurtaxe: 1 Pers. 6, 1 Fam. 10 Mk. — Bäder: 1 Schwimmbad 50 Pf., 1 Wannen- oder Sooldampfbad 1.25 Mk. — 2 Aerzte, 1 Apotheke in Gr. Salza; Kurzeit: 15. Mai bis 15. Sept.; Frequenz: 2600.

Elöpatak (Arapatak), einer der besuchtesten Kurorte im südöstlichen Theile von Siebenbürgen, dicht bei dem gleichnamigen Dorfe, 624 m., in einem mit Laubwäldern bedeckten Thalkessel, ausgezeichnet durch seine ungewöhnlich kräftigen *gasreichen alkalisch-erdigen Eisenwässer*. Die 4 Quellen sind der Stammbrunnen (Natr. bic. 2.02, Calc. bic. 1.90, Magnes. bic. 1.35, Ferr. bic. 0.32, freie CO_2 1042 c.c.), der Annabrunnen (Natr. bic. 1.28, Calc. bic. 1.25, Magnes. bic. 1.75, Ferr. bic. 0.29, freie CO_2 823 c.c.), der Neubrunnen (Natr. bic. 1.45, Calc. bic. 2.24, Magnes. bic. 1.00, Ferr. bic. 0.47, freie CO_2 809 c.c.) und die Erzherzog Josefsquelle (Natr. bic. 1.25, Calc. bic. 1.39, Magnes. bic. 0.97, Ferr. bic. 0.08, freie CO_2 760 c.c.). Die Temperatur dieser 4 Quellen ist 11° C. In Verbindung mit dem subalpinen Klima spielt die Trinkkur die Hauptrolle, welche gegen Chlorose, Menstruationsstörungen, chronische Katarrhe der Digestionsorgane und der Blase, Plethora abdomin. Anämischer in Anwendung kommt. Hydrotherapeutische Proceduren (Süsswasserschwimmschule) vervollständigen den Heilapparat.

Von Ebst. Földvár (Marienburg) der Lin. Tövis-Kronstadt 8 Km. — Post u. Tel. — Unterkunft in 3 Gasthöfen, in Villen u. Privathäusern. — 2 Aerzte, 1 Apotheke; Kurzeit: Mitte Mai bis Ende Septbr.; Frequenz: 3000.

Elster, Dorf im sächsischen Voigtlande mit 1600 Einw., 473 m., in einem anmuthigen gegen Ostwinde geschützten Thale. Von den in der Nähe im „Bad Elster" entspringenden Quellen ist die Salzquelle (Natr. sulf. 5.26, Natr. bic. 1.65, Magnes. bic. 0.17, Natr. chlor. 0.83, Ferr. bic. 0.06, fr. CO_2 987 c.c.) ein *alkalisches Glaubersalzwasser,* dem Marienbader Kreuzbrunnen sehr ähnlich, während die übrigen 12 Quellen sich als kräftige *alkalisch-salinische Eisensäuerlinge* kennzeichnen. Unter ihnen werden zumeist die Marienquelle (Ferr. bic. 0.06, Natr. bic. 0.73, Natr. chlor. 1.87, Natr. sulf. 2.95, fr. CO_2 1371 c.c.) und die Moritzquelle (Ferr. bic. 0.08, Natr. bic. 0.26, Natr. chlor. 0.70, Natr. sulf. 0.95, freie CO_2 1266 c.c.) zu Trinkkuren, die Königs-, Alberts- und Johannisquelle, alle 3 mit ähnlicher Analyse wie die genannten Trinkquellen, zu Badekuren verwendet. Bezüglich der Trinkkur hat die Salzquelle die gleichen Indicationen wie der Kreuzbrunnen Marienbads, die Wirkung der Stahlquellen modificirt sich durch den relativ hohen Beigehalt an Glaubersalz, und unterscheidet sie von den reinen Eisenwässern wie Schwalbach. Bezüglich der Badekur schliesst sich Elster in seiner Wirkung an die sonstigen kohlensäurereichen Bäder an. Die Baderäume sind durch gute Einrichtungen ausgezeichnet.

Von Ebst. Elster (Lin. Reichenbach-Eger) Omnibus zum Kurort in $^1/_2$ St. — Post u. Tel. — Unterkunft in 5 Hotels und in Privatwohnungen (Z. in der Nähe des Bades 8—25, im Dorf 5—12 Mk. wöchentlich). — Kurtaxe für 1 Person 15, für eine Fam. 25 Mk. und mehr. — Mineral- u. Moorbäder $1^1/_2$—3.80 Mk. — 6 Aerzte, 1 Apotheke; Kurzeit vom 15. Mai bis Ende Sept.; Frequenz: 5000. — Litt.: Peters 75; Hahn 79; Flechsig 87.

Empfing (Aempfing), kleines oberbayrisches Bad und *Sommerfrische,* 570 m., in lieblicher Lage am linken Ufer des Traunflusses mit einer kalten schwach erdig-alkalischen Quelle (Calc. bic. 0.26, Magnes. bic. 0.04, Natr. bic. 0.02, Natr. chlor. 0.02) von geringem Kohlensäuregehalt, welche zur Trink- und Badekur benutzt wird. Ausserdem Soolbäder mit Reichenhaller und Berchtesgadener Soole, Fichtennadel- und Moorbäder so wie Molken und Kräutersäfte. Saubere Bade-Einrichtungen.

Von Ebst. Traunstein (Lin. München-Salzburg) 20 Min. — Unterkunft im Kurhaus (Z. 70 Pf.—1.70 Mk. tägl.), Bäder 60 Pf.—2 Mk. — Arzt aus Traunstein im Bade anwesend.

Ems, Stadt mit 6500 Einw. in der Provinz Nassau an der unteren Lahn, 2 Stunden vor Einmündung dieses Flusses in den Rhein, ist durch seine *alkalisch-muriatischen Thermen* einer der berühmtesten und gesuchtesten Kurorte Europas. Nur 90 m. überm Meeresspiegel und im Grunde eines ziemlich engen von Südost nach Nordwest sich hinziehenden Thales, dessen Wände malerisch mit Wein, Obst- und Waldbäumen bekleidet sind, hat der Ort durch lebhaften Luftaustausch mit den Seitenthälern ein etwas weniger mildes und gleichmässiges Klima als das des Rheingaues. Die mittlere Sommertemperatur ist 18° C. Im Hochsommer sind die Mittagszeiten öfters drückend heiss, während Abends, sobald die Sonne hinter den hohen Thalwänden verschwindet, plötzlich eine beträchtliche Temperatursenkung eintritt. Im Herbst und Frühjahr sind die Morgen und Abende oft kühl und nebelig. Die erheblichen Schwankungen der Wärme und Feuchtigkeit innerhalb eines Tages sind für Kranke beachtenswerth. Ein grosser Fortschritt für den Kurort ergiebt sich aus der Erbauung der Drahtseilbahn auf den Malberg, auf dessen Höhe man in 7 Minuten gelangen kann, und wo man sich dann auf einer mit Laubholzwaldungen bedeckten Hochebene, 340 m. h., befindet, deren Spazierwege zum Luftgenuss einladen. Gutes Trinkwasser liefern die verschiedenen Lauf- und Pumpbrunnen, und auch das vom Wasserwerk gelieferte natürlich filtrirte Lahnwasser ist einwurfsfrei. Die Quellen, über 20 an der Zahl, von denen aber nur 9 in Benutzung sind, haben eine Temperatur von 28—50° C. und enthalten sämmtlich 2‰ doppelt kohlensaures Natron, 1‰ Kochsalz und 500—600 c.c. freie Kohlensäure. Die ältesten und berühmtesten darunter sind der Kesselbrunnen (Temp. 46.6°) und das Kränchen (Temp. 35.9°). Beide so wie der Kaiserbrunnen (28.5°) und der Fürstenbrunnen (39.4°) sind fiskalisches Eigenthum. Hieran reihen sich die 3 einer Actiengesellschaft gehörigen Quellen: Victoria (27.9°), Augusta (29.2) und Wilhelmsquelle (40.5°), und die im Privatbesitz befindliche zumeist zu Bädern benutzte Römerquelle (44.5°) und die neue Badequelle (50°). Endlich kommt noch eine 21° warme, ebenfalls die Actiengesellschaft gehörige, Eisenquelle (Ferr. bic. 0.21, Natr. chlor. 0.72‰) in Betracht. Ems hat 6 vorzügliche Bade-Anstalten mit 200 Einzelbädern. Durch Kühlvorrichtungen können die Bäder so wie auch Vaginalinjectionen mit Mineralwasser in jeder Temperatur genommen werden. Die sogenannte „Bubenquelle", welche früher eines besonderen Rufes gegen Sterilität genoss, ist eine unter starkem Druck in Form eines Springbrunnens aufsteigende Quelle von 35° C. Eine Süsswasserleitung gewährt die Möglichkeit Brausen, Douchen und alle Einzelheiten der Hydrotherapie, für die überdies im Badehaus der König Wilhelms Felsenquellen eine besondere Abtheilung besteht, in Anwendung zu bringen. Hiermit wird nach Umständen Massage verbunden. Ferner existiren zur Inhalation 5 Etablissements mit *Lewin*'schen und *Schnitzler*'schen Apparaten und eine pneumatische Anstalt. Die wichtigste Indication für Ems bezieht sich auf Erkrankungen der Respirationsorgane. Nach *v. Ibell* leiden daran etwa zwei Drittel aller Kurgäste von Ems. Katarrhe des Pharynx, Larynx, der Bronchien bis in ihre feinsten Verzweigungen, Bronchiectasie, Emphysem und Asthma, diese 3 unter Zuhülfenahme der Pneumatotherapie, werden erfolgreich behandelt. Zweifelhafter sind die Empfehlungen bei Spitzenkatarrh oder stationärer Phthise, weil Fieber und Neigung zur Haemoptoe entschiedene Gegenanzeigen bilden. In zweiter Linie sind Krankheiten des Digestionsapparates: Dyspepsie, chronischer Magenkatarrh, Leberhyperämie, Gallensteine, chronischer Darmkatarrh Gegenstände der Behandlung, in dritter verschiedene Leiden der Harn- und Genitalorgane: chronische Katarrhe derselben, chronische Metritis und Dysmenorrhoe. Bei Rheumatismus, harnsaurer Diathese und Arthritis kommt neben der die Alkalescenz des Harns befördernder Trinkkur die Badekur zur Geltung. Bei allen von namhafter Anämie begleiteten Krankheitsformen kann nur das Emser Eisenwasser in Betracht kommen, während die übrigen Quellen dabei contraindicirt sind.

Ems ist Ebst. der Lin. Giessen-Coblenz. — Unterkunft in 11 Hotels, im Kgl. Kurhaus zu festen Preisen (Z. 1.50—15 Mk. tägl.) u. in vielen Privathäusern (Z. 1.50 bis 10 Mk. tägl.). Kurtaxe: 15 Mk., jede weitere Pers. 5 Mk. mehr. Bäder: 1 bis 2 Mk.; Pneumat. Sitzung 3 Mk. — 14 Aerzte, 1 Apotheke; Kurzeit: 1. Mai bis 1 Oct.; Frequenz: 9500. — Litt.: Orth 79, Döring 81, v. Ibell 87, Vogler 88.

Engelberg, *klimatischer Sommerkurort* im Kanton Unterwalden, 1020 m., in einem fast vollständig abgeschlossenen Alpenthal. Aus demselben erheben sich nach allen Seiten hin 2500—3000 Meter hohe Gebirgszüge, welche heftige Winde unmöglich machen. Nach 10jährigem Durchschnitt ist die mittlere Temp. der 3 Sommermonate 13.97°. Die relative Feuchtigkeit ist unter dem Einfluss starker Niederschläge und des Wasserreichthums des Thals ziemlich hoch. Bei guter Witterung sind Juli und August recht angenehme Monate. Die kühle und reine

Luft wirkt dann in hohem Grade erfrischend und leistet zur Hebung des Stoffwechsels bei Skropheln, Chlorose, Neurasthenie und Hypochondrie vorzügliche Dienste. Trotz empfindlicher Morgenkühle eignet sich auch der September wegen seines vorwiegend heiteren Himmels recht gut zur Kur. Das freundliche Bild, welches bei gutem Wetter der Kurort bietet, ändert sich vollständig, wenn, wie dies meist im Juni geschieht, eine Regenperiode eintritt. Es hat dann den Anschein, als könnten die tiefziehenden Wolken den Ausweg aus dem Thale nicht mehr finden und Alles erhält eine melancholische Färbung. Für Brustkranke, welche eben erst entzündliche Processe überstanden haben, geschweige denn für anhaltend Fiebernde passt Engelberg nicht. Der Titlis mit seinen Gletschern ist zu nahe, um nicht zu empfindlichen Temperaturschwankungen Veranlassung zu geben. Nur wo es sich um einfachen chronischen Katarrh handelt oder um einen bereits zum Stillstand gekommenen oder sehr schleichend verlaufenen Entzündungsprocess ist der Kurort angezeigt, dessen wichtigste Indication Verbesserung der Ernährung und Steigerung des Stoffwechsels ist. Im Thalboden führen staubfreie Promenaden durch die blumenreichen Wiesen. Wer Schatten sucht und steigen kann, schlägt die kleineren Fusswege ein, welche nach verschiedenen Richtungen die dicht bewaldeten Abhänge durchkreuzen. Dem Kräftigeren und Abgehärteten bietet die Nähe des Hochgebirges reiche Abwechslung.

Von Dampfschiffstation Stansstad am Vierwaldstättersee Post auf guter Str. 2mal tägl. in $3^1/_2$ St. nach E. (Einsp. 15, Zweisp. 25 fr.). — Post u. Tel. — Unterkunft in 6 Hotels u. mehreren Pensionen u. Wohnungen. Arzt anwesend.

Enghien-Les-Bains, kleine Stadt an der Nordbahn, eine halbe Fahrstunde (12 Km.) von Paris. Mit hübschem Park und See dient sie den Parisern als Sommerfrische. Sie hat aber auch 9 kalte erdige *Schwefelwasserstoffquellen*, welche in Verbindung mit einer Wasserheilanstalt in Anwendung kommen. Dieselben werden in sehr kleinen Gaben, mit Kuh-, Ziegen-, oder Eselinnenmilch gemischt, z. B. gegen Blasenkatarrh getrunken, auch in Bädern gegen Exantheme und Uterinleiden gebraucht, hauptsächlich aber in zerstäubtem Zustande gegen chron. Laryngitis und Bronchitis inhalirt.

Eperies siehe Szinye-Lipócz.

Erdőbénye, im Comitate Zemplén, 3 Km. von der gleichnamigen Stadt, 5 Km. von der Ebst. Liszka-Tolcsva (Lin. Ujhely-Szerencs), 237 m., in einem reich bewaldeten Thalkessel gelegen, besitzt ein *Alaun-Eisenvitriolwasser* (Ferr. sulf. 0.08, Alumina sulf. 0.06, Calc. sulf. 0.07), welches hauptsächlich gegen Anämie, Uterinleiden, Rheumatismen und Exanthemen in Bädern, selten in kleinster Dosis als obstipirendes Mittel benutzt wird. Arzt in Tolcsva.

Ernsdorf-Jaworze, Pfarrdorf in österreichisch Schlesien, 360 m., am Fusse der schlesischen Beskiden: *Wasserheilanstalt* in einem Parke gelegen. Molkenkur, Fichtennadelbäder, Elektro- und Pneumatotherapie.

Von Ebst. Bielitz (Lin. Dzieditz-Saybusch) Post einmal tägl. nach E. (8 Km.). — Post u. Tel. — Kurzeit 1. Mai bis 30. Sept.

Étretat, Flecken mit 2000 Einw. am Canal-La-Manche und *Seebad.* Der tiefliegende Ort ist gegen das Meer durch einen im Kreisbogen fortlaufenden Damm von Geröll geschützt, welcher zur Promenade dienende Terrassen bildet und an jedem Ende von 90 Meter hohen Felsenriffen eingefasst wird. Der ziemlich steinige Strand ist steil abschüssig, der Wellenschlag sehr kräftig. Das Bad wird viel von Künstlern und Gelehrten besucht.

Von Ebst. Les Ifs (Lin. Beuzeville-Fécamp) ist Postverbind. (15 Km.) nach Étretat. — Unterkunft in 6 Hotels und zahlreichen Villen.

Externstein beim Dorfe Holzhausen in Lippe-Detmold, berühmte Felsengruppe des Teutoburger Waldes, *Sommerfrische*, 130 m., mitten im schönsten Forst.

Von Ebst. Detmold (Zweigbahn Herford-Detmold) Post 3mal tägl. in 1 St. (9 Km.) nach dem Städtchen Horn (2000 Einw.), von wo E. noch 2 Km. entfernt ist. Wagen von Detmold nach den Externsteinen $7^1/_2$ Mk.; v. Ebst. Bergheim (Lin. Hannover-Altenbeken) nach Horn (10 Km.) 3mal tägl. Post in $1^1/_4$ St. — Unterkunft in gutem Gasthof (Pens. 3--4 Mk. tägl.).

Fachingen, im Lahnthal, Eisenbahnstation zwischen Ems und Limburg, hat eine kohlensäurereiche *alkalische Quelle* (Natr. bic. 3.58, Natr. chlor. 0.63, Magn. bic. 0.58, freie und halbgebundene CO_2 1713 c.c.), welche jährlich in über 200000 Krügen versandt wird. Als Genussmittel ist diese Quelle weniger beliebt als das Selterwasser, denn es nimmt mit Weisswein gemischt eine schwärzlich-bräunliche Farbe an, aber durch ihren starken Natrongehalt Bilin sehr nahe stehend, wird sie mit entschiedenem Nutzen gegen Blasenkatarrh, Harngries und Gicht, aber auch rein oder mit Milch vermischt bei Bronchialkatarrhen in Anwendung gezogen.

Falkenstein, *Heilanstalt für Brustkranke und Blutarme,* von einer Actien-Gesellschaft gegründet, welche jeden grösseren Gewinn ausdrücklich von der Hand weist, ist ein stattliches, dreistöckiges in Hufeisenform aufgeführtes Gebäude. Sie liegt, 421 m., am südlichen Abhange des Taunus mit der Front nach Südosten, im Rücken halbkreisförmig von bewaldeten Bergzügen umschlossen, über welche der Altkönig (798 m.) emporragt. Der nahe Wald wird hauptsächlich von Eichen und Buchen gebildet. Windschutz durch Wald und bauliche Anlagen und Staubfreiheit sind Vorzüge des dortigen Klimas, welches sich im Uebrigen von dem des deutschen Mittelgebirges nicht unterscheidet. Das Trinkwasser liefern die Quellen der benachbarten Berge. Die Anstalt dient vorzugsweise der Behandlung der Phthise und steht in Bezug auf Behaglichkeit der innern Einrichtung, Vorzüglichkeit der Kost und Sorgsamkeit der Pflege unübertroffen da. Auf der Nordseite des Gebäudes schliesst sich an die Gesellschaftsräume eine 80 Meter lange gedeckte Wandelbahn, durch die man zur Dépendance und in den Wald gelangen kann. Die Wintergärten und Dépendancen werden durch Warmwasserheizung, die Corridore durch Luftheizung, die übrigen Räume durch *Meidinger*'sche Oefen geheizt. Mit grösster Sorgfalt ist die Ventilation durchgeführt. Der dirigirende Arzt, *Dettweiler*, ist der Ansicht, dass die psychische Erziehung des Phthisikers, sei es durch Belehrung, durch Tadel oder selbst durch Zwang, eine Hauptaufgabe der Behandlung bilde. Schwerkranke werden zunächst im Bette liegend der frischen Luft ausgesetzt, wozu offene Hallen, drehbare Pavillons und leicht transportable Liegesessel gute Gelegenheit bieten. Langer Luftgenuss wird nach Möglichkeit erstrebt. Im Gegensatz zu der gewöhnlichen Abhärtungsschablone legt man in Falkenstein ein Hauptgewicht auf die skrupulöseste Beobachtung auch scheinbar gleichgültiger Symptome, und sucht durch die emsigste Beaufsichtigung der Kranken diese vor Rückfällen zu bewahren, denen sie durch Unachtsamkeit so oft unterworfen sind. Trockene und nasse Abreibungen, warme und kalte Bäder. Die Milchkur, streng abgetheilte reichliche Mahlzeiten werden mit genauer Individualisirung in den Heilplan aufgenommen. Das Resultat dieser Therapie sind 25—27 % absoluter und relativer Heilungen.

Von Frankfurt a./M. aus fährt man vom Central-Bahnhof in ca. 40 Min. bis Ebst. Cronberg. Von hier ist es im Wagen noch 1/2 St. bis zum Kurhause. Man kann aber auch mittelst Bahn in ca. 30 Min. bis Station Soden fahren, von wo man mit Fuhrwerk Falkenstein in 1 St. erreicht. — Das Kurhaus nebst Dépendancen enthält 92 Einzelzimmer und in den Eckpavillons einzelne kleinere Wohnungen, ausserdem ein reich ausgestattetes Lesezimmer, eine Wandelbahn, einen Wintergarten. Kurzeit während des ganzen Jahres; Kosten: 12—15 Mk. täglich; dirigirender Arzt: Dr. Dettweiler. — Eine 2. Anstalt mit ähnlichen Principien, mit jüdischer Verpflegung, ganz in der Nähe befindlich, ist die des Dr. Hirsch. — Litt.: Dettweiler 77, 80, 86, 87.

Fécamp, Stadt in der Normandie mit 13000 Einw., kleinem Hafen am Canal la Manche und einem *Seebade.* Der Strand, aus feinen Kieselsteinen gebildet, ist etwa 1 Kilometer von der Stadt entfernt.

F. ist Endstation der von Bouzeville-Bréauté herführenden Zweigbahn. Unterkunft in 2 Hotels am Strande, 3 Hotels in der Stadt u. in Privatwohnungen. Billiges Leben.

Feketehegy siehe Schwarzenberg.

Feldafing oberhalb des Starnberger (Würm-) Sees, 600 m., ist wegen seiner hübschen Lage und seiner Seebäder eine der beliebtesten, von München her vielbesuchten *Sommerfrischen.*

F. ist Ebst. der Linie München-Peissenberg, $1^{1}/_{2}$ Fahrst. v. München. — Post u. Tel. — Unterkunft in einem recht guten Hotel. — Aerzte in Tutzing u. Starnberg, woselbst 1 Apotheke.

Feldberg, Marktflecken und *Wasserheilanstalt* in Mecklenburg-Strelitz in sehr freundlicher Lage an dem kleinen von waldbewachsenen Hügeln eingeschlossenen Haussee. Vorzügliches Trinkwasser, alle Arten Bäder, Heilgymnastik und Elektrotherapie.

Von Ebst. Blankensee (Lin. Berlin-Neubrandenburg) 7 Km., v. Ebst. Stargard 24 Km. (Post in $2^{3}/_{4}$ St.), v. Ebst. Neustrelitz 32 Km. (Post in $3^{1}/_{4}$ St.). — Vollständige Pension 4—$6^{1}/_{2}$ Mk. tägl.

Felka, Dorf und *Sommerfrische* in Ungarn, im Zipser Komitat, 681 m., mit schönem Park und Badeanstalt. Molken und fremde Mineralwässer.

Von Ebst. Poprád (Lin. Kaschau-Oderberg) 20 Min. — Unterkunft in mehreren Gebäuden (Z. 0.80—1, Kost 1.20 fl. tägl.). 3 Aerzte, 1 Apotheke.

Die **Fellathalquellen** in Kärnthen, 600 m., sind 4 starke *alkalische Säuerlinge,* welche neben einer beträchtlichen Menge von kohlensaurem Kalk etwas Glaubersalz und Kochsalz enthalten (Natr. bic. 4.30, Natr. sulf. 0.50, Natr. chlor. 0.23, Calc. bic. 1.69, freie CO_2 609 c.c.). Sie werden rein oder mit Molke gemischt getrunken, aber auch zu Bädern benutzt. Der Versandt übersteigt 10000. Gegen alte Lungenkatarrhe, Blasenkatarrh und Neigung zu Harngries erweisen sie sich besonders vortheilhaft.

Von Ebst. Kühnsdorf (Lin. Marburg-Klagenfurt) nach Kappel (Post in $2^{3}/_{4}$ St.); von hier noch 2 St. zum Bade. Unterkunft in einem Gasthof und in Privathäusern; Arzt am Orte; Frequenz: 500.

Felsenegg siehe Zuger Berg.

Fideris, *Sommerfrische* mit alkalisch-erdigem Eisensäuerling in Graubünden, in einem Seitenthale des Prättigäu, 1056 m., in staubfreier, windgeschützter, waldreicher Lage. Die mittlere Temperatur des

Juli ist 14, die des August 15°. Von den dort entspringenden 3 Quellen wird vorzugsweise die eine (Natr. bic. 0.52, Calc. bic. 0.68, Magnes. bic. 0.10, Ferr. bic. 0.01, freie CO_2 753 c.c.), rein oder mit Milch gemischt, zur Trinkkur benutzt. Zu Bädern wird das Wasser mit Dampf erwärmt. Ausserdem Soolbäder und Inhalationen. In Verbindung mit dem mässig anregenden Klima passt das Bad für Kranke mit chronischem Katarrh, besonders bei gleichzeitiger Anämie, für Neurasthenische und Reconvalescenten.

Von Ebst. Landquart (Lin. Rorschach-Chur) zweimal tägl. Post in 3½ St. bis Fideris-Au, von wo nach 1 St. bis zum Bad, oder mit Privatwagen bis ins Dorf Fideris und nach dem ½ St. entfernten Bade. — Unterkunft im Badhotel (140 Z. zu 1½—4 fr.) oder im Dorf. — Arzt anwesend; Kurzeit: 1. Juni bis 15. Sept.; Frequenz: 750. — Litt.: Veraguth 79, 81.

Fischbach, schlesisches Pfarrdorf und *Sommerfrische* mit 1200 Einw., 374 m., südlich von Falkenberg und westlich vom Landshuter Kamm (Saukamm), welcher sich nördlich bis gegen Kupferberg hinzieht. Durch diese Bergzüge ist der Ort gegen Ost und Nord einigermassen geschützt. Gegen die Sommerhitze dienen die weitläufigen Parkanlagen des Schlosses, welche dem Publikum gastfrei geöffnet sind. Wer in der „Forelle" Pension nimmt tritt unmittelbar in eine Allée herrlicher Linden, welche ihn bis in den Schlosspark geleitet.

Von Ebst. Schildau (Lin. Lauban-Ruhbank) ist F. ¾ Fahrst. entfernt, von Ebst. Schmiedeberg 1½ St. — Unterkunft in 2 Gasthöfen und Privathäusern (Z. 6 bis 28 Mk. wöchentl.). — Aerzte in Schmiedeberg.

Flimser Waldhäuser, einer der beliebtesten *klimatischen Sommerkurorte* im Kanton Graubünden, 1130 m., 20 Min. von der alten Stadt Flims. Ausgedehnte Lärchen- und Fichten-Waldungen bilden die Umgebung. In einer Viertelstunde steigt man auf gutgehaltenen Waldwegen in eine Thalmulde, in deren Tiefe sich der Flimser oder Cauma-See befindet. Die Wasserwärme dieses 570 Meter langen, 240 Meter breiten Sees schwankt im Juni zwischen 16 und 20, im Juli zwischen 20 und 23°, so dass er sehr gut zum Baden benutzt werden kann. Sehr gutes Trinkwasser. Die Umgegend bietet eine reiche Auswahl abwechslungsreicher Ausflüge.

Von Ebst. Chur Post nach F. in 3½, von Dissentis in 5¾ St. — Unterkunft im „Kurhaus Waldhaus Flims" (Z. v. 3½ fr. an, Pens. 7 fr.) oder im Hot. Segnes (Pens. incl. Z. 8—9 fr.). In dem ¾ St. entfernten Laax am gleichnamigen See der Seehof (Pens. 7—8 fr.). — Kurarzt anwesend; Kurzeit: Mitte Juni bis Mitte Septbr.

Flinsberg, langgestrecktes schlesisches Pfarrdorf, 526 m., am nördlichen Abhange der Tafelfichte, im wildromantischen Queisthal, ist *klimatischer Sommerkurort* und besitzt dabei 7 *Eisensäuerlinge* (Temp. 9° C.), von denen 2, der Oberbrunnen und der Niederbrunnen, zur Trinkkur, alle aber zur Badekur benutzt werden. Beide Trinkquellen haben ca. 0.04 ‰ doppelt kohlensaures Eisen und 1300 c.c. freie Kohlensäure, der Niederbrunnen führt noch 0.31 doppelt kohlensauren Kalk. Das nach Norden sich öffnende Thal ist östlich und westlich von reich bewaldeten Höhenzügen eingefasst Von ihnen fliessen zahlreiche Quellen herab, und da der Boden der Berglehnen überdies moorig ist, meilenweit sich ausbreitende Fichtenwaldungen bis dicht an die Wohnungen herabreichen und von diesen wiederum Laubholzgruppen und Wiesengrün sich weiter thalwärts ziehen, so ist der hohe Feuchtigkeitsgrad der Atmosphäre erklärlich. Flinsberg hat ein ausgeprägtes Waldklima trotz der nicht unbedeutenden Höhenlage und dem entsprechen auch die Temperatur- und Regenverhältnisse. Die mittlere Temperatur der 3 Sommermonate ist 17.34°. Der Frühling tritt 14 Tage später ein als in der Ebene. Das Wetter bleibt auch im Juni und Juli veränderlich und ist oft noch so empfindlich kalt, dass man zu Winterkleidern greifen muss. Fichtennadel-, Lohe-, Moorbäder und Hydrotherapie vervollständigen den Heilapparat. Chlorose und Anämie, chronischer Katarrh und Emphysem torpider Subjecte haben gute Erfolge.

Von Ebst. Greiffenberg (Lin. Kohlfurt-Glatz) Zweigbahn in ½ St. nach Friedeberg a./Q. Von hier 3mal tägl. Post in 1¼ St. zum Kurort. — Post u. Tel. — Unterkunft in 3 Gasthöfen u. zahlreichen Privatwohnungen. Die Badeverwaltung vermiethet 4 Häuser (Z. 6—20 Mk.). — Kurtaxe: 21—30 Mk. 3 Aerzte; Kurzeit: 15. Mai bis Ende Sept.; Frequenz: 1800. — Litt.: Scholz 78; Adam 79; Poleck 83.

Florenz (Firenze), unterm 43°46′ nördl. Br. und 72 Meter überm Meeresspiegel, hat 135000 Einw. und lagert sich zu beiden Seiten des Arno und zwar zum grössten Theil auf dessen rechtem Ufer. Gewöhnlich wasserarm schwillt dieser Fluss zeitweise durch Regengüsse in bedenklicher Weise an. Im Norden, Osten und Süden ist die Stadt von Vorbergen des Apennins umgeben. Indessen ist dieses ganze Hügelland nicht hoch und nicht zusammenhängend genug, um einen wirklichen Windschutz zu gewähren. Die Niedrigkeit des Gebirgskammes zwischen Florenz und Bologna erklärt die Häufigkeit des Nord- und Nordostwindes, welche sodann von den mit Schnee bedeckten Bergen eisige Winterkälte mit sich bringen. Auch giebt das wellige Terrain in der Nähe der Stadt leicht zu heftigen Windstössen aus den Bergschluchten Veranlassung. Der Ost und Süd werden durch Bergschutz am wirksamsten zurückgehalten, dem Südost gestattet das obere, dem Südwest das untere

Arnothal freien Zutritt. In diesem beständigen Spiel der Winde ist plötzlicher Temperaturwechsel, heisser Sommer und kalter Winter, die Signatur des Florentiner Klimas. Man hat im Winter sogar —11° C. beobachtet. Die mittlere Temperatur des Winters ist 6.1°, die des Frühlings 13.8°, des Sommers 23.8°, des Herbstes 15.2° C. Die relative Feuchtigkeit wird im Mittel mit 74 %, die jährliche Regenhöhe mit 937 Mm., die Zahl der jährlichen Regentage mit 114 angegeben. Schnee fällt in der Stadt selbst nur ausnahmsweise. Die angenehmste Zeit sind die beiden ersten Herbstmonate, der November ist windreich, der December regnerisch. Besser gestaltet sich in der Regel der Januar, der schon einige schöne sonnige Tage bringen kann. Aber die Unbeständigkeit des Wetters bricht von neuem hervor und steigert sich im März, der in dieser Beziehung unserem April gleicht. Die zweite Hälfte des April und Mai sind sehr angenehm; im Juni wird es recht warm, doch ist dieser Monat oft noch ganz behaglich. Dann kommt die überwarme Zeit: Juli, August bis Mitte September, welche als besonders drückend bei einfallendem Scirocco empfunden wird. Die Stadt besitzt eine Wasserleitung, welche ihr von den Höhen bei Fiesole vorzügliches Trinkwasser zuführt. Bronchialkatarrhe sind bei diesem häufigen und stürmischen Witterungswechsel sehr gewöhnlich und Brustkranken jeder Art ist ein längerer Aufenthalt in Florenz deshalb geradezu zu verbieten. Im Uebrigen kommen Fieber und alle epidemischen Krankheiten sehr selten, Typhus nur in einzelnen, meist eingeschleppten, Fällen vor, so dass Kranke, welche in Rom von Malaria befallen wurden, zur Reconvalescenz mit Vortheil nach Florenz gehen können. Im Allgemeinen wird der erschlaffende Einfluss des Südens auf die Functionen der gastrischen Organe durch die bewegte den Stoffwechsel anspornende Luft von Florenz aufgehoben, so dass Nordländer hier ihren gesunden Appetit wiederfinden, den sie in Süditalien verloren hatten. Auch auf bestehende Diarrhöen und Dyssenterien hat das Klima eine günstige Wirkung, wobei der toskanische Rothwein das Seinige thut. Unter den öffentlichen Promenaden ist der Garten Boboli, welcher freilich nur zweimal wöchentlich zugänglich ist, der gesundeste, während die viel besuchten Cascinen feucht und nebelig sind. In den düstersten Farben hat *Burgess* uns ausgemalt, wie höchst verderblich Lungenkranken der Besuch der Gallerien von Florenz werden kann, wenn sie bald in der heissen und dumpfigen Tribuna bald in der eisigen Kirchenluft längere Zeit verweilen.

Unterkunft. Für den Winter hat die am rechten Arnoufer befindliche nach Süden schauende Seite des Lungarno die gesundeste Lage. Sonst sind die Sonnenseite des Domplatzes, die Piazza Sta. Maria Novella, die nach Südosten gerichtete Häuserreihe der Via Cavour und an der linken Arnoseite Piazza Pitti empfehlenswerth. Im Frühjahr, wo es am Lungarno oft schon heiss wird, der Fluss die Luft verpestet und Mückenschwärme sich zeigen, verdienen die mit Bäumen bepflanzten Viali zwischen der Piazza Vittorio Emmanuele und der Piazza Cavour mit ihrem frischen Grün und ihrer reinen Luft den Vorzug. — Mehrere deutsche Aerzte; deutsche Apotheke (Farmacia Janssen) Via dei Fossi 10. — Villa Betania, Krankenhaus vor der Porta Romana an der Ecke des Viale del Poggio Imperiale u. der Via Torricelli (11 Z. mit 20 Betten; Pens. 7 u. 10 l.).

Föhr, schleswig'sche Nordseeinsel mit dem *Seebade* zu Wyk („Wilhelminenbad") und einer Filiale desselben zu Nieblum hat eine ziemlich bedeutende Grösse. Sie misst in der Richtung von Westen nach Osten 12, von Norden nach Süden 8 Kilometer, umfasst 72 Q.-Km. und zählt in 16 Ortschaften ca. 5000 Einwohner. Durch ihre compacte Gestalt, durch den Schutz den von Nordwesten her Sylt von Südwesten die Insel Amrum gewähren, überdies dadurch, dass der Badeort Wyk (1000 Einw.) an ihrer südöstlichen Spitze, also dem Lande zugewendet, befindlich ist, durch alles dies kommt es, dass der Badestrand von Wind und Wellen verhältnissmässig wenig berührt wird, und dass man deshalb Wyk trotz hohem Salzgehalt des Meeres als das schwächste Nordseebad bezeichnen kann. Auch wirkt das Klima der Insel durch Baumwuchs und die gegen Westen vorliegende Landmasse lange nicht so stark erregend wie dasjenige von Sylt, Helgoland oder Norderney. Mit Recht gilt daher Föhr als ein passender Aufenthalt für Frauen und Kinder. Der feinsandige und ganz allmählich abschüssige Badestrand von Wyk ist nicht durch hohe Dünen von den Wohnungen getrennt, sondern durch eine doppelte Baumreihe, welche sich längs derselben hinzieht. Die Badeplätze, für Herren und Damen getrennt, sind etwa 10 Minuten von Wyk entfernt und auch bei ungünstiger Witterung leicht zu erreichen. Das Badehaus für warme Bäder liegt nahe dem Strande. Westwärts von Wyk am südlichen Ufer der Insel liegt das bescheidene Seebad Nieblum.

Von Hamburg fährt man in 6½ St. zur Ebst. Niebüll (Lin. Hamburg-Tondern), von hier nach Dagebüll u. per Dampfschiff in ½ St. nach Föhr. — Unterkunft in 3 Hotels und in den Logirhäusern (Z. 9—21 Mk. wöchentl. u. mehr). Kinderhospiz mit 60 Betten mit Winterkur; Privatpensionate für kranke Kinder. Musiktaxe: 1 Pers. 4.50, 1 Fam. 9—12 Mk.; Bäder: 1 Seebad 1, ein warmes Bad 1.50 Mk. — 2 Aerzte; Kurzeit: Mitte Juni bis Mitte October; Frequenz: 2000.

Frankenhausen, schwarzburg-rudolstädtische Amtsstadt mit 5000

Einw., 126 m., an der Wipper, einem Seitenflüsschen der Unstrut, ist im Besitz einer starken *Soolquelle.* Der Kyffhäuser erhebt sich im Norden des nur $^1/_4$ St. breiten Thales, welches südwärts von den Vorbergen der Hainleite begrenzt wird. Hübsche Parkanlagen und freundliche Umgebungen. Frankenhausens Soole ist fast 25 procentig. Mittelst Anlage einer doppelten Leitung ist es möglich gemacht, dass Bäder von $1^1/_2$—8 Procent Salzgehalt genommen werden können. Wo noch stärkere Bäder indicirt sind wird Mutterlauge zugesetzt. Als Trinkquelle wird der mit Kohlensäure imprägnirte Elisabethbrunnen benutzt. Ein Dampfbad und eine Inhalationshalle sind vorhanden. Hydro- und Elektrotherapie. Die dortige Kinderheilanstalt zeigte bei 6—8 wöchentlicher Kurzeit die günstigsten Erfolge bei Ekzemen, Geschwüren und Lymphdrüsen-Anschwellungen, nächstdem bei Conjunctivitis, Blepharitis ciliaris und Hornhautgeschwüren *(Uffelmann).* Der Erfolg bei lungenkranken Kindern war günstiger als in den übrigen Soolbädern. Chronische Bronchialkatarrhe nach Masern und Keuchhusten, chronische Nasen- und Rachenkatarrhe (wogegen Zerstäubung von 4procentiger Soole angewendet wurde) und sogar 5 Fälle von Spitzenkatarrh ergaben ein günstiges Resultat.

Von Ebst. Heldrungen (Lin. Erfurt-Sangershausen) einmal tägl. Post in $1^3/_4$ St. zum Kurort; v. Ebst. Artern derselben Linie zweimal tägl. Post in $2^1/_4$ St.; v. Ebst. Rossla (Lin. Nordhausen-Sangerhausen) Post in 3 St. — Post u. Tel. — Unterkunft in 5 Gasthöfen u. in Privatwohnungen (Z. $7^1/_2$—12 Mk. wöchentl.). — Pensionat für Kinder 60—75 Mk. für 4 Wochen. — Kurtaxe: 1 Pers. 6, 1 Fam. 12 Mk. — Bäder: 1 Soolbad 1—$1^1/_2$, 1 Sooldampfbad $1^1/_2$ Mk., Inhalation 40 Pf. — 3 Aerzte, 2 Apotheken; Kurzeit: 15. Mai bis Ende Sept.; Frequenz: 950. — Litt.: Gräf 79.

Franzensbad bei Eger in Böhmen, 449 m., ist durch den Besitz von 9 *alkalisch-salinischen Eisensäuerlingen* in verschiedener Abstufung und durch ein bedeutendes *Moorlager* einer der wirksamsten und gesuchtesten Kurorte. Er liegt auf einer fruchtbaren Hochebene, welche vom Fichtelgebirge, dem Erzgebirge und Böhmerwald eingefasst wird und durch landschaftliche Schönheit nicht gerade ausgezeichnet ist. Die mittlere Temp. der 3 Sommermonate ist 16.85° C. Unter den Quellen ist eine, die Salzquelle, fast eisenfrei und daher nur als ein *alkalisch-salinisches* Wasser aufzufassen (Ferr. bic. 0.01, Natr. sulf. 2.80, Natr. chlor. 1.14, Natr. bic. 0.96, fr. CO_2 831 c.c.). Von den 5 eisenhaltigen Trinkquellen ist die bei weitem am gehaltreichste die Stahlquelle. Schwächer, aber am meisten benutzt, ist die Franzensquelle; es folgen sodann die Neuquelle, die Wiesenquelle und der kalte

Sprudel. Die Zusammensetzung dieser 5 Trinkquellen (Temp. ca. 11° C.) ist folgende:

	Ferr. bic.	Natr. sulf.	Natr. chlor.	Natr. bic.	freie CO_2
Stahlquelle	0.07	1.61	0.61	0.55	1529 c.c.
Franzensquelle	0 04	3.19	1.20	0.95	1462 c.c.
Neuquelle	0.04	3.05	1.19	1.05	1874 c.c.
Kalter Sprudel	0.03	3.50	1.12	0.93	1576 c.c.
Wiesenquelle	0.02	3.34	1.21	1.17	1203 c c.

Drei Quellen werden fast ausschliesslich zu Bädern gebraucht: die Louisenquelle (Ferr. bic. 0.06, fr. CO_2 1290 c.c.), die Loimannsquelle (Ferr. bic. 0.07, fr. CO_2 999) und der Mineral-Säuerling (Ferr. bic. 0.03, fr. CO_2 1135 c.c.). Der Franzensbader Moor ist vor allen ähnlichen Erzeugnissen ausgezeichnet durch seinen hohen Gehalt an schwefelsaurem Eisenoxydul und an freier Schwefelsäure. Die Mineralwasserbäder werden entweder nach *Pfriem*'scher Methode durch directes Einströmen heissen Dampfes in die Wanne oder nach *Schwarz*'scher Methode durch Einlassen von Dampf in den zwischen den Doppelwänden der Wanne befindlichen Hohlraum bereitet. In Betreff der Wirkung und der Indicationen der Trinkkur nähert sich die Salzquelle wenn auch nur in halber Stärke dem Marienbader Kreuzbrunnen und der Salzquelle Elsters, die übrigen Quellen können sich bezüglich des Eisengehaltes mit denen von Schwalbach, Pyrmont oder Driburg nicht vergleichen, aber die glückliche Mischung von Eisen mit Glaubersalz, Kochsalz und Natron bei starkem Gasgehalt macht sie ausserordentlich geeignet in Fällen, wo gleichzeitig neben Magenkatarrh, Abdominalplethora, Haemorrhois oder Uterinleiden, Anämie vorhanden ist. Also ein Karlsbad für blutleere, geschwächte Personen. *Frerichs* hebt die Leichtverdaulichkeit der Franzensquelle besonders hervor, so dass sie bei leicht erregbaren Chlorotischen und Anämischen Heilung herbeiführte, bei denen bewährte starke Eisenwasser Herzpalpitationen, Schlaflosigkeit und andere Erregungszustände bewirkt hatten. Franzensbad verdiene seinen Ruhm durch die tonisirenden Heilkräfte seiner Stahlquellen und Moorbäder gegen Schwächezustände, gegen allerhand Neurosen, gegen chronische Exsudate bei Anämischen und gegen eine grosse Reihe von Sexualleiden der Frauen. Die grosse Menge von Kohlensäure und die vortreffliche Methode der Wassererwärmung, lässt für alle Fälle, wo gasreiche Stahlbäder indicirt sind, die Franzensbader Bäder, welche in 4 ausgezeichnet eingerichteten Anstalten verabreicht werden, als besonders bevorzugt erscheinen. Das Gleiche gilt von den Moorbädern.

F. ist Ebst. der Lin. Hof-Eger. — Unterkunft in 8 Hotels u. 120 Wohnhäusern mit 4000 Zimmern (Z. 10—20 fl. wöchentl.). — Kur- u. Musiktaxe 1 bis 15 fl. pro Person. — Bäder: 1 Mineralbad 90 Kr.—1 fl. 20 Kr.; 1 Moorbad 1 fl. 70 Kr.; 1 Dampfbad 1—1 fl. 20 Kr. — 24 Aerzte, 1 Apotheke; Kurzeit: 1. Mai bis 1. Oct.; Frequenz: 7400. — Litt.: Cartellieri 66; Hamburger 77; Loimann 87.

Frauensee, weimarisches Kirchdorf mit 500 Einw. und *Sommerfrische,* 164 m., am nordwestlichen Abhange des Thüringerwaldes und am gleichnamigen etwa 4 Hectaren grossen See. Es ist ein nur nach Westsüdwest geöffnetes Thal mit freiem Blick auf die Rhön, welches übrigens ringsum von mit Laub- und Nadelholz dicht bewachsenen Hügeln eingeschlossen wird, unter denen sich östlich die Harth (327 m.) erhebt. Durch die ebenen oder nur sanft ansteigenden Spazierwege ist der Platz für Kranke und Reconvalescenten, welche ohne Kräfteaufwand das Waldklima benutzen wollen, und besonders für das Stillleben recht geeignet. Der Herbst währt in diesem windgeschützten Thale länger als sonst an den nördlichen Abhängen des Waldes. Beim Dorfe Dönges, $^1/_2$ St. von Frauensee, liegt der durch seine schwimmende Insel interessante Hautsee, in einer Stunde erreicht man den Elfensee, in 2 Möhra mit dem Stammhause Luthers, in derselben Zeit die romantische Ruine Kreienburg mit prächtigem Blick in das Werrathal.

Von Ebst. Marksuhl (Lin. Eisenach-Meiningen) 8 Km. (Wagen 4 Mk.); v. Ebst. Tiefenort (Lin. Salzungen-Kaltennordheim) 8 Km. (Wagen 4 Mk.); v. Ebst. Gerstungen (Lin. Eisenach-Bebra) 14 Km. (Wagen 7 Mk.). — Unterkunft im Kurhaus Buchonia (Z. 4—7, Pens. 21 Mk. wöchentl.), ausserdem in verschiedenen Villen u. Häusern. — Arzt u. Apotheke in Berka a.W.; Kurzeit: Mai bis Sept.

Freienwalde, Stadt mit 7000 Einw. in der Mark Brandenburg, an der alten Oder in einem schön belaubten Thale der sogenannten märkischen Schweiz und deshalb als *Sommerfrische* von den Berlinern gern besucht, mit 10 schwachen kohlensäurearmen Eisenquellen. Im Alexandrinenbade, 15 Min. von der Stadt entspringen deren 3, am Gesundbrunnen, 20 Min. entfernt, 7. Von letzteren sind die Königsquelle (Ferr. bic. 0.02) und die Jungfrauenquelle (Ferr. bic. 0.006) zur Trinkkur die gebräuchlichsten. Man verordnet sie rein oder mit Molken gemischt, aber auch in Bädern. Ein in der Nähe befindliches *Moorlager* dient zu Moorbädern. Ausserdem Douche-, Fichtennadel-, Sool-, Schwefel-, russische und künstliche kohlensäurehaltige Eisensoolbäder, Elektricität und Massage.

Fr. ist Ebst. der Lin. Frankfurt a./O.-Angermünde und Endstat. der Eb. Eberswalde-Freienwalde. — Unterkunft im Kurhause u. in den 3 grossen Logirhäusern des Gesundbrunnens (41 Wohnungen von 1—4 Z. zu 9—30 Mk. wöchentl.). — Kurtaxe: die Pers. 6, die Fam. 12 Mk.; Bäder: 60 Pf.—2 Mk. — 7 Aerzte, 1 Apotheke; Kurzeit: 15. Mai bis 15. Sept.; Frequenz: 1200.

Freiersbach, badische Kuranstalt, 384 m., in einem schönen Wiesengrund des von hohen Bergen umschlossenen Renchthals mit *4 gasreichen Eisenquellen,* welche als Nebenbestandtheile Erden, schwefelsaures und doppelt kohlensaures Natron, etwas Chlorlithium, die eine noch Spuren von Schwefelwasserstoff enthalten. Die bedeutendste darunter ist die Friedrichsquelle (Ferr. bic. 0.06, Calc. bic. 1.53, Magnes. bic. 0.45, Natr. sulf. 0.70, Natr. bic. 0.23, Lith. chlor. 0.01, fr. CO_2 1003 c.c.; Temp. 11.6° C.). Die Trink- und Badekur richtet sich gegen Anämie, Chlorose, chron. Digestionsstörungen und Uterinleiden. Als Beihülfe dienen Sool- und Fichtennadelbäder.

Von Ebst. Oppenau (Lin. Appenweier-Oppenau) 7 Km., Post 3mal tägl. in 3/4 St. — Post u. Tel. in Petersthal. — Unterkunft im Kurhause (Z. 7—30 Mk. wöchentl.). Arzt in Petersthal; Kurzeit: Mitte Mai bis Ende Sept.; Frequenz: 500.

Freudenstadt, württembergische Oberamtsstadt mit 6200 Einw., 740 m., *Sommerfrische* auf einem Plateau in unmittelbarer Nähe weitausgedehnter Tannenwaldungen und mit guter Gelegenheit zu Ausflügen in die schönsten Thäler des Schwarzwaldes. Städtische Wasserleitung mit gutem Trinkwasser. Flussbäder im Vorbach. In dem für Kurgäste eingerichteten Schwarzwaldhotel Gelegenheit zur Milch- und Molkenkur.

F. ist Ebst., von Stuttgart 3—4 St. Fahrzeit. Unterkunft: 5 Gasthöfe (Pens. 4—6 Mk.) u. Privatwohnungen (Z. 6—8 Mk. wöch.). — 3 Aerzte, 2 Apotheken.

Fridau, *klimatischer Sommerkurort* im Kanton Solothurn, 670 m., am südlichen Abhange des Jura. Gegen Norden und Nordost erhebt sich das Gebirge noch bis auf eine Höhe von ca. 1000 Metern; nach Süden und Südwesten hat man eine vortreffliche Aussicht auf die Alpenkette. Im Rücken der von Parkanlagen umgebenen Kuranstalt gelangt man in einigen Minuten in den Kiefernwald. Das Trinkwasser ist rein, aber etwas kalkreich. Badeanstalt auch für künstliche Mineralbäder, Kuren mit Milch und Mineralwässern.

Von Ebst. Egerkingen (Lin. Olten-Solothurn) Post zweimal tägl. in 3/4 St. nach F.; von Ebst. Waldenburg (Zweigbahn Liestal-Waldenburg) Post über Langenbruck in 2 St. — Post u. Tel. — Unterkunft im Kurhaus mit 50 Z. (Pens. mit Z. 5½ bis 7 fr.). — Arzt im Hause; Kurzeit v. 15. Mai bis 15. Oct.

Friedrichroda, gothaisches Städtchen mit 3400 Einw., 422 m., am nordöstlichen Abhange des Thüringerwaldes, in dem von Nadelholzwaldungen eingefassten lieblichen Schilfwasserthale: der besuchteste und vornehmste *klimatische Sommerkurort* Thüringens. Die mittlere Temperatur der 3 Sommermonate ist 17.1° C. Von der Nähe der mächtigen Waldungen begünstigt beträgt die mittlere tägliche Schwankung der Wärme von Juni bis September nie mehr wie 5° C. Nord- und Ostwinde haben freien Zutritt, doch giebt es überall in der Nähe windstille und schattige Plätze. Die relative Feuchtigkeit ist hoch (73—76%). Höchst angenehm ist die Nähe des berühmten Parks von Reinhardsbrunn. Neben den zahlreichen Erholungsbedürftigen, für welche Friedrichroda ein vortrefflicher Mittelpunkt zu Ausflügen nach dem nahen Inselsberg und vielen andern Höhen des Waldgebirges ist, bilden Skrophulöse, Anämische, Nerven- und Lungenkranke (mässiges Emphysem, Reste pleuritischer Exsudate, beginnende oder stationäre Phthise) ein starkes Contingent der Kurgäste. Für Herzkranke sind Vorkehrungen zum Terrainkurort getroffen. Seinen ländlichen Character hat der Ort durch den zahlreichen Zuspruch der Grossstädter längst verloren; er gleicht mehr einem modernen Badeort, an dem sich die Gesellschaft beim Nachmittagsconcert regelmässig zusammenfindet. Zwei Badeanstalten für künstliche medicinische Bäder, Hydro-, Elektro- und Pneumatotherapie, Molken, Massage.

F. ist Endstation der Eb. Fröttstedt-Friedrichroda (Zweigb. der Lin. Halle-Eisenach). — Post u. Tel. — Unterkunft: 16 Hotels; Privatwohnungen (Wohn- und Schlafz. 10—40 Mk. u. mehr wöchentl.). — 4 Aerzte, 1 Apotheke; Kurzeit: 1. Mai bis Ende Sept.; Frequenz: 7000. Litt.: Schwerdt 65; Roth 87; Preller 88.

Friedrichshafen, württembergisches Städtchen mit 3400 Einw., 400 m., in einer fruchtbaren gegen Nord und Ost durch eine Hügelreihe eingefassten Ebene: *Sommerfrische* mit Bädern im Bodensee. Die Sommertemperatur ist 17.5°. Ausser den beiden für die Geschlechter getrennten Seebade-Anstalten sind warme Bäder und römisch-irische Bäder zu haben.

Fr. ist Endstation der Lin. Ulm-Friedrichshafen u. Station für die Bodensee-Dampfschifffahrt (von Lindau u. Constanz je 1½ St.). — Unterkunft: 9 Gasthöfe; Privatwohnungen. Kurhalle mit Terrasse unmittelbar am See. — 3 Aerzte, 1 Apotheke; Kurzeit: Mitte Mai bis Ende Sept.

Friedrichshall in Sachsen-Meiningen dicht bei dem Dorfe Lindenau, ehemalige Saline, gewinnt durch Mischung zweier Quellen ein *Bitterwasser*, welches sich durch seinen hohen Gehalt an Chlornatrium und Chlormagnesium auszeichnet (Natr. chlor. 24.62, Natr. sulf. 18.24, Magnesium chlor. 12.07). Es hat den Vorzug vor andern Bitterwässern, dass es längere Zeit fortgebraucht werden kann, ohne die Verdauung zu beeinträchtigen. Nach *Mosler* und *Mering* steigert das Wasser den Appetit, hat neben der abführenden eine diuretische Wirkung und vermehrt deutlich den Stoffwechsel. Bei geschwächten Individuen ist es ebensogut contraindicirt wie die sonstigen Bitterwässer.

Frohburg, *Sommerfrische* im Kanton Solothurn, 845 m., mit vortrefflicher Alpenaussicht, schönen Gartenanlagen am Wohnhaus und in Waldnähe. Badeanstalt zu warmen und Soolbädern. Ziegenmilch und Molken.

Von Ebst. Olten oder Läufelfingen (Lin. Basel-Olten) erreicht man F. im Wagen in 1½ St. — Unterkunft im Kurhaus mit 36 Z. (Pens. 6—7½ fr.

Frohnleiten, steirischer Marktflecken mit 600 Einw., 450 m., am rechten Ufer der Mur emporsteigend, mit *Wasserheilanstalt* nach Gräfenberger Vorbild. Das Kurhaus liegt in der Hauptstrasse des Orts in deren Mitte eine Allée von Kastanien und Linden sich hinzieht. Die Umgegend stellt einen von bewaldeten Höhen umschlossenen Thalkessel dar.

F. ist Ebst. der Lin. Wien-Graz (von Wien 5, von Graz ¾ St. Fahrzeit). — Post u. Tel. — Kurhaus mit 20 Zn. (Z. 4—8, Kost 8.75 fl. wöchentl.). — Kurzeit: Sommer- u. Winterkur; Frequenz: 300.

Fulgen, einzeln liegendes Erbpachtgut in Mecklenburg-Schwerin nahe dem grossen Dorf Brunshaupten in fruchtbarer hügeliger Landschaft: einfaches *Ostseebad.* Der Seegrund ist weich und sanft abfallend. Ein Strandweg führt nach dem eine Stunde entfernten heiligen Damm. In halbstündiger Entfernung Fichtenwald, in einstündiger schöner Buchenwald.

Von Ebst. Rostock 26 Km.; vierstündige Fahrt über Doberan (Wagen zu 4 Mk. vom Badeort aus zu bestellen). — Unterkunft im Logirhaus mit 40 B. (Pens. mit Z. 32 Mk. wöchentl.) — Warme Seebäder 1 Mk. — Aerzte am heiligen Damm und in Doberan.

Füred am Plattensee (Balatonfüred), 145 m., in einer reizenden Landschaft und durch mildes Klima ausgezeichnet, ist vermöge einer Reihe von Heilpotenzen der beliebteste und bestentwickelte Kurort Ungarns. Man hat dort für den innern Gebrauch *3 erdige Eisensäuerlinge* mit geringem Beigehalt an schwefelsaurem und kohlensaurem Natron und Kochsalz, *Schafmolke* und die *Traubenkur*, zu äusserer Anwendung die Bäder im See, Schlammbäder, künstliche Mineral- und Dampfbäder. Die meistbenutzte Quelle ist die in der Mitte des Kurplatzes hervorsprudelnde Franz-Josephs-Quelle (Calc. carb. 0.83, Natr. sulf.

0.78, Natr. carb. 0.11, Ferr. bic. 0.01, fr. CO_2 1207 c.c.). Der 76 Km. lange und an seinen breitesten Stellen 7 Km. breite, bläulich grüne, durchsichtige See schwankt zur Sommerzeit in seiner Temperatur von 20—27° C. Nach Analyse seines Wassers nähert er sich einem schwachen Säuerling (Magnes. carb. 0.10, Magnes. sulf. 0.06, Natr. carb. 0.05, fr. CO_2 54 c.c.). An seinen Ufern setzt er viel hellgrauen Schlamm ab, der grossentheils aus Kieselpanzern und Diatomaceen besteht und deshalb eingerieben einen Hautreiz verursacht. Eines besonderen Rufes erfreuen sich die dortigen im grössten Massstab gewonnenen Schafmolken. Die zahlreichen Weinberge ermöglichen schon Ende August oder Anfang September den Beginn der Traubenkur. Der weite Wirkungskreis des Kurortes umfasst Katarrhe, Unterleibsstasen, Rheuma und Arthritis und mancherlei Neurosen.

Von Wien oder Budapest mit der Eb. bis Stat. Siófok. Von hier mit dem Dampfschiff 2mal tägl. in einer St. zum Kurort; von Ebst. Wesprim (Veszprém) der Lin. Steinamanger-Stuhlweissenburg Stellwagen in 2 St. zum Kurort. — Unterkunft in 4 Gasthöfen und zahlreichen Villen und Privathäusern. — Kur- u. Musiktaxe 8—10 fl. — 3 Aerzte; Kurzeit: 15. Mai bis 15. Sept.; Frequenz: 2000. — Litt.: Sigmund 37; Orzovensky 66; Mangold 78, 82; Chyzer 87.

Fuscherbad (Sanct Wolfgang), Kur- und Bade-Anstalt oberhalb des Dorfes Fusch in Steiermark, 1140 m., in beträchtlicher und doch gegen Winde gut geschützter Höhe. Die reine, dünne Luft, vorzügliches Trinkwasser (Augenquelle, Fürstenquelle), ein kleiner unmittelbar hinter den Wohnungen gelegener Waldpark und gute Gelegenheit zu Ausflügen in die reizenden Umgebungen bedingen die Beliebtheit dieses Ortes als *Sommerfrische.* Das Bad St. Wolfgang in der Fusch steht unter Aufsicht der Landesregierung Salzburg.

Von Ebst. Bruck (Lin. Wörgl-Salzburg) fährt man in 2 St. nach dem Bade (Wagen 8 fl.). — Post u. Tel. — Unterkunft in 2 einfach guten Gasthöfen. — Arzt aus Zell am See besucht zweimal wöchentl. das Bad; Kurzeit: 1. Mai bis 30. Sept.; Frequenz: 1000.

Gais, schweizer Dorf im Kanton Appenzell mit 2800 Einw., von saftigen Wiesen umgeben, 934 m., nach Norden unter dem Schutz einer Hügelreihe, hinter welcher sich der Gäbris erhebt ist *klimatischer Sommerkurort* und der älteste (schon seit 1749 besuchte) und dabei berühmteste aller *Molkenkurorte.* Zu gleicher Zeit Hydrotherapie und künstliche Mineralbäder. Die der Hochlage zukommende Sommerkühle spricht sich in einem Temp.-Mittel der 3 Sommermonate von 14.14° C. aus. Dass es Gais in nächster Nähe an Schatten fehlt, ist nicht zu leugnen, und dieser Umstand so wie die absprechenden Urtheile über den Werth der Molken haben es Einbusse an seiner früheren Beliebtheit erleiden lassen. In der Güte seiner aus Alpenziegenmilch bereiteten Molken steht Gais heute noch unübertroffen da.

Von Ebst. Altstätten (Lin. Rorschach-Chur) Post in 2 St.; von Ebst. St. Gallen Post in 2 St. — P. u. Tel. — Unterkunft in 6 Gasthöfen u. Pensionen (Z. 1 bis 4 fr. tägl.). — 2 Aerzte, 1 Apotheke; Kurzeit: Anf. Juni bis Ende Sept.

Gallenegg, Bad in Krain im Thale der Orechouca am Nordabhange des bewaldeten Schlossberges mit *3 indifferenten Thermen* (Grottenbad, Annenbad, Schwimmbassin) von 22—35° C., welche in Piscinen und Einzelbädern gegen Rheumatismus, Arthritis und Neurosen gebraucht werden.

Von Ebst. Sagor (zwischen Steinbrück und Laibach der Lin. Wien-Triest) Wagen in 1 St. zur Poststation Islak, 5 Min vom Kurort. — Unterkunft in der Valvasor-Villa und auf dem Schloss. — Arzt in Sagor. — Litt.: v. Radics 85.

Galthof, Meierei bei Seelowitz in Mähren, nahe bei Brünn, hat eine *Bitterquelle* von sehr milder Wirkung (Magnes. sulf. 7.45, Natr. sulf. 4.94, Calc. sulf. 0.68, Calc. bic. 0.46, Natr. chlor. 0.29) und deshalb zu fortgesetzter Kur in kleinen Gaben gut geeignet. Jährlicher Versandt von 160000 Flaschen durch die erzherzogliche Güterdirection in Seelowitz.

Gandersheim, altes braunschweigsches Städtchen. Im Herzog Ludolfsbad, 10 Min. davon entfernt, finden sich *4 Soolquellen,* unter denen die Hroswithaquelle die gehaltreichste ist (Natr. chlor. 13.73, Calc. sulf. 1.24, Magnes. sulf. 0.53, fr. CO_2 66 c.c.; Temp. 12° C.). Zur Trinkkur wird vorzugsweise die gasreichere Wilhelmsquelle benutzt. Ausserdem russische Bäder, Fichtennadelbäder, Inhalations-Kabinet für zerstäubte Soole.

G. ist Ebst., 6 Km. von Kreiensen (Lin. Magdeburg-Holzminden). — Unterkunft im Gasthof zu G. oder im Bade selbst in Villa Schüssler und im Waldschlösschen. Kurtaxe: 6 Mk.; Bäder: 0.50—1.50 Mk. — 1 Arzt, 1 Apotheke; Kurzeit: Mitte Mai bis Mitte Sept.; Frequenz: 120.

Gánócz, kleiner ungarischer Kurort im gleichnamigen Dorf im Zipser Comitat am Fusse des Tátragebirges, 635 m., mit einem *lauen erdigen Säuerling,* der nebenbei Bittersalz, Glaubersalz und etwas Schwefelwasserstoff führt (Calc. bic. 2.06, Magnes. sulf. 0.83, Natr. sulf. 0.28, fr. CO_2 690 c.c., HS 0.45 c.c.; Temp. 24° C.). Die Quelle wird getrunken und in Spiegel- und Wannenbädern gegen Nephritis, Rheuma, Arthritis und chronische Exantheme angewendet.

Von Ebst. Poprád-Felka (Lin. Kaschau-Oderberg) Omnibus in ½ St. — Unterkunft im Kurhause mit 34 Z. (50—80 kr. tägl.). — Litt.: Bruck 83; Chyzer 85.

Gardone-Riviera, *klimatischer Kurort* am westlichen Ufer des Gardasees, 69 m., am Eingang in die nach Westen einschneidende Bucht von Salò. Gegen Nordwest und Nord gewährt der San Bartolomeo einen vorzüglichen Windschutz, aber auch gegen Südwest und Süd findet derselbe durch den die Bucht umgürtenden Kranz von Bergen in genügender Weise statt, so dass der Kurort eigentlich nur von einem einzigen und dabei seltenen Winde, dem Südost, den sogenannten Vinezza, direct getroffen wird. Alle übrigen Winde sieht man von Gardone-Riviera aus nur in der Ferne über den See streichen. So kann man sich von der Ora, jenem mit Recht so berüchtigten periodischen Winde, welcher Riva und Arco zeitweilig stark belästigt, nach dem windstillen und staubfreien Gardone flüchten. Gerade die unangenehmen Uebergänge von Sommer zum Winter und von diesem zum Frühling vollziehen sich in Gardone ohne stürmische Zwischenperioden, so dass der Ort einen guten Frühlings- und Herbstaufenthalt abgiebt. Als Winterstation ist Gardone relativ kühl. Nach den bisherigen Beobachtungen wäre das Temperatur-Mittel der 3 Wintermonate 4.06° (Meran 1.8, Lugano 2.6, Arco 3.4, Mentone 9.9). Im December 86 waren 5 Tage, im Januar 87 deren 12 (einmal —5.5°), im Februar 11 Tage, wo die Temperatur bis unter Null sank. Zimmerheizung ist deshalb für den Winter Nothwendigkeit. Die relative Feuchtigkeit, durch die Seenähe begünstigt (im Wintermittel etwa 78%), entspricht ziemlich der von Montreux, und wie dieses wird auch Gardone als vortrefflicher Schlafort gerühmt. Die Wintersaison 86/87 (Oct. bis Ende April) hatte 61 Regentage und 5 Schneetage, an welchen jedoch nur einmal der Schnee einen Tag hindurch anhielt. Die mit Südwind zeitweilig eintretenden Nebel pflegen höchstens 2 Stunden zu dauern. Krankheiten der Respirationsorgane, nächstdem Neurosen sind in Gardone am meisten vertreten.

Die Ebst. Desenzano erreicht man von Mailand in 2½, von Verona in 1¼ St. Von hier geht das Dampfboot 2mal tägl. in 1¼ St. nach G.-R.; von der Ebst. Brescia (Lin. Mailand-Verona) fährt ein Dampf-Tramway in 2½ St. nach Salò, von wo man G.-R. im Wagen in 20 Min. erreicht; von Ebst. Mori (Lin. Bozen-Verona) erreicht man in 2—2½ St. Riva (Omnibus zweimal tägl., Einsp. 4, Zweisp. 7½ fl.). Man übernachtet in Riva u. fährt am andern Morgen mit dem Dampfschiff von hier in 3¼ St. nach G.-R. — P. u. T. — Unterkunft im deutschen Hotel G.-R. dicht am See an der Haltestelle der Dampfboote, welches gedielte und heizbare Z. hat. (Pens. von 7 L. an); Pension im Hause des Arztes u. Privatwohnungen in Villen u. in dem nahe gelegenen Fasano. — Deutsche Aerzte: Dr. Koeniger, Dr. A. Rohden (Lippspringe). Frequenz: 300. — Litt.: Koeniger 86.

Garmisch, oberbayrischer Ort mit 1600 Einw., 692 m., im Loisachthale, als *Sommerfrische* eine Filiale des benachbarten, 25 Min. entfernten Partenkirchen, dessen Lage aber eine windgeschütztere und wärmere ist.

Gute Unterkunft in 6 Gasthöfen. — Arzt u. Apotheke am Ort.

Gastein im Herzogthum Salzburg, berühmte *indifferente Therme im Alpenklima*, besteht aus den beiden Badeorten Wildbad Gastein und Hofgastein. Ersteres, ein Complex von etwa 50 Häusern, liegt, 1048 m., im engen Thale der Ache, deren Wasser, den erhabenen Eindruck der alpinen Landschaft noch erhöhend, mitten im Kurort mit lautem Getöse herabstürzt. Allseitig von Bergen umschlossen ist Wildbad Gastein fast vollständig windfrei. Nur der Südwind, welcher besonders im März und November mit Heftigkeit auftritt, berührt den Kurort. Das Klima ist bei der hohen Lage des Ortes recht frisch (Sommermittel 14.1° C.), aber auch feucht und reich an Niederschlägen. Selbst Schnee fällt bisweilen noch mitten im Sommer. Juli und August sind besonders regenreich; man rechnet auf jeden der 3 Sommermonate 17 Regentage, auf jeden Frühlings- und Herbstmonat deren 9, wobei aber auch Niederschläge von nur einigen Stunden mit eingerechnet sind. Im Allgemeinen sind deshalb auch Frühling und Herbst Gasteins beste Kurzeit; doch ist wohl zu bedenken, dass die Temp. des April nur 5.5°, die des Mai 10.4, des September 11.6° und des October 8.6° beträgt. Für diese Monate hat man sich mit vollständiger Winterkleidung zu versehen. Von den 18 Quellen des Kurorts sind nur 9 gefasst, nur 6 von ihnen sind in Benutzung. Sie sind arm an mineralischen Bestandtheilen und besitzen eine Temperatur von 26—48° C. Die Wirkung der Bäder ist dieselbe wie die der andern gleich hoch temperirten Wildbäder, also wie Teplitz oder Wildbad, aber es tritt zu ihr noch die roborirende Wirkung des Höhenklimas. Häufig wird vom Gebrauch der Bäder eine verstopfende Wirkung beobachtet, so dass gleichzeitig leichte Laxantia gebraucht werden müssen. Zustände von Schwäche und Erschöpfung, von Marasmus senilis bilden die gewöhnlichen Indicationen. Hieran reihen sich rheumatische und gichtische Residuen, Neuralgien und Lähmungen, letztere, wo sie centralen Ursprungs sind natürlich nur mit der nöthigen Rücksicht auf das Klima und eine passende Temperirung der Bäder. Im Hochsommer ist Gastein oft so überfüllt, dass der Kurgast genöthigt ist seine Zuflucht zu dem 177 Meter niedriger (869 m.) gelegenen Hof-Gastein zu nehmen, wo die Quellen des Wildbades mit einem Leitungsverlust von circa 7.5°, also noch 35° C. warm eintreffen.

Die Badeeinrichtungen sind hier ebenso gut, nur zum Theil weniger elegant wie im Wildbad.

Von Ebst. Lend (Lin. Salzburg-Wörgl) nach Wildbad G. 3mal tägl. Post in 4 St. (Einsp. von Lend nach Hofgastein $5^1/_2$, Zweisp. 10 fl., nach Wildbad G. Einsp. $7^1/_2$, Zweisp. 15 fl.). — Unterkunft im Wildbad: 5 Gasthöfe und viele Logirhäuser sämmtlich zugleich mit Bädern (Z. 7—15 fl. wöchentl.); Kurtaxe: 1.50 bis 9 fl.; Bäder: 80 Kr.; 6 Aerzte; Kurzeit: 1. Mai bis Ende Sept., Hochsaison: Juli u. August; Frequenz: 5000. — Unterkunft in Hofgastein: 4 Gasthöfe u. 4 Privathäuser, alle mit Bädern, ferner andere Logirhäuser ohne Bäder (Z. 4 bis 16 fl. wöchentl.); Kurtaxe: 1—4 fl.; Bäder: 50 kr.; 1 Arzt, 1 Apotheke; Kurzeit: 1. Mai bis Ende Sept.; Frequenz: 2000. — Litt.: v. Hönigsberg 78; Pröll 81; Bunzel 81; Schider 87.

Gauting, oberbayrisches Kirchdorf und *Sommerfrische,* 572 m., hat 2 erdig-alkalische Schwefelquellen, welche mit Milch und Molken gegen Katarrhe der Luftwege aber auch in Bädern benutzt werden.

G. ist Ebst. (Lin. München-Peissenberg) 19 Km. v. München. — Unterkunft im Kurhaus (Z. 6—15 Mk. wöchentl.). — Arzt anwesend.

Geilnau, nassauisches Dorf im Lahnthal, von Ebst. Laurenburg 50 Min. entfernt, oberhalb dessen ein dem Giesshübler Wasser sehr nahe stehender *erdig-alkalischer Eisensäuerling* entspringt, der durch die königliche Brunnenverwaltung zum Versandt kommt (Natr. bic. 1.06, Calc. bic. 0.49, Magnes. bic. 0.36, Ferr. bic. 0.04, fr. CO_2 1469 c.c.; Temp. 10° C.). Die Geilnauer Quelle wird mit recht gutem Erfolg bei Magen-, Lungen- und Blasenkatarrhen blutleerer und geschwächter Personen und bei harnsaurer Diathese in Anwendung gebracht. *Grossmann* hebt seine vortreffliche Wirkung bei nervöser Dyspepsie hervor, da es selbst beim schwächsten Magen noch vertragen werde und normale Verdauung herbeiführe.

Geltschberg, *Sommerfrische* und *Wasserheilanstalt* in Böhmen am Waldabhange des Geltschberges, 416 m., in einem gegen Südosten sich öffnenden freundlichen Thale. Benutzt werden auch 2 Trinkquellen: ein einfacher Säuerling und eine schwache salinische Stahlquelle, ferner Elektrotherapie, Fichtennadel- und Moorbäder.

Von Ebst. Gross Priesen (Lin. Tetschen-Kolin) erreicht man G. im Wagen in $^3/_4$ St., v. Ebst. Leitmeritz derselben Linie ebenso in $1^1/_4$ St. — Unterkunft in den 5 Kurgebäuden (Pens. 1.80 fl. tägl.). Arzt anwesend.

Der Monte **Generoso** im Kanton Tessin, 1209 m., ist *klimatischer Sommerkurort* und als Uebergangsstation vom Norden nach dem Süden und umgekehrt so wie als Aufenthalt für Schonungsbedürftige und Reconvalescenten vortrefflich gelegen. Das Temperaturmittel der 3 Sommermonate ist 15.8° C., und obwohl viel Wind dort oben herrscht, so sind Stürme sehr selten. In der Nähe des Kurhauses befindet sich Waldschatten, und man kann, ohne stark steigen zu müssen, mancherlei Spazierwege einschlagen.

Von Ebst. Mendrisio (Lin. Lugano-Como) Reitweg in 2½ St. (Maulthier 6 fr., Bergwägelchen 10 fr.). — Unterkunft im Hot. M. Generoso (Pens. mit Z. 9 bis 12 fr.; Kurzeit: 1. Mai bis 15. Oct.

Genf, Hauptstadt des gleichnamigen Kantons mit 102000 Einw., 379 m., liegt in einem von Nordost nach Südwest gerichteten Becken, so dass gewöhnlich der feuchte Südwest mit dem trockenen Nordost hier im Kampfe liegt. Letzterer, gewöhnlich „die Bise“ genannt, trifft die Stadt oft mit stürmischer Gewalt, bringt im Winter eisige Kälte mit sich und macht sie daher als Winterstation für Kranke unmöglich. Die Temp. des Jan. ist nur —0.4° C. Im Uebrigen ist der Gesundheitszustand keineswegs ungünstig, weil trotz der engen und winkligen Gassen das hügelige Terrain den Luftaustausch erleichtert.

Gengenbach, Städtchen im badischen Schwarzwald mit 2500 Einw., 117 m., von Weinbergen und bewaldeten Hügeln umgeben, welche gegen Nordost Schutz gewähren, ist eine bescheidene angenehme *Sommerfrische.* In 20 Min. gelangt man auf den Kastellenberg.

G. ist Ebst. der Lin. Offenburg-Singen. — Unterkunft in den Gasthäusern. — 3 Aerzte, 1 Apotheke.

Genua, Italiens bedeutendste Handelsstadt, liegt unterm 44° 24′ nördl. Breite und hat mit seinen Vorstädten 182000 Einwohner. Der im Norden sich erhebende Apennin schützt die Stadt nur sehr unvollkommen gegen die Tramontana, die aus verschiedenen Schluchten seewärts vordringt. Genua hat im Winter mit 8.7° C. ein bedeutend höheres Wärmemittel als Mailand (1.9°), aber an plötzlichen und bedeutenden Wärme-Schwankungen giebt es ihm nichts nach, und da die von der warmen ligurischen Küste stetig aspirirten Nordwinde dabei den Rest an Feuchtigkeit zum grossen Theil einbüssen, so entsteht dadurch die zeitweise hervortretende hochgradige Trockenheit der Luft, welche nach den neueren meteorologischen Beobachtungen einen charakteristischen Factor des Genueser Klimas bildet. Nach *Hann* sinkt die relat. Feuchtigkeit öfters bis auf 20%. Die zweite Hälfte des Frühlings und der Anfang des Sommers ist Genua's beste Zeit. Für Kranke ist ein längerer Aufenthalt während des Winters keinenfalls empfehlenswerth.

Georgenthal, gothaisches Pfarrdorf mit 850 Einw., 383 m., an der Apfelstedt, in der Nähe zweier grossen Teiche und am Eingange in das nach Tambach führende Thal: *Sommerfrische* mit Gelegenheit zu Sool- und Fichtennadelbädern. Nach allen Seiten hin ist man gleich im Walde und trifft schattige Wege (Zigeunerweg, Weg zum Borkenhäuschen, zum Steigerhaus). Fuhrwerk ist schwer zu haben. Billiges Leben.

G. ist Ebst. der Lin. Gotha-Ohrdruf. — Post. u. Tel. — Unterkunft in vier Gasthöfen (Pens. 4—6 Mk.) u. in zahlreichen kleinen Villen. — Der Arzt kommt tägl. v. Tambach (6 Km.) nach G.; Apotheken in Tambach und Ohrdruf; Kurzeit: Mitte Mai bis Mitte Sept.; Frequenz: 650.

Géradmer, Stadt im französischen Lothringen mit 6300 Einw., im Thale der Vologne, 650 m., an einem stattlichen See, dessen Ufer mit Villen besetzt sind, reizend gelegen ist eine sehr beliebte Sommerfrische mit *Wasserheilanstalt.* Fichtennadelbäder und Molkenkur.

Von Ebst. Laveline (Lin. Epinal-St. Dié) führt eine Zweigbahn (18 Km.) in 50 Min. nach G. — Unterkunft in 3 Gasthöfen. — Arzt der Wasserheilanstalt.

Gernrode, anhaltisches Städtchen mit 2550 Einw., 230 m., am nordöstlichen Fusse des Harzes und am Abhange des Stubenberges (280 m.), zu dem man in 10 Min. hinaufsteigt: *Sommerfrische.*

G. ist Station der von Frose (Lin. Aschersleben-Halberstadt) nach Quedlinburg führenden Zweigbahn. — Post u. Tel. — Unterkunft in 2 Gasthöfen des Orts u. auf dem Stubenberg, sonst in Privathäusern. — 2 Aerzte, 1 Apotheke.

Gernsbach, lebhaftes badisches Städtchen mit 2700 Einw., 161 m., im Murgthal, in reizender waldreicher Umgebung, in welcher das Schloss Eberstein den Glanzpunkt bildet: *Sommerfrische* mit Fluss- und Fichtennadelbädern.

G. ist Endstation der von Rastadt (Lin. Karlsruhe-Basel) in $^3/_4$ St. hinüberführenden Zweigbahn. — Unterkunft in 8 Gasthöfen u. zahlreichen Privatwohnungen. — 4 Aerzte, 1 Apotheke.

Gersau, schweizer Dorf, zu Schwyz gehörig, 440 m., am nördlichen Ufer des Vierwaldstättersees: *Sommerfrische* mit Seebädern. Gegen Norden ist der Ort durch den Rigi geschützt, dem Föhn ist er dagegen stärker ausgesetzt wie Hertenstein, Wäggis und Viznau, welche gegen diesen Wind durch den als „obere Nase“ bekannten Felsvorsprung einen Schutz besitzen. Gersau ist im Hochsommer ziemlich warm (mittl. Temp. des Sommers 18.05°), eignet sich aber recht gut zum Frühjahrs- oder Herbstaufenthalt. Der Versuch Gersau neben Montreux und Meran als gleichwerthigen Winterkurort hinzustellen ist auf die Veröffentlichung meteorologischer Tabellen beschränkt geblieben. In Wirklichkeit wird kein Kranker auf die Idee kommen in Gersau zu überwintern.

G. ist Dampfschiffstat. der Lin. Luzern-Flüelen ($1^1/_4$ St. Fahrt von Luzern). — Unterkunft in 5 Gasthöfen (7—9 fr.). — Arzt am Ort.

Der **Giessbach** im Berner Oberlande, oberhalb des Brienzer Sees, 720 m., in dessen Nähe sich ein grosser Gasthof befindet wird nicht bloss von Touristen sondern auch von Pensionären besucht, welche den Ort als *Sommerfrische* benutzen. Er liegt sehr windgeschützt, und die Atmosphäre ist durch die von den Fällen abgegebene Feuchtigkeit und durch die dichte Bewaldung der Umgegend dampfreich. Wer zu Rheumatismus neigt möge sich deshalb vorsehen. Man kann dort kalte und warme Bäder und täglich frische Molken bekommen.

Dampfschiffstation G. von Brienz 10 Min., v. Interlaken $1^1/_2$ St. Fahrzeit; Drahtseilbahn zum Hotel in 6 Min. — Post u. Tel. — Pens. ohne Licht u. Bed. $7^1/_2$—10 fr.

Giesshübl-Puchstein, böhmisches Dorf im Egerthale mit *4 alkalischen Säuerlingen*, unter denen die König Ottoquelle (Natr. bic. 1.19, Calc. bic. 0.34, Magnes. bic. 0.21, fr. CO_2 1206 c.c.; Temp. 10° C.) die bedeutendste ist. Sie wird in grosser Menge versendet und in Karlsbad gern als erfrischendes Getränk benutzt, aber auch an Ort und Stelle gegen Magenkatarrh und chronischen Blasenkatarrh getrunken. Die gasreichen Bäder dienen als Erregungsmittel des Nervensystems. Ausserdem können Kuren mit Milch und Molken so wie auch mit fremden Mineralwässern gemacht werden.

Von Ebst. Karlsbad ist G. $1^1/_2$—2 St. (Omnibus-Verbind.). — Unterkunft im Bade- u. Versendungshaus (Z. 5—6 fl. wöchentl.). — Arzt anwesend; Kurzeit: Anf. Mai bis Ende Sept.; Frequenz: 150. Litt.: Löschner 83.

Gleichenberg, steirischer Marktflecken, 284 m., in einem Thalgrund, der durch das östlich hart vorüberziehende Waldgebirge und dessen Ausläufer so weit abgeschlossen ist, dass er nur nach Osten und Südosten hin frei sich öffnet: *klimatischer Sommerkurort* mit *5 alkalisch-muriatischen Säuerlingen* und *2 Eisensäuerlingen.* Die gleichmässige Temperatur, die wenig bewegte und feuchte Luft verleihen dem Ort den Charakter eines reizlindernden, sedativen Sommerklimas. Von den Quellen sind die Constantinsquelle (Natr. chlor. 1.84, Natr. bic. 3.62, Calc. bic. 0.51, Magnes. bic. 0.72, fr. CO_2 1340 c. c.; Temp. 17.5° C.) und die etwas schwächere Emmaquelle (Temp. 15° C.) die meist benutzten. Ihrer Zusammensetzung nach stehen sie Ems sehr nahe, von dem sie sich aber wesentlich durch niedere Temperaturen unterscheiden, abgesehen von der klimatischen Differenz. Die hauptsächlichsten Heilobjecte bilden Krankheiten der Respirationsorgane besonders der chronische Katarrh und das Emphysem, nächstdem pleuritische Exsudate und stationär gewordene Infiltrationen, endlich der chronische Magen- und Darmkatarrh. Für anämische Zustände und zur Nachkur werden die

Eisensäuerlinge: der $1^1/_2$ Stunden entfernte Johannisbrunnen (Natr. chlor. 0.47, Natr. bic. 2.83, Ferr. bic. 0.02, fr. CO_2 755 c. c.; Temp. 11° C.) und die Klausenquelle, zur Hülfe genommen. Ausserdem werden die Quellen auch zu Bädern benutzt. Milch- und Molkenkur, Fichtennadel- und Soole-Zerstäubung zur Inhalation, Pneumato- und Hydrotherapie.

Von Ebst. Feldbach (Lin. Graz-Stuhlweissenburg) geht die Post einmal tägl. in 1 St. 20 Min. nach G. (Einsp. 2 fl. 30 Kr., Zweisp. 3 fl. 30 Kr.); von Ebst. Spielfeld (Lin. Graz-Marburg) Post zweimal tägl. in 5 St. (Einsp. $5^1/_2$, Zweisp. 8 fl.). — Post u. Tel. — Unterkunft: 10 Gasthöfe, zahlreiche Villen und Privathäuser (Z. 1 bis 4 fl. tägl. vom 1. Juli bis Ende Aug.; vor und nach dieser Zeit 25 % billiger); — Kurtaxe: 1 Pers. 8 fl., 2 Pers. 12 fl. u. s. w. — 13 Aerzte, 1 Apotheke; Kurzeit: 1. Mai bis Ende Oct.; Frequenz: 4000. — Litt.: Ivándi 80; Clar 81; Kentzler 85; Höffinger 86.

Gleisweiler, Dorf in der bayrischen Pfalz verbunden mit einer *Wasserheil-* und *Traubenkuranstalt.* Die Anstalt, 310 m., liegt hinter und über dem Dorfe in einem nach Südost sich öffnenden Gebirgseinschnitt des Haardtgebirges am Fusse des Teufelsberges. Gegen Nord- und Nordwestwinde vortrefflich geschützt, ist sie gegen allzulästige Sonnenwirkung durch die nahe Waldung gesichert. Die Gartenanlagen sind durch grosse Exemplare seltener Bäume ausgezeichnet. Mandel- und Feigenbäume gedeihen hier im Freien, die essbare Kastanie ist in den benachbarten Wäldern massenhaft vertreten, während höher hinauf Kiefernwaldungen sich ausdehnen. Im Rücken des Gebäudes führen Fusswege den Teufelsberg hinan zu Aussichtspunkten über die weite Rheinebene. Das Gebirge ist Vogesensandstein, die oberflächliche Schicht der Wege aber besteht aus grobem Sand und Kies, so dass nach Regengüssen ein schnelles Abziehen der Feuchtigkeit stattfindet. Durch sein mildes Herbstklima und seine schönen zur Anstalt gehörigen Weinberge ist Gleisweiler ein bevorzugter Traubenkurort, aber auch im zeitigen Frühjahr zieht die Milch- und Molkenkur Gäste an, welche der Gunst des Klimas sich erfreuen wollen. Wer weitere Ausflüge sucht, der findet im Besuche des Orenbergs, der Ruine Scharfeneck, der Madenburg und andern benachbarten Höhen hierzu reiche Gelegenheit.

Von Ebst. Landau (Lin. Neustadt a./H.-Weissenburg) 9 Km. od. 1 Fahrst. (Omnibus 4mal tägl.). — Unterkunft im Kurhaus mit 70 Z. (Pens. mit Z. 25—35 Mk. wöchentl.). — Aerztliche Direction; Kurzeit: das ganze Jahr.

Glion, *Luftkurort* im Kanton Waadt, 720 m., oberhalb Montreux in prachtvoller Lage und mit günstiger Gelegenheit zu Ausflügen in die Umgegend und auf die höher gelegenen Punkte. Milch-, Molken- und Traubenkur.

Von Ebst. Territet-Glion (Lin. Lausanne-Bex) Drahtseilbahn in 8 Min. nach Glion (tägl. 21 Züge); von Ebst. Vernex derselben Lin. Post in 3/4 St. — P. u. T. — Unterkunft in 4 Hotels (Pens. 8—12 fr.) und einigen Pensionshäusern. — Kurzeit: Mai bis October.

Glücksburg, schleswigscher Marktflecken mit 950 Einw. und eine Viertelstunde davon entfernt am Strande die als *Ostseebad* und Luftkurort dienenden Gasthäuser. Der Salzgehalt des Meeres ist 20‰. Ein Badehaus für warme Seebäder, und Vorrichtungen zur Hydrotherapie sind vorhanden. Schöne Lage am Flensburger Meerbusen in der Nähe ausgedehnter Buchen- und Eichenwaldungen. Ausflüge mittelst Dampfschiff in die interessante Umgegend (Alsen, Düppel).

Von Ebst. Flensburg (11 Km.) Dampfboot in 40 Min., Post in 1 1/4 St. — P. u. T. — Unterkunft in 3 Gasthöfen (Pens. mit Z. 45—66 Mk. wöchentl.) und in den Privatwohnungen des Fleckens G.; Seebad 40 Pf. — 1 Arzt, 1 Apotheke. Kurzeit während des ganzen Jahres; Frequenz: 1500.

Gmunden, Stadt im österreichischen Salzkammergut mit 6600 Einw., 422 m., am Ausflusse der Traun aus dem Traunsee. Dieser smaragdgrüne fischreiche See, welcher über 3 Stunden lang und fast eine Stunde breit ist, gewährt der Landschaft ihren hauptsächlichsten Reiz. Seine Ufer sind durch den regelmässigen Wechsel von Berg- und Thalwind gut ventilirt. Der in den Vormittagsstunden von Süden her wehende Wind wird um die Mittagszeit vom Nordwind abgelöst, der seinem Gegner am Abend wieder Platz macht. Die Morgen und Abende sind überhaupt frisch; auch nach Gewittern finden oft starke Temperatursenkungen statt. Bisweilen erhebt sich föhnartig aus Südwest der „Viechtauer Wind“ und setzt das Wasser des Traunsees in stürmische Bewegung. Eine doppelte Reihe von Kastanien, vom Casino ausgehend, gewähren genügenden Schatten. An sie schliessen sich gefällige Anlagen, und von diesen aus führen mancherlei Wege zu Aussichtspunkten und Erfrischungsorten in der verschiedensten Entfernung. Gmunden ist durch seine reizende Lage, durch seine milde feuchtwarme Luft und durch comfortable Einrichtungen einer der gesuchtesten *klimatischen Sommerkurorte* geworden. Gutes Trinkwasser liefert die sogenannte „Heiligenbrunn-Wasserleitung“. Zu Soolbädern wird die kräftige (23procentige) Ebenseer Soole benutzt. Ausserdem werden in den 4 Bade-Anstalten Fichtennadel-, Dampf- und elektrische Bäder bereitet. Ferner existirt eine Wasserheilanstalt, eine Inhalationsanstalt für zerstäubte Soole, Fichtennadel- und Latschendämpfe und eine pneumatische Kammer. Einen besonderen Reiz haben endlich die Bäder im Traunsee, wofür Schwimmanstalten für beide Geschlechter vorhanden sind. Molken und alle fremden Mineralwässer sind zu haben.

Gmunden ist Ebst. der Linie Attnang-Ischl und Endstat. der Zweigbahn Lambach-Gmunden. — Unterkunft in 9 Gasthöfen (Z. 1.50 fl.) und in vielen Privathäusern; Kur- u. Musiktaxe: 1 Pers. 6, jede weitere $1^1/_2$ fl. mehr. — 4 Aerzte, 2 Apotheken; Kurzeit: Anf. Juni bis Ende Sept.; Frequenz: 1500. Litt.: Wolfsgruber 85.

Goczalkowitz, *jod- und bromhaltiges Soolbad* im preussischen Schlesien am nördlichen Fusse der Karpathen, 260 m., in der Nähe der Weichsel und in ansprechender mit Parkanlagen ausgestatteter Umgebung. Die mittlere Sommertemperatur ist 17.35° C. Die Marienquelle (Natr. chlor. 32.83, Calcium chlor. 5.46, Magnes. chlor. 3.17, Natr. jod. 0.01, Natr. brom. 0.04, Ferr. bic. 0.16; Temp. 16.25° C.) hat eine bedeutende Menge von Chlorverbindungen, gar keinen Gyps und ziemlich viel Eisen. Sie wird, mit Milch oder Molke verdünnt, getrunken, die Hauptrolle aber spielen die Sool- und Sooldampfbäder, daneben Inhalationen. Die Indicationen erstrecken sich auf Skrophulosis, Rhachitis, Knochen- und Gelenkleiden, Metritis, auf Rheumatismus und Arthritis, besonders wo diese Krankheiten mit Anämie gepaart sind. Gegen chronische Exantheme sollen die Sooldampfbäder sich nützlich erwiesen haben. Kinderheil-Herberge Bethesda für Kinder bis zu 14 Jahren (10—30 Mk. monatl.).

G. ist Anhaltepunkt der Lin. Kattowitz-Dzieditz. — P. u. T. — Unterkunft in 8 Logirhäusern (Z. 3—20 Mk. wöchentl.); Kurtaxe: 14.50—21 Mk.; Bäder: $1—1^3/_4$ Mk. — 2 Aerzte; Kurzeit: 15. Mai bis 15 Sept.; Frequenz: 600. — Litt.: Babel 63, 64, 65; Scholz 78.

Godesberg, preussisches Pfarrdorf und *Sommerfrische* mit 2900 Einw., 62 m., am linken Rheinufer, etwa eine Viertelstunde vom Flusse entfernt, besitzt eine Kuranstalt für den Gebrauch zweier *Eisensäuerlinge* und eine *Wasserheilanstalt.* Die Sommertemperatur ist 17.95, die Herbsttemp. 9.21 °C. Wald befindet sich in nächster Nähe. Von den Quellen gehört die „alte“ zu den alkalisch-muriatischen Eisenwässern (Natr. bic. 1.47, Natr. chlor. 0.99, Ferr. bic. 0.03, fr. CO_2 1400 c.c.), die „neue“ (Ferr. bic. 0.05, fr. CO_2 948 c.c.) zu den reinen Eisenwässern. Beide zum Trinken und Baden benutzte Quellen haben eine Temp. von 12° C. Der Gehalt an Kochsalz und dopp. kohlens. Natron ist bei der alten Quelle hoch genug, um als mitwirkend angesehen zu werden. *Brockhaus* fand die alte Quelle besonders wirksam bei Complicationen von Anämie und Chlorose mit gastrischen Leiden und Katarrhen des Larynx und der Bronchien. Ferner wurden die Quellen mit Vortheil bei den mit Anämie verbundenen Krankheiten der weiblichen Sexualorgane verordnet. Mit der Hydrotherapie sind russische Bäder, Massage und Elektricität verbunden.

G. ist Ebst., 7 Km. (10 Min. Fahrzeit) von Bonn. — Unterkunft: Kuranstalt für die Eisenquellen mit 42 Z. (1½—3 Mk.); Wasserheilanstalt mit 100 Z. (Pens. mit Z. 8—12 Mk. tägl.; 2 Gasthöfe, 4 Hotels garnis. — 6 Aerzte, 1 Apotheke; Kurzeit: April bis Mitte Oct., doch auch Winterkur; Frequenz: 3000. Litt.: Brockhaus, D. M. W. 82; Schwann II, 88.

Gögging, Kirchdorf in Niederbayern, mit *alkalisch-erdiger Schwefelquelle* (Temp. 11°), 346 m., welche in Bädern gegen Haemorrhois, Rheuma, Ischias, Gicht und chronische Exantheme benutzt wird.

Von Ebst. Neustadt an der Donau (Lin. Regensburg-Ingolstadt ½ St. — Unterkunft im Badehause (Pens. mit Z. 3.40—4.20 Mk.). — Arzt u. Apotheke in Neustadt a. D.

Göhren, Dorf auf Rügen auf der Halbinsel Mönchgut mit aufblühendem *Ostseebad.* In der Nähe ein von Fusswegen durchzogener Buchenwald und das unter dem Namen Nord-Pehrd oder Göhrensches Höwt bekannte, weit nach Osten in die See hineinspringende aussichtsreiche Vorgebirge.

Von Ebst. Stralsund oder Greifswald (3½ St.) Dampfboot, von Putbus mit Wagen (9—12 Mk.) in 3½ St. zum Kurort. — Unterkunft in 3 Gasthöfen u. mehreren Logirhäusern. — Frequenz: 250.

Gohrisch, Dörfchen in der sächsischen Schweiz und bescheidene Sommerfrische. Es liegt sehr freundlich am linken Elbufer, oberhalb Königsteins, 300 m., auf dicht bewaldetem Plateau und am Fusse des Pabsteins und Gohrischsteins.

Von Ebst. Königstein (Lin. Dresden-Schandau) ½ St. — Unterkunft in zwei Gasthöfen und mehreren Pensionen (Z. 8—10, Pens. 25 Mk. wöchentl.). 2 Aerzte u. 1 Apotheke in Königstein.

Gontenbad, *Sommerfrische* im Kanton Appenzell, 2 Km. vom Dorf Gonten, am Fusse des Kronbergs, 892 m., auf erhöhtem Wiesengrunde in frischer Lage, benutzt 4 erdige Eisenquellen (Temp. 12°) neben der Molkenkur. Eine davon, das Goldbrünnlein, dient zur Trinkkur, die andern zur Badekur.

G. ist Ebst. der Linie Winkeln-Urnäsch-Appenzell. — Unterkunft im Kurhause mit 56 Z. — Arzt in Appenzell; Kurzeit: Juni bis Mitte Sept

Göppingen, württembergische Amtsstadt mit 12 000 Einw. an der Fils, Eisenb.-Station zwischen Stuttgart und Ulm, mit einem *erdig-alkalischen Säuerling* (Natr. bic. 0.17, Magnes. bic. 0.16, Calc. bic. 1.20), der als Tafelgetränk sehr beliebt ist.

Görbersdorf, schlesisches Dorf mit 900 Einw., 550 m., welches nahe der böhmischen Grenze im Waldenburger Berglande, einer das Riesengebirge mit dem Eulengebirge verbindenden Abzweigung der Sudeten, gelegen, und durch die Errichtung mehrerer *Sanatorien für Phthisiker* bekannt geworden ist. Das langgestreckte mehrfach gewundene Thal ist von Bergzügen eingefasst, die sich bis zu 800 und 900 Meter Höhe erheben. Diese Berge und nächstdem ziemlich ausgedehnte Waldungen gewähren einigen Windschutz gegen allzuheftige, besonders östliche Strömungen. Da eine meteorologische Station in Görbersdorf nicht existirt, so fehlt es an officiellen meteorologischen Beobachtungen. Die Seehöhe, welche anfänglich mit 500, später mit 550 angegeben wurde, findet sich jetzt mit 561 Metern verzeichnet. Dass die Versetzung eines gesunden Menschen aus dem Flachlande nach Görbersdorf eine erhebliche Steigerung der Pulsfrequenz zur Folge habe, ist eine von *Brehmer* aufgestellte, von *C. v. Mayer* aber schlagend abgefertigte Behauptung. Ebenso willkürlich ist die Annahme, Görbersdorf, welches sich in ungefähr gleicher Seehöhe wie München befindet, liege in der sogenannten immunen Zone. Die Nothwendigkeit eine gewisse Gruppe von Phthisikern nach strengen Diätvorschriften zu behandeln, hat *Brehmer* zuerst erkannt und dabei trotz der gewiss nicht besonders günstigen klimatischen Verhältnisse in Görbersdorf manche Erfolge erreicht. Er selbst beziffert dieselben so, dass er im ersten Stadium der Phthise 68, im zweiten 17.9, im dritten 5.8 Procent als geheilt entlassen habe. Nach seiner Ansicht sind die bei ihm zur Geltung kommenden Cardinalpunkte der Therapie: 1. Die geschlossene, in einem Gebirge in der sogenannten immunen Zone liegende Heilanstalt; 2. Stärkung des Herzens oder wenigstens der Triebkraft desselben durch die im Gebirge von selbst sich einstellende vermehrte Nahrungsaufnahme, durch mässige Gaben von Wein und vorsichtige Körperbewegung; 3. Gegen einzelne Symptome Abreibungen und kurzfristige, kalte sehr kräftige Douchen. In ähnlicher Weise wird die Therapie in den andern Anstalten gehandhabt.

Für die von Breslau oder Oesterreich Kommenden ist die nächste Ebst. Friedland (Lin. Breslau-Halbstadt-Braunau), welches nur 6 Km. (dreimal tägl. Post in $^3/_4$ St.) von G. entfernt ist; Reisende, welche von Berlin, Dresden oder Görlitz kommen, fahren bis Ebst. Dittersbach, welches noch 13 Km. entfernt ist (Einsp. 4—6, Zweisp. 7—9 Mk.). — P. u. T. — Unterkunft in 3 Anstalten: 1. Brehmersche Anstalt (Pens. mit Z. im Sommer von 36, im Winter von 42—60 Mk. wöchentl.; 2. Römplersche Anst. (Pens. mit Z. 34—52 Mk. wöchentl.); 3. Gräfin Pückler'-

sche Anstalt, ursprünglich nur für Unbemittelte (ca. 18—24 Mk. wöchentl.). — 8 Aerzte; Kurzeit: das ganze Jahr. — Litt.: Scholz 78; Brehmer 85, 87.

Görz (Gorizia), österreichische Stadt unterm 45° 56′ nördl. Br. mit 21 000 grösstentheils italienischen Einwohnern, 90 m., als *klimatischer Kurort* für Herbst und Frühling, und selbst für den Winter ziemlich besucht. Hügelreihen, welche die Campagna von West über Nord bis Ost im Halbkreise umschliessen, gewähren gegen die nördlichen Winde einigen Schutz, so dass heftige Stürme und besonders die als Ostnordost auftretende Bora nur selten und in keinem Vergleich mit Triest sich bemerkbar machen. Obgleich Görz 22 Km. von der Nordküste des adriatischen Meeres entfernt ist, so hat es doch halb und halb ein Seeklima und der zwischen den Bergen und dem Meer über die Ebene hin und her wogende Luftstrom sichert ihm eine grosse Reinheit der Luft. Bezüglich der Wärmeverhältnisse (mittl. Temp. des Winters 3.9° C.) und der Seehöhe steht Görz mit Arco auf einer Stufe. Auch die auf der Ebene zwischen Gardasee und Schlossberg im Sarcathale cursirenden Winde und der durchschnittliche Stand der rel. Feuchtigkeit (an beiden Orten 72%) vervollkommenen diese Parallele. Durch die Nähe des Meeres tritt der Kurort zu dem benachbarten gleichwarmen Venedig in klimatische Verwandtschaft. Auf dem stetigen Wechselverhältniss zwischen dem warmen und feuchten Südwest und dem trocknen und kalten Nordost beruht der ziemlich hohe Feuchtigkeitsgehalt der Luft und die zahlreichen Niederschläge (von October bis einschliessl. April 77.6 Regentage und 3.7 Schneetage). Das Trinkwasser wird in einer Leitung von der östlichen Abdachung des Monte Santo zugeführt und ist vortrefflich, für das Brauchwasser besteht eine dem Bette des Isonzo entnommene Leitung. Der wesentliche Untergrund des Görzer Gebietes ist Sandsteingeröll und verwitterter Sandstein, und es beruht darauf das schnelle Einsickern der Niederschläge und die für Fussgänger so günstige Trockenheit der Wege, darauf freilich auch die von den Winden hin und her getriebenen Staubmassen. Die Weinkultur ist in der ganzen Campagna weit verbreitet, und gewährt für eine Traubenkur günstige Bedingungen. Der Reichthum der Vegetation an Kastanien, Feigen, Granaten und Oliven, wie sie unter dem Einflusse des milden Südwindes gedeihen, spricht für eine gewisse Milde des Winters, da aber in den 3 Wintermonaten auch die wärmste Tagesstunde (2 U. Nachm.) im Mittel nicht mehr wie 6½° C. aufweist, so bewegt sich der eigentliche Krankentag um die Stunden von 11—3 Uhr. Der stimulirende Character des windreichen Ortes schliesst seine Benutzung für sensible Naturen aus. Der gute Gesundheitszustand unter den Eingeborenen und die geringe Mortalitätsziffer (1 : 37) sprechen zu Gunsten des Gebrauchs dieses Klimas für torpide Subjecte, für Skrophulose, Rhachitis und Reconvalescenz, für chronischen Katarrh mit Emphysem, für gewisse Fälle chronischer Phthise mit Ausschluss aller akuten Processe.

Man erreicht Görz auf der Eisenb. von Triest in 2 St. 8 Min., von Venedig in $5^1/_4$—$7^1/_2$ St., von Wien über Pontebba-Udine in $15^1/_2$, über Nabresina in $16^1/_2$ St. — Unterkunft: 5 Gasthöfe, Privatwohnungen (Z. 12—20 fl. monatl.) und Villen (100 bis 300 fl. monatl.). — 12 Aerzte, 4 Apotheken; Kurzeit: 1. Oct. bis Mitte Mai. — Litt.: v. Czoernig 74; Schatzmeyer 86.

Gossensass, Pfarrdorf und beliebte *Sommerfrische* in Tirol, 1061 m., besonders gut geeignet für Rüstigere, welche bei guter Verpflegung weitere Touren unternehmen und die Höhenpunkte der Umgegend ersteigen wollen.

G. ist Ebst. der Brennerbahn (zwischen Innsbruck und Franzensfeste) $6^3/_4$ St. Fahrzeit von München. — Unterkunft in Gröbners Gasthof (Pens. mit Z. $2^1/_2$—3 fl.).

Gottleuba, sächsisches Dorf mit 200 Einw., 337 m.: einfache *Sommerfrische* mit einer erdigen Eisenquelle (Ferr. bic. 0.06, Calc. sulf. 0.05, Calc. bic. 0.02). Die Kurhäuser in Verbindung mit der Badeanstalt, in welcher auch Dampf- und Kiefernadelbäder gegeben werden, befinden sich auf einer Anhöhe oberhalb des Ortes.

Von der Ebst. Berggiesshübel (Zweigb. Pirna-Berggiesshübel) noch 35 Min. bis Gottleuba. — Unterkunft im Kurhause mit 40 Z. (Z. 5—12 Mk. wöchentl.) Arzt am Ort.

Gottlieben siehe Meggen.

Gräfenberg in österreichisch Schlesien, in den Sudeten, 630 m., berühmt durch die 1826 von Vincenz *Priessnitz* begründete erste *Wasserheilanstalt.* Der Gräfenberg ist ein Vorberg des Hirschbadkammes (992 m.), von wo 42 Quellen (Temp. 5—10° C.) entspringen. Neben der Höhenlage beeinflusst die reiche Bewaldung das Klima, welches keineswegs besonders rauh ist, wenn auch die Morgen und Abende selbst im Hochsommer kühl sind. Gegenwärtig existiren dort 2 Kuranstalten.

Von Ebst. Deutsch-Wette (Lin. Camenz-Cosel) Zweigb. in 18 Min. nach Ziegenhals, von wo Post einmal tägl. (20 Km.) in $4^1/_2$ St. nach dem von G. noch $^1/_2$ St. entfernten Freiwaldau; ebendahin Post von Hannsdorf (Lin. Grulich-Sternberg) zweimal tägl. in 4 St., und von Ebst. Zöptau (Lin. Hohenstein-Zöptau) einmal tägl. in 5 St. — Unterkunft: 4 Gasthöfe in Freiwaldau. Die beiden Kuranstalten (Pens. 2 fl. tägl.) u. Privatwohnungen in Gräfenberg selbst, in Freiwaldau u. Böhmischdorf (Z. 3—15 fl. wöchentl.). — 3 Aerzte im Badeort, 3 andere in Freiwaldau; Kurzeit während des ganzen Jahres; Frequenz: 1900.

Gravenstein, schleswigscher Marktflecken mit 1300 Einw. an der Nübel-Noor genannten nördlichen Ausbuchtung der Flensburger Föhrde, ein in Waldnähe befindliches *Ostseebad.* Bei Ostwind, bei dem das Wasser von der hohen See in den Hafen strömt, beträgt der Salzgehalt 15—20 ‰ bei entgegengesetztem Winde nur 12—15 ‰.

Dampfschiffe von Flensburg (22 Km.) in 1¾, von Glücksburg in ¾, von Sonderburg in 2½ St. — Unterkunft im Hotel u. Kurhaus mit 40 Z. (Pens mit Z. 40 bis 46 Mk. wöchentl.). Unmittelbar neben dem Kurhause die Warmbade-Anstalt, 5 Min. entfernt die Karlsbade-Anstalt (Seebäder 0.40, warme Bäder 1 Mk.). — 3 Aerzte, 1 Apotheke.

Greifswald, Universitätsstadt in Neuvorpommern mit 20300 Einw., hat *Soolbäder* mit 32 ‰ Salzgehalt, ein Inhalatorium für Soole, *Eisenmoorbäder* und *Seebäder* in den benachbarten Orten Eldena und Wieck. Trinkhalle für fremde Mineralwässer. Greifswald liegt auf einem kleinen Diluvialhügel, der nach allen Seiten ziemlich gleichmässig abfällt. Die Erhebung überm Meeresspiegel ist sehr gering; sie beträgt am höchstgelegenen Punkt 8.5 m. Die Entfernung vom Meere (Greifswalder Bodden) ist 4 Kilometer. Von den Seewinden wird die Stadt ungehindert getroffen. Im Frühjahr und Herbst treten bei vorherrschendem Nordwest oft starke Stürme auf, zugleich Seenebel und starke Niederschläge. Erst mit Ende Mai oder Anfang Juni stellt sich der Sommer ein, doch bleiben die Abende durch den mit Sonnenuntergang eintretenden Ausgleich zwischen Land- und Seetemperatur immer noch kühl. Nach *Beumer* giebt es in Greifswald sehr wenige Abende, welche den Aufenthalt im Freien ungestraft erlauben. Auf beständige Witterung darf man nur im Herbst (September bis Ende October) rechnen. Dann kommt die Periode der Stürme. Grosse Winterkälte ist selten, so dass das Wasser zwischen Rügen und dem Festlande nur ausnahmsweise zufriert, aber der Winter dauert lange, und das Klima im allgemeinen ist rauh und veränderlich. Die mittlere Sommertemperatur ist 16.8°. Das Trinkwasser ist schlecht und die aufgewandte Fürsorge für Beschaffung eines guten Wassers hat bisher noch zu keinem Resultat geführt. Die Mortalitätsziffer ist 21 : 1000. Krankheiten der Respirationsorgane (Pneumonie, Phthise) sind sehr verbreitet.

Westlich von der Stadt liegt das Sool- und Moorbad mit Logirzimmern. Dampfschiff von G. nach Eldena und Wieck halbstündlich in 25 Min. — 20 Aerzte, 2 Apotheken.

Grendelbruch, Dorf mit 1700 Einw. und *Sommerfrische* im Unterelsass, 500 m., auf einem weiten luftigen Wiesenplateau, dessen Saum in etwa 15 Min. Entfernung vom Walde eingefasst wird. In einer Stunde erreicht man von hier die berühmte Ruine des Schlosses Girbaden.

Von Ebst. Lützelhausen (Lin. Molsheim-Rothau) führt über Mühlbach die Chaussee in 1½ St. nach G.; Omnibus-Verbind. Von Ebst. Wisch derselben Lin. ebenfalls 1½ St. — Unterkunft im saubern Gasthof (Pens. 3.60 Mk.). Arzt u. Apotheke in Rosheim u. Mutzig.

Grenzach, badisches Dorf am Fusse des Niederberges, 282 m., mit einer kräftigen *erdig-salinischen Quelle* (Calc. bic. 0.69, Calc. sulf. 1.13, Natr. sulf. 3.25, Natr. chlor. 1.89, fr. CO_2 2.13 ‰; Temp. 10.7° C.), welche im Emilienbade zu Trink- und Badekuren gegen Magen- und Darmkatarrhe, Gallensteine, Haemorrhois und Fettsucht benutzt wird.

G. ist Ebst. der Lin. Basel-Konstanz, 6 Km. von Basel. — P. u. T. — Unterkunft im Kurhaus mit 30 Z. Arzt in Lörrach.

Gries, Landgemeinde in Südtirol mit 28000 Einw., unterm 46° 30′ nördl. Br. 265 m., gelegen und nur durch den Talfernbach von Bozen getrennt, steht unter dem Windschutze des Guntschnaberges, an dessen südlichem Fuss der Ort sich anlehnt, und hat als *klimatischer Winterkurort* annähernd den Werth von Meran. Es ist nur ein schmaler, dicht an den Guntschnaberg sich anschmiegender Streifen Landes, der besonders begünstigt erscheint und der daher auch mit Kurhäusern und Villen besetzt wurde. Fortlaufende meteorologische Beobachtungen werden in Gries, trotzdem eine ganze Anzahl von Aerzten dort wohnen, nicht gemacht.

Man begnügt sich mit den in Bozen gewonnenen Resultaten, obgleich zwischen beiden Orten eine sehr deutlich ausgeprägte klimatische Differenz besteht. Man wird ungefähr die Wintertemperatur von Meran (1.8° C.) gelten lassen können. Die relat. Feuchtigkeit scheint etwas höher zu sein wie in Meran. Der Staub auf den Dorfstrassen von Gries ist oft ganz unerträglich. Das Trinkwasser ist tadellos, und für die Verpflegung der Kurgäste ist gut gesorgt. Das gesellige Leben ist weit stiller und eintöniger als wie in Meran. Als Zwischenstation nach der Riviera ist ein Ort wie Gries, dessen Hauptvorzug Windstille ist, recht dienlich. Rheumatische, Kranke mit chronischen Katarrhen, mit stationärer Phthise mögen dort im Herbst die Traubenkur gebrauchen und so lange verweilen, bis vielleicht ein strenger Winter sie weiter südwärts treibt. Gries ist auch als *Oertel*'scher Terrainkurort eingerichtet worden.

Von München fährt man auf der Eb. in 8¾ St., von Innsbruck in 4½ St. nach Bozen. Gries ist vom Bahnhof Bozen nur ¼ St. entfernt. Wagen dorthin bei jedem ankommenden Zuge. — Unterkunft in 8 Hotels (Pens. im Hotel Austria von 3.50 fl. tägl. an) und Pensionen und in 16 Privatwohnungen (Z. 10—20 fl. monatl.)

und Villen (400—600 fl. für die Saison). — 5 Aerzte; Kurzeit: Ende Sept. bis Anf. Mai. — Litt.: Navrátil 85; Höffinger 87.

Griesbach im badischen Schwarzwald in einer Seitenschlucht des Renchthales, ist mit 496 m. das höchstgelegene der Kniebisbäder. Es besitzt 8 *gasreiche Eisenquellen,* unter denen 5, nämlich die Antonius-, Josephs-, Karls-, Catharinen- und Schrempp'sche Quelle, die meist benutzten sind. Der Gehalt an doppelt kohlensaurem Eisen- und Mangan-Oxydul reicht von 0.04—0.08. Nächstdem kommt als Nebenbestandtheil Glaubersalz (0.77) und doppelt kohlensaurer Kalk (1.59) in Betracht. Die Quellen werden zur Trinkkur und zu dampferwärmten Bädern gebraucht. Da die Chlorose hier besonders gute Aussichten hat, so gehören fast alle Kurgäste dem weiblichen Geschlechte an. Zugleich Fichten-Soolbäder.

Von Ebst. Oppenau (Zweigbahn Appenweier-Oppenau der Badischen Bahn) 3mal tägl. Post über Petersthal (12 Km.) in $1^3/_4$ St. — P. u. T. — Unterkunft im Kurhotel mit über 200 Z. (Pens. mit Z. 6—$8^1/_2$ Mk. tägl., Mineralbad 1—$2^1/_2$ Mk.). — Arzt anwesend; Kurzeit: Mitte Mai bis Ende Septbr.; Frequenz: 850.

Grindelwald, schweizer Dorf mit 3100 Einw., 1057 m., in einem Hochthale des Berner Oberlandes in Gletschernähe gelegen, und durch lebhaften Touristenverkehr unruhig, wird bisweilen als *Sommerfrische* benutzt. Der Versuch, den Ort auch als Winterstation für Brustkranke einzurichten, kann als gescheitert angesehen werden.

Von Interlaken Post in 3 St. — Unterkunft in 7 Hotels (Pens. mit Z. $5^1/_2$ bis 10 fr.). — Arzt am Orte.

Gross-Müritz, Dorf mit *Ostseebad* und Sommerfrische in Mecklenburg-Schwerin an der von Warnemünde nach Wustrow nordostwärts streichenden Küste. Dem Strande ziemlich nahe, hat der Ort im Rücken einen sich tief landeinwärts erstreckenden aus Laub- und Nadelholz gebildeten Wald. Der Waldrand stellt nach der See zu einen Bogen dar, an welchem das Dorf sich anlehnt, und dessen Sehne längs des Strandes von der Düne gebildet wird. Während der Wald die Landwinde fast vollständig abhält, fängt er schirmartig den Seewind auf und bringt die Seeluft zur vollen Geltung. Der Strand ist sandig, muschel- und steinfrei und dabei fest. Die einzelstehenden Häuser hätten besser ihre Vorgärten nach dem Walde zu statt nach der Seeseite. Das Trinkwasser ist schlecht. Es besteht dort ein Kinderasyl, das Friedrich-Franz-Hospiz, mit 30 Betten.

Von Ebst. Rostock (27 Km.) Wagen (15 Mk.) in $3^1/_2$ St. — P. u. T. — Unterkunft in 2 Gasthöfen (Pens. mit Z. 3.50—4.50 Mk.) und in vielen Privathäusern (Z. 7—9 Mk. wöchentl.); Kurtaxe: $1^1/_2$—2 Mk.; Bäder 1—2 Mk. wöchentl —

Arzt aus Ribnitz besucht zweimal wöchentl. das Bad; Frequenz: 800. — Litt.: Mettenheimer 85.

Gross-Ullersdorf, langgestrecktes Dorf in Mähren, mit 3200 Einw. im breiten Thessthale, 380 m., *Sommerfrische* am südlichen Fusse des Altvaters mit 18 lauen (Temp. 26—29° C.) schwachen alkalisch-muriatischen Schwefelquellen, welche, in 2 Bassins zusammenfliessend, in natürlicher Temperatur zu Bädern (2 Bassins- und 24 Einzelbäder) benutzt werden. Die Wirkung ist die der lauen Wildbäder, wobei das Waldgebirgsklima in Anschlag zu bringen ist. Dabei Schafmolken, Fichtennadel-, Moor- und Dampfbäder.

Von Ebst. Petersdorf-Ullersdorf (Lin. Hohenstadt-Zöptau) ½ St. Verbind. durch Post u. Privatfuhrwerk. — P. u. T. — Unterkunft in 3 zur Kuranstalt gehörigen Gebäuden (Z. 50 Kr.—1fl.) und in Privathäusern (Z. 0.30—1.50 fl.). Kurtaxe: 5 fl. Arzt anwesend; Kurzeit: 15. Mai bis Ende Sept.; Frequenz: 600. — Litt.: Lorenz 86.

Grosswardein (Nagyvárad), Hauptstadt des Comitates Bihar mit 31 000 Einw., giebt in der Regel den Namen her für die 10 Km. südlich daran gelegenen, ausserordentlich reichhaltigen, 34—41° warmen *indifferenten Thermen:* das Bischofsbad (Püspökfürdö) und das Felixbad (Felixfürdö). Das Bischofsbad, auch Ladislausbad genannt, ist Eigenthum des Bisthums von Grosswardein und liegt im Weichbilde der Gemeinde Hájó inmitten eines schönen von warmen Teichen bewässerten Parkes, das Felixbad, Eigenthum des Prämonstratenser Ordens, liegt, eine halbe Stunde entfernt, in derselben Thalsohle. Die Indicationen erstrecken sich auf Rheuma, Gicht, alte Knochenleiden und chronische Exantheme.

Beide Bäder sind Ebst., ½ St. Fahrzeit von Grosswardein. Unterkunft im Hotel des Bischofsbades mit 50 Z. — Aerzte in Grosswardein. — Litt.: Chyzer (Heilquellen Ungarns) 87.

Grund, Bergstädtchen und *Sommerfrische* in der Provinz Hannover mit 1800 Einw., am westlichen Abhange des Harzes, 308 m., in einem nach Süden geöffneten, übrigens von laubreichen Bergen (Eichenberg, Landersberg, Iberg, Winterberg) rings umschlossenen Thale. Drei von Norden, Nordosten und Osten hier zusammentretende Thäler bilden eine kesselartige Erweiterung, in welche der Ort eingebettet ist. Heftige Windstösse aus Nord und Ost treffen deshalb Grund nicht, das sich sonst einer fast stetigen angenehmen Luftströmung von Wald und Thal her erfreut, und einen hohen Feuchtigkeitsgrad der Atmosphäre besitzt. Im Vergleich mit dem höher gelegenen Clausthal ist das Klima hier mild zu nennen, frisch dagegen im Vergleich mit der Ebene. Des sterilen

Bodens wegen gedeiht Roggen und Weizen schlecht, wohl aber gutes Obst. Dem Luftgenuss bieten die Umgebungen von Grund schattenreiche Waldpartien mit mässiger Steigung. Als Beihülfe Molken und Fichtennadelbäder.

Von Ebst. Gittelde (Lin. Seesen-Herzberg) 5 Km.; Post 5mal tägl. in 1 St. — Unterkunft in 2 Gasthöfen (Pens. mit Z. $4^1/_2$—5 Mk. tägl.) u. in Privatwohnungen (Z. u. Kabinet 9—12 Mk. wöchentl.). 1 Arzt, 1 Apotheke; Kurzeit: 15. Mai bis 1. Oct.; Frequenz: 500.

Gryon, grosses Dorf im Kanton Waadt, 1130 m., oberhalb Bex auf einem nach Süden geneigten Plateau: eine sehr angenehme *Sommerfrische.*

Von Ebst. Bex Post u. Hotelomnibus in $3^1/_2$ St. (Einsp. 12 fr.). — Unterkunft in 2 guten Pensionen ($4^1/_2$—5 fr. tägl.).

Gurnigel, *klimatischer Sommerkurort* im Kanton Bern, 1153 m., mit *2 gypshaltigen kalten Schwefelquellen* (Stockwasser und Schwarzbrünnli HS 35 c.c.; Temp. 7, resp. 8.5° C.) und einer schwachen Stahlquelle. Die grosse Kuranstalt befindet sich auf einer Terrasse $^3/_4$ Stunden unterhalb des Gipfels des Berges in freier und deshalb wenig windgeschützter Lage. Sie gewährt eine herrliche Aussicht auf die Alpen. Promenaden im nahe gelegenen Walde. Die Sommertemperatur ist 14.6° C., die Feuchtigkeit wird im Mittel mit 81 $^0/_0$ angegeben. Das Trinken des Schwarzbrünnli soll nach *Verdat* eine fast narkotische, antispasmodische Wirkung mit Herabsetzen der Pulsfrequenz zur Folge haben. Abdominalplethora, chronische Bronchitis und Skrophulose gelten als die wesentlichsten Indicationen. Milch- und Molkenkur. Bäder mit Douchen und Inhalationen.

Von Bern zweimal tägl. Post in 5 St. — P. u. T. — Unterkunft im Kurhaus mit 500 Betten (Pens. mit Z. $8^1/_2$—12 fr.). — Arzt in Bern; Kurzeit: 10. Juni bis 20. Sept.; Frequenz: 1850. — Litt.: Verdat 79.

Aeusseres **Gyrenbad,** *Molkenkurort* mit *erdiger Quelle* (Magnes. bic. 0.16, Calc. bic. 0.25; Temp. 10° C.) im Kanton Zürich, 740 m., am südwestlichen Abhange des aussichtsreichen Schauenbergs (893 m.). Sool-, Stahl- und Eichenrinden-Bäder.

Von Ebst. Zell (Lin. Winterthur-Wald) $^1/_2$ Fahrst.; von Ebst. Elgg (Lin. Winterthur-St. Gallen) $1^1/_4$ St. — P. u. T. — Unterkunft im Kurhaus mit 70 Z. (Pens. mit Z. 3—6 fr.)

Haffkrug (Elisabethbad), kleines *Ostseebad* an der Schleswig-Holstein'schen Küste in angenehmer stiller Lage, welches von Lübeck, wohl auch von Hamburg aus von Frauen und Kindern besucht wird. Auch warme Seebäder.

Von Ebst. Gleschendorf (Lin. Lübeck-Eutin) 7 Km., Post zweimal tägl. in 1 St. — P. u. T. — Unterkunft im Elisabethbad mit 60 Z. (Pens. mit Z. 44—55 Mk. wöchentl.). — 2 Aerzte in Neustadt i. H., einer in Gleschendorf.

Hall in Oberösterreich, Marktflecken mit 1000 Einw., 376 m., auf der zwischen der Traun und der Enns befindlichen Abdachung der Norischen Alpen, berühmt durch seine *brom- und jodhaltigen Soolquellen.* Die hervorragendste davon ist die Tassiloquelle, früher „Haller Kropfwasser" genannt (Natr. chlor. 12.17, Calc. chlor. 0.40, Magnes. chlor. 0.24, Magnes. jod. 0.06, Magnes. brom. 0.04, fr. CO_2 120 c.c.; Temp. 11°), nächstdem die Guntherquelle (Natr. chlor. 2.37, Natr. bic. 0.56, Magnes. brom. 0.01, Magnes. jod. 0.005). Ausserdem sind noch mehrere Badequellen vorhanden. Man verordnet die Tassiloquelle innerlich (zu welchem Zwecke sie stark versendet wird) skrophulösen und rhachitischen Kindern in den ersten Lebensjahren zu 2 bis 6 Esslöffel täglich, älteren Kindern in doppelter und dreifacher Dosis. Auch bei Rheumatismus und Arthritis auf skrophulöser oder syphilitischer Basis und bei lymphatischem Struma lässt man es 2—4 Wochen lang, täglich einen halben Becher voll, nehmen. Die Bäder, welche noch durch Zusatz von brom- und jodhaltiger Soole verstärkt werden können, erzeugen leicht Erythem. Das durch Abdampfen gewonnene Haller Jodquellensalz wird zur Herstellung von Bädern verschickt.

Von Ebst. Rohr (Lin. Linz-Michldorf) Omnibus in 1/2 St. zum Bade, Wagen 1 fl.; v. Ebst. Steyr (Lin. St. Valentin-Selzthal) 17 Km., Post zweimal tägl. in 2 St., Wagen 7 fl. — P. u. T. — Unterkunft in 16 Gasthöfen u. vielen Privathäusern, theils im Badeort, theils in den benachbarten Pfarrkirchen u. Schloss Feyregg. Kurtaxe in I. Kl. 6, Familienglieder 2 fl., Musiktaxe 1/3 der Kurtaxe; Bäder: 0.60—1.20 fl. — 6 Aerzte, 1 Apotheke; Kurzeit: 15. Mai bis 30. Sept.; Frequenz: 2000.

Hall in Tirol, alte Stadt mit 5000 Einw., 559 m., in herrlicher Gebirgslandschaft: *Sommerfrische* und *Soolbad.* Sie empfängt eine 24 procentige Soole durch Zuleitung von dem 10 Km. entfernten Salzbergwerk. In 2 benachbarten Dörfchen, nämlich in dem 1/4 St. entfernten Heilig-Kreutz und in dem 1 3/4 St. entfernten Baumkirchen, werden Soolbäder bereitet. Das frische und doch nicht rauhe Klima macht den Aufenthalt für Skrophulöse, Anämische und Brustschwache geeignet.

H. ist Ebst. der Lin. Rosenheim-Innsbruck, von letzterem 9 Km. entfernt. — Unterkunft in 3 Gasthöfen u. Privathäusern. — 5 Aerzte, 2 Apotheken; Kurzeit: 15. Mai bis 30. Sept.; Frequenz: 2000.

Hall in Württemberg (Schwäbisch-Hall), alte ehemals freie Reichsstadt mit 9150 Einw., 220 m., im Kocherthal: *Soolbad.* Die königliche Saline empfängt ihre Soole von dem 18 Km. entfernten Steinsalzbergwerk Wilhelmsglück (Natr. chlor. 23.80, Calc. sulf. 4.10‰). Man benutzt dieselbe mit einem Säuerling stark verdünnt zur Trinkkur und zu meist $3^1/_2$ procentigen Bädern, die nöthigenfalls mit gesättigter Soole bis auf 10—12procentige verstärkt werden.

H. ist Ebst. der Lin. Heilbronn-Creilsheim. — Unterkunft in 7 Gasthöfen, im Badehaus u. in Privatwohnungen. Städtisches Soolbad mit Dampf- u. Luftbad u. Inhalationen. Kurtaxe: 3—5, Bäder 0.50—1.50 Mk. — 7 Aerzte, 3 Apotheken; Kurzeit: 1. Mai bis 1. Oct.; Frequenz: 700.

Harkány, Dorf im südwestlichen Theile Ungarns, im Komitat von Baranya, 90 m., gegen Norden durch Berge geschützt, besitzt kohlensäurehaltige *Schwefelthermen* (Natr. sulfurat. 0.20, Natr. chlor. 0.05, Magnes. chlor. 0.03, Absorb. Kohlenoxydsulfid 6.81 c.c., halbgeb. u. fr. CO_2 192 c.c.; Temp. 62° C.). Gelegentlich ihrer Analyse entdeckte *Than* das Kohlenoxydsulfid (COS), welches der Quelle in solcher Menge entweicht, dass es über der schäumenden Wassersäule angezündet in blauen Flämmchen fortbrennt. Das Gas hat nicht den dem Schwefelwasserstoff eigenen Geruch nach faulen Eiern. Das Wasser wird zu Trink- und Badekuren verwendet. Man badet in einem grossen offenen Bassin und in Wannenbädern. Die Indicationen sind: Scrophulose, Rheuma, Gicht, Knochenleiden, chronische Exantheme, Abdominalplethora, Bronchialkatarrh und Syphilis.

H. ist Ebst. der Lin. Debreczin-Miskolcz. — Unterkunft im Hotel u. den Kurgebäuden mit 67 Z. und im nahen Orte in Privatwohnungen. Arzt anwesend; Kurzeit: Anf. Mai bis Ende Sept.; Frequenz: 1600. — Litt.: Heller 84.

Harrowgate, Stadt mit 10 000 Einw. in der Grafschaft York, der besuchteste Badeort des nördlichen England, besitzt 8 kalte Quellen, welche theils *Schwefelkochsalzwässer* sind, theils *Eisenkochsalzwässer*. Unter den Schwefelwässern ist die kräftigste die alte Schwefelquelle (Natr. sulfurat. 0.22, Natr. chlor. 12.24, Calc. chlor. 1.15, Magnes. chlor. 0.79); die stärkste Eisenquelle führt 0.05 doppelt kohlensaures Eisenoxydul, 9.30 Chlornatrium, 1.16 Chlormagnesium und 1.57 Chlorcalcium. Die Frequenz erreicht 12 000.

Hársfalva, Kurort im nordöstlichen Theile von Ungarn, 230 m., am südlichen Fusse der Beskiden, mit mildem Klima: *alkalischer Eisen-Säuerling* und *Wasserheilanstalt*. Die Trinkquelle (Ferr. bic. 0.02, Natr. bic. 2.48, Calc. bic. 0.30, fr. CO_2 900 c.c.; Temp. 8° C.) führt den Namen Stefanienquelle. Zugleich Milch- und Molkenkur. Indicationen sind: Anämie, Katarrhe der Bronchien, der Digestionswerkzeuge und des Uterus.

H. ist Ebst. (Szolyva-Hársfalva) der Lin. Munkács-Stryj. — Unterkunft in mehreren Villen. — Arzt anwesend. — Litt.: K. Schlesinger 81.

Harzburg (Neustadt Harzburg), braunschweigsches Amt mit 7000 Einw., aus den miteinander verbundenen Ortschaften Neustadt, Bündheim und Schlewecke bestehend, 246 m., am nördlichen Fusse des Harzes, in der Nähe weitausgedehnter Laub- und Nadelholz-Waldungen, ist ein behaglicher *klimatischer Sommerkurort*, welcher mit dem *Soolbad Juliushall* in Verbindung steht. Dieses verfügt über zwei 61 bis 66 procentige Kochsalzquellen, die Juliusquelle und die Krodoquelle, von denen hauptsächlich letztere in Verdünnung mit kohlensaurem Wasser zu Trinkkuren benutzt wird. Ausser Soolbäder hat man Fichtennadelbäder, Hydrotherapie, Inhalationen, Milch und Molken. Wer höhere Lage vorzieht wohnt auf dem Burgberg (463 m).

H. ist Endstat. der Zweigb. Vienenburg-Harzburg. — Unterkunft: 5 Gasthöfe beim Bahnhof, 10 andere (25 Min. entfernt) am Fusse des Burgbergs, 2 demselben gegenüber auf der westlichen Seite, 1 auf dem Burgberg selbst, ausserdem viele Privatwohnungen mit u. ohne Pens. (4—9 Mk. tägl.). Kurtaxe: 1 Pers. 6, 1 Fam. 10—12 Mk. Am Eingang in das Radauthal Hotel Juliushall (Bäder 1—1$^{3}/_{4}$ Mk.) und 5 weitere Gasthöfe. Auskunft beim herzogl. Bade-Commissariat. — 4 Aerzte; Kurzeit: 25. Mai bis Ende Sept.; Frequenz: 3000.

Harzer Sauerbrunnen. Unter diesem Namen wird ein bei Grauhof (4 Km. nordöstlich von Goslar) erbohrter *alkalisch-muriatischer Säuerling* (Natr. chlor. 0.69, Natr. bic. 0.14, Calc. bic. 0.24) mit Kohlensäure imprägnirt als wohlschmeckendes erfrischendes Getränk versendet.

Haslach, badisches Städchen mit 1800 Einw. im Schwarzwald, 222 m., in einer Ausbuchtung des Kinzigthales und inmitten bewaldeter Hügel: *Sommerfrische* mit einem Eisenwasser. Sool- und Fichtennadelbäder.

H. ist Ebst. der Lin. Offenburg-Singen. — Unterkunft in 3 Gasthöfen. — 2 Aerzte, 1 Apotheke.

Hassberg, kleines billiges *Ostseebad* in Holstein, an der zwischen der Kieler Bucht und Kolberger Heide befindlichen Ausbuchtung in reizender Umgebung.

Von Ebst. Plön (Lin. Kiel-Lübeck) Post dreimal tagl. in 2$^{1}/_{4}$ St. nach Lütjenburg. Von hier nach H. noch 6 Km. — Unterkunft im Gasthof (Pens. mit Z. 3.60 Mk. tägl.). 4 Aerzte und 1 Apotheke in Lütjenburg.

Hassfurt, alte bayrische Stadt in Unterfranken mit 2600 Einw., welche 2 gasarme *erdig-salinische Eisenquellen* (Ferr. bic. 0.04, Natr. sulf. 0.35, Magnes. sulf. 0.36, Calc. sulf. 1.64) besitzt. In Verbindung mit Moor-, Fichtennadel-, Loh- und Sandbädern werden dieselben gegen Anämie, Rheuma und Abdominalstasen gebraucht.

H. ist Ebst. der Lin. Bamberg-Würzburg. Unterkunft im Kur- u. Badehaus (Kurtaxe die Pers. 4, Z. von 3 Mk. wöchentl. an). — 2 Aerzte, 1 Apotheke; Kurzeit: Mitte Mai bis Ende Sept.; Frequenz: 300.

Hastings, Stadt am östlichen Theile der englischen Südküste in der Grafschaft Sussex, mit London durch Eisenbahn verbunden, mit 40000 Einw., am Abhange von Kalkfelsen, welche gegen Nordwest, Nord und Nordost einen wirksamen Windschutz bilden. Besonders gilt dies für den Herbst und Winter, während im Frühjahr Ost und Südost sich sehr heftig bemerkbar machen. Der neuere Stadttheil läuft in einer über 6 Kilometer langen Strasse strandwärts und verbindet so den *Luftkurort* Hastings mit dem *Seebade* St. Leonards. *H. Weber* sah günstige Resultate von dem dortigen Aufenthalt für Phthisiker.

Le Havre, die wichtigste Hafenstadt Frankreichs mit 106000 Einw., an der Ausmündung der Seine in den Canal la Manche gelegen, eine Vorstadt von Paris mit Pariser Sitten und Preisen, ist auch *Seebad.*

Hechingen, preussische Stadt in der Provinz Hohenzollern mit 3700 Einw., 470 m., in deren Nähe 2 kalte schwach *erdig-salinische Schwefelquellen* (Natr. sulf. 0.43, Magnes. sulf. 0.19, Calc. bic. 0.38, Magnes. bic. 0.15, HS 0.07; Temp. 12°C.) entspringen. Man gebraucht sie in Trink- und Badekuren, mit denen man Sool-, Fichtennadel- und Dampfbäder verbindet. Das hauptsächlichste Heilobject sind chronische Exantheme.

H. ist Ebst. der Lin. Tübingen-Sigmaringen. — Unterkunft in 5 Gasthöfen. — 5 Aerzte, 2 Apotheken.

Heiden, Dorf mit 3200 Einw. und *klimatischer Sommerkurort* im Kanton Appenzell, 806 m., 412 m. über dem Bodensee, auf einem sonnigen, windgeschützten Plateau, welches treffliche Fernblicke auf die bayrischen Berge, den Bregenzerwald und die grünen Matten des Appenzeller Landes gewährt. Dem früher erhobenen Vorwurf zu geringen Sonnenschutzes hat man durch eine Parkanlage abgeholfen. In 10 Min. Entfernung vom Dorfe findet man Waldesschatten. Ausser vorzüglichen Ziegenmolken bekommt man künstliche Mineralwässer. Schwimmanstalt und Einrichtung zu warmen Bädern. Heiden ist eine beliebte Sommerstation für Erholungsbedürftige.

H. ist Endstation der Zahnradbahn Rorschach-H. — Unterkunft in 8 Gasthöfen (Pens. 6—8½ fr. tägl.) u. in Privathäusern mit u. ohne Pension (5½—7 fr.). — Arzt anwesend; Kurzeit: Mitte Mai bis Ende Sept.; Frequenz: 2000.

Heilbrunn, Bad in Oberbayern, 800 m., am Fuss des Hochgebirges, mit einer hauptsächlich zum Versandt kommenden *jod- und bromhaltigen Kochsalzquelle,* der Adelhaidsquelle (Natr. jod. 0.03, Natr. brom. 0.06, Natr. chlor. 4.97, Natr. bic. 1.32). Auf dem verhältnissmässig starken Gehalt an Jod, welcher wenigstens den von Krankenheil um das Zwanzigfache übertrifft, und auf dem relativ günstigen Verhältniss des beigemischten Kochsalz, Natron und Brom beruht der Ruf, den die Quelle bei sehr lange fortgesetzter Kur gegen Skrophulosis, Struma, sonstige Tumoren der drüsigen Organe, Blasenkatarrhe und gegen Gelenkleiden sich erworben hat. Unter Mitwirkung des subalpinen Klimas können auch an Ort und Stelle Trink- und Badekuren gemacht werden.

Von Ebst. Penzberg (Lin. München-Tutzing-P.) im Wagen 1¼ St., von Ebst. Tölz (Lin. München-Holzkirchen-Gmund) ebenso 1 St. — Unterkunft im Badhaus mit 22 Z. (6—16 Mk. wöchentl.) u. in den benachbarten Dörfern Bichl, Ober-Enzenau und Heilbrunn. — Arzt anwesend. Litt.: Oettinger 81; Grundler 86, 88.

Heiligenberg, badischer Marktflecken mit 750 Einw. mit Schloss und Park des Fürsten von Fürstenberg, 728 m. Seehöhe und 328 m. über dem Bodensee auf einer nach Südwest abfallenden Felsterrasse: eine der reizendsten *Sommerfrischen* Süddeutschlands. Mit dem vortrefflichen Blick auf den See, auf die bayrischen, tiroler und schweizer Alpen verbinden sich aussichtsreiche, mit Ruhepunkten versehene Spazierwege in die nächsten Umgebungen. Badeanstalt und Milchkur.

Von Ebst. Pfullendorf (Lin. Altshausen-Aulendorf) Post in 2¼ St. (Wagen 12 Mk.); von der Bodensee-Dampfschiff-Station Meersburg Post 2mal tägl. über Salem in 3¾ St. — Unterkunft im Gasthof (Pens. mit Z. 5 Mk.) oder in den Bierbrauereien (Pens. 4—4½ Mk.), sonst auch in Privathäusern. — 1 Arzt, 1 Apotheke.

Heiligendamm siehe Doberan.

Heiligenhafen, holsteinisches Städtchen mit 2300 Einw. und *Ostseebad,* der Insel Fehmarn gegenüber.

Von Ebst. Oldenburg in Holstein 2mal täglich Post in 1½ St.; von Kiel 2mal wöchentl. Dampfschiff in 3 Std — 2 Aerzte, 1 Apotheke.

Heinrichsbad, *Molkenkurort* in Verbindung mit *erdigen Eisenquellen* (Ferr. bic. 0.13, Calc. bic. 0.33) im Kanton Appenzell, 776 m., in windgeschützter Lage. Der Boden ist quellenreich und die Luft von hoher Feuchtigkeit, so dass der Ort in klimatischer Beziehung sich dem Weissbade nähert.

Von Ebst. Herisau (Lin. Winkeln-Herisau, Abzweigung der Lin. St. Gallen-Winterthur) ¼ St. — Post und Tel. — Unterkunft im Kurhaus mit 134 Betten (Z. 1½ bis 2½ fr., Pens. 3.80 fr.). — 2 Aerzte in Herisau.

Helgoland, den Engländern gehörige, kleine baumlose Insel mit 3500 Einw., welche durch ihre weite Entfernung vom Festlande das Seeklima zur vollsten Geltung bringt und bezüglich der Stärke des Wellenschlags als *Nordseebad* nur mit Sylt verglichen werden kann. Sie besteht aus einem dreieckigen flachen Vorland, dem sogenannten Unterland mit etwa 60 Häusern und aus dem Oberland mit 360 Häusern, einem auf buntem Sandstein sich aufbauenden grasbewachsenen Plateau, welches sich 55 Meter über dem Meeresspiegel erhebt und nur eine Breite von 650, eine Länge von 2200 Schritten besitzt. Man ersteigt das Oberland auf 190 bequemen Stufen oder benutzt den Fahrstuhl (Lift), der in einer Minute hinaufführt. Das Seebad befindet sich, abseits der Insel, südöstlich am Strande einer bis zur Höhe von 25 Metern sich erhebenden Düne, zu welcher die Badegäste, falls nicht allzustürmisches Wetter daran hindert, in 10 Minuten mittelst Segelbootes übergefahren werden. Hier sind an den für Männer und Frauen gesonderten Badeplätzen gegen 100 Badekutschen aufgestellt. Der Strand ist grossentheils sandig, stellenweise steinig. Als Aushülfe dient das auf dem Unterlande eingerichtete Schwimmbassin mit Warmbadehaus. Diese Umständlichkeit und Unbequemlichkeit des Seebades (das Auf- und Absteigen, die Ueberfahrt nach dem Badeplatz, die Abhängigkeit von Wind und Wetter) muss für das Seebad Helgoland in Betracht gezogen werden, weil sie an das Kräftemass und die Energie des Einzelnen besondere Ansprüche macht, während für Viele gerade dieses Ueberfahren und die leichte Gelegenheit zu Bootfahrten überhaupt eine Quelle des Vergnügens ist und den ausgedehntesten Luftgenuss begünstigt. Ein anderer beachtenswerther Umstand ist die Kleinheit der Insel, das Zusammengedrängtsein so vieler Menschen auf engem Raum, die durch zahlreiche Passanten hervorgerufene Unruhe, endlich die geringe Auswahl von Spazierwegen für solche, welche an den Bootfahrten keinen Geschmack finden. Die mittlere Temp. des Sommers ist 15.3° C. Durchschnittlich ist die Luft von vorzüglicher Reinheit und schon nach kurzer Zeit spiegelt sich in der Gesichtsfarbe der Kurgäste der roborirende Einfluss des Klimas. Indessen kommt es auch vor, dass bei niedriger Ebbe und bei gleichzeitig hoher Temperatur aus dem Meer ausgeworfene Zersetzungsproducte im Unterlande mephitische Gerüche verbreiten, von denen das Oberland verschont bleibt. Das Trinkwasser ist in Cisternen aufgefangenes Regenwasser, und Wassermangel kann deshalb zeitweilig eintreten. Im Unterlande existiren einige Brunnen, deren Wasser einen schwach brackigen Geschmack zeigt und daher als nicht ganz rein betrachtet werden muss.

Man erreicht H. von Hamburg aus entweder direct mit dem Dampfboot, welches tägl. in 5—6 St. hinüberfährt, oder indem man bis Cuxhaven die Eb. benutzt ($2^3/_4$ St. Fahrzeit) und von hier den ebenfalls tägl. in 3 St. das Ziel erreichenden Dampfer. Von Geestemünde fährt das Schiff jeden Sonnabend Vorm. in 4—5 St. nach Helgoland. Man landet dort mittelst grosser Boote. — P. u. T. — Unterkunft in zahlreichen Gasthöfen u. Privatwohnungen (Z. 15—30 Mk. u. mehr wöchentl.) des Unter- u. Oberlandes. (Mittagstisch durchschnittl. 3 Mk.). Kurtaxe: 1 Pers. 4, 1 Fam. bis zu 3 Pers. 7, über 3 Pers. 9 Mk.; Ueberfahrt zum Bad hin u. zurück 60 Pf., ebensoviel das Bad; 1 Warmbad 0.60—1.20 Mk.). — Badearzt anwesend, Kurzeit: 1. Juni bis 6 Oct.; Frequenz: 9000. Litt.: Sander Vjschr. f. öff. Gesundheitspfl. 74; Zimmermann 76; Edm. Friedrich D. Med. Z. 88; Lindemann ebend. 88.

Helmstedt, braunschweigsche Kreishauptstadt mit 9800 Einw., in deren Nähe aus einem Moorlager einige schwache Eisenquellen entspringen, welche in 2 Badeanstalten neben Fichtennadel-, Sool- und Schwefelbädern in Anwendung kommen. Die unmittelbare Nähe des Lappwaldes und des südlich nicht weit entfernten Elmwaldes verleihen der Umgegend ihren Reiz und dem Ort seinen Werth als *Sommerfrische.*

Von Ebst. Helmstedt (Lin. Magdeburg-Braunschweig) Omnibus-Verbind. nach dem 4 Km. ($^3/_4$ St.) entfernten Bade. — Unterkunft in den beiden Bade-Anstalten mit Pension. — In Helmstedt 5 Aerzte, 1 Apotheke; Kurzeit: 15. Mai bis 15. Oct.; Frequenz: 250.

Hélouan, Dorf am rechten Nilufer südlich von Cairo, dessen trockenwarmes Wüstenklima es theilt. Von ihm gegen Osten zu, 4 Km. entfernt, liegt am Fusse des die Fortsetzung des Mokkatam bildenden Thouragebirges, 35 m. über dem mittleren Niveau des Nils, das Bad Hélouan. Es entspringen dort *12 warme Schwefelkochsalzquellen* (Natr. chlor. 3.20, Magnes. chlor. 1.81, Calc. bic. 0.80, HS 47 c.c., CO_2 61 c.c.; Temp. 30.5°), welche, schon von Alters her gekannt, durch *Reil* wieder nutzbar gemacht wurden und gegenwärtig Staatseigenthum sind. Man hat 14 Badezimmer und ein grosses Schwimmbassin eingerichtet und benutzt das Wasser gegen Rheuma, Kehlkopfkatarrh, Syphilis und Exantheme und zwar sowohl in Bädern und Douchen als auch zu Inhalationen und zur Trinkkur. Da Hélouan des lästigen Staubes, der Cairo's Werth so sehr beeinträchtigt, entbehrt, so kann es auch als Sanatorium für Lungenkranke gelten.

Von Cairo führt 3mal tägl. eine Eb. (23 Km.) in einer Stunde nach H. — Unterkunft: Das Grand Hotel (Pens. 15 fr.) u. 2 kleinere Hotels, ausserdem zahlreiche grössere und kleinere Villen. — Deutscher Arzt anwesend. — Litt.: Reil 74; Engel 81; Heltzel 88.

Herculesbad (Mehádia), im südöstlichen Theile Ungarns, 162 m., in einem von der Cserna bewässerten Karpathenthale ist der besuchteste und comfortabelste Kurort des ganzen Landes, ausgezeichnet durch eine *Kochsalztherme*, die Herkulesquelle und eine ganze Reihe von *Schwefelkochsalzthermen*, von welchen 8 in Gebrauch sind. Der Sommer ist sehr warm, der Herbst die beste Jahreszeit. Die äusserst ergiebige Herkulesquelle wird in ihrer Temperatur durch atmosphärische Einflüsse stark verändert (Natr. chlor. 1.90, Calc. chlor. 1.17; Temp. 21—56° C.). Sie wird bei Katarrhen des Digestions- und Respirationsapparates getrunken und mit den für Thermen gültigen Indicationen zu Bädern benutzt. Die Schwefelquellen enthalten 1.26—3.81 Chlornatrium, 0.85 bis 2.76 Chlorcalcium und 0.02—0.09 Natriumsulfid. Ihre Temperatur geht von 28—56°. Zur Trinkkur dienen die Karlsquelle (41°), die Elisabethquelle (45°), die Josefsquelle (55°) und die Augenbadquelle (51°). Die Indicationen sind diejenigen Aachen's: Skropheln, Rheuma, Gicht, Plethora abdom., chronische Exsudate, Syphilis, Bleiintoxication. Die Herkulesquelle speist das Herkulesbad, das Marienbad und die grosse gedeckte Schwimmschule, während die übrigen Bäder, nämlich das Karolinenbad, das Ludwigsbad, das Militärbadhaus, das Elisabethbad und das Franzensbad mit Schwefelwässern versorgt werden.

Das Herkulesbad ist Ebst. der Lin. Temesvar-Orsova, 12 St. Fahrzeit von Budapest. Auch kann man, von Westen kommend, auf der Donau bis Orsova fahren, von wo man in 30 Min. zum Bade gelangt. — Unterkunft: 4 Hotels mit 392 Z. u. Privathäuser (Z. 0.40—6 fl. tägl.). Kurtaxe: 1—9 fl.; Bäder: 10—60 Kr. — 5 Aerzte; Kurzeit: 1. Mai bis 1. Oct.; Frequenz: 5000. — Litt.: Munk 71; Chyzer 87.

Heringsdorf, pommersches Stranddorf mit 400 Einw. und *Ostseebad* auf der Insel Usedom, 8 Km. nordwestlich von Swinemünde. Die Lage auf einer Anhöhe, an deren Fuss die Strandpromenade sich weit hinzieht, in deren Rücken aber prächtige Laub- und Nadelholz-Waldungen sich ausdehnen, und die behaglichen Einrichtungen bedingen die Beliebtheit Heringsdorf's als Sommerfrische und Badeort. Die mittlere Wärme der Luft sowohl wie des Meerwassers beträgt während der Saison im Durchschnitt 17—18° C., die relative Feuchtigkeit ist im Mittel 72 %. An Salzgehalt hat das Meer hier ca. 10‰. Wellenschlag nur mässig. Der Strand flacht sich schnell ab, der Badegrund ist sicher und fest. Die Badezellen (2 Damenbäder, 1 Herrenbad) stehen weit in die See hinaus auf Pfählen.

Die nächste Ebst. ist Swinemünde. Von dort nach H. häufige Omnibus-Verbind.

(Wagen 4—6 Mk.). — P. u. T. — Unterkunft: 5 Gasthöfe. Familien-Wohnungen von 4 Z. u. mehr für eine der beiden Saisons (15. Juni bis 3. August u. von da bis Ende Sept.) 250—700 Mk., einzelne Z. pro Saison 60—150 Mk. Billigere Wohnungen in dem benachbarten Dorfe Neukrug. Kurtaxe für die Saison für 1 Pers. 6, für 1 Fam. 24 Mk., Musiktaxe 2 Mk.; Bäder: einzelne 60 Pf., für die Saison 10, für Kinder 6 Mk., 1 warmes Bad $1^1/_2$ Mk. — 3 Aerzte, 1 Apotheke; Kurzeit: 15. Mai bis Ende Sept.; Frequenz: 5000.

Hermsdorf, schlesisches Pfarrdorf mit 2400 Einw., 360 m., am Fusse des Kynast reizend gelegen, eine als Mittelpunkt für Streifzüge in die Sudeten (Agnetendorf, Bismarckhöhe) sehr beliebte *Sommerfrische.*

Von Ebst. Reibnitz (Lin. Lauban-Hirschberg) 2 mal tägl. Post in 2 St.; von Hirschberg sehr häufige Post- u. Omnibus-Verbind. in $1^3/_4$ St. — P. u. T. — Unterkunft in 9 Gasthöfen und vielen Privathäusern (Z. 18—30 Mk. wöchentl.). 2 Badeanstalten; 1 Arzt.

Herrenalb, württembergisches Dorf mit 980 Einw., 330 m., im Albthale: *Wasserheilanstalt* und *klimatischer Sommerkurort.* Der üppige Wiesengrund, der sich (ein Beweis für die Milde des Klimas) bereits im März und April mit frischem Grün und einem reichen Blumenflor bedeckt, wird von Bergen eingefasst, deren compacte Waldungen bis zur Thalsohle hinabreichen. Das quellige, wasserreiche Terrain und vorherrschender Südwest verleihen dem Ort ein ziemlich feuchtes und in seinen Wärmeverhältnissen gleichmässiges Klima. Das Wärmemittel des Sommers ist 16.9° C. Zu abwechselnden Fusspartien giebt die Umgegend reiche Gelegenheit.

Von Ebst. Gernsbach (Lin. Rastadt-G.) Post in $1^3/_4$ St. nach H.; v. Ebst. Ettlingen (Lin. Karlsruhe-Appenweier) Post in $2^1/_2$ St.; v. Ebst. Neuenbürg (Lin. Pforzheim-Wildbad) Post in $3^1/_4$ St. — P. u. T. — Unterkunft: 7 Gasthöfe, 5 Pensionen, viele Privathäuser mit u. ohne Pens. (Z. 8—25 Mk. wöchentl.). Kurtaxe: 3 Mk. die Pers. — Wasserheilanstalt mit 60 Z. (Elektrotherapie, Massage, Stickstoffinhalationen). — 2 Aerzte, 1 Apotheke; Kurzeit in der Wasserheilanstalt v. 1. Mai bis 1. Nov.; Frequenz: ca. 2000.

Herrgottswald, *Sommerfrische* im Kanton Luzern, 798 m., am Nordostabhange des Pilatus in Waldnähe.

Von Luzern Fahrweg in $1^1/_2$ St. — Unterkunft im Gasthof mit 25 Z. (Pens. mit Z. $4^1/_2$—5 fr.).

Hertenstein, *Sommerfrische* am Vierwaldstättersee, 440 m., an der Umbiegung des Küssnachter Sees in den Hauptsee und nach Nordosten unter dem Schutz des Rigis, ist mit seinem schönen dichtbelaubten Park einer der wärmsten Punkte des Seeufers und deshalb zu Frühling- und Herbst-Aufenthalt besonders gut geeignet. Für die Milde des Klimas spricht der üppig blühende Laurocerasus.

H. ist Dampfschiff-Station, von Luzern 20 Min. entfernt. Unterkunft im Gasthof (Pens. 6—9 fr.).

Heustrich, Bad im Kanton Bern, 680 m., am Fusse des Niesen und am linken Ufer der Kander mit windgeschütztem mildem und ziemlich feuchten Klima (Sommertemp. 16.4° C.) im Besitz einer gypsfreien *kalten alkalischen Schwefelquelle* (Natrium sulfurat. 0.03, Natr. bic. 0.67, Natr. sulf. 0.20, HS 11 c.c.; Temp. 6° C.), welche zur Trinkkur, in Bädern und Inhalationen hauptsächlich gegen chronische Katarrhe der Respirations- und Digestionswerkzeuge, der Blase und weiblichen Sexualorgane angewendet wird. Pneumatotherapie und Hydrotherapie.

Von Dampfschiffstation Spiez am Thuner See Post in 1 St. — P. u. T. — Unterkunft im Kurhaus mit 175 Z. (Pens. ohne Z. $3^1/_2$—6 fr.). — Arzt anwesend. Kurzeit: Ende Mai bis Ende Sept.; Frequenz: 1000. — Litt.: Neukomm 88.

Heyst, kleines belgisches Fischerdorf in der Nähe von Blankenberghe, *Nordseebad* mit kräftigem Wellenschlag und gutem Badegrund. Schlechte Canalisation und deshalb leicht üble Gerüche am Strande.

H. ist Ebst. der Zweigbahn Brügge-Blankenberghe-Heyst. — Unterkunft in 8 Hotels (Pens. 5—10 fr.) und einfachen Privathäusern; Frequenz: 2000.

Hinterzarten, badisches Kirchdorf im Schwarzwald, 885 m., auf einem kleinen Plateau am östlichen Ende des Höllenthalpasses mit Waldwegen und angenehmen Ruhepunkten: eine beliebte *Sommerfrische.*

H. ist Ebst. der Lin. Freiburg i./Br.-Neustadt. — Unterkunft: 3 Gasthöfe u. 1 Pens. mit Z. 3—5 Mk. tägl.; Frequenz: 400.

Hitzacker, Ort in der Provinz Hannover mit 1050 Einw. am Einfluss der Jeetzel in die Elbe und in Waldnähe, besitzt in der Victoriaquelle ein sehr kräftiges *Eisenwasser* (Ferr. bic. 0.15). Schwefelsalze sollen in demselben fehlen. Die Kohlensäure-Menge ist noch nicht berechnet. Man hat auch Moor-, Sool- und Fichtennadelbäder eingerichtet.

H. ist Ebst. der Lin. Wittenberge-Buchholz. Das Bad liegt gegenüber dem Bahnhof. — Unterkunft im Kurhotel. — 2 Aerzte, 1 Apotheke; Kurzeit: 15. Mai bis 1. Oct.

Höchenschwand, das höchstgelegene Pfarrdorf Badens, 1010 m., im südlichen Schwarzwald wird auch als *Sommerfrische* benutzt. Bei günstigem Wetter kann man von dort die Alpenkette sehen. Die mittlere Temp. der 3 Sommermonate ist 13°, das Feuchtigkeitsmittel 80/°₀, also auffallend hoch. Man braucht 8—10 Minuten um vom Gasthof, der auf einer sterilen Hochebene gelegen ist, in den Wald zu gelangen. Es fehlt an Windschutz und Brustkranken ist der Ort als Sommerstation durchaus nicht zu empfehlen.

Von St. Blasien aus ist H. auf schöner stetig aufsteigender Fahrstrasse zu Fuss oder im Wagen in einer St. zu erreichen. — P. u. T. — Unterkunft im Hotel Höchenschwand mit 50 Z. (Pens. mit Z. 5—10 Mk.) u. 2 bescheidenen Gasthäusern.

Hofgastein siehe Gastein.

Hofgeismar, Städtchen in der preussischen Provinz Hessen, 104 m., in dessen Nähe, 1/2 St. entfernt, in einem von Hügeln eingeschlossenen Thale zwei *muriatische Eisenquellen* (Trinkquelle: Natr. chlor. 0.90, Natr. sulf. 0.29, Ferr. bic. 0.05) entspringen, welche in Verbindung mit Molken und Kiefernadelbädern zu Kuren benutzt werden.

H. ist Ebst. der Lin. Cassel-Scherfede. — In der Stadt 4 Aerzte, 1 Apotheke.

Hofheim, nassauisches Städtchen mit 2300 Einw., 145 m., am Ausgange des anmuthigen Lorsbachthales in schöner schattiger Umgebung: *Sommerfrische* und *Wasserheilanstalt.* Kiefernadelbäder und Elektrotherapie.

H. ist Ebst. der Lin. Frankfurt-Limburg. — Unterkunft im Gasthof, in Privatwohnungen od. im Kurhaus (Pens. mit Z. 40—60 Mk. wöchentl.). Aerztliche Leitung; Kurzeit: Ende Mai bis October, die Anstalt ist das ganze Jahr geöffnet; Frequenz: 150.

Höhlenhain (Barlangliget) im Komitat Szepes (Zips) in den nördlichen Karpathen, 720 m., *Sommerfrische* mit schönem Park in der Nähe des Waldes und der Bélaer Tropfsteinhöhle. Badehaus für warme und Fichtennadelbäder.

Von Ebst. Poprád-Felka (Lin. Oderberg-Kaschau 4, von Kesmark 2, von Béla 1 1/2 St. — Unterkunft in zahlreichen Villen. Arzt aus Béla.

Höhlenstein siehe Landro.

Hohwald, Dorf im Elsass mit 600 Einw., 610 m., in dem reich bewässerten mühlentreibenden, von mächtigen Tannenwaldungen eingefassten Andlauthale, die mit Recht beliebteste *Sommerfrische* der Vogesen. Hier sind auch Kurgäste deutscher Zunge zu finden. Badeanstalt mit Wellenbad und Fichtennadelbädern. Milch, Molken und fremde Mineralwässer.

Von Ebst. Barr (Lin. Zabern-Schlettstadt) 14 Km., Omnibus 2mal tägl. in 1 1/2 St. — Unterkunft im Hotel H. mit 170 Betten (Z. 9—14, Pens. 22.40 Mk. wöchentl.), gegenüber ein kleinerer Gasthof. — Aerzte u. Apotheken in Barr.

Homburg vor der Höhe, Kreishauptstadt im Regierungsbezirk Wiesbaden mit 8700 Einw. am Südabhange des Taunus besitzt *5 kalte gasreiche eisenhaltige Kochsalzquellen.* Auf dem Rücken eines Hügels, 196 m., gelegen ist Homburg luftiger und deshalb in seiner Sommertemperatur (17.0° C.) niedriger als Wiesbaden (18.5°) oder Soden (18.9°). Die Luft ist rein, wie es scheint, ziemlich trocken und wirkt angenehm erfrischend. Bei 3 Quellen (Elisabeth-, Kaiser- und Ludwigsbrunnen) spielt das Kochsalz die wichtigste Rolle, bei den zwei andern (Louisen- und Stahlbrunnen) tritt das Kochsalz zurück und dagegen das Eisen mehr in den Vordergrund. Die stärkste unter den Kochsalzquellen Homburgs, die Elisabethquelle (Natr. chlor. 9.86, Magnes. chlor. 0.72, Calc. chlor. 0.69, Ferr. bic. 0.03, fr. CO_2 1044 c.c., Temp. 10.6° C.) ist weit reicher an Kochsalz, Chlorcalcium und auch an Kohlensäure als der Kissinger Ragoczy (etwa im Verhältniss wie 10 : 6). Sie wirkt daher auch stärker abführend und auflösend wie dieser, und auch der Kaiserbrunnen ist noch stoffreicher wie die Kissinger Trinkquellen, während der Ludwigsbrunnen denselben ungefähr gleichsteht. Der Kaiserbrunnen hat übrigens einen Beigehalt von Schwefelwasserstoff und wird deshalb nicht gern getrunken. Was die Louisen- und Stahlquelle anbetrifft, so besitzen sie nur 3 resp. 5 ‰ Kochsalz neben 0.06 resp. 0.09 doppelt kohlensaures Eisenoxydul. Diese beiden Quellen haben daher eine milder eröffnende und stärker tonisirende Wirkung und gelten als leicht zu vertragende und wenig angreifende Mittel zur Regulirung der Unterleibsfunctionen. An Bädern werden einfache 1.2 procent. Kochsalzbäder (bisweilen mit Zusatz von Kochsalz, Mutterlauge oder Fichtennadelextract), kohlensaure Mineralwasserbäder (nach *Schwarz*'scher Methode erwärmt und deshalb mit sehr geringem CO_2-Verlust), Gas- und Moorbäder bereitet. Ausserdem existiren zwei Inhalationszimmer, eine Molkenkur- und eine Wasserheilanstalt in Verbindung mit einem orthopädisch-gymnastischen Institut. Die Indicationen, welche sich mit denen Marienbads und Kissingens im allgemeinen decken, sind wesentlich folgende: Chronischer Katarrh des Pharynx und des Magens, habituelle Verstopfung, Leberhyperämie und Lebertumor, Dickdarmkatarrh mit zu sparsamer oder vermehrter Excretion, Hämorrhois, Milzschwellung in Folge von Malaria, harnsaure Diathese und Gicht, Fettsucht, Chlorose und Anämie. Als Gegenanzeigen werden aufgeführt: Hämoptoë, Magengeschwüre, chronische Nephritis, Katarrhe der Harnwege, Menstruatio nimia, Ascites. Gutes Trinkwasser, behagliche Einrichtungen, der schöne Park, alles das trägt dazu bei den Ruf des Kurortes zu erhöhen, der besonders aus England viele Freunde zählt.

H. ist Ebst., von Frankfurt a./M. 40 Min. Fahrzeit. — Unterkunft in 10 Gasthöfen u. in zahlreichen Privathäusern (Z. 12—20 Mk. u. mehr wöchentl.). — Kurtaxe: 1 Pers. 12, 1 Fam. 20—30 Mk.; Bäder: 1.20—4 Mk. — 13 Aerzte, 2 Apotheken; Kurzeit: 1. Mai bis 1. Oct. doch auch Winterkur in der geheizten Gallerie des Kurhauses; Frequenz: 11000. — Litt.: Will 80; Heyd 83; Deetz 87.

Honnef, grosses Pfarrdorf am Rhein mit 4500 Einw., welches, gegen Nord und Ost unter dem Windschutz des Siebengebirges stehend, *mildes Frühlings- und Herbstklima* besitzt. Traubenkur. Chronische Katarrhe und pleuritische Exsudate finden in diesen Jahreszeiten hier günstige Bedingungen. Auch hat man den Versuch gemacht Kranke dort zu überwintern.

H. ist Ebst. der rechtsrheinischen Bahn, von Obercassel 20 Min., von Ehrenbreitstein $1^1/_2$ St. Fahrzeit. — Unterkunft in 5 Gasthöfen, 2 Pensionen u. vielen Privathäusern mit und ohne Pension (4—6 Mk. tägl.). — Badeanstalt am Rhein mit Schwimmbassin. — 4 Aerzte, 1 Apotheke.

Horn, *Sommerfrische* im Kanton Thurgau, 398 m., am Bodensee, besonders gut geeignet für solche, welche in aller Stille und Zurückgezogenheit leben, und dabei in einer gut eingerichteten Badeanstalt Seebäder gebrauchen wollen.

H. ist Ebst. der Lin. Rorschach-Romanshorn. — Unterkunft in 2 Gasthöfen (Pens. mit Z. 5—7 fr.) und im Schloss. Arzt anwesend.

Hornberg, altes Städtchen mit 2100 Einw., 386 m., im badischen Schwarzwald im engen Gutachthale: *Sommerfrische* mit naher Tannenwaldung und guter Gelegenheit zu Ausflügen in das Gebirge. Badeanstalten für warme und Fichtennadelbäder.

H. ist Ebst. der Lin. Offenburg-Singen. — Unterkunft in 4 Gasthöfen; Badeanstalten, Schwimmbad. — 2 Aerzte, 1 Apotheke.

Hubertusbad siehe Thale.

Huelva, Stadt mit 13200 Einw. im südwestlichen Theile Andalusiens, in der Nähe der spanischen Südküste, unterm 37° 10′ nördl. Br., welche hauptsächlich von England aus als *klimatischer Winterkurort* besucht wird. Am östlichen Ufer der sehr breiten Ria del Odiel gelegen, schmiegt sie sich mit ihren modernen Gebäuden halbmondförmig an den Fuss eines steilen sterilen Sandsteinhügels und ist von 3 Seiten von Salzmorästen umgeben, welche im Sommer Malariaheerde bilden. Die Mittagstemperaturen der 3 Wintermonate werden für Dec. mit 15.9, für Jan. mit 15.1, für Febr. mit 18.1° C. angegeben.

H. ist mit der Eb. 2 St. von Sevilla entfernt. — Das Columbus-Hotel ist mit allem Comfort (Pens. 10 Sh. tägl.) für Winterkurgäste eingerichtet. Englische Aerzte anwesend.

Hummelshain, altenburgisches Dorf mit kaum 400 Einw., 325 m., an welches der herzogliche Schlosspark sich unmittelbar anschliesst, eine sehr freundliche einfache *Sommerfrische.* An den dem Publikum geöffneten Park schliessen sich in nördlicher bis östlicher Richtung unmittelbar ausgedehnte Nadelholzwaldungen, von Fusswegen durchzogen und mit Ruhebänken reichlich versehen. Sie bieten z. B. vom Borkenhäuschen liebliche Ausblicke in die Landschaft. Eine Kirschallée führt in 12 Min. zum Eingang in den Thiergarten, durch welchen die Strasse nach dem kleinen Ort „Fröhliche Wiederkunft“ geht, der, dicht am Walde liegend, in gleicher Weise als stiller Erholungsplatz mit guter Verpflegung empfohlen werden kann.

Von Ebst. Kahla (Lin. Grossheringen-Rudolstadt) 7 Km., Post einmal tägl. in 1½ St. (Wagen 5 Mk.); v. Ebst. Neustadt a./O. (Lin. Leipzig-Saalfeld) 10 Km., Post einmal tägl. in 2 St. — Unterkunft im Gasthof u. in Privatwohnungen. — Aerzte u. Apotheken in Kahla.

Hunyady János siehe Budapest.

Hyères, südfranzösische Stadt im Départ. du Var, unterm 43°7′ nördl. Br., mit 14000 Einw., und einer der ältesten *klimatischen Winterkurorte.* Sie liegt, 4 Km. vom Mittelmeerstrande entfernt, am Abhange eines 230 m. hohen Hügels, des Schlossberges, der zur Bergkette der Maurettes gehört. Der Windschutz, den diese Berge gewähren, ist nur ein unvollkommener, und der Mistral, jener so übel berüchtigte eisige Nordwest, beunruhigt den Ort sehr häufig, und setzt nicht nur die Temperatur plötzlich hochgradig herunter, sondern trocknet die Luft auch in sehr empfindlicher Weise aus und wirbelt Staubmassen in die Höhe. Bei Windstille kann das Thermometer zur Mittagszeit mitten im Winter 28°C. zeigen, aber der Abstand ist um so unangenehmer, wenn nun der Mistral sich erhebt. Von der Brise wird Hyères wegen seiner Entfernung von der Küste nur unmerklich berührt. Die angenehmste weil windstillste Gegend ist das im Süden der Stadt befindliche vegetationsreiche Thal von Costebelle. Im allgemeinen hat der Ort ein trocknes, anregendes, bei windstillem Wetter recht warmes Klima und passt gut für wärmebedürftige, nicht zu empfindliche, keineswegs erethische Personen, welche der Kälte und Feuchtigkeit des nordischen Winters ausweichen wollen, wenn sie auch dabei gezwungen sind den Mistral einige Zeit lang im Zimmer abzuwarten. In socialer Beziehung steht Hyères gegen die andern Winterstationen der Mittelmeerküste (Cannes, Nizza etc.) weit zurück. Die Kurgesellschaft besteht zum grössten Theil aus Franzosen und Engländern.

Auf der Eb.-Lin. Marseille-Nizza führt bei La Pauline eine Zweigb. in ca. ½ St. nach Hyères. Der Bahnhof ist 20 Min. von der Stadt entfernt. — Unterkunft: Ueber 12 grosse Hotels (Pens. 12—15 fr.) und viele Privatwohnungen und Villas. — 14 Aerzte (Franzosen u. Engländer), 6 Apotheken; Kurzeit: Oct. bis Anfang März (der März ist der heftigen Winde wegen unleidlich).

Jacobsbad im Kanton Appenzell, 869 m., *Sommerfrische* mit Benutzung einer ziemlich gasreichen schwach erdigen Quelle, welche

Spuren von Eisen enthält. Trink- und Badekur. Kuh- und Ziegenmolke.

Von Ebst. Urnäsch (Lin. Winkeln-Urnäsch) Post in 1/2 St., von Appenzell in 1 St. — P. — Unterkunft im Kurhaus mit 48 Z. (Pens. mit Z. 5—7 fr.). — Arzt in Urnäsch; Kurzeit: Juni bis Ende Sept.

Jagstfeld, württembergisches Dorf und *Soolbad*, 138 m., an der Mündung der Jagst in den Neckar in freundlicher Lage. Es erhält seine 27 procentige Soole aus der Saline Friedrichshall. Trinkkur mit Zusatz kleiner Mengen Soole zu Süsswasser, Badekur mit stark verdünnter Soole. Kinderheilanstalt Bethesda mit 90 Betten.

Jagstfeld ist Ebst. der Lin. Heilbronn-Neckarelz und steht als Knotenpunkt mit Heidelberg u. Osterburken in directer Bahnverbind. — Unterkunft im Hotel mit grossem Garten und Terrasse am Neckar (Pens. für Erwachsene 30, für Kinder 15 Mk. wöch.). — Arzt u. Apotheke anwesend.

Jastrzemb siehe Königsdorff-Jastrzemb.

Jenbach, Dorf in Tirol, 552 m., auf einer Terrasse oberhalb des Bahnkörpers gelegen, eine als Mittelpunkt für Ausflüge nach dem Achensee und dem Zillerthal sehr beliebte *Sommerfrische.*

J. ist Ebst. der Lin. Kufstein-Innsbruck. — Unterkunft in 4 Gasthöfen, die besten oberhalb des Dorfs, 1/4 St. vom Bahnhof.

Igmánd (Nagy-), Ortschaft in Ungarn, im Komitat Komárom hat, nicht weit von der Kócser Quelle, eine *Bitterquelle* (Natr. sulf. 7.40, Magnes. sulf. 14.10, Natr. chlor. 1.63, Natr. carb. 1.61, fr. CO_2 123 c.c.), welche theils als solche verschickt, theils zur Bereitung abführender Brausepulver benutzt wird.

Ilmenau, weimarisches Städtchen mit 5500 Einw. an der Ilm mit *Wasserheilanstalt*, eine *Sommerfrische*, welche wegen der hübschen Lage des Orts und wegen seiner guten Einrichtungen zu den beliebtesten Thüringens gehört. Am Fusse des Kickelhahns, 480 m., in einem nach Osten sich öffnenden Thaleinschnitt befindlich ist es gegen Südwest durch den Kamm des Gebirges, gegen Nord und Nordost durch die zwischen den Thälern der Gera und Saale sich ausbreitenden Hügelreihen vor Winden geschützt. Dem Schwächlichen stehen hier schattige und sanft ansteigende Pfade zur Verfügung, für den Kräftigeren eröffnen sich die lohnendsten Partien in die Berge. Die mittlere Temperatur der 3 Sommermonate ist 15.9°, die mittlere Feuchtigkeit erreicht 84‰. Gutes Trinkwasser aus einer Quellenleitung. Die Mortalitätsziffer ist 21.7:1000.

I. ist Stat. der Zweigb. Plaue-Grossbreitenbach. — P. u. T. — Unterkunft: 9 Gasthöfe u. Pensionen (Pens. mit Z. 5—8.50 Mk.); Pension in der Wasserheilanstalt 30 Mk. wöchentl. Neben der Hydrotherapie auch Elektrotherapie u. medicin.

Bäder. In der Badeanstalt Fluss-, Wellen-, Sool- u. Kiefernadelbäder. — 3 Aerzte, 1 Apotheke; Kurzeit: Mai bis Oct., in der Wasserheilanstalt auch Winterkur; Frequenz: 1700. — Litt.: Schwabe 53; Fils 86; Preller 76, 86.

Imnau, freundliches Hohenzollern'sches Pfarrdorf mit 800 Einw., 347 m., in dem nach Norden und Nordosten gut geschützten bewaldeten Thale der Eyach, hat 8 *gasreiche erdige Eisenquellen*, die durch ihren Gehalt an Mangan sich auszeichnen. Die stärkste unter ihnen ist die Kasperquelle (Ferr. bic. 0.05, Mangan. bic. 0.03, Calc. bic. 1.47, Magnes. bic. 0.20, fr. CO_2 1179 c.c.), die übrigen sind in verschiedenen Abstufungen stoffärmer und gestatten bei der Trinkkur eine zweckmässige Auswahl. Neben der Kasperquelle dient die Fürstenquelle, ein erdiger Säuerling mit sehr geringem Eisengehalt aber ausserordentlich reich an Kohlensäure (Calc. bic. 1.41, Magn. bic. 0.39, Ferr. bic. 0.005, fr. C. O_2 1083 c.c.) als Trinkquelle und zum Versand. Ausser den Mineralbädern existirt eine *Wasserheilanstalt*, in welcher Kiefernadel-, Sool-, römisch-irische und russische Bäder, Molkenkur, Elektrotherapie und Pneumatotherapie angewendet werden. Das im Actienbesitz befindliche Kurhaus ist vortrefflich eingerichtet, die Bäder nach *Schwarz*'scher und *Pfriem*'scher Methode erwärmbar. Schattige Anlagen schliessen sich an die Kurgebäude. Die Indicationen erstrecken sich auf Anämie, Chlorose, Hysterie, Krankheiten der weiblichen Genitalorgane und chronische Blasenkatarrhe.

Von Ebst. Eyach (Lin. Tübingen-Rottweil) 6 Km., Post 2mal tägl., Bad-Omnib. bei allen Zügen in 1/2 St. — Unterkunft in den Kurhäusern mit 155 Z. (Pens. Z. 1—2.10 Mk. u. mehr, Pens. 2.90 oder 4 Mk. tägl.). — 1 Arzt anwesend, 2 Aerzte u. 1 Apotheke in dem benachbarten Haigerloch; Kurzeit: 15. Mai bis Ende Oct.; Frequenz: 1100. — Litt.: Mock 76; Ritter 80.

Innichen, Bad und *Sommerfrische* in Tirol im Sextenthale, einem Nebenthale des Pusterthals, 1332 m., mit einer kalten salinischen Schwefelkalkquelle, welche gegen Rheuma, Unterleibsstasen und chronische Exantheme in Trink- und Badekuren benutzt wird. Eine zweite Schwefelquelle, welche etwas Eisen enthält, dient hauptsächlich zu Bädern, während eine dritte, eine salinische Eisenquelle gegen Anämie und Schwächezustände zur Anwendung kommt. Bad Innichen ist ein höchst reizender stiller Waldaufenthalt mit den einladendsten Spazierwegen in die nähere und weitere Umgebung und entfaltet bei beträchtlicher Hochlage bereits die volle Wirkung des subalpinen Klimas.

Von Ebst. Innichen (Lin. Franzensfeste-Villach) 1/2 Fahrst. — Unterkunft im

Wildbad (Z. 35 Kr. bis 2 fl. tägl., Mittagstisch 90 Kr.). — Arzt im Hause; Kurzeit: 1. Juni bis Ende Sept.; Frequenz: 300.

Inowrazlaw, posen'sche Kreisstadt mit 13500 Einw. und mit grossem Steinsalzbergwerk, Saline und kräftigem *Soolbad* (Natr. chlor. 306, Magnes. chlor. 3.45, Natr. brom. 0.17, Calc. sulf. 4.49, Ferr. bic. 0.04). Die bromhaltige Soole wird in starker Verdünnung mit Sauerwasser zur Trinkkur verordnet und zur Badekur in Wannenbädern, Douchen, Inhalationen und in einem Sool-Schwimmbade. Das Badehaus ist von Parkanlagen umgeben. Für die östlichen Provinzen Deutschlands ist das Bad von besonderer Bedeutung.

I. ist Ebst. der Lin. Posen-Thorn, von Bromberg ist es auf der Eb. 1 St. entfernt. — Unterkunft in den Gasthöfen der Stadt, im Kurhaus, den Badehotels u. in Privatwohnungen (Z. 2 Mk. tägl.). Kurtaxe 7.50, Bäder 1 Mk. — 9 Aerzte, 2 Apotheken; Kurzeit: 15. Mai bis 15. Sept.; Frequenz: 500.

Inselbad, Kuranstalt in Westfalen, 62 m., mit feuchtem Sommerklima, hat 2 *kochsalzhaltige Kalkwässer* mit reichlichem Stickstoffgehalt und eine *Eisenquelle.* Die Ottilienquelle (Natr. chlor. 0.74, Calc. bic. 0.43, Gas Nitrogen. 217 c.c.) wird getrunken und zu Inhalationen und Bädern, die derselben ähnliche Badequelle nur zu Bädern verwendet. Als Trinkquelle dient ferner auch die Marienquelle (Ferr. bic. 0.05, Calc. bic. 0.41). Hals und Lungenkranke bilden die überwiegende Menge der Badegäste.

Von Ebst. Paderborn ist I. 1/4 St. entfernt. — Unterkunft im Kurhause (Kurtaxe 12, Pens. 5—9 Mk.). — Arzt anwesend; Kurzeit:. 1. März bis Ende Dec.; Frequenz: 250. — Litt.: Brügelmann 82.

Interlaken, *klimatischer Sommerkurort* im Berner Oberland mit 6000 Einw., 568 m., ist in seiner jetzigen Ausdehnung ein Complex von Ortschaften (Bönigen, Dorf Interlaken, Matten, Aarmühle, Unterseen), welche sich im „Bödeli" einer von der Aare durchströmten Niederung zwischen Thuner und Brienzer See hinziehen. Es bildet diese Niederung einen Thalkessel mit sehr weiter und ebener Thalsohle, welcher nach Norden sowohl wie nach Süden von ca. 2000 m. hohen Gebirgszügen geschlossen, nach Osten und Westen aber weit geöffnet ist. Die Erwärmung dieses breiten Flachlandes ist eine sehr vollständige und Interlaken deshalb wärmer wie Thun und erheblich wärmer wie Bern. Die mittlere Sommertemperatur ist 19° C. Doch artet diese starke Wärmeentwicklung sehr selten in Schwüle aus. Hierfür sorgen theils die von den Schneefeldern nächtlich sich herabsenkenden Luftschichten, theils die regelmässig von den Seen her vordringenden Winde, unter denen der aufwärts vom Thunersee herkommende der vorherrschende ist. Die Feuchtigkeit ist nicht so hoch als man der Nähe der Seen wegen annehmen könnte; das Sommermittel derselben beträgt (falls dies nicht Hygrometerziffern sind?) nur 64.5 %. Der vorzügliche Windschutz und die Gleichmässigkeit der Wärme machen das Klima für Katarrhalische, Nervenkranke und Schonungsbedürftige ganz besonders geeignet. Ausser der Gelegenheit zu Bädern, zu Milch-, Molken- und Mineralwasserkuren ist hier noch des Reichthums an Erdbeeren zu gedenken, welcher zu diätetischen Kuren benutzt werden kann.

I. ist Ebst. der Lin. Böningen-Därligen, von Thun 2½, von Bern 3½ St. Fahrzeit. Von Alpnach-Stad am Vierwaldstättersee erreicht man auf der Brünigbahn über den Brienzer See I. in ca. 5 St. — Unterkunft in über 30 Gasthöfen und Pensionen (Pens. mit Z. 4½—12 fr. tägl.). — 5 Aerzte, 1 Apotheke; Kurzeit: Anf. Mai bis Ende Sept.; Frequenz: über 20000. — Litt.: Strasser 55; Delachaux 85.

Johannisbad, Dorf in Böhmen mit etwa 80 Häusern und 350 Einw., 630 m., mit einer *indifferenten Therme*, dem 30° C. warmen Sprudel. Derselbe, zu den kühleren Wildbädern gehörig, kommt in 2 Bassins und in Einzelbädern zur Verwendung. Die Bassins werden täglich abgelassen und füllen sich nach 2 Stunden wieder. Die erfrischende und reizmilderdnde Wirkung der Quelle wird durch das gesunde Bergklima wesentlich unterstützt, daher Johannisbad ein beliebter Sammelpunkt für Reconvalescenten, Nervenkranke und Schwächlinge geworden ist. Bei anämischen Zuständen benutzt man auch die unfern entspringende Kaiserquelle, ein schwach erdiges Eisenwasser zur Trinkkur. Molkenanstalt und Mineralwasserniederlage.

Von Ebst. Freiheit, Endstat. der Zweigb. Trautenau-Freiheit 3 Km. (4mal tägl. Post in ½ St.; Einsp. 1.20, Zweisp. 1.60 fl.). — P. u. T. — Unterkunft in über 30 Gasthöfen u. Logirhäusern. Kurtaxe: 4—8 fl. — 3 Aerzte; Kurzeit: 16. Mai bis Ende Sept.; Frequenz: 2700. — Litt.: Pauer 75; Kopf 76.

Ischia, die grösste Insel des Golfs von Neapel besass in Casamicciola, einem Dorfe mit 4500 Einw. eine angenehme Sommerfrische. Gegen den Südwind schützt der im Rücken der Stadt sich erhebende Monte Epomeo, dem Nordwind, auch dem schlimmen Maëstro, liegt die Meeresküste vollständig offen. Das Klima ist daher auch im Winter unleidlich, von Mitte April bis in den September hinein aber von angenehmer Frische. Eine wesentliche Unterstützung finden manche Kranke in den 38—73° C. warmen *indifferenten Thermen*, deren wichtigste die Acqua del Gurgitello ist. Die Badezeit dauert von Anfang Mai bis Ende August. Leider ist seit den beiden furchtbaren Erdbeben, von denen das vom 28. Juli 1883 den ganzen Ort in einen Trümmerhaufen verwandelte, keine Aussicht auf baldige Nutzbarmachung der Insel für medicinische Zwecke vorhanden.

Litt.: Emery (Berl. klin. W.) 76; Voigt (Berl. klin. W.) 83.

Ischl, Marktflecken im österreichischen Salzkammergut mit 5300 Einw., 480 m., hat ein mildes feuchtwarmes Klima (Sommermittel der Temperatur 17.5° C.), ist deshalb eine besuchte *Sommerfrische* und besitzt zugleich mehrere *Kochsalztrinkquellen* und eine sehr ergiebige 24-procentige *Soole,* welche zu einem Drittel aus der im Ischler Salzberg gewonnenen zu zwei Drittel aus Hallstädter Soole besteht. Die sogenannte Schwefelquelle führt ausser Kochsalz einen nennenswerthen Gehalt an Glaubersalz und etwas Schwefelwasserstoff (Natr. chlor. 17.00, Natr. sulf. 4.12). Von weit geringerem Salzgehalt (Natr. chlor. 5.11) ist die Klebelsbergquelle und die ihr sehr ähnliche eine halbe Stunde vom Kurort entfernte Maria-Louisenquelle, welche gern zur Trinkkur benutzt wird. Für alle Badeformen existiren Einrichtungen nach den besten Mustern. Für Sooldampfbäder hat man ein besonderes Gebäude. In diesem treten die der Sudpfanne entströmenden Dämpfe in verschiedenem Verhältniss mit atmosphärischer Luft gemischt vom Boden aus ein und können so zerstäubt zu Inhalationen oder zu Dampfbädern angewendet werden. Ferner hat man Fichtennadel-, Moor- und künstliche Mineralbäder. Ischl entfaltet seine hauptsächlichste Wirksamkeit gegen die Skrophulose und den chronischen Katarrh, zur mechanischen Behandlung Herzkranker hat man es mit den für eine Terrainkur geeigneten Vorrichtungen versehen. In anderer Beziehung ist Ischl Luxusbad, ausgestattet mit allen den Grossstädtern nöthigen Hülfsmitteln der geselligen Unterhaltung und Zerstreuung.

I. ist Ebst. zwischen Gmunden und Aussee. — Unterkunft in 11 Gasthöfen u. in zahlreichen Privatwohnungen. — Kurtaxe: 6—8, Musiktaxe 3 fl. — 11 Aerzte, 1 Apotheke; Kurzeit: 1. Juni bis 30. Sept.; Frequenz: 4500. — Litt.: v. Kottowitz 81.

Jugenheim, hessisches Dorf mit 800 Einw. an der Bergstrasse, 110 m. und zwar an der Vereinigung des Stettbacher und Balkhäuser Thals an den Fuss des Gebirges sich anschmiegend, eine wegen der Bequemlichkeit zu Ausflügen in den Odenwald sehr beliebte *Sommerfrische.* Der Ort ist im Hochsommer heiss, doch finden sich schattige Gärten, und gut gehaltene Wege führen in die Parkanlagen des Heiligengeberges und in die Buchenwaldungen des nahen Leserberges. Eine hässliche Zugabe sind die zahlreichen Mücken.

Von Ebst. Bickenbach (Lin. Darmstadt-Heidelberg) 3 Km., 5mal tägl. Omnibus in 1/2 St. — Unterkunft in 3 Gasthöfen und Privatwohnungen (Pens. 4—5 Mk.). — 1 Arzt.

Juist, eine zwischen Borkum und Norderney gelegene kleine Insel mit Fischerdorf (160 Einw.): einfaches *Nordseebad.* Die Insel ist 5 Stunden lang und etwa 10 Minuten breit, und wird durch eine bei hohem Wasserstand überfluthete Niederung in 2 Theile getheilt. Der Strand ist feindsandig. Steinpfade führen durch das Dorf und über die Düne zu dem 10 Min. entfernten Badestrand, wo in Form von Schilderhäuschen kleine Zelte für die Badegäste aufgeschlagen sind.

Von Ebst. Norden (Lin. Emden-Jever) zu Wagen in 3/4 St. nach Norddeich. Von hier 3mal wöchentl. Postfährschiff nach der 11 Km. entfernten Insel, bei günstigem Wetter in 1 3/4 St., bei widrigem Winde 5—6 St. und länger. Von Norderney häufig gute Gelegenheit nach Juist. Nach der Landung auf Leiterwagen in 20 Min. zum Ort. — Unterkunft: Zwei Gasthöfe, eine Pension (Pens. mit Z. von 21 Mk. wöch. an) u. Privathäuser (Z. 8—15 Mk. wöch.). Kurtaxe: 1 Pers. 2, 1 Fam. 3 Mk.; Bad: 50 Pf. — Aerzte auf Norderney; Kurzeit: 15. Juni bis Mitte Oct.; Frequenz: 1000. — Litt.: Brandt 83.

Juliushall siehe Harzburg.

Ivánda im Komitat Torontál in der Nähe von Temesvar besitzt eine *Bitterquelle*, welche viel Glaubersalz (Natr. sulf. 14.66) aber fast kein Bittersalz enthält und ziemlich stark versendet wird.

Ivonicz, Dorf mit 2000 Einw. in Galizien, 400 m., am nördlichen Rande der Karpathen, hat *2 gasreiche alkalische jod- und bromhaltige Kochsalzquellen,* die Karlsquelle (Natr. chlor. 8.37, Natr. jod. 0.016, Natr. brom. 0.023, Natr. carb. 1.87) und die Amalienquelle (Natr. chlor. 7.80, Natr. jod. 0.015, Natr. carb. 1.62). Die freie Kohlensäure, welche mit lebhaftem Geräusch entströmt, beträgt in beiden Quellen 351 c.c. Die gänzliche Abwesenheit von Gyps macht sie leicht verdaulich und zur Trinkkur recht geeignet. Ausserdem existiren noch eine Eisen-, eine Schwefel- und eine für Inhalationen benutzte Naphtaquelle. Endlich noch Moor-, Fichtennadelbäder, Milch- und Molkenkur. Als Indicationen werden hervorgehoben: Skrophulosis, chronische Exantheme, Gicht, Hydrargyrose und Syphilis.

Von Ebst. Zagórcz (Lin. Przemýsl-Legenye-Mihályi) im Wagen in 4 1/4 St. zum Kurort. — P. u. T. — Unterkunft: 600 Z. in Privathäusern u. Villen (Z. tägl. 0.20—2 fl.). Bäder: 0.50—1 fl.; Kurtaxe: 5 fl. — 2 Aerzte; Kurzeit: 20. Mai bis Ende Sept.; Frequenz: 1500. — Litt.: Swirski 80.

Kahlberg, westpreussisches Fischerdorf und *Ostseebad* auf der frischen Nehrung, Elbing gegenüber und von dort aus viel besucht. Feinsandiger Strand, guter Wellenschlag, warme Seebäder.

Von Elbing Dampfschiff 1—2mal tägl. in 2 St. — Unterkunft in mehreren Hotels u. zahlreichen Villen u. Privathäusern. Kurtaxe: 6 Mk. — Aerzte aus Elbing; Kurzeit: 15. Juni bis 15. Sept.; Frequenz: 1900.

Kainzenbad, kleiner Ort mit 160 Einw. und einem Kurhaus in Oberbayern, 730 m., am südöstlichen Ausgang des Partnachthales, von schattigen Gartenanlagen umgeben. Vor heftigen Winden geschützt, bewirkt doch der aus dem Loisachthal regelmässig in den Nachmittagsstunden strömende Nord eine angenehme Ventilation. Es entspringen dort eine kalte *Schwefelnatriumquelle* (Gutiquelle), eine schwach alkalische jodhaltige Quelle und eine Eisenquelle, welche in Verbindung mit Milch- und Molkenkuren und mit Fichtennadelbädern als Trink- und Badekur zur Anwendung kommen. Kranke, welche eine höhere und frischere Lage vorziehen, finden auf der zum Kainzenbad gehörigen Alm am Eck (Eckbauer), 1051 m., an einem wegen seiner prachtvollen Rundsicht auf die Alpen berühmten Punkte, ein Wirthshaus mit 6 Zimmern.

Von Ebst. Murnau (Lin. München-Weilheim-Murnau) Post 2mal tägl. in 3³/₄ St. — Unterkunft in der Kuranstalt mit 70 Betten (Pens. 5—7 Mk.). — 2 Aerzte, Apotheke in Garmisch; Kurzeit: Mitte Mai bis Ende Oct.; Frequenz: 200. — Litt.: Gruber 73.

Kaltenleutgeben, österreichisches Pfarrdorf mit 900 Einw. an der Grenze des Kalk- und Sandsteingebietes in einem nach Osten geöffneten, von der dürren Liesing durchflossenen, quellenreichen Thal des Wiener Waldes mit vielbesuchter *Wasserheilanstalt.* Relativ niedere Temperaturgrade in der heissesten Jahreszeit und höherer Feuchtigkeit verleihen dem Orte Wien gegenüber seine Bedeutung als Sommerfrische. Acht Quellen liefern ein klares, wohlschmeckendes, nur wenig Kalk und Chlorverbindungen enthaltendes Wasser mit constanter Temperatur von 7.50 bis 10° C.

Von Ebst. Liesing (Lin. Wien-Mödling) Zweigbahn (7 Km.) in 22 Min. nach K. — Unterkunft in den Kurhäusern mit 60 Z. (Z., Kost u. Kur wöchentl. 30 bis 50 fl.). Aerztliche Direction u. Hülfsärzte; Kurzeit: Sommer- u. Winterkur.

Kammer, Dorf im österreichischen Salzkammergut mit Schloss und *Sommerfrische* auf einer Landzunge am nördlichen Ende des 20 Km. langen und 3 Km. breiten hellgrün-bläulichen Atter- oder Kammersees, 470 m., mit Parkanlagen und in landschaftlich entzückender Lage. Seebäder, warme Bäder, Molken.

Von Ebst. Vöcklabruch (Lin. Linz-Salzburg) Zweigbahn in 33 Min. nach K.; von Ischl nach Weissenbach am Attersee 1³/₄ Fahrst. (Einsp. 4.50, Zweisp. 8.20 fl.)

u. weiter im Dampfboot in 1¹/₄ St. nach K. — Unterkunft in 2 Gasthöfen, im Schloss u. in mehreren Villen. — P. u. T. — 1 Arzt.

Karlsbad, böhmische Stadt mit 12 000 Einw., welche den dort entspringenden *alkalisch-muriatischen Glaubersalzthermen* ihren Weltruf verdankt. Der Kurort liegt in einem engen von Granitmassen gebildeten Gebirgsthal in waldiger Umgebung an beiden Ufern der nordwärts fliessenden Tepel, 371 m., und hat, weil gegen Nordwinde schutzlos ein ziemlich frisches Klima mit erheblichen Temperaturschwankungen. Die ganze nähere und weitere Umgegend von Karlsbad ist ausgezeichnet durch die bedeutende Menge dort zu Tage tretender Sauerbrunnen, von denen Karlsbad selbst (neben einer gasarmen Eisenquelle) zwei besitzt. Die 16 Thermalquellen Karlsbads haben alle fast genau denselben Gehalt an Glaubersalz (Natr. sulf. 2.31—2.40‰), doppelt kohlensaurem Natron (Natr. bic. 1.23—1.30‰) und Kochsalz (Natr. chlor. 1.00—1.04‰). Sie unterscheiden sich wesentlich nur durch ihren Wärmegrad, welcher zwischen 42 und 74° C. schwankt. Die gebräuchlichen Quellen haben in aufsteigender Reihe folgende Temperaturen: Elisabethquelle 42, Kaiserbrunnen 50, Marktbrunnen 50, Schlossbrunnen 57, Mühlbrunnen 58, Theresienbrunnen 61, Felsenquellen 61, Neubrunnen 63, Bernhardbrunnen 66, Sprudel 74° C. Freie Kohlensäure entweicht den Quellen in Menge. Je höher die Quellentemperatur desto weniger Kohlensäure kann selbstverständlich resorbirt werden. Die Karlsbader Wässer sind klar; sie quellen perlend hervor, sind dem Geschmack nach gelind laugenhaft-salzig und für die Meisten nicht unangenehm zu trinken. Der Ekel, den sie anfangs Einigen erwecken, pflegt sich bald zu verlieren. Sie können in ihren verschiedenen Dosirungen und Temperaturabstufungen zu mehr oder weniger starken Eingriffen in den Stoffwechsel benutzt werden. Sehr exacte Untersuchungen über die physiologische Wirkung Karlsbads verdanken wir *Jaworski.* Als zuträglichste Trinktemperatur des Wassers ist ein Wärmegrad von 50, höchstens 55° anzusehen. Dabei verschwindet das Wasser am schnellsten aus dem Magen und regt diesen durch schnelle Resorption am energischsten zur Secretion und Verdauung an. In dieser Temperatur ist das Wasser ein gutes Diureticum und bei Diarrhöen häufig ein Stypticum. Für Plethorische, Gefässkranke, Nervöse ist diese Temperatur zu hoch, weil für sie die starke Resorption eine nachtheilige Erhöhung des Blutdrucks und übermässige Schweissbildung zur Folge hat. Auf Obstipirte wirkt das auf 38—36° abgekühlte Wasser sehr günstig, während höhere Temperaturgrade vorwiegend die Nierenthätigkeit anregen. Kleine Mengen Karlsbader Wassers erhöhen die Verdauungskraft, grössere schwächen sie und rufen sogar gastrische Störungen hervor. Die kleinsten Quantitäten des Wassers sind bei Magenaffectionen, besonders bei Ulcus ventriculi, indicirt. Hier übt das Mineralwasser seine chemische sowohl wie mechanische Wirkung direct auf das kranke Organ aus. Mehr wie 3 Becher (zu 210 c.c.) sollen nach *Jaworski*'s Erfahrungen bei Magenaffectionen nie verordnet werden. Nur bei Magendilatation können hier keine bestimmte Grenzen gezogen werden. Hier kommen Magenspülungen mit dem Thermalwasser in Betracht. Ganz kleine Dosen (1—3 Becher) erfordert die nervöse Dyspepsie, und ebenso sind bei Menstruatio nimia oder während der Menses nur geringe Mengen empfehlenswerth. Die grösseren Dosen (über 5 Becher) kommen hauptsächlich bei Krankheiten des Dickdarms, der Leber, der Gallenblase, bei Diabetes zur Verwendung, die grössten (jedoch selten über 8 Becher) bei Krankheiten der Nieren, des Nierenbeckens, der Blase, besonders aber bei Blasensedimenten, bei Arthritis und allgemeiner Fettsucht. Was die Trinkintervalle betrifft, so sind nach *Jaworski* bei allen Magenaffectionen Intervalle von $^1/_2$ Stunde anzuwenden. Die gewöhnlichen Intervalle von 15 Min. rufen leicht Stühle hervor. Die Indicationen für Karlsbad sind folgende: Dyspepsie und chronischer Magenkatarrh, Ulcus ventriculi, Magendilatation, chronischer Darmkatarrh (Haemorrhois), Icterus catarrhalis, Gallensteine, beginnende Cirrhose der Leber, Fettleber, chronischer Katarrh der Harnblase und des Nierenbeckens, harnsaure Diathese, Gicht, chronische Metritis, allgemeine Fettleibigkeit und Diabetes. Von letzterer Krankheit passen besonders solche Fälle nach Karlsbad, bei welchen zugleich Symptome von Magen- und Darmkatarrh oder Störungen in der Leber vorhanden sind. Nach *J. Mayer* schliessen Complicationen des Diabetes mit Furunculosis, Carbunculosis, nervöser Amblyopie, Cataract, Fettherz und Albuminurie die Kur in Karlsbad nicht aus, während sie bei solchen Fällen contraindicirt ist, wo trotz beträchtlicher Zuckerausscheidung enorme Mengen von Harnstoff mit dem Harn entleert werden, wo Hautgangrän, Herzschwäche, Phthise, Angina pectoris, Asthma, Nephritis, Lues als begleitende Krankheiten vorhanden sind. Es sind dies auch neben einer grossen Erregbarkeit im Gefässsystem im allgemeinen die gegen Karlsbad sprechenden Zustände. Neben der Trinkkur werden in 4 Badeanstalten (Sprudelbad, Mühlbad, Kurhaus, Neubad) warme Bäder,

Douchen, Dampf- und Moorbäder in Gebrauch gezogen. Die Kureinrichtungen und die socialen Verhältnisse sind in Karlsbad musterhaft, und ausser dem Zuvielgenuss von Kaffee, zu welchem die Güte dieses Getränks in allen böhmischen Bädern so leicht verlockt, sind Diätverstösse hier weniger leicht zu begehen als in den meisten andern Bädern. Zu jeder Jahreszeit finden sich hier Kranke ein, die Hauptmenge drängt sich vom April bis October zusammen, und zwar empfehlen sich die kühleren Monate: April, Mai, September und October für rüstige und vollblütige, Juni, Juli und August mehr für schwächliche und zu Erkältungen neigende Kranke.

K. ist Ebst. der Lin. Prag-Eger. Der Bahnhof ist 20 Min. von der Stadt entfernt — Unterkunft: 24 Gasthöfe, viele Pensionen und Privatwohnungen (Z. je nach der Jahreszeit 10—30 fl. wöchentl.). Kur- u. Musiktaxe: 6—15, Bäder 0.50—2 fl. — 54 Aerzte, 2 Apotheken; Kurzeit: 1. Mai bis 1. October, doch auch zu jeder Zeit des Jahres; Frequenz: 28000. — Litt.: Fleckles 79; Hertzka 79; Mauthner 79; J. Mayer 79; Stephanides 83; Jaworski 85; Cartellieri 88.

Karlsbrunn, Dorf im österreichischen Schlesien, 763 m., am Fusse des Altvater in dem theilweise von hohen bewaldeten Bergen umschlossenen Oppagrund, einer der höchstgelegenen Punkte der Sudeten: *Sommerfrische* und *Molkenkurort.* Mehrere *erdige Eisensäuerlinge* (Ferr. bic. 0.04, Calc. bic. 0.73, Magnes. bic. 0.13) kommen dort neben Schafmolken zur Anwendung. Zu Bädern erwärmt man die Quelle mittelst der aus dem benachbarten Hochofen gewonnenen Eisenschlacke. Fichtennadelbäder. Auch besteht dort eine Wasserheilanstalt.

Von Ebst. Erbersdorf (Lin. Olmütz-Troppau) führt eine Zweigb. nach Würbenthal; von hier (9 Km.) Post in 1 St. zum Kurort. Von Ebst. Freudenthal (Lin. Ziegenhals-Jägerndorf, 20 Km., Post in 3 St. — Unterkunft in den herrschaftlichen Kurhäusern. — 1 Arzt; Kurzeit: Ende Mai bis 15. Sept.; Frequenz: 600. — Litt.: Siegel 88.

Karlshafen, hessisches Städtchen mit 1600 Einw. in hübscher Lage an der Mündung der Diemel in die Weser und *Soolbad.* Die gasreiche etwas Bittersalz und Glaubersalz führende Quelle (Natr. chlor. 20.30, Magnes. sulf. 0.54, Natr. sulf. 0.49, Calc. bic. 0.72, Calc. sulf. 0.41; Temp. 11°) wird zur Trinkkur und in Bädern, welche nach *Schwarz*'scher Methode erwärmt werden, hauptsächlich gegen Skrophulose und Abdominalplethora angewendet.

K. ist Ebst. der Lin. Ottbergen-Northeim, der von Hümme (Lin. Cassel-Scherfelde) herbeiführenden Zweigbahn u. Station der Weserdampfschiffe (Lin. Hannöversch-Münden-Hameln). — Unterkunft: 2 Gasthöfe u. zahlreiche Privatwohnungen. — 1 Arzt, 1 Apotheke.

Karlsruhe, oberschlesisches Städtchen mit 2300 Einw., von Waldungen umgeben: *Sommerfrische* mit Kiefernadelbädern.

Von Ebst. Namslau (Lin. Breslau-Beuthen) 23 Km., Post in $3^1/_4$ St.; von Ebst. Oppeln (Lin. Breslau-Oderberg) 31 Km., Post in $4^1/_4$ St. — P. u. T. — Unterkunft in Privathäusern (Z. 3—12 Mk. wöchentl.). — 3 Aerzte, 1 Apotheke; Kurzeit: 20. Mai bis 15. Sept.; Frequenz: 300.

Kellberg, niederbayrisches Pfarrdorf, bei welchem auf einer Höhe des bayrischen Waldes, 490 m., anmuthig gelegen, das Bad mit gehaltvoller *erdiger Eisenquelle* (Ferr. bic. 0.19, Calc. bic. 0.24, Magnes. sulf. 0.02) sich befindet. Künstliche Mineral- und Fichtennadelbäder.

Von Ebst. Passau (Lin. Regensburg-Neumarkt) 5 Km. nach K., welches zugleich Station der Donaudampfschiffe (Lin. Passau-Linz) ist. — Unterkunft im Badehause. — Arzt aus Passau.

Kipsdorf, einfache *Sommerfrische,* 533 m., am nördlichen Abhange des Erzgebirges in einem engen von Nord nach Süd ziehenden Thalkessel, dessen Wände bis zur Sohle fast überall mit Nadelholz bekleidet sind. Das Dorf Kipsdorf liegt 10 Min. oberhalb der Eisenbahn.

K. ist Endstat. der Zweigb., welche von Hainsberg (Lin. Dresden-Freiberg) herüberführt. — Unterkunft in dem der Ebst. gegenüberliegenden Gasthof, oder in dem 25 Min. weiter am Walde gelegenen Gasthof zur Bärenburg. Ausserdem mehrere Villen. — Arzt in dem per Bahn 20 Min. entfernten Schmiedeberg.

Kissingen, bayrisches Städtchen mit 4000 Einw., 201 m., im breiten Wiesenthale der nordwärts strömenden fränkischen Saale nimmt durch seine *5 gasreichen Kochsalzquellen,* von denen 3 zur Trinkkur, 2 zu Bädern benutzt werden, einen der ersten Plätze unter den deutschen Kurorten ein. Die durchschnittlich 120 m. hohen Hügelzüge, welche das Thal einfassen, sind grösstentheils mit Laub- und Nadelholz bewachsen. Der Ort ist vor Winden nur wenig geschützt und erfährt durch die von der Rhön her in das Saalthal vordringenden Luftströmungen zeitweise stärkere Temperatur-Herabsetzungen. Die Sommertemperatur wird mit 17.2°, die durchschnittliche Feuchtigkeit mit 74.7 %₀ angegeben. Die wichtigste Trinkquelle Kissingens ist der Rakoczy, der neben seinem Hauptbestandtheil, dem Kochsalz, noch kleine Mengen von Bittersalz, Kalksalzen und etwas Eisen enthält (Natr. chlor. 5.82, Magnes. sulf. 0.59, Calc. sulf. 0.39, Calc. bic. 1.06, Ferr. bic. 0.03, fr. CO_2 1392 c.c.; Temp. 10.7° C.). Er ist von mässig-salzigem und vermöge seines Reichthums an Kohlensäure recht angenehmen Geschmack. Wem die Menge dieses Gases leicht Schwindel verursacht, der hat Gelegenheit durch Erwärmung des Glases einen Theil davon auszutreiben. Beim Erwärmen, bei längerem Stehenlassen, bisweilen schon im frisch geschöpften Becher, sieht man das Eisen als Oxydhydrat in Form eines röthlichgelben Niederschlags zu Boden fallen. Dem Rakoczy ganz nahe entpringt die zweite Trinkquelle, der Pandur (Natr. chlor. 5.52, Magnes. sulf. 0.59, Calc. sulf. 0.38, Calc. bic. 1.01, Ferr. bic. 0.02, fr. CO_2 1505 c.c.; Temp. 10.7° C.). Er enthält etwas weniger Kochsalz und Eisen wie der Rakoczy, den er an Kohlensäuregehalt übertrifft. Kleine Gaben dieser beiden Quellen (300 bis 500 gr.) wirken digestiv, grössere (700—1000 gr.) abführend, indem sie innerhalb der nächsten 2 Stunden 1 bis 2 breiige Stuhlentleerungen zur Folge haben. Wo die purgirende Wirkung nicht in erwünschtem Masse eintritt, kann sie durch den Nebengebrauch des dem Friedrichshaller Wasser verwandten künstlichen Kissinger Bitterwassers (Magnes. sulf. 5.14, Natr. sulf. 6.05, Natr. chlor. 7.95) oder durch einen Becher Soole unterstützt werden. Auch die Harnabsonderung vermehrt sich bei der Trinkkur und gleichzeitig schon nach wenigen Tagen der Appetit. Nach mehrwöchentlichem Gebrauch sind Saturationserscheinungen, besonders ein Zustand geistiger Depression nicht ganz selten. Eine dritte, in Nähe der beiden genannten entspringende Quelle, der Maxbrunnen, hat kaum die Hälfte an Kochsalz und Bittersalz bei fehlendem Eisen (Natr. chlor. 2.19, Magnes. sulf. 0.22, fr. CO_2 1395 c.c.). Er schmeckt sehr angenehm erfrischend und wird bei sensibler, zarter Constitution, rein oder mit Molke gemischt, verordnet. Der Bockleter Stahlbrunnen ist täglich frisch im Kurgarten zu haben. Neben diesen Trinkquellen spielen die beiden Soolbadequellen: der Soolsprudel (Natr. chlor. 10.55, Magnes. sulf. 0.90, Calc. carb. 1.30, Ferr. bic. 0.03, fr. CO_2 764 c.c.; Temp. 18°) und der Schönbornsprudel (Natr. chlor. 9.50, Magnes. sulf. 1.15, Calc. bic. 1.42, Ferr. bic. 0.02, fr. CO_2 1271 c.c.; Temp. 19°) eine wichtige Rolle. Dieselben unterscheiden sich von den eigentlichen Soolthermen (Oeynhausen, Nauheim) durch ihre niedrigere Temperatur von nur 18—19° und durch ihren Nebengehalt an Eisen und Bittersalz. Sie kommen an ihrem Ursprung in der königlichen Salinenbadeanstalt, 20 Min. von der Stadt entfernt, aber auch in der Stadt selbst (im königl. Kurhause, im Actienbadhause und in einigen Privathäusern) in allen nur möglichen Formen zur Anwendung. Eine Einbusse an Kohlensäure erleidet die Soole auf ihrem Wege von der Saline zur Stadt nicht. Zur Erhöhung des Hautreizes wird den Bädern geeigneten Falls noch Mutterlauge zugesetzt. Auch das kohlensaure Gas des Soolsprudels wird zu allgemeinen oder partiellen Gasbädern benutzt. In der Combination seiner Trink- und Badequellen äussert Kissingen seinen wohlthätigen

Einfluss auf pathologische Zustände in den gastrischen Organen in weitester Ausdehnung und auf die dadurch hervorgerufenen Neurosen. Die Indicationen beziehen sich auf chronische Katarrhe des Pharynx, des Magens, des Darmkanals (Haemorrhois), auf Leberanschoppungen, Icterus catarrhalis, Gallensteine, auf Arthritis, Hypochondrie und Neurasthenie, auf Hautschwäche und Störungen im Bereiche des peripherischen Nervensystems. Unter den Gegenanzeigen nimmt Carcinoma ventriculi die erste Stelle ein.

Von Ebst. Ebenhausen (Lin. Meiningen-Schweinfurt) Zweigbahn in 25 Min., von Meiningen $2^3/_4$ St. Fahrzeit. — Unterkunft: 12 Gasthöfe, 21 Hotels garnis und viele Privatwohnungen (Z. von 10 Mk. wöchentl. an). — Kur- u. Musiktaxe: 10—30, Bäder 1.50—3.50 Mk. — 21 Aerzte, 2 Apotheken (Hydrotherapie, pneumatische u. elektrische Behandlung, Massage); Kurzeit: 1. Mai bis Anfang Oct.; Frequenz: 13000. — Litt.: Balling 60; O. Diruf 80; Sotier 83.

Kitzbühel, Städtchen in Tirol mit 3000 Einw., 737 m., an der Kitzbühler Ache: beliebte *Sommerfrische.* Die weitere Umgebung bietet herrliche Aussichtspunkte, dagegen fehlt es in nächster Nähe an Schatten.

K. ist Ebst. der Lin. Salzburg-Wörgl. — Unterkunft in 7 Gasthöfen u. in Privathäusern.

Klampenborg, *Seebad* auf der Insel Seeland am Sund, in reizender Lage. Ganz in der Nähe der berühmte Kopenhagener Thiergarten, warme Seebäder, Heilgymnastik, Massage.

Von Kopenhagen geht auf der Klampenborgbahn stündlich in 25 Min. ein Zug zum Bade. — Unterkunft im Kurhause, im Hotel Bellevue und in den Villen, welche eigene Badehäuschen besitzen.

Klein-Semmering, *Sommerfrische* im nördlichen Böhmen, 489 m., inmitten des Lausitzer und Elbsandsteingebirges, und in der Nähe umfangreicher Nadelholzwaldungen. Kalte und warme Bäder, fremde Mineralwässer.

Die Wohngebäude liegen gegenüber dem Bahnhof Schönfeld (Lin. Bodenbach-Warnsdorf und Georgswalde-Ebersbach-Kopidino). — Unterkunft in 4 Gebäuden mit 30 Z. (3—15 fl. wöchentl.). — Arzt anwesend; Kurzeit: April bis Oct.

Das **Klönthal** im Kanton Glarus, 828—1070 m., einer der anmuthigsten und zugleich verhältnissmässig ruhigsten Theile der Schweiz, besitzt mehrere als *Sommerfrischen* wohl zu benutzende Gasthäuser.

Von Ebst. Netstall bei Glarus (Lin. Zürich-Linthal) Wagen in $2^1/_2$ St. zum einfachen Gasthaus „zum Klönthal“ in Vorauen. Von dort Saumweg in $1^1/_4$ St. zur Kuranstalt Richisau (1070 m.); Pens. mit Z. 4—7 fr.; Milch u. Molken. — Arzt in Glarus.

Klosters, Dorf im Kanton Graubünden, im Prättigäu, 1215 m., welches sich aus den 3 Bezirken Klosters-Dörfli, Klosters-Platz und

Kloster-Brücke zusammensetzt: *klimatischer Sommerkurort.* Vor heftigen Windstössen durch die mächtigen Bergwände geschützt, doch von einem fast stetigen Thalwind berührt, ist die Luft rein und frisch und Morgens und Abends auch im Hochsommer recht kühl. Die mittlere Sommertemperatur ist 13.5°, das Feuchtigkeitsmittel des Sommers ist mit 73.5°/₀ relativ niedrig. Zur Bewegung im Freien abseits der staubigen nach Davos führenden Landstrasse ist Manches geschehen. Schatten findet man in 5 Min. Entfernung in dem mit Ruheplätzen versehenen Rütiwald. Im Herbst, wenn die Nebel sich bemerkbar machen, kann man von hier aus mit Bequemlichkeit sein Quartier in die nebelfreie Zone von Davos verlegen.

Von Ebst. Landquart (Lin. Rorschach-Chur u. Zürich-Chur) Post zweimal tägl. in 5 St. nach K. — Unterkunft: 2 Gasthöfe in K.-Dörfli, 4 in K.-Platz u. K.-Brücke (Pens. mit Z. 7—9 fr.). — Arzt anwesend.

Kochel, oberbayrisches Pfarrdorf mit 800 Einw., in dessen Nähe, $^1/_4$ St. entfernt, 610 m., 15 Meter oberhalb des Kochelsees, das Bad Kochel, *Sommerfrische* mit schwach alkalischem Säuerling, sich befindet. Der See wird gegen Süden vom Heimgarten, dem Herzogenstand und Jochberg umschlossen; gegen Norden, wo er von der Loisach durchsetzt wird, geht er in den Rohrsee über, an welchen sich ausgedehnte Moose anschliessen. Die Marienquelle (Natr. bic. 0.90, Natr. sulf. 0.28, fr. CO_2 173 c.c.; Temp. 10° C.) ist so wenig ergiebig, dass sie zu Bädern kaum benutzt werden kann, dagegen Bäder im Kochelsee, Sool- und Fichtennadelbäder. Das Kurhaus besteht aus 2 mit Holzgallerien versehenen Parallelgebäuden, von denen man entzückende Aussichten auf die Berge hat.

Von Ebst. Penzberg (Zweigb. Tutzing-Pensberg der Lin. München-Peissenberg) 16 Km.; Post in $2^1/_2$ St. — Unterkunft im Bad (Z. von 8 Mk. wöch. an, Pens. ohne Z. 4 Mk. tägl.). — P. u. T. — Arzt im nahen Schlehdorf.

Kohlgrub, Dorf in Oberbayern mit 950 Einw. am nördlichen Fuss des Hörnlegebirges. In 10 Min. Entfernung auf schattenloser Hügellehne, 850 m., das Bad Kohlgrub, *Sommerfrische* mit einer grösseren Anzahl gasarmer *alkalisch-erdiger Eisenquellen*, von denen die Schmelzhausquelle (Ferr. bic. 0.09, Natr. bic. 0.02, Magnes. bic. 0.05, Calc. bic. 0.18) zur Trinkkur, die Marienquelle (Ferr. bic. 0.12, Natr. bic. 0.03, Magnes. bic. 0.08, Calc. bic. 0.18) zur Badekur benutzt wird. Die mittlere Sommertemperatur wird mit 13.5° (?) angegeben. Ausserdem Fichtennadel- und Eisenmoorbäder. Milchkur. Krankheiten des Uterus und der Scheide sind hauptsächlich Gegenstand der Behandlung.

Von Ebst. Weilheim (Lin. München-Peissenberg) führt eine Zweigb. in einer St. nach Murnau. Von hier nach K., 13 Km., zweimal täglich Post in 1 3/4 St. — P. u. T. — Unterkunft im Badhotel (Z. von 7 Mk. wöchentl. an, Pens. ohne Z. 4—4 1/2 Mk. tägl.); Kurtaxe 3, Bäder: 0.70—2 Mk. — Arzt anwesend; Kurzeit: 1. Mai bis 30. Sept.; Frequenz: 350. — Litt.: Gabler 79, 80, 82.

Königsborn am Fusse des Haarstranges, westphälische Saline mit grossem Gradirwerk und *Sooltherme.* Ausser dem Rollmannsbrunnen kommt eine in Werries bei Hamm entspringende und von dort hergeleitete 34° C. warme, gasreiche Soole mit 85 % Kochsalz (Hammer Brunnen) zur Verwendung. Soolbäder mit Zusatz von gradirter Soole und Mutterlauge, Dampfbäder und Inhalationen zerstäubter Soole. Hautkrankheiten werden mit Vorliebe behandelt.

Von Ebst. Unna oder Unna-Königsborn (Lin. Soest-Dortmund) je 10 Min. — Unterkunft im Kurhaus, in den Gasthöfen und Privathäusern in Königsborn und Unna (Pens. von 4 Mk. an). Kurtaxe bis 8, Bäder von 1—1.50 Mk. — 1 Arzt anwesend; 3 Aerzte, 1 Apotheke in Unna.

Königsbrunn, *Wasserheilanstalt* in der Nähe der sächsischen Schweiz südlich von der Festung Königstein, 154 m., am Eingange in das liebliche Bielathal. Dampfbäder, Elektricität, Massage, Milch- und Mineralwasserkuren.

Von Ebst. Königstein (Lin. Dresden-Schandau) 25 Min., Omnibus-Verbind. — Unterkunft in der Anstalt mit 90 Z. (Pens. mit Z. u. Kur 5—8 Mk. tägl.) u. in Privathäusern. — Aerztliche Direction; Kurzeit: während des ganzen Jahres.

Königsdorff-Jastrzemb, oberschlesisches Dorf mit 600 Einw., 267 m., im südwestlichen Theile des Rybniker Kreises inmitten eines anmuthigen Hügellandes, besitzt eine *jod- und bromhaltige Soolquelle* (Natr. chlor. 11.12, Calc. chlor. 0.45, Magnes. chlor. 0.37, Magnes. jod. 0.007, Magnes. brom. 0.037). Man stellt auch durch Versiedung eine concentrirte Soole her (Natr. chlor. 18.96, Calc. chlor. 1.00, Magnes. chlor. 0.60, Magnes. jod. 0.02, Magnes. brom. 0.03), mit der man die Bäder verstärkt. Das Bad ist von einem grossen wohlgepflegten Park umgeben. In ähnlicher Weise wie in Kreuznach und wie die Adelhaidsquelle wird diese Soole innerlich und äusserlich gegen Skropheln, Metritis, Exantheme, Knochenleiden, Gicht, Neuralgien verordnet.

Von Ebst. Loslau (Zweigbahn Rybnik-Annaberg) 11 Km., Post einmal tägl. in 1 1/2 St. — P. u. T. — Unterkunft in den herrschaftlichen Logirhäusern u. in Privathäusern (Z. von 4 Mk. wöchentl. an). Kurtaxe: 1 Pers. 15, 1 Fam. 20 bis 30 Mk. — 2 Aerzte; Kurzeit: 10. Mai bis 15. Oct.; Frequenz: 1500. — Litt.: Faupel 63; Weissenberg 79; Wehse 85.

Königstein, nassauisches Städtchen mit 1700 Einw., 362 m. (250 m. über der Mainebene), überragt von der gleichnamigen Festung, von Westen, Norden und Osten her durch die bewaldeten Höhen des Taunus gedeckt und durch seine malerische Lage ausgezeichnet, ist eine durch vortreffliches Klima begünstigte *Sommerfrische.* Neben der Luftkur kann hier Hydrotherapie in Verbindung mit Elektrotherapie und Heilgymnastik, die Milch- und Molkenkur und der Gebrauch der Sodener, Cronthaler oder Nauheimer Quellen zur Ausführung kommen.

Von Ebst. Soden 5 Km., 3mal tägl. Post in $^3/_4$ St.; von Ebst. Cronberg 3 Km., Post in $^1/_2$ St. — Unterkunft: 3 Gasthöfe und viele Pensionen u. Privatwohnungen. In der Wasserheilanstalt nur einige Z.; die meisten Patienten derselben wohnen in Privathäusern. Badeanstalt Hainbad (Pens. $4^1/_2$ Mk. tägl.). — 2 Aerzte.

Königswart, böhmischer Kurort mit grossem Park, eine halbe Stunde vom gleichnamigen Städtchen (2000 Einw.), 680 m., am Südwestabhange eines 900 Meter hohen bewaldeten Gebirgszuges. Von den dort entspringenden 11 Quellen ist die eine die Richardsquelle ein einfacher Säuerling, die andern *erdige Eisensäuerlinge.* Die gehaltreichste darunter, die Victorsquelle (Ferr. bic. 0.11, Magnes. bic. 0.34, Calc. bic. 0.47, Natr. bic. 0.06, fr. CO_2 1163 c.c.) wird auch versendet. Zu Trink- und Badekuren (Erwärmung nach *Schwarz* und *Pfriem*) benutzt, leisten sie, unterstützt durch das frische Waldgebirgsklima bei Anämie und Schwächezuständen gute Dienste. Moor-, Dampf- und Fichtennadelbäder.

K. ist Ebst. der Lin. Eger-Marienbad. Vom Bahnhof zum Kurort $^1/_2$ St. Regelmässige Verbindung durch Post u. Privatfuhrwerk. — Unterkunft: Neues Badhotel (Z. 4—10 fl. wöch.), mehrere Gasthöfe u. Privathäuser. Kurtaxe: 4 fl. — 3 Aerzte. Litt.: Kohn 73.

Konstanz, Hauptstadt des badischen Seekreises mit 14 600 Einw., 400 m., am Bodensee: *Klimatischer Sommerkurort* mit Seebädern. Die mittlere Sommertemperatur ist 17.4° C., doch kommen im Hochsommer auch recht heisse Tage vor. Die Seebäder sind vom 15. Juni bis 15. Sept. geöffnet. Die Temperatur des Wassers überschreitet selten 22° C. Auch sind medicinische und Heissluftbäder zu haben. Das Trinkwasser stammt aus artesischen Brunnen.

K. ist Ebst. u. Dampfschiffstation. — Unterkunft in 11 Gasthöfen und in Privathäusern. — 14 Aerzte, 3 Apotheken.

Korytnicza, Karpathenkurort an der Südgrenze des Liptauer Komitats, 847 m., in einem von Fichtenwäldern dicht umsäumten Thalkessel der niederen Tatra am Fusse der Alp Prasiva. Derselbe ist von Bedeutung als *klimatischer Sommerkurort* mit *8 Eisensäuerlingen* und einer *Wasserheil-* und *Molkenkuranstalt.* Die Quellen, unter welchen die Bélaquelle (Ferr. bic. 0.09, Natr. sulf. 0.05, Magnes. sulf. 0.87, Calc.

bic. 1.24, Calc. sulf. 1.06, fr. CO_2 678 c.c.; Temp. 10°), die Sophien- und Franz-Josefsquelle die bedeutendsten sind, haben wirksame Nebenbestandtheile an Glauber- und Bittersalz und an Kalksalzen und dienen hauptsächlich zur Trinkkur. Ausserdem werden Mineralwasser- und Fichtennadelbäder verabreicht. Die Trinkkur hat besondere Vortheile bei Complication von Anämie mit Obstruction, Dickdarmkatarrhen oder Leberanschoppung. Vorzügliche Schafmolke in Verbindung mit dem mild tonisirenden Klima ist für Bronchialkatarrhe von Nutzen.

Von Ebst. Rosenberg (Rózsahegy) der Lin. Kaschau-Oderberg im Omnibus oder Wagen (4—5 fl.) in 2½ St. zum Kurort. — P. u. T. — Unterkunft im Hotel u. in zahlreichen Villen (Z. 0.60—2.80 fl. tägl.). Kurtaxe: 5 fl. — Arzt anwesend; Kurzeit: 15. Mai bis Ende Sept.; Frequenz: 900. — Litt.: Seefranka 63; Vogel 75; Bruck 83; Chyzer 87.

Kösen, kleine Stadt in der Provinz Sachsen mit 2300 Einw., 118 m., in einem nach Süden geöffneten Thaleinschnitt der thüringer Saale, besitzt ein Gradirwerk und ein besonders für die Kinderwelt sehr beliebtes *Soolbad.* Die mittlere Sommertemperatur ist 18.75° C. Zu Bädern bietet die 5.2 procent. Schachtquelle (Temp. 18.5° C.) eine Soole, welche durch Gradirung bis auf 23 Procent verstärkt wird. Ausserdem vortreffliche Wellenbäder in der kleinen Saale, welche mit Sooldouchen verbunden sind und Fichtennadelbäder. Zur Trinkkur benutzt man die neben Kochsalz Bittersalz führenden Johannesquellen (Natr. chlor. 2.73—3.67, Magnes. sulf. 0.20, Calc. bic. 0.40), den schwach eisenhaltigen Mühlbrunnen (Ferr. bic. 0.01, Natr. chlor. 0.02), und auch die mit Kohlsensäure imprägnirte verdünnte Soole, bei der neben dem Bittersalz (Magnes. sulf. 1.03) ihr Reichthum an Gyps (4.37 ‰) in Betracht zu ziehen ist. Am Gradirwerk befindet sich eine Inhalationsanstalt.

K. ist Ebst. der Lin. Halle-Eisenach, von Naumburg 7 Km. — Unterkunft: 4 Gasthöfe (Pens. mit Z. 4½—7½ Mk.), eine grössere Anzahl Pensionen (60—100 Mk. monatl.) und zahlreiche Privatwohnungen (Z. 5—15 Mk. wöchentl.). — Kurtaxe: 1 Pers. 9, 1 Fam. 12—20 Mk.; Bäder: Wellenbäder das Dutzend 3—4, Soolbäder 12 M. — 5 Aerzte, 1 Apotheke; Kurzeit: Anf. Mai bis Mitte Oct.; Frequenz: 2000.

Köstritz, Ort im Fürstenthum Reuss j. L. mit 1800 Einw., 170 m., im Elsterthal und in Waldnähe mit hübschen Parkanlagen und mit Handelsgärtnereien, welche durch ihre Rosen- und Georginenzucht eines weitverbreiteten Rufes geniessen. Zu *Soolbädern* wird die sehr kräftige 23 procentige Soole der nahen Saline Heinrichshall in der Weise benutzt, dass sie eimerweise dem Bade zugesetzt wird. Nächstdem ist Köstritz ein Hauptort für den Gebrauch der *Sandbäder,* auf welche hier grosse Sorgfalt verwendet wird. Die Patienten können im Sandbade liegend, in die frische Luft hinausgefahren werden. Durch die Combination von Sool- und Fichtennadelbädern mit den Sandbädern sowie mit Heilgymnastik, Massage und Elektrotherapie kann ein zweckmässiges Kurverfahren gegen Rheumatismen, Gicht und Neuralgie eingeleitet werden.

K. ist Ebst. der Lin. Leipzig-Gera-Eichicht, von Gera 10 Min. Fahrzeit. — Unterkunft: 3 Gasthöfe, Kurhaus mit 30 Z. (Z. 6—24 Mk. wöchentl.); Privatwohnungen. — Kurtaxe: 1 Pers. 3 Mk.; Bäder: 1 Süsswasserbad 0.60, 1 Sandbad 1—2.25 Mk., 1 Kubikfuss Soole 20 Pf. — 1 Arzt, 1 Apotheke; Kurzeit: 1. Mai bis 1. Oct.; Frequenz: 325. — Litt.: Sturm 76.

Kovászna-Vajnafalva, zwei aneinander grenzende Dörfer in Siebenbürgen, im Háromszeker Komitat mit 3600 Einw., 300 m., am Fuss der östlichen Karpathen mit sehr vielen *alkalisch-muriatischen Säuerlingen.* Die bedeutendste darunter ist der „Höllenmorast" (Pokolsár), ein als Bassinbad benutzter Schlammvulkan (Natr. bic. 11.4, Natr. chlor. 5.4, fr. CO_2 961 c.c.; Temp. 10° C.), aus welchem die Kohlensäure, mächtige Blasen treibend, ununterbrochen emporsteigt. Nächstdem Einzelbäder mit den erwärmten Quellen und Gasbäder. Zur Trinkkur dient meist die eisenhaltige Horgáczquelle in Vajnafalva. Anämie, Rheuma, Arthritis sind die gewöhnlichen Kurobjecte.

Von Ebst. Kronstadt (Brassó) ist der Kurort östlich 5½ St., von Rézdi-Vásarhely südöstlich 2½ St. entfernt. — Unterkunft in mehreren Gasthöfen und in Privathäusern beider Dörfer. Kurzeit während des ganzen Jahres. — Litt.: Bruck 83; Chyzer 87.

Krankenheil, siehe Tölz.

Krapina-Töplitz, Kurort in Kroatien im Varasdiner Komitat, dicht an der steierischen Grenze, 152 m., in einem vegetationsarmen nach Süden geöffneten Thal mit vielen *indifferenten Thermen* (Temp. 37—44° C.). Von ihnen werden zwei, nämlich die untere oder Jacobsquelle (Temp. 42° C.) und die obere Quelle (Temp. 42—43°) in Spiegel- und Einzelbädern angewendet. Die Indicationen erstrecken sich auf Rheuma, Arthritis, Ischias und sonstige Neuralgien, Metriten und Exantheme.

Der Kurort ist Endstation der Zweigbahn von Krapina (Lin. Csakathurn-Agram); von Ebst. Pöltschach (Lin. Gratz-Laibach) über Rohitsch Post in 7 St. — Unterkunft im Kurhaus mit 170 Z., in den Badehäusern, im Gasthof u. in Privathäusern (Z. von 0.50—2.50 fl.; vollständ. Pens. mit Bädern v. 3 fl. an). — Arzt anwesend; Kurzeit: 1. April bis Ende Oct.; Frequenz: 2100. — Litt.: A. Rak 76.

Kreischa, sächsisches Dorf mit 1600 Einw. und *Wasserheilanstalt* im Lockwitzgrund in der Nähe von Dresden. Die Anstalt, von hübschen

Parkanlagen umgeben, befindet sich in der Nähe bewaldeter Hügel. Elektrotherapie, Heilgymnastik, Massage, Moor- und Heissluftbäder.

Von Dresden 12 Km. oder 1½ Fahrst. (Einsp. 7, Zweisp. 9 Mk.); von Niedersedlitz (erster Haltepunkt der Eb.-Lin. Dresden-Pirna) mehrmals tägl. Post- und Omnibus-Verb. — Kurhaus für ca. 35 Patienten (Pens. mit Z. u. Kur 56—60 Mk. wöchentl.). Aerztliche Direction; Kurzeit während des ganzen Jahrs.

Kreuth, auch Wildbad Kreuth genannt, herzoglich bayrische Kuranstalt, *klimatischer Sommerkurort* und *Molkenkurort*, 828 m., liegt in einem rings von Bergen eingeschlossenen Alpenthal, dessen Seitenwände sich bis 1000 Meter und darüber erheben. Dieselben sind an den unteren und mittleren Partien der Berglehne mit Nadelholz, Buchen und Ahorn, reich bekleidet. So wird das nach seiner Höhenlage dem Kurort zufallende Bergklima durch massige Waldungen abgeschwächt. Die Temperatur des Sommers ist durchschnittlich Morgens 12—15, Mittags 20—22, Abends 17—19, Nachts 11—12° C. Stärkere Tagesschwankungen sind nur bei trockner Witterung bemerkbar, im allgemeinen aber durch den meist hohen Feuchtigkeitsgrad der Luft ausgeschlossen. Im Hauptthal ist ein Lokalwind von Bedeutung, welcher Morgens von 9—10 Uhr von Norden her, Abends als Süd oder West sich bemerkbar macht. Von den höher gehenden Winden wirkt der Ost erfrischend, der Nord und Nordost bringt Kälte, der West und Südwest, wie gewöhnlich, Regen, der Nordwest ist oft von Schneefall auf den hochgelegenen Abhängen begleitet. Der Süd hat bisweilen die erschlaffende Wirkung des Scirocco und bringt Gewitter und Hagelschlag mit. Das waldige Terrain Kreuth's bedingt neben einer dampfreichen Atmosphäre häufige Niederschläge. Der Mai, wo noch viel Schnee auf den Bergen liegt, ist für eine Kur gewöhnlich noch zu kühl, der Juni ist sehr schön aber regenreich, der Juli und die erste Hälfte des August haben neben vielen warmen Tagen auch die meisten Gewitter. Von Mitte August bis Mitte September pflegt andauernd gutes Wetter vorzuherrschen. Nur sinkt dann Morgens und Abends die Temperatur häufig schon bis auf 6—7° C. Die Vorzüge des Kurorts bestehen im Hochsommer in seiner staubfreien, reinen, kühlen, meist feuchten Luft, verbunden mit guter Wohnung und Verpflegung der Kurgäste. Spazierwege führen in sanftem oder mehr oder weniger steilem Anstieg in die bewaldete Umgebung. Zur Trinkkur dienen die Quelle zum heiligen Kreuz, eine schwach geschwefelte erdige Bitterquelle (Magnes. sulf. 0.22, Calc. sulf. 0.26, Calc. bic. 0.31), Ziegenmilch und Ziegenmolken, ferner Kräutersäfte und Kumys, zu Bädern werden die Kreuzquelle, Molken, Soole und Fichtennadelextract benutzt. Die hauptsächlichsten Indicationen sind die Reconvalescenz, Anämie und Chlorose, chronischer Katarrh und Emphysem, Skrophulose und beginnende Phthise.

Von Ebst. Gmund (Zweigbahn Holzkirchen-Gmund der Lin. München-Rosenheim) 3mal tägl. Post über Tegernsee in 2½ St. — Unterkunft im Kurhause mit fast 200 Z. (Z. tägl. 1—4 Mk.; Wirthstafel 1.50—3 Mk.). Bei der häufigen Ueberfüllung des Kurorts sind Vorausbestellungen zeitig an die Bade-Direction Kreuth bei Tegernsee zu richten. Kur- und Musiktaxe: 1 Pers. wöchentl. 3, 1 Fam. 5—7 Mk., Bäder: 0.80—1.30 Mk. — Arzt anwesend; Kurzeit: 1. Juni bis 15. Sept.; Frequenz: 800. — Litt.: Pletzer 75; Beetz 79.

Kreuzburg, weimarisches Städtchen mit 1800 Einw. am linken Werraufer: *Sommerfrische* mit Kochsalzquelle Im Osten erhebt sich der Mihlberg (377 m.), im Westen erscheinen die Höhen des hessischen Berglandes. Das Werrathal kann sich an Naturschönheit hier mit dem Saalthale messen. Die Soolquelle „Wilhelmsglück“ enthält auch etwas Glaubersalz (Natr. chlor. 8.90, Natr. sulf. 1.03, Magnes. sulf. 0.30, Calc. sulf. 2.51). Molkenkuranstalt. Neben der Trinkkur werden Kiefernadel- und Eisenmoorbäder bereitet.

K. liegt 11 Km. nördlich von Eisenach, womit Postverb. — Unterkunft in Gasthäusern u. Privatwohnungen zu billigen Preisen. — 1 Arzt, 1 Apotheke.

Kreuzen, oberösterreichischer Marktflecken und besuchte *Wasserheilanstalt,* 430 m., oberhalb der Donau in schöner Lage und mit zahlreichen aus dem Granitboden entspringenden Quellen. In der Nähe Nadelholzwaldungen.

Von der Donaudampfschiffstation Grein 6 Km. (1 St. Fahrzeit), von Ebst. Amstetten (Lin. Linz-Wien u. Klein-Reifling-Amstetten) Post in 2½ St. — Unterkunft in der Anstalt (Pens. mit Kur von 26 fl. wöchentl. an. Aerztliche Direction), 3 Gasthäuser, 16 Privathäuser. Kurzeit: 15. April bis 15. Oct.; Frequenz: 450. Litt.: Urbaschick 75; Fleischanderl 87.

Kreuznach, preussische Kreisstadt mit 16500 Einw. im Nahethal oberhalb Bingen, 105 m., in prachtvoller Lage, besitzt 20 schwach *jod- und bromhaltige Kochsalzquellen,* von denen 5 zu Kuren benutzt werden. Das Klima ist milde und gleichmässig. Bei einer Mitteltemperatur des Sommers von 18.4° C., betragen die täglichen Wärmeschwankungen nicht mehr wie 6°. Die Beobachtungen der relat. Feuchtigkeit (Jahresmittel 74.9%) und der Niederschläge sprechen für einen geringen Feuchtigkeitsgrad der Luft. Dem Luftgenuss ist ebenso durch die landschaftliche Schönheit der Umgegend wie durch zweckmässige Anpflanzungen Vorschub geleistet, und das Gradirhaus im Kurpark und eine Inhalationshalle unterstützen diese Vorzüge. Von den Quellen werden zwei: die Elisenquelle (Natr. chlor. 9.49, Kal. chlor. 0.12, Calc. chlor. 1.72, Magnes. chlor. 0.03, Ferr. bic. 0.03, Natr. jod. 0.0004, Natr. brom. 0.04; Temp. 12.5° C.) und die Oranienquelle (Natr. chlor. 14.15, Kal. chlor. 0.06, Calc. chlor. 2.96, Ferr. bic. 0.06, Magnes. brom. 0.23) vorzugsweise, und oft mit Zusatz von Milch, Molke, Sodawasser etc., zur Trinkkur verwendet. Die Oranienquelle, die Nahequelle, der Hauptbrunnen zur Karlsquelle (Temp. 24° C.) und der Hauptbrunnen der Theodorshalle versorgen die Bäder mit einer unerschöpflichen Wassermenge. Die Verstärkung der Bäder geschieht theils durch gradirte Soole, theils durch eine von der Saline Theodorshalle bezogene, durch ihren starken Chlorcalciumgehalt ausgezeichnete Mutterlauge (Calc. chlor. 319, Magnes. chlor. 31 im Liter). Dieselbe wird auch in Lokalbädern und zu Umschlägen verwendet und wirkt durch das Chlorcalcium als kräftiges Reizmittel auf die Haut. Für die Trinkkur ist die durch gänzliche Abwesenheit von Gyps bedingte Leichtverdaulichkeit des Wassers und die Anwesenheit von Eisen jedenfalls von grösserer Bedeutung als das darin befindliche Chlorlithium (0.08) und die sehr geringe Jodmenge. Gerade die letztere ist es, deretwegen der berühmte Kurort häufig angegriffen wurde. Dass seine Stärke ganz wo anders liegt, ist kein Grund, die sichtlich resorbirende und gleichzeitig tonisirende Wirkung der dort geübten Methode anzuzweifeln, welche oft schon in 6 Wochen und mit 30—40 Bädern die günstigsten Resultate herbeiführte. Die Indicationen sind: Torpide Skrophulose mit Drüsenschwellung, alte skrophulöse, rheumatische, arthritische Exsudate, chronische Metritis und Exantheme. Die Verbindung der Wohn- und Baderäume erleichtert besonders in der Kinderpraxis die Kur.

K. ist Ebst. der Lin. Bingerbrück-Saarbrücken. Der Bahnhof liegt 10 Min von der Stadt, 20 Min. vom Kurhause. — Unterkunft: 8 Gasthöfe, Kurhaus mit 60 Z., viele Privathotels, Logirhäuser u. Pensionen (Z. v. 9 Mk. wöchentl., Pens. von 4 Mk. tägl. an). Kuranstalt für Hautkranke (Pens. mit Z. 5.50—9.50 Mk. tägl.). Kurtaxe: 1 Pers. 12, jede weitere Pers. derselben Fam. 5 Mk.; Bäder: 0.90—2 Mk. — 19 Aerzte, 3 Apotheken; Kurzeit: 1. Mai bis 1. Oct., später Trauben- u. Winterkuren; Frequenz: 6500. — Litt.: v. Frantzius 81; Engelmann 82; Stabel 83, 87; Deneffe 86.

Krondorf in Böhmen in der Nähe von Karlsbad hat zwei *alkalische Säuerlinge* mit geringem Nebengehalt an Eisen: die Katharinenquelle (Natr. bic. 1.10, Calc. bic. 0.49, Magnes. bic. 0.27, Ferr. bic. 0.01, fr. CO_2 774 c.c.) und die ihr sehr ähnliche Stephanienquelle. Der Brunnen wird als erfrischendes Getränk in grösserer Menge versendet.

Krumbad, Weiler in bayrisch Schwaben 2 Km. östlich vom Dorf Krumbach (1900 Einw.), 550 m.: *Sommerfrische* in der Nähe einer schönen Buchenwaldung mit sehr schwachen erdigen Eisenquellen (Ferr. bic. 0.002, Calc. bic. 0.19). Dieselben entspringen aus dem sogenannten Krumbacher Badstein, einem fettigen Mergel, welcher zerrieben den Schlammbädern zugesetzt wird. Molke, Kräutersäfte, Fichtennadelbäder.

K. steht in Omnibus-Verbind. (von überall 4 St. Fahrzeit) mit den Ebstn. Dinkelscherben, Günzburg (Lin. Augsburg-Ulm), Weissenborn, Kellmünz (Lin. Kempten-Ulm) u. Mindelheim (Lin. Buchloe-Memmingen). — Billige Unterkunft im Bade; Bäder: 0.80—1 Mk. — In Krumbach 3 Aerzte, 1 Apotheke.

Krummhübel, schlesisches Dorf mit 600 Einw., 530 m., am nördlichen Fusse der Schneekoppe gelegen, verdient wegen seiner reinen und frischen Bergluft als *Sommerfrische* alle Beachtung und erfreut sich einer alljährlich wachsenden Frequenz. Wer noch höhere Plätze aufsuchen und in grösserer Zurückgezogenheit leben will, findet auf dem Wege von Krummhübel zur Kirche Wang oder dicht neben dieser, 885 m., ein seinen Wünschen entsprechendes Asyl.

Von Ebst. Schmiedeberg 1½ Fahrst. (Einsp. 3½, Zweisp. 5 Mk.), v. Ebst. Hirschberg oder von Warmbrunn 2½ Fahrst. (Einsp. 7, Zweisp. 9 Mk.). — Unterkunft: Im Orte selbst in 5 Gasthöfen und in Privatwohnungen (Z. durchschnittl. 1—3, Pens. 2½ Mk. tägl.). Bade-Anstalt zum Alexandrinenbad mit 2 grösseren Fam.-Wohnungen für Kurgäste (Bad 0.50—1 Mk.). — Im Waldhaus, ¼ St. oberhalb Krummhübel ganz nahe dem Walde 16 Z. (Pens 100 Mk. monatl.) — In Brückenberg, vom Waldhaus halbwegs zur Kirche Wang (800 m.) ein Gasthof und ebenso einer bei der Kirche. — Arzt aus Arnsdorf tägl. anwesend.

Krynica in Galizien, im Sandacer Kreis, am nördlichen Abhange der Karpathen, 584 m., windgeschützt und mit angenehmem Sommerklima, besitzt 18 sehr gasreiche *kalkhaltige Eisenquellen*, von denen 5 im Gebrauch sind. Die wichtigsten davon sind die Hauptquelle (Ferr. bic. 0.03, Calc. bic. 1.40, fr. CO_2 1286 c.c.; Temp. 7° C.) und die Slotwinyer Quelle (Ferr. bic. 0.02, Calc. bic. 0.77, Magnes. bic. 1.11, fr. CO_2 1026 c.c.; Temp. 8° C.). Erstere wird mit Vorliebe gegen skrophulöse Rhachitis, letztere bei gastrischen Leiden Anämischer in Gebrauch gezogen. Mineral-, Moor-, Gasbäder, Molken, Inhalationen und Hydrotherapie. Der Kurort wird von der russischen und polnischen Aristokratie stark besucht.

K. ist von der Ebst. Muszyna-Krynica 8 Km. entfernt. — P u. T. — Unterkunft in 3 Gasthöfen u. in Privathäusern. — 6 Aerzte; Kurzeit: 15. Mai bis 15. Sept.; Frequenz: 4000. — Litt.: Dietl 57; Zieleniewsky 68, 81; Hausser 79.

Der **Laacher See,** welcher in der Vorder-Eifel, 280 m., einen erloschenen vulkanischen Krater ausfüllt, bietet in seinen von Buchenwaldungen eingefassten, geologisch hochinteressanten Ufern einen dem Rheinthal gegenüber etwa 2° kühleren Sommeraufenthalt, und wird deshalb gern als *Sommerfrische* benutzt. In seiner Umgegend entspringen aus dem Thonschiefer nicht nur eine grosse Menge Sauerquellen, sondern die Kohlensäure dringt auch vielfach in Gasform (Mofetten) direct aus dem Boden hervor.

Von Ebst. Niedermendig (Lin. Andernach-Mayen) bis zum See 1 Fahrst.; von Ebst. Brohl (Lin. Bonn-Coblenz, auch Dampfschiffstation) 2 St. — Unterkunft im Gasthof mit 24 Z. (Pens. mit Z. 4½ Mk.). — 2 Aerzte, 1 Apotheke in Niedermendig, 1 Arzt in Brohl.

Labassères in den Pyrenäen besitzt eine *kalte Schwefelquelle* (Natr. sulfurat. 0.046, Temp. 12°), welche in dem 8 Km. entfernten Bagnères de Bigorre zu Trink-, Bade- und Inhalationskuren, hauptsächlich gegen chronische Laryngitis, angewendet aber auch versandt wird.

Lamalou, Dorf im südlichen Frankreich, im Départ. Hérault, mit 12 theils kalten theils heissen *Eisenquellen.* Von den kalten Quellen die wichtigste ist die Source Capus (Ferr. bic. 0.08, Calc. bic. 0.16; Temp. 21°), von den heissen die Source chaude (Ferr. bic. 0.01, Natr. bic. 0.72, Magnes. bic. 0.31, Calc. bic. 0.71; Temp. 46°).

Von Ebst. Bédarieux (Lin. Capdenac-Béziers) 8 Km.; Postverbind. — Unterkunft im Kurhotel. — Litt.: Willm 79.

Lamscheid, Dorf am Hundsrück in der preussischen Rheinprovinz, im Kreise St. Goar, in dessen Nähe ein *erdiger Eisensäuerling* (Ferr. bic. 0.07, Calc. bic. 0.54, Magnes. bic. 0.29, fr. u. halbgeb. CO_2 1588 c.c.) entspringt. Derselbe (auch Leininger Wasser genannt) wird in beträchtlicher Menge versendet.

Landeck, schlesisches Städtchen im äussersten südöstlichen Winkel der Grafschaft Glatz mit 2700 Einw. Dicht dabei, in einer Entfernung von nur 15 Min. liegt, 425 m., im Bielathale, auf breitem von bewaldeten Hügeln eingefassten Wiesengrunde, das gleichnamige Bad. Das Klima ist wegen der Höhenlage und den zwischen Südwest und Nordost lebhaft wechselnden Winden kühl, wegen der stark bewaldeten Umgegend ziemlich feucht. Im Sommer kommen Minima bis 4½° vor, das Mittel desselben ist mit 15.4° um 2.6° niedriger wie das von Breslau (18°), die relative Feuchtigkeit des Sommers überragt mit 77% die von Breslau (68%) um 9%. Der Sommer zählt 42 Regentage mit einer Regenhöhe von 290 Mm. In der Nähe der Bäder befinden sich schöne Alleen und prächtige Parkanlagen. Man hat Landeck nicht mit Unrecht als Terrainkurort empfohlen. Die Quellen, von denen 5 (Georgenquelle, Marienquelle, Wiesenquelle, Mariannenquelle, Friedrichsquelle), in Benutzung sind, sind *indifferente Thermen* von 21—28°, welche einen unbedeutenden Beigehalt von höchstens 0.002 Schwefelnatrium und von 0.73 c.c. Schwefelwasserstoff haben. Man hat den Kurort deshalb früher zu den Schwefelwässern gerechnet und ihn mit Rücksicht auf seine Höhenlage den Pyrenäenbädern an die Seite gestellt, ihn wohl auch als das deutsche St. Sauveur *(Valentiner)* bezeichnet. Die Trinkkur ist Nebensache. Bei Benutzung der 28° warmen Bassinbäder stellt sich sehr gewöhnlich im Anfang der Kur ein Frostanfall ein, den man sogar als characteristisch für den Erfolg bezeichnet hat. Als Nachwirkung der Bäder beobachtet man in den ersten Tagen bisweilen einen Erregungszustand, welcher Schlaflosigkeit, Neuralgien, bei Hysterischen und Epileptischen Krämpfe hervorruft. Landeck gilt als nervenstärkend für erethische Constitutionen und ist hauptsächlich Frauenbad. Günstige Erfolge hat man *(Schütze)* bei chronischem Rheumatismus, bei rheumatischen Neuralgien, Migräne, Tic douloureux, bei den Anomalien der Menstruation Hysterischer, bei chronischen Metriten sensibler Personen, bei Neigung zu Abortus, chronischem Intermittens und Intermittens-Kachexie gesehen. Bei über 30 Bädern tritt deutlicher Widerwille gegen das Bad ein. Die Bassinbäder wirken entschieden kräftiger wie die nöthigenfalls stärker erwärmten Wannenbäder. Carcinom, besonders des Uterus, bildet eine ausgesprochene Contraindication. Es existiren 3 Badeanstalten: die älteste das St. Georgenbad, das neue hochelegante Marienbad und das Steinbad. Sie haben im Ganzen 88 Badekabinette, die beiden erstgenannten 2 grosse Bassins für 40 resp. 30 Personen, das Steinbad 8 Kabinette für Moorbäder. Im Marienbad befindet sich auch eine Inhalationshalle. Anstalt für Molken und Kefirkur.

Von Ebst. Glatz (Lin. Dittersbach-Glatz) Post 5 mal tägl. nach L. in $3^1/_2$ St. (Wagen 6—10 Mk.). — Unterkunft: 2 Gasthöfe in der Stadt, mehr wie 10 im Bade selbst; fast 100 Logirhäuser (Z. 6—30 Mk. wöchentl.). Kurtaxe: 1 Pers. 15, jedes weitere Mitglied der Fam. 1.50 Mk. mehr; Musiktaxe: 1 Fam. 6 Mk.; Bäder 1—2, Moorbad 2.50 Mk. — 9 Aerzte, 1 Apotheke mit Filiale im Bade selbst; Kurzeit: 1. Mai bis Ende Sept.; Frequenz: 4000. — Wasserheilanstalt Thalheim unter ärztlicher Direction mit Heissluft-, Dampf-, Fichtennadel- und künstlichen Bädern; Hydrotherapie, Pneumato- u. Elektrotherapie (Z. 6—24, Kost 20, Kur 5 Mk. wöchentl.). — Litt.: Langner 63; Schütze 82; Joseph 78, 83.

Landro (Höhlenstein), *Sommerfrische* in Tirol, 1407 m., im Thale der schwarzen Rienz mit subalpinem Klima. Die wahrhaft grossartige

Gebirgslandschaft des von Dolomiten umgürteten Ampezzothales übt einen mächtig umstimmenden Eindruck auf das Gemüth aus.

Von Ebst. Toblach (Lin. Franzensfeste-Marburg) bis L. 10 Km. (Postverb. in 1 St., Einsp. 2½, Zweisp. 4 fl.). — Unterkunft im guten Gasthof (Pens. mit Z. 3—4 fl. tägl.).

Langenau (Nieder-Langenau), schlesisches Kirchdorf mit 2800 Einw., 357 m., in einem von der Glatzer Neisse durchströmten, windgeschützten, nach Süden offenen Thalkessel. In nächster Nähe liegt, von hübschen Anlagen umgeben, das Bad mit *2 gasreichen erdigen Stahlquellen*, der Emilienquelle (Ferr. bic. 0.05, Calc. bic. 0.52, Magnes. bic. 0.27, Natr. bic. 0.23, fr. CO_2 1200 c.c.; Temp. 9°) und der etwas schwächeren Elisenquelle. Trinkkur mit dem Mineralwasser und mit Molken. Im Badehaus 27 Zellen für die nach *Schwarze*'scher Methode erwärmten Mineralwasserbäder, 7 Zellen für Moorbäder, 3 für Douchen und ein Dampfbad.

Vom Bahnhof Langenau (Lin. Breslau-Mittelwalde) 6mal tägl. Post in ¼ St. — Unterkunft: 3 Gasthöfe und Privathäuser. — Kinderheilstätte „Siloah“ mit 20 Betten. — Arzt zugegen; Kurzeit: 15. Mai bis 15. Sept.: Frequenz: 900.

Langenbruck, angenehme *Sommerfrische* im Kanton Baselland, 747 m., auf dem Scheitel des Gebirgszuges zwischen Basel und Solothurn, hauptsächlich von der Stadt Basel her besucht. Zahlreiche Wege führen in sanfter Steigung auf die benachbarten bewaldeten Hügel. Milch- und Molkenkuren, gutes Trinkwasser. Zweckmässige Badeeinrichtungen nach dem Muster des Kissinger Actienbades.

Von Ebst. Liestal (Lin. Basel-Olten) Zweigb. nach Waldenburg, von hier Post in 50 Min. nach L.; von Ebst. Oensingen (Lin. Olten-Solothurn) Post in 1¾ St. — P. u. T. — Unterkunft: Stattliches im vornehmen berner Styl erbautes Kurhaus mit 100 B. (Pens. mit Z. 6—8 fr.; Arzt im Hause); ausserdem noch mehrere Gasthöfe und Pensionen. — Kurzeit: Anf. Juni bis Mitte Sept.

Langenbrücken, badisches Städtchen mit 1400 Einw., 158 m., an der westlichen Senkung der Vorberge des Schwarzwaldes mit mildem Klima, bei welchem zahlreiche *kalte erdig-salinische Schwefelquellen* entspringen. Die bedeutendste darunter ist die meist benutzte Waldquelle (Natr. sulf. 0.21, Magnes. sulf. 0.50, Magnes. bic. 0.26, Calc. sulf. 0.31, HS 6.5 c.c., CO_2 219 c.c.; Temp. 14°); weit schwächer mineralisirt ist der Kurbrunnen. Neben der Trinkkur, den Wannen-, Douche-, Tropf- und Dampfbädern spielen die Inhalationen mit trocknem Gas, mit zerstäubtem Wasser und in Dampfform eine wichtige Rolle. Die Wohnungs- und Kur-Einrichtungen sind zweckmässig, das Kurhaus ist von Parkanlagen umgeben. Pharynx- und Larynx-Katarrhe, Rheumatismen und chronische Exantheme werden hauptsächlich mit Vortheil behandelt.

L. ist Ebst. zwischen Heidelberg (3/4 St.) und Karlsruhe (1 St.) — Unterkunft: Kurgarten mit 70 Z. (Z. 5—16 Mk. wöchentl., Mittagstisch 2 Mk.), 2 Gasthöfe im Ort und Privathäuser. — Kurtaxe: keine für Gäste des Kurgartens, sonst 5 Mk. — Bäder u. Inhalationen 0.90, Dampfbad 1.80 Mk. — 3 Aerzte, 1 Apotheke; Kurzeit: Mai bis Oct.; Frequenz: 500. Litt.: Ziegelmeyer 87.

Langensalza, preussische Kreisstadt in der Provinz Sachsen mit 11000 Einwohnern. In der Nähe, 210 m., in einem Wiesengrunde des Unstrutthales, von schattigen Anlagen umgeben, das gleichnamige Bad. Mittlere Sommertemperatur 17.0°. Es besitzt *eine kalte gypshaltige Schwefelquelle* (Magnes. sulf. 0.32, Calc. bic. 0.57, Calc. sulf. 0.98, H_2S 47 c.c., CO_2 114 c.c.; Temp. 9°), welche zu Trink-, Bade- und Inhalationskuren benutzt wird. Die Erwärmung der Bäder geschieht durch Dampfstrahl während des Einlaufens des Quellwassers. Das Badehaus enthält 12 Wannen, Douchen und ein Dampfbad. Als Indicationen werden chronischer Rheumatismus, Gicht, skrophulöse Gelenkleiden, chron. Exantheme, Uterinleiden und Lues aufgeführt.

L. ist Ebst. der Lin. Gotha-Leinfelde. Am Bahnhof Hotelwagen nach dem 20 Min. entfernten Bade. — Unterkunft: In der Stadt 3 Gasthöfe. Kurhaus mit 38 Z. (Z. 7—14 Mk. wöchentl., Pens. mit Z. v. 3.50 Mk. tägl. an); Schwefelbad v. 1 Mk. an, Dampfbad 1.75 Mk. — 5 Aerzte, von denen 2 als Badeärzte fungiren; 2 Apotheken; Kurzeit: 1. Mai bis 1. Oct.; Frequenz: 600. — Litt.: Wittke 54; Pfeiffer 84; Reichardt 86; Gutbier 87.

Langenschwalbach siehe Schwalbach.

Langeoog, zur Provinz Hannover gehörige kleine ostfriesische Insel mit 170 Einw., östlich von Baltrum und westlich von Spiekeroog, 8 Km. lang, eigentlich aus 3 Theilen (Westende, Melkhörn und Ostende) bestehend, welche durch sogenannte Schloppe, d. h. breite, flache, bei hoher Sturmfluth unter Wasser stehende Sandstreifen miteinander verbunden sind. Auf dem Ostende liegt eine königliche Domäne mit theilweise gutem Weideland, theilweise aber bedeutenden Dünenbildungen, in welchen viele Seevögel nisten. Melkhörn wird nicht bewohnt. Auf dem Westende befindet sich das Dorf Langeoog mit seinem seit 1850 bestehenden *Nordseebade.* Der von hier 5 Min. entfernte, auf gutem Pfade erreichbare Badestrand hat mässig kräftigen Wellenschlag. Am Strand und in den Dünenthälern angenehme Spazierwege.

Von Ebst. Esens (Lin. Emden-Georgsheil-Jever) tägl. Omnib. in 1 St. nach Bensersiel. Von hier Fährschiff in 3/4 St. zur Landungsstelle, von wo Wagen in 15 Min. zum Dorf. Von Ebst. Wilhelmshaven (Lin. Oldenburg-Wilhelmshaven) 3mal wöchentl. Dampfschiff in 4 St. zur Insel. — Unterkunft: 1 grösserer Gasthof (Pens. 28—38 Mk. wöchentl.) 3 kleinere u. 40 Privathäuser (Z. mit 2 B. 12—15 Mk. wöchentl.); Hospiz des Klosters Loccum. — Kurtaxe: 1.50 Mk., Bad 35 Pf., auch warme Seebäder. — 3 Aerzte, 1 Apotheke in Esens; Kurzeit: 1. Juli bis Ende Sept.; Frequenz: 600.

La Salute, italienische Wasserheilanstalt, 220 m., im Val Canobbina oberhalb des Lago Maggiore mit 2 schwach eisenhaltigen Quellen. Der Besitz derselben hat häufig gewechselt.

Von der Dampfschiffstation Canobbio $^1/_2$ St., Omnibus-Verbind. Anstalt mit 400 Z. (Pens. 8 fr.); 1 Arzt; Kurzeit: 1. Juni bis 15. Oct.

Laubbach, altberühmte *Wasserheilanstalt* am linken Rheinufer in der Nähe von Stolzenfels und inmitten von Parkanlagen, welche sich bis gegen Coblenz hinziehen. Die nähere und weitere Umgebung bietet vortreffliche Aussichtspunkte über die Thäler des Rheins, der Mosel und Nahe. Vorzüglich reines Quellwasser von 9°. Elektrotherapie, Inhalationstherapie, Traubenkur.

Von Coblenz 4 Km., ebensoweit von Ebst. Capellen (Lin. Coblenz-Bingerbrück). — Unterkunft im Kurhaus mit ca. 150 Z. (Z. von 1 Mk. an), Pens. mit Kur 6 bis 7 Mk. tägl. Aerztliche Direction; Kurzeit: Sommer- und Winterkur.

Lauchstädt, preussisches Städtchen mit 2100 Einw. in der Provinz Sachsen, in fruchtbarer Ebene zwischen Halle, Naumburg und Merseburg gelegen, hat eine *gasarme erdig-salinische Eisenquelle* (Natr. sulf. 0.16, Magnes. sulf. 0.20, Calc. sulf. 0.31, Ferr. bic. 0.02). Wegen des relativ hohen Gypsgehaltes und der Armuth an Kohlensäure ist sie zur Trinkkur wenig geeignet. In allgemeinem Gebrauch sind Bäder und Douchen, auch Soolbäder. Schöne Kastanienalleen und Parkanlagen.

Von Merseburg (Lin. Halle-Weissenfels) einmal tägl. Post nach L. (11 Km.) in $1^1/_4$ St.; von Halle 2mal tägl. Post in 2 St. — P. u. T. — Unterkunft: 4 Gasthöfe (Pens. 3.50 tägl.) u. Privatwohnungen (Z. 5—10 Mk. wöchentl.). Kurtaxe: die Pers. 3, die Fam. 6 Mk.; Bäder: 0.75—1 Mk. — 1 Arzt, 1 Apotheke; Kurzeit: 15. Mai bis 15. Sept.; Frequenz: 100.

Lauenstein, sächsisches Städtchen mit 825 Einw. im Müglitzthal, 526 m., nahe dem Kamme des Erzgebirges, $1^1/_2$ St. von dem „Mückenthürmchen", durch höhere Berge windgeschützt und in Waldnähe, dient als *Sommerfrische.*

Von Ebst. Mügeln (Lin. Dresden-Pirna) Post zweimal tägl. (35 Km.) in 5 St. — P. u. T. — Unterkunft: 2 Gasthöfe; Privatwohnungen durch den Ortsverein. Ferienpension für Knaben. — 1 Arzt, 1 Apotheke.

Lausigk, sächsische Stadt mit 4200 Einw., 187 m., in deren nächster Nähe, von Parkanlagen umgeben, das Herrmannsbad mit einer sehr kräftigen *Eisenvitriolquelle* (Ferr. sulf. 4.18, Kali sulf. 0.30, Magnes. sulf. 0.53, Calc. sulf. 0.40) sich befindet. Das Wasser ist zur Trinkkur ungeeignet, wird vielmehr nur zu Bädern verwendet. Ausserdem Süsswasser-, Fichtennadel- und Soolbäder. Die wesentlichsten Indicationen sind: Atonie der Oberhaut und der Schleimhäute, chronische Fussgeschwüre, Exantheme mit profuser Absonderung, chronische Pharyngitis (Gargarisma).

L. ist Ebst. der Lin. Leipzig-Geithain-Chemnitz, von Leipzig $1^1/_4$ St. Fahrzeit. — P. u. T. — Unterkunft: Kurhaus u. Privatwohnungen (Z. 8—15 Mk. wöchentl.); Kurtaxe 3 Mk., Bäder: 0.40—0.75 Mk. — 3 Aerzte, 1 Apotheke; Kurzeit: Anf. Mai bis Mitte Oct.

Lautenthal, Bergstadt mit 2700 Einw. am nördlichen Abhange des Oberharzes, 295 m., *klimatischer Sommerkurort* in frischer Lage. Fichtennadel- und künstliche Mineralbäder.

L. ist Ebst. der Lin. Langelsheim-Clausthal. — Unterkunft: 4 Gasthöfe und Privathäuser (Z. v. 5 Mk. wöch. an). 1 Arzt, 1 Apotheke.

Lauterberg, preussische Stadt in der Provinz Hannover mit 4200 Einw., Sommerfrische mit einer seit 1839 bestehenden vielbesuchten *Wasserheilanstalt,* 280 m., am Südabhange des Harzes in einem tiefen und weiten Thaleinschnitt gelegen, aus welchem das Oderflüsschen der Ebene zueilt. Freundliche schattige Promenaden umgeben die Anstalt und ziehen sich an der mit Buchen besetzten Berglehne in die Höhe.

L. ist Ebst. der von der Lin. Nordhausen-Ottbergen sich abzweigenden Bahn Scharzfeld-Andreasberg. Vom Bahnhof L. bis zum Ort, 1 Km., Post 4mal tägl. in $^1/_4$ St. — P. u. T. — Unterkunft: 5 Gasthöfe u. Privatwohnungen mit ca. 400 Z. (Z. 6—21 Mk. wöchentl.); Kurtaxe: 1 Pers. 4, 1 Fam. 6; Musiktaxe: 1 Pers. $4^1/_2$, 1 Fam. $7^1/_2$—9 Mk.; Bäder: 0.50—1 Mk. — 2 Aerzte, 1 Apotheke; Kurzeit: 15. Mai bis Ende Sept.; Frequenz: 1300.

Lavey, Dorf im Kanton Waadt im Rhonethal, 430 m., in dessen Nähe sich das gleichnamige Bad mit schwacher *salinischer Schwefelkochsalztherme* befindet. Das Klima ist feuchtwarm, die Sommertemperatur hoch. Intermittens scheint nicht selten zu sein. Früher kühlte sich die im Rhonebett entspringende Quelle (Natr. chlor. 0.36, Natr. sulf. 0.70, HS 3.51 c.c.) in der Leitung durch das Schneewasser in verschiedenem Grade ab. Jetzt hat man es erreicht, dass das an der Quelle 48° C. warme Wasser in den Badezimmern 37° hat. Skrophulose, Knochen- und Gelenkleiden, Blasenkatarrh werden als die hauptsächlichsten Indicationen bezeichnet. Ausser vom Schwefelwasser wird auch von der Mutterlauge von Bex Gebrauch gemacht und das Rhonewasser zu hydrotherapeutischen Proceduren benutzt. Die Kuranstalt hat Einzelbäder, Bassinbäder, Douchen, Dampfbäder und Zerstäubungsapparate.

Von Ebst. St. Maurice (Lin. Lausanne-Brieg) 20 Min. bis zum Kurhaus. Omnib.-Verbind. — Unterkunft: Kurhotel mit 73 Z. (Z. $1^1/_2$—4 fr.; Pens. 6.25 fr.). — Arzt anwesend; Kurzeit: 15. Mai bis 30. Sept.

Lengsfeld (Stadtlengsfeld), weimarisches Landstädtchen mit 1200 Einw., 276 m., *Sommerfrische* am nordöstlichen Abhange des Rhöngebirges, dessen bewaldete Vorberge, besonders der Galgenberg, nach Norden und Westen Windschutz gewähren. Die Höhen des Bayer, zwischen Werra und Fulda, und die des Bless, zwischen Ulster und Felda, laden zu Ausflügen in die Umgegend ein. Einrichtungen zu Kaltwasser-, Fichtennadel-, Moor- und Sandbädern.

L. ist Ebst. der Feldabahn (Lin. Salzungen-Kaltennordheim). — 1 Arzt, 1 Apotheke.

Lenk, Dorf im Kanton Bern, im Simmenthal, 1105 m., *klimatischer Sommerkurort* mit *2 kalten Schwefelquellen* und einer schwachen *erdigen Eisenquelle.* Die beträchtliche Meereshöhe und guter Windschutz begründen die klimatische Bedeutung des Ortes, dessen mittlere Temperatur für Juni bis September mit 15.3° C. relativ hoch ist. Die stärkste der beiden Schwefelquellen ist die durch hohen Schwefelwasserstoffgehalt ausgezeichnete Balmquelle (HS 44.5 c.c., Calc. sulf. 1.67, Calc. bic. 0.42, Magnes. sulf. 0.23; Temp. 8.5°). Sie wird (durch Dampf erwärmt) zu Bädern, Douchen, Inhalationen und Gargarismen benutzt, während die schwächere Hohliebquelle (HS 4.0 c.c., Calc. sulf. 0.77, Calc. bic. 0.48, Magnes. sulf. 0.15) hauptsächlich zur Trinkkur dient. Die Eisenquelle hat nur 0.01‰ doppelt kohlensaures Eisenoxydul und 1.88‰ Gyps. Die Indicationen sind: Chronische Katarrhe der Respirations- und Digestionsorgane, chronische Exantheme (Eczema, Furunculosis, Psoriasis) und Neurosen auf anämischer Basis.

Von Ebst. Thun (Lin. Bern-Thun) zweimal tägl. Post in 8 St., nach L.; von Ebst. Romont (Lin. Bern-Lausanne) führt eine Zweigb. nach Bulle (Boll), von wo zweimal tägl. Post über Chateau d'Oex nach L. in 9½ St. — P. u. T. — Unterkunft: Kurhaus mit 106 Z. (Pens. mit Z. 10—11 fr. tägl.) u. 27 Badezellen; 2 Gasthöfe. — Arzt anwesend; Kurzeit: 10. Juni bis 20. Sept. — Litt.: Treichler 77.

Le Prese, im Kanton Graubünden, im Thale des Poschiavino am nordwestlichen Ende des Lago di Poschiavo, 962 m., inmitten mächtiger Gebirgsstöcke höchst malerisch gelegen, ist *klimatischer Sommerkurort* und *Schwefelbad.* Bei einer Sommertemperatur von 15° ist das Klima durch wirksamen Windschutz gegen Nord und Nordost milde, gleichmässig und auch für reizbare Constitution gut verträglich. Die Quelle (Calc. bic. 0.01, Calc. sulf. 0.05, Magnes. sulf. 0.07, HS 4.5, fr. CO_2 29 c.c.; Temp. 8° C.) dient zur Trink- und Badekur, zu Douchen und Dampfbädern. Die Bäder werden durch Dampf geheizt. Das Wasser wirkt gelinde abführend. Als Indicationen gelten: Chronische Katarrhe der Respirations- und Digestionsorgane, Plethora abdominalis, Skrophulose,

Rheuma, Gicht, Blasenkatarrhe, Leiden der weiblichen Sexualorgane und chronische Exantheme.

Von Ebst. Sondrio (Lin. Colico-Sondrio) zweimal täglich Post über Tirano in 5—6 St. nach Poschiavo, von wo mehrmals tägl. Omnibus in 1/2 St. nach Le Prese. Von Samaden im Oberengadin zweimal tägl. Post in 6 St. zum Kurort. — P. u. T. — Unterkunft: Kurhaus mit 150 Z. (Pens. mit Z. 7—10 fr.; 1 Mineralbad 1.50 fr.). — Arzt anwesend; Kurzeit: 1. Juni bis 30. Sept.

Lesina, dalmatische Insel unterm 43° 11′ nördl. Br. mit 13000 Einw., deren westöstliche Länge 70 Km. beträgt, während sie in der Richtung von Norden nach Süden nur 6 Km. Breite hat. Mitten durch die Insel zieht ein nach Süden steil abfallender zum Theil über 600 Meter hoher Gebirgskamm. Die gleichnamige Hauptstadt (3000 Einw.) liegt mit ihrem Hafen am westlichen Theil der Südküste und ist amphitheatralisch von kahlen Bergen umgeben, welche einen wirksamen Windschutz gegen die Bora gewähren. Der Scirocco wird an dem directen Bestreichen der Wohnungen durch einen Bergvorsprung und durch die kleine Insel Galischnik einigermassen gehindert. Mit einem Wittermittel von 9.1° steht Lesina bezüglich der Wärme mit der Riviera di Ponente auf einer Stufe. Im Vergleich mit dem fast 2° wärmeren Winter von Corfu rühmt man an Lesina die grössere Aequabilität der Temp., weil hier keine mit Schnee bedeckten Berge sich in der Nähe befinden; indessen kommen im Januar auch hier starke Temperaturabfälle vor. An Feuchtigkeit (Wintermittel 69%) und an Häufigkeit der Niederschläge (27 Regentage im Winter) steht Lesina gegen Venedig und Corfu zurück. Hierbei spielt die Entholzung der Berge, welche im Winter Mangel an Heizmaterial, im Sommer grosse Dürre zur Folge hat, eine Rolle. Trotz des Wassermangels (es existiren nur Cisternen und Brunnen mit schwach salzigem Wasser) ist die Vegetation mit ihrem Reichthum an Agrumen, Johannisbrod- und Mastixbäumen eine üppige, besonders wenn die Herbsttage sie von neuem beleben. In grösster Menge findet sich Rosmarin, aus dem ein wohlriechendes Wasser, die Acqua Regina, und das Oleum Rosmarini (Oleum Anthos) bereitet wird, und der dem Honig sein Arom verleiht. Früher nur zur *Traubenkur* und zu *Seebädern* benutzt, hat man dann Lesina auch als *klimatischen Winterkurort* empfohlen. Man rühmt die beruhigende Wirkung des Klimas, welche besonders gegen Schlaflosigkeit zur Geltung käme.

Von Triest geht einmal wöchentlich ein Lloyddampfer mit längerem Aufenthalt in Pola, Zara etc. in 54 1/2 St. nach L. Man kann auch von Zara aus zu Wagen nach Spalato fahren und von dort in 4 St. nach Lesina. — Unterkunft: Das Kurhotel ist klimatisch ungünstig gelegen; auch existirt ein Kursalon. Alle Einrichtungen sind noch nicht genügend entwickelt.

Leukerbad (Loëche-Les-Bains), Kurort im Kanton Wallis am Dalafluss am südlichen Fusse der Gemmi, 1415 m., im Norden und Westen von den Zügen des Hochgebirges gedeckt, besitzt eine grosse Zahl sehr reichhaltiger *Gypsthermen.* Die Temperatur der Luft ist bei der sehr bedeutenden Höhe des Orts entsprechend niedrig. Nach den Beobachtungen der neuerdings eingerichteten meteorologischen Station war im Jahre 1885 die mittlere Temp. des Sommers 14°, die relat. Feuchtigkeit zeigte nur 62%, Regentage wurden 28, Nebeltage 6, Schneefall (sonst auch im Sommer keineswegs ausgeschlossen) wurde im Sommer 1885 nicht beobachtet. Am linken Ufer der Dala entspringen die warmen Quellen, über 20 an der Zahl, die bei gleicher chemischer Beschaffenheit (Calc. sulf. 1.43, Magnes. sulf. 0.27, Natr. sulf. 0.09) Temperaturen von 39—51° aufweisen. Unter den 4 zu Heilzwecken benutzten ist die Haupt- oder St. Lorenzquelle (Temp. 51°) die bedeutendste, nächstdem die Fussbadquelle (39°), die Armbadquelle (41°) und die Heilbadquelle (49°). Eine kalte Quelle von nur 7° C. liefert vorzügliches Trinkwasser. Getrunken (500 bis 1000 gr. täglich) wirkt das Thermalwasser schwach diuretisch und diaphoretisch, dabei aber gern obstipirend, so dass man Abführmittel zu Hülfe nehmen muss. Zur Zeit der Schneeschmelze wird die Trinkkur durch Trübung der Quellen gestört. Die Hauptrolle spielen Bäder und Douchen mit dem durch einen Kühlapparat, durch Schlagen und durch den Zutritt kühler Luft abgekühlten Mineralwasser, welches in Piscinen und Einzelbäder geleitet wird. Manche einst Leuk zugesprochene Eigenheit, wie das Zusammenbaden beider Geschlechter und der Zuschauerraum auf der Gallerie sind beseitigt. Früher waren prolongirte Bäder die in Leuk fast ausschliesslich herrschende Methode. Man dehnte die tägliche Dauer des Bades von einer halben Stunde bis auf eine volle und allmählich bis auf 5 Stunden aus, eine Badezeit, welche sich auf Vor- und Nachmittag vertheilte. Mit wollenen Mänteln und Halskragen bekleidet sitzen etwa 20—40 Personen in einem gemeinschaftlichen Bassin (welches Mittags theilweise, Abends ganz abgelassen wird) und unterhalten sich mit Lesen, Dominospiel etc. In manchen Fällen wird in dieser Weise nur jeden zweiten oder dritten Tag gebadet. Jetzt werden diese langfristigen Bäder, und zwar stets in Temperaturen von 34—35°, nur für eine Reihe von Fällen angewendet und Bäder von gewöhnlicher Dauer in verschiedenen Wärme-Abstufungen sind daneben vielfach in Gebrauch. Bei täglicher Badedauer von etwa 5 Stunden erscheint nach 6—10 Tagen ein Badeausschlag (Poussée). Er zeigt sich zuerst am Ellenbogen und am Knie in der Form kleiner rother Fleckchen oder Knötchen und dehnt sich später mit scharlachartigem Anstrich auch auf andere Körpertheile aus. Seine Höhe erreicht er am 10. bis 15. Tage und er endet trotz des Fortgebrauches der Bäder am 20. bis 22. Tage. Die gewöhnliche Dauer der Kur umfasst 20 bis 30 Tage. Die wichtigste Indication bilden chronische Exantheme (Eczem, Psoriasis, Prurigo), und man schreibt dabei dem Gyps eine austrocknende und adstringirende Wirkung zu. Nächstdem eignet sich Leuk für chronische Rheumatismen, Arthritis und alte skrophulöse Exsudate. Der schwächenden Wirkung so langfristiger Bäder wirkt die tonisirende Kraft des Höhenklimas einigermassen entgegen.

Von Ebst. Leuk-Suste (Lin. Genf-Lausanne-Brieg) Post in 4 St. zum Kurort, zurück in nur 2 St. (Einsp. 12—15, Zweisp. 25 fr.). — P. u. T. — Unterkunft: 6 Gathöfe ersten Ranges mit ca. 400 Z., 3 desgl. zweiten Ranges (Pens. mit Z. im allgemeinen 3.50—10 fr. tägl.). Kurtaxe: 6 fr. pro Person; Bäder in 6 Badeanstalten (Allgemeinbäder 1.20—2, Privatbäder 2.50—4 fr., Inhalation 1, Douche 0.50 fr.) — 6 Aerzte, 1 Apotheke; Kurzeit: 15. Mai bis 1. Oct.; Frequenz: 1500. — Litt.: v. Werra 86; Brunner 87.

Le Vernet (Vernet-les-Bains), kleines französisches Dorf im Departement der Ostpyrenäen, 620 m., am Nordabhange des Canigou und daher den Nordwinden vollständig preisgegeben. Das Klima ist entschieden trocken und anregend. Das seltene Vorkommen der Phthise war Veranlassung ihm eine Heilkraft gegen die Krankheit zuzuschreiben, und Winterkurgäste dorthin zu ziehen, obgleich der Ort im Winter einer kaum dreistündigen Besonnung sich zu erfreuen hat. Es entspringen dort *10 Schwefelnatrium-Thermen* in einer Temp. von 18 bis 58° C., unter denen der Strudel (Torrent: Natr. sulfurat. 0.04, Natr. bic. 0.21, Natr. sulf. 0.02, Kal. sulf. 0.01; Temp. 39°) die stoffreichste ist. Es sind mehrere, im Winter mit Dampf erwärmte und für Inhalationen eingerichtete Bade-Etablissements vorhanden. Das vornehmste darunter (Thermes des Commandants) ist mit einem, mit viel Comfort eingerichteten Vaporarium versehen, in welchem die mit Dämpfen geschwängerte Luft eingeathmet werden kann. Die Indicationen beziehen sich vorzugsweise auf chronische Bronchitis mit reichlicher Absonderung, auf Skropheln, Rheuma, Neuralgien, Blasenleiden und feuchte Exantheme.

Von Ebst. Prades (Lin. Perpignan-Prades) bis zum Kurort noch 11 Km.; Post-Verbind. — Unterkunft im Kurhotel. Arzt anwesend: Kurzeit: von Mitte Mai bis Ende Oct.; doch auch Winterkur.

Levico, österreichischer Marktflecken in Südtirol mit 6000 Einw., 520 m., am Eingange in das schöne von der Brenta durchflossene Val Sugana, in der Nähe des reizenden Lago di Levico. Gegen Norden erhebt sich der Monte Fronte, an dessen südlichem Abhange in einer Seehöhe von 1490 Metern in 2 übereinander befindlichen Grotten oder Höhlen, zwischen denen sich die alpine Badeanstalt Vitriolo befindet, die *arsenhaltigen Eisenvitriolquellen* von Levico entspringen. In der oberen Grotte (Caverna del Vitriolo) tritt die Badequelle, sog. Starkwasserquelle, in der tiefer gelegenen Ockergrotte die Trinkquelle hervor. Ausserdem befinden sich in der Vitriolgrotte noch einige sehr kräftige mineralische Nebenquellen, welche in Levico mit der Hauptquelle zusammen zum Baden benutzt werden. Die arsenikärmere Trinkquelle (Ferr. sulf. 0.66, Calc. sulf. 0.32, Magnes. sulf. 0.23, Acid. arsen. 0.0009; Temp. 9°), welcher man beim Versandt etwas Starkwasser, im Verhältniss von 11 : 89 zusetzt, wird von den Badegästen in Vitriolo direct geschöpft, während sie nach Levico täglich frisch in Flaschen hingebracht wird. Die Starkwasser- oder Badequelle, welche neben Eisen noch Kupfer, Alaun und relativ viel Arsen enthält (Cupr. sulf. 0.05, Ferr. sulf. 5.13, Alumin. sulf. 0.65, Magnes. sulf. 0.55, Acid. arsen. 0.009; Temp. 9°) wird in einer 5 Km. langen Leitung nach Levico geführt. Die Quellen von Levico lassen sich mit denen von Muskau und Alexisbad vergleichen, nur sind sie bedeutend stärker, und ist überdies die Badequelle durch ihren relativ hohen Arsengehalt ausgezeichnet. Zur Trinkkur nimmt man anfänglich zweimal täglich einen Esslöffel mit Milch oder Wasser gemischt, und steigt auf zweimal täglich 2—3 Esslöffel, zur Badekur wird das Wasser des Reservoirs zuerst mit $^2/_3$ Theile Brunnenwassers verdünnt. Als Indicationen gelten Anämie, Leucorrhöe, Metriten, chronische Exantheme und unter Beihülfe des Klimas Neurosen.

Von Ebst. Trient (Lin. Bozen-Verona) nach L. 12 Km., Postwagen (1 fl.) 4mal tägl. in 2 St. (Einsp. 4.50, Zweisp. 9 fl.). — P. u. T. — Unterkunft: a. In Levico: Kurhaus mit 56 Z. u. 41 Badekabinets (Pens. mit Z. 4—4.60 fl.), 5 Gasthöfe u. Privathäuser; Kurtaxe: 4.50 fl.; Bäder: 0.80--1 fl. 3 Aerzte, 2 Apotheken. — b. In Vitriolo: Kurhaus mit 42 Z. (volle Pens. mit Z. 3.75 fl.). — Kurzeit: 1. Juni bis 30. Sept.; Frequenz: in Levico 1100, in Vitriolo 500. — Litt.: Pacher 72, Weidel (Wien. med. W.) 82; Poda 83; Massarellos 84.

Lichtenthal, badisches Dorf mit 2800 Einw., an der Oos, ist der östlich, bergwärts gelegene Vorort von Baden-Baden. Wer das Leben dort zu unruhig findet und nur dem Luftgenuss sich hingeben will, wozu Berge und Thäler nach allen Seiten einladen, kann diesen im Vergleich mit Baden etwas kühleren Ort als *Sommerfrische* benutzen.

Omnibus-Verbind. mit dem durch eine Allee verbundenen nur 1/2 St. entfernten Baden. Unterkunft in 4 Gasthöfen und in Privatwohnungen u. Villen. 1 Arzt, 1 Apotheke.

Liebenstein, meining'sches Dorf mit 1150 Einw., Sommerresidenz des Herzogs, gegen Norden und Nordosten durch Vorberge des thüringer Waldes gut geschützt, 345 m., in einer reizenden Landschaft gelegen ist eine der beliebtesten und elegantesten *Sommerfrischen* des nördlichen Deutschlands und besitzt dabei *2 erdig-salinische Eisenquellen* (Neue Quelle: Ferr. bic. 0.08, Natr. chlor. 0.28, Calc. bic. 0.75, Magnes. bic. 0.23, Magnes. sulf. 0.18, fr. CO_2 1004 c.c.; Temp. 10°. Alte Quelle: 0.10, Natr. chlor. 0.24, Calc. bic. 0.59, Magnes. bic. 0.20, Magnes. sulf. 0.18, fr. CO_2 934 c.c.; Temp. 10°) und *2 Wasserheilanstalten.* Das Klima ist durch Waldesnähe kühl (Sommertemp. 15.7° C.), äquabel und mässig feucht. Gut gepflegte Anlagen und eine grosse Auswahl bequemer theils ebener, theils sanft ansteigender Fusswege begünstigen die Luftkur. Die Mineralbäder werden nach *Schwarze*'scher Methode erwärmt. Die Trinkkur wird durch Milch und Molken unterstüzt. Soolbäder, Eisensool-, Sand- und Fichtennadelbäder, Pneumatotherapie, Heilgymnastik und Massage vervollständigen den Kreis der Heilmittel. In der mit dem Badehaus verbundenen Wasserheilanstalt sind Heissluft-, Dampf- und elektrische Bäder zu haben. Unter den Indicationen steht in erster Reihe Anämie und Chlorose, weiterhin Reconvalescenz von Krankheiten der Respirationsorgane und Neurosen.

Von Ebst. Immelborn (Lin. Eisenach-Meiningen) bis L. 7 Km. Post viermal tägl. in 1 1/4 St. (Wagen 4 Mk.); Zweigb. von Immelborn nach L. im Bau. — P. u. T. — Unterkunft: 6 Gasthöfe (Pens. mit Z. 4.50—6 Mk.), zahlreiche Privatwohnungen (Z. von 10 Mk. wöchentl. an). Kurtaxe: 1 Pers. 10, 1 Fam. 15—20 Mk. — 3 Aerzte, 1 Apotheke; Kurzeit: Anf. Mai bis Ende Oct. In der Martiny'schen Wasserheilanst. auch Winterkur; Frequenz: 1600. — Litt.: Döbner 66; Brückner 72; Wagner 85; Willrich 87.

Liebenzell, Städtchen mit 960 Einw. im württembergischen Schwarzwald, 335 m., in einem gegen Nordwinde geschützten, nach Südosten geöffneten Abschnitt des Nagoldthales, von waldbewachsenen Hügeln umgeben, hat *3 indifferente Lauquellen* mit einer Temperatur von 23.6 bis 27.6°C. Ein geringer Gehalt von kohlensaurem Natron verleiht dem Wasser ein Gefühl von Weichheit. Wegen seines Nebengehaltes an Kochsalz und einer minimalen Beimischung von Eisen (Quelle des unteren Bades: Natr. bic. 0.17, Natr. chlor. 0.72, Ferr. bic. 0.004, fr. CO_2 83 c.c.) wird das Wasser auch zur Trinkkur benutzt. Zu Bädern braucht man das Wasser entweder naturwarm, wozu sich das „Kleinwildbad" am besten eignet, oder zu Anfang der Kur durch Zusatz heissen Quellwassers erwärmt. Der Kohlensäuregehalt geht bei Erwärmung des Wassers zum grossen Theil verloren. Liebenzell ist eine angenehme billige *Sommerfrische* besonders für Frauen und Kinder.

L. ist Ebst. der Lin. Pforzheim-Calv, von Stuttgart $1^3/_4$ St. Fahrzeit. — Unterkunft: Unteres Bad in der Nähe des Bahnhofs mit 46 Z. (Z. 1—2, Pens. 3.60 tägl.), Quelle 23.6°, Bassinbad u. 14 Badezellen. Ausserdem gehört zum untern Bad das 20 Min. entfernte sog. „Kleinwildbad" mit einer Temp. von 27.6° C. und stetigem Wasserzu- und Abfluss in den Wannen. Vom uutern Bad dorthin Omnibus-Verbind. Oberes Bad mit 48 Z., Quelle 25°, Douchen u. Fichtennadelbäder. Privatwohnungen. — 1 Arzt. 1 Apotheke; Frequenz: 700.

Liebwerda, böhmisches Dorf (dem Grafen Clam-Gallas gehörig), 384 m., am südwestlichen Abhange der Tafelfichte, in dem dem West und Nordwest geöffneten Thale der Wittig, in welchem es sich wohl eine halbe Stunde lang aufwärts erstreckt. Das Klima ist auch im Sommer recht frisch und unbeständig. Ausser *4 schwachen alkalisch-erdigen Säuerlingen* (Christians-, Wilhelms-, Eduards- und Josephinenbrunnen) besitzt der Kurort eine *erdige Eisenquelle* (Ferr. bic. 0.03, Calc. bic. 0.21, Magnes. bic. 0.13, fr. CO_2 380 c.c.), welche getrunken und auch unter Zusatz von heissem Wasser zu Bädern benutzt wird. Ausserdem Hydrotherapie, Moorbäder und Molken. Als Indicationen gelten vorzugsweise chronische Katarrhe der Lungen und Harnorgane.

Von Ebst. Raspenau (Lin. Görlitz-Reichenberg) 4 Km., Post 3mal tägl. in $^1/_2$ St. — P. u. T. — Unterkunft: 3 Gasthöfe u. Privatwohnungen. — Kurtaxe: $1^1/_2$ bis 4 fl. — 1 Arzt; Frequenz: 500.

Lienz, tiroler Stadt in der Nähe des Einflusses der Isel in die Drau mit 2800 Einw., 660 m., dicht an der Kärntner Grenze: *Sommerfrische* und Terrainkurort. Schloss Bruck, Bad Leopoldsruhe mit Säuerlingen, Leisach, Amlach, der Tristacher See, Bad Jungbrunnen u. a. m. bilden die Zielpunkte angenehmer Wanderungen.

L. ist Ebst. der Lin. Franzensfeste-Villach. — Unterkunft in 8 Gasthöfen.

Linda, Bad und Sommerfrische im sächsischen Voigtlande, in Nähe des Städtchens Pausa, am Ausgange eines bewaldeten Thals, 466 m., mit *2 erdigen Eisenquellen* (Ferr. bic. 0,02, Calc. bic. 0.02, Magnes. bic. 0.03, geb. CO_2 35.5 c.c.; Temp. 10°), welche zu Trink-

und Badekuren benutzt werden. Ausserdem Eisenmoorbäder mit Hülfe des nahegelegenen Moorlagers.

Von Ebst. Pausa (Lin. Werdau-Mehltheuer) 1/2 St., Postverbindung. Von Ebst. Mehltheuer (Lin. Hof-Reichenbach) 1 St. — T. in Pausa. — Unterkunft in der Kuranstalt (Z. 6—12 Mk. wöchentl.). Mineralwasserbad 0.60, Moorbad 1.80 Mk. Kurtaxe: 1.50 Mk. pro Woche. — Arzt u. Apotheke in Pausa; Frequenz: ca. 500. — Litt.: Hiller 87.

Lindau, bayrische Stadt und Hafenplatz mit 5400 Einw., 395 m., auf einer dem Ufer nahe liegenden und durch eine Brücke und den Eisenbahndamm damit verbundenen Insel des Bodensees, in freundlicher Umgebung, dient als *Sommerfrische,* Bade- und Molkenkurort. Auch das Schachenbad und der Hoierberg, beide 3/4 St., sowie Wasserburg, 1 1/2 St. von Lindau, gewähren Erholungsbedürftigen einen angenehmen, ruhigen Aufenthalt.

L. ist Eb.- u. Dampfschiffstation, von München 5 1/4—8 1/4, v. Augsburg 4 3/4 bis 8 1/2 St. Fahrzeit. — Unterkunft: 6 Gasthöfe (Pens. mit Z. 20—30 Mk. wöchentl.) u. Privatwohnungen. — 6 Aerzte, 3 Apotheken.

Lindenfels, hessisches Städtchen und *Sommerfrische* mit 1000 Einw., vielfach als der schönste Punkt des Odenwaldes gepriesen, liegt, 360 m., auf einer bewaldeten Anhöhe unterhalb der stattlichen Schlossruine. In 20 Min. Entfernung befindet sich die Ludwigshöhe, ein sehr besuchter Aussichtspunkt. Zu weiteren Ausflügen eignet sich vortrefflich das Weschnitzthal. Wasserleitung mit gutem Trinkwasser.

Von Ebst. Bensheim (Lin. Darmstadt-Heidelberg) 2mal tägl. Post in 1 3/4 St. — Unterkunft: 3 Gasthöfe (Pens. 3 1/2—4 Mk. tägl.) u. Privatwohnungen (Z. 5—12 Mk. wöch.). — 1 Arzt.

Lipik, Bad im Komitat Pozsega in Slavonien am Westende der gleichnamigen Stadt, 154 m., in einem bewaldeten gegen Nord und Nordost windgeschützten Thale. Die Quellen sind relativ stark *jodhaltige alkalisch-muriatische Thermen* (Natr. jod. 0.26, Natr. bic. 1.94, Natr. chlor. 0.62, Natr. sulf. 0.22, Kali sulf. 0.20, Calc. bic. 0.11, Magnes. bic. 0.08, fr. CO_2 180 c.c.; Temp. 64° C.). Sie kommen in Trink- und Badekuren gegen Skrophulose, Rheuma, Arthritis, chronische Exantheme und Exsudate in den Gelenken und Beckenorganen und endlich gegen inveterirte Lues zur Anwendung.

Von Ebst. Pakrácz (Lin. Barcs-Daruvár-Pakrácz) 1/4 St., von Ebst. Sissek (Lin. Zagráb-Sissek) mit Postschiff in 2 1/4 St. auf der Save nach Alt-Gradisca und von hier im Wagen (5—8 fl.) in 2 1/2 St. zum Kurort. — Unterkunft im Kurhotel mit 86 Z., in 2 Sanatorien mit Pensionat u. in Privathäusern (Z. 0.60—1.50 fl. tägl.). — Kurtaxe: 5—10, Bäder: 0.30—1.50 fl. — 4 Aerzte; Kurzeit: 1. Mai bis 1. Oct.; Frequenz: 1200. — Litt.: Kern 81.

Lipócz (Salvator) siehe Szinye-Lipócz.

Lippspringe, westfälisches Städtchen mit 2400 Einw., 138 m., 6 Km. südlich vom Teutoburger Walde, dessen die sandige Ebene nur etwa 300 Meter überragende Höhen gegen Ost und Nordost einen mässigen Windschutz gewähren. Lippspringe ist *klimatischer Sommerkurort* und zugleich im Besitz einer *erdigen Lauquelle.* Die 3 Sommermonate haben eine Mitteltemperatur von 16.9° C., eine relative Feuchtigkeit von 78 % und 40 Regentage. Auf der gleichmässig feuchten Wärme des Sommers, bedingt durch das quellige Terrain und Waldnähe, beruht der reizmildernde Einfluss des Klimas auf fiebernde Brustkranke. Die Arminiusquelle enthält neben erdigen Bestandtheilen etwas Glaubersalz und Eisen (Natr. sulf. 0.84, Calc. sulf. 0.82, Calc. bic. 0.60, Magnes. bic. 0.05, Natr. chlor. 0.03, Ferr. bic. 0.02, fr. CO_2 64 Vol. c.c., N 30 Vol. cc.; Temp. 21.2° C.). Während man sich von den Kalksalzen, in verdaulicher Menge genossen, eine Verbesserung der skrophulösen und phthisischen Constitution verspricht, eine Wirkung, welche durch die roborirende Kraft des Eisens unterstützt werde, findet man in dem Glaubersalz ein Gegengewicht bei Neigung zu Hämoptoe. Die Quelle pflegt die Esslust zu vermehren und die Expectoration zu erleichtern. Neben der Trinkkur werden vielfach Bäder und Inhalationen angewendet. Der reizmildernde Effect der letzgenannten Methode wird theils durch die Saturation der Luft mit Wassergas, theils durch die Verminderung des Sauerstoffs (in Folge dessen Verdrängung durch Stickstoff) begründet. Als wesentliche Indicationen gelten: Chronische Phthise, chronische Katarrhe des Larynx, der Bronchien, des Darmcanals, Residuen chronischer Pneumonie und Pleuritis, Emphysem mit Asthma und nervöses Asthma.

Von Ebst. Paderborn (Lin. Holzminden-Soest) 10 Km., viermal tägl. Post in 1¼ St.; von Haltestelle Neuenbeken zwischen Paderborn u. Altenbeken 5 Km.; von Ebst. Detmold (Lin. Herford-Detmold) 25 Km. od. 3 Poststst. — Unterkunft: Altes u. neues Kurhaus u. Badehaus mit 160 Z. (Z. 10—75 Mk. wöch.), 6 Gasthöfe u. Privatwohnungen (Z. 5—20 Mk. wöch.). — Kurtaxe: 1 Pers. 18, 1 Fam. mindestens 30, Bäder: 1—1.75. Inhalation: 0.50—1 Mk. — 5 Aerzte, 1 Apotheke; Kurzeit: 15. Mai bis 15. Sept.; Frequenz: 2500. — Litt.: v. Brunn 81; Königer (Rohden) 85; Dammann 85.

Lissabon, die Hauptstadt Portugals mit 264 000 Einw. liegt unterm 38° 43′ nördl. Br., 99 m., am nördlichen Ufer der von der Tejo-Mündung gebildeten Rada di Lisbóa. Die Häuser nehmen theils die Ufer des Golfs ein, theils steigen sie zwischen 3 grossen und 4 kleinen Hügeln amphitheatralisch in die Höhe. In der Nähe der Stadt hat die Küste gegen den Fluss wie gegen das Meer hin nur ein geringes Gefälle und bildet ein sumpfiges Terrain, dessen Miasmen durch Südwind den nächstgelegenen Quartieren zugeführt werden. Das Klima ist windreich, und giebt durch Nordost häufig zu Entzündungen der Luftwege Veranlassung. Das Seeklima bedingt, dass weder die Winterkälte noch die Sommerhitze excessiv werden. Das Temperaturmittel des Winters ist 11.3° (Madrid 5.3°), des Frühlings 13.5°, des Sommers 21.7, des Herbstes 17°. Als absolutes Minimum des Jahres hat man —3° beobachtet. Das Mittel der relativen Feuchtigkeit ist 79%, die Regenmenge der einzelnen Jahre sehr schwankend (111 jährl. Regentage). Das subtropische Klima giebt sich durch spärlichen Regen im Sommer, durch reichlichen im Winter zu erkennen. Schneller Witterungswechsel ist sehr gewöhnlich, und die hierüber gemachten Erfahrungen sind wohl jedenfalls der Grund, dass von der früher bestandenen Beliebtheit des Ortes bei den Engländern gegenwärtig nicht mehr viel zu bemerken ist. Berühmt ist Lissabon durch die Güte des mittelst des Aquaduct von Alcantara herbeigeführten Trinkwassers und durch seine vortrefflichen Anstalten zu Seebädern. Zweimal, 1723 und 1857, ist die Stadt der Heerd heftiger Epidemien von gelbem Fieber gewesen. Die Mortalitätsziffer ist 30 pro mille.

Livorno, Hauptstadt der gleichnamigen Provinz, mit 80 000 Einw., und nächst Genua die wichtigste Hafen- und Handelsstadt Italiens hat in manchen Beziehungen ein sehr ähnliches Klima wie das benachbarte Pisa. Es ist aber windreicher und, mit einem Wintermittel von 7.8° nur wenig wärmer, und von 70% relat. Feuchtigkeit für die Winterzeit lange nicht so feucht wie Pisa (80%), mit dem es die vielen Regentage (28.5 im Winter) gemein hat. Die Nachtluft gilt als sehr feucht. Da der grösste Theil der modernen Stadt sich aus gut gebauten Häusern zusammensetzt und das Trinkwasser recht gut ist, so fehlen epidemische Krankheiten und der allgemeine Gesundheitszustand ist recht befriedigend. Handelsbeflissene, welche wegen Brustschwäche das nordische Winterklima mit einem milderen vertauschen wollen, finden hier leicht eine geeignete Stellung. Der Sommer ist freilich heiss, aber vortrefflich eingerichtete Seebäder machen ihn erträglich.

Löbau, Stadt in der sächsischen Oberlausitz mit 7000 Einw., 268 m., auf hügeligem Terrain und am Fusse des 446 Meter hohen Löbauer Berges gesund und anmuthig gelegen, kann als *Sommerfrische* benutzt werden und hat im König-Albert-Bad 2 schwache Mineralquellen: eine Eisenquelle (Ferr. bic. 0.04, Natr. chlor. 0.11, Calc. bic. 0.25, fr. CO_2 129 c.c.) und eine Kochsalzquelle (Natr. chlor. 0.17, Kali sulf. 0.11, Calc. bic. 0.22, fr. CO_2 113 c.c.), von denen erstere gegen Chlorose, die zweite gegen Plethora abdom. Verwendung findet. Gleichzeitig sind Wannen-, Douche-, Dampf-, Heissluft- und Fichtennadelbäder in Gebrauch.

L. ist Ebst. der Lin. Dresden-Görlitz. Unterkunft in 3 Gasthöfen und in Privatwohnungen. — 6 Aerzte, 1 Apotheke.

Lobenstein, Städtchen im Fürstenthum Reuss jüngere Linie mit 2700 Einw., 472 m., am südlichen Abhange des Thüringerwaldes und im Anfange des Frankenwaldes in wald- und wasserreicher und deshalb ziemlich feuchter Gebirgsgegend: *Sommerfrische*, *Stahl-* und *Moorbad.* Die 3 Sommermonate haben eine mittlere Temperatur von 16.9° C. und 57 Regentage. Die Parkanlagen des Kurgartens stehen nach Westen, Norden und Osten im Windschutz der umgebenden Hügel, während sie nach Süden zu, wo sie bis an den Stadtteich reichen, frei liegen. Von den dort entspringenden Eisenquellen wird jetzt nur die stärkste, die „neue Stahlquelle“ (Ferr. bic. 0.08, Natr. chlor. 0.02, Natr. sulf. 0.01, Calc. bic. 0.08, fr. CO_2 34 c.c.; Temp. 12° C.) zur Trinkkur und zu Bädern benutzt. Die Stahlbäder, nach *Schwarz*'scher Methode erwärmt, auch wohl mit Kiefernadelextract versetzt, werden gegen Chlorose und Anämie angewendet, die Moorbäder in hohen Temperaturgraden (37 bis 42°C.) haben sich gegen Parametritis und Perimetritis und gegen Lähmungen in Folge rheumatischer oder traumatischer Exsudate erfolgreich bewiesen. Der chronische Rheumatismus findet in Kiefernadel-, Dampf- und Sandbädern entsprechende Heilmittel. Milch-, Molkenkuren, Hydrotherapie.

Von Ebst. Ludwigstadt (Lin. Saalfeld-Probstzella-Hochstadt) führt eine Zweigb. in 40 Min. nach Lehesten, von wo 2mal tägl. Post (17 Km.) in 2¼ St.; von Ebst. Eichicht derselben Lin. Post (29 Km.) einmal tägl. in 4½ St.; von Ebst. Reute (Lin. Reichenbach-Hof) Post (28 Km.) in 3¾ St. zum Kurort. — Unterkunft: Kurhaus u. 3 sonstige Gasthöfe; Privatwohnungen (Z. 4.50—7.50 wöch.). — Kurtaxe: 1 Pers. 5, 2 Pers. 7, 3 u. mehr Pers. 9 Mk.; Bäder: 1—2.25 Mk. — 1 Arzt, 1 Apotheke; Kurzeit: 15. Mai bis 20. Sept., in der Wasserheilanstalt vom 1. Mai an; Frequenz: 325. — Litt.: Achenbach 81.

Lofer, österreichisches Dorf im Salzkammergut, im Saalachthal, 639 m., *Sommerfrische* in grossartiger Alpenlandschaft und Standquartier für die mannigfachsten Ausflüge.

Von Ebst. Reichenhall 28 Km., Post in 4 St.; von Ebst. Saalfelden (Lin. Wörgl-Bischofshofen) 25 Km., Post in 3½ St.; von Ebst. St. Johann derselben Lin. 25 Km. — Unterkunft in 3 Gasthöfen.

Lohme, kleines Fischerdorf und *Seebad* auf Rügen, auf kahlem hohen Uferrand an der nördlichen Spitze der Halbinsel Jasmund gelegen. Die Buchenwälder der Stubbnitz sind nur $^1/_2$ St., Stubbenkammer eine kleine Stunde entfernt. Der Strand ist ziemlich steinig, der Wellenschlag stärker wie in Sassnitz.

Von Ebst. Bergen (Lin. Stralsund-Altefähr-Bergen) erreicht man L. im Wagen in 3 St., von Dampfschiffstation Polchow ebenso in 2 St. — P. u. T. — Unterkunft im Logir- u. Gasthaus u. in Fischerwohnungen. — Arzt u. Apotheke in dem 10 Km. entfernten Sagard. — Frequenz: 250.

Loschwitz, sächsisches Pfarrdorf mit 3850 Einw. auf dem rechten Elbufer, vom Spiegel des Flusses, 107 m., bis zu 230 Meter Höhe ansteigend, ist mit seinen freundlichen Villen, Gärten und Weinbergen eine bevorzugte *Sommerfrische* der Dresdener. Der Ort ist mittelst Fähre mit dem gegenüberliegenden Blasewitz verbunden. In den in Flussnähe gelegenen Wohnhäusern hat man bequem Gelegenheit zu Elbbädern, doch herrscht dort durch flüchtige Besucher viel Unruhe. Die hochgelegenen Häuser haben frische Luft, Waldesnähe und fesselnde Fernblicke über das Elbthal, sind aber schwer zugänglich.

Von Dresden 6 Km., mit Dampfschiff $^1/_2$ St., von Blasewitz Pferdebahn in 20 Min. nach Dresden. — Unterkunft im Gasthof u. zahlreichen Privatwohnungen. — Deutsche Heilstätte unter dem Protectorat der Königin v. Sachsen, für Brustkranke, Reconvalescenten, Geschwächte, in schöner Lage (Pens. mit Z. u. Kur 2 bis 10 Mk. tägl. — Sanatorium „Victoriahöhe“ (Pens. v. 8 Mk. an). — 4 Aerzte, 1 Apotheke.

Lostorf, Bad im Kanton Solothurn, 500 m., am Südabhange des Jura, *Sommerfrische* mit einer kochsalzhaltigen Schwefel- und einer erdigen Quelle. Die untere Quelle (Natr. sulfurat. 0.23, Kal. sulf. 0.67, Natr. chlor. 2.62, HS 59 c.c.; Temp. 14.4°) wird in Trinkkuren und Bädern angewendet, die obere (Calc. sulf. 0.65, Magnes. sulf. 0.31, Calc. bic. 0.46) ist ein der Weissenburger Quelle verwandtes erdiges Wasser. Badeanstalt mit Bassin- und Wannenbädern, Douchen und Inhalationen. Molken. Die Indicationen erstrecken sich auf Katarrhe Skrophulöser, auf Exantheme, Rheuma und Haemorrhois.

Von Ebst. Olten (Lin. Basel-Bern, Basel-Zürich u. Basel-Luzern) zweimal tägl. Post in $1^1/_2$ St. — P. u. T. — Unterkunft: Kurhaus mit 80 Z. (Pens. 5 fr). — Arzt anwesend. — Kurzeit: 25. Mai bis 30. Sept. — Litt.: Munzinger 71.

Lubien in Galizien, 27 Km. von Lemberg, hat eine kalte *kalkhaltige Schwefelquelle* (Calc. sulf. 1.90, Calc. bic. 0.39, HS 86 c.c., fr. CO_2 41 c.c.; Temp. 10° C.), welche wegen ihres starken Gypsgehaltes schwer verdaulich, daher zur Trinkkur nur mit Milch verdünnt, zumeist aber zu Bädern und Inhalationen gegen Rheuma, Arthritis, chronische Katarrhe und Exantheme angewendet wird.

Lublau (Lublò), Bad in Ungarn an der galizischen Grenze, im Zipser (Szepeser) Komitat, $^3/_4$ St. von der gleichnamigen Stadt, 556 m., in einem Seitenthal der Popper, mitten in Nadelholzwaldungen: *klimatischer Sommerkurort* mit mehreren *Eisenquellen*, von welchen 2, die Andorquelle (Ferr. bic. 0.04, Magnes. bic. 1.03, Natr. bic. 0.50, Calc. bic. 0.88, fr. CO_2 1205 c.c.) und die dieser sehr ähnliche Amalienquelle zur Trinkkur benutzt werden. Klima und Quellenanalyse verleihen dem Bade seine Wirksamkeit in der Behandlung der Chlorose und der Neurosen.

Von den Ebstn. Orlò oder Lubotin je $1^1/_2$ Fahrst. (Wagen, bei der Bade-Verwaltung vorher zu bestellen, $1^1/_2$ fl.). — Unterkunft: 12 Wohnhäuser mit 110 Z. (Z. 0.60—2.50 fl. tägl.). — 1 Arzt; Kurzeit: 15. Mai bis 15. Sept.; Frequenz: 650. — Litt.: Löcse 78; Bruck 83; Chyzer 87.

Lucsivna (Lautschburg), *Wasserheilanstalt* in Ungarn, 769 m., auf einem Plateau unterhalb der hohen Tátra, gegen Norden durch Nadelholzwaldungen gedeckt, mit prachtvoller Aussicht.

L. ist im Sommer Haltestelle der Lin. Oderberg-Kaschau. — Unterkunft im Kurhaus mit 62 Z. (Z. u. Kur 0.50—1.60, Kost 1.50 fl. tägl.). — Arzt zeitweise anwesend; Kurzeit: 10. Mai bis 1. Oct.

Lucski, ungarischer Badeort in einem dicht bewaldeten, nach Süden geöffneten Karpathenthale, 600 m., mit 2 *Eisenthermen*, einer Badequelle (Ferr. bic. 0.03, Calc. bic. 1.49, Calc. sulf. 0.89, Magnes. sulf. 0.58, fr. CO_2 472 c.c., Temp. 31.5° C.), welche in einer ausserordentlich grossen, wasser- und gasreichen Piscine zur Anwendung gelangt, und einer Trinkquelle (Ferr. bic. 0.03, Calc. bic. 1.10, Calc. sulf. 0.82, Magnes. sulf. 0.55, fr. CO_2 200 c.c.; Temp. 29.5° C.). Das subalpine Klima in Verbindung mit der Eisenquelle wirken günstig bei Anämie und Neurosen.

Von Ebst. Tepla (Lin. Kaschau-Oderberg) $^1/_2$ Fahrst. — Unterkunft in verschiedenen Wohnhäusern mit 100 Z. — Arzt noch nicht zugegen. — Litt.: Hlavacs 80.

Lugano, der Hauptort des Kantons Tessin mit 6100 Einw., in der nordwestlichen Ecke des Luganer Sees, 275 m., gelegen und zwar in einer gegen Südost sich öffnenden Bucht, welche ringsumher von hohen Bergzügen eingefasst wird, ist als *klimatischer Kurort* von Bedeutung. Im allgemeinen ist der Ort gegen die Nordwinde gut geschützt, doch sind die Berge im Rücken desselben nicht hoch genug, um den Nord-Nordost gänzlich abzuhalten, der sich besonders im Frühling und Herbst bisweilen unangenehm bemerkbar macht. Von den Seitenthälern und vom See her finden Strömungen statt, welche die Luft häufig in mässige Bewegung versetzen. Das Wärmemittel des Winters ist 2.6°, des Frühlings 11.6°, des Sommers 21.0° und des Herbstes 12.1° C. Die mittlere relat. Feuchtigkeit des Jahres ist 71.3 %, wovon circa 75 % auf Herbst und Winter, 67 % auf Frühling und Sommer fallen. Die Monate September bis März sind demnach bedeutend feuchter als die übrige Jahreszeit. Die Menge der Niederschläge (1557 Mm. pro Jahr) ist recht beträchtlich, und zwar fallen die grössten Regenmengen auf Juni und October. Schnee bleibt am Seeufer gewöhnlich nur kurze Zeit liegen, Nebel sind selten. Der Herbst ist, abgesehen von den Octoberregen, Lugano's angenehmste Zeit, in welcher auch Traubenkuren mit der dort wachsenden blauen Muskatellertraube gebraucht werden können. Als Winterstation gehört Lugano zu den kühleren. Es hat vom November bis April eine um 3° wärmere Temperatur wie das nördliche Deutschland, in den 3 Wintermonaten übertrifft es an Wärme Montreux um $^1/_2$, Meran um einen Grad. Der Winter ist die windstillste Jahreszeit und zeichnet sich durch Heiterkeit des Himmels und seltene Niederschläge aus. Von geringerer Seehöhe wie Montreux und Meran, nimmt Lugano als Winterstation bezüglich der Feuchtigkeit (Wintermittel 73.8 %) eine Mittelstellung zwischen diesen beiden Orten ein. Sein Klima ist entschieden weniger stimulirend und tonisirend als das von Meran und dem von Montreux nahestehend. Der See hat in Folge seiner Kleinheit nicht die bedeutende Wärmecapacität, welche dem Genfersee zukommt, aber seine Temperatur ist doch vom October bis Februar höher als die der Luft und es findet deshalb ein mehr allmählicher Abfall der Wärme im Herbst statt und ein langsameres Ansteigen derselben im Frühling. Dieser ist meist von windiger, unbeständiger Witterung und seine zweite Hälfte oft von heftigen Regengüssen begleitet. Die Sommerwärme ist durch die Seenähe, durch den beständigen Austausch der Luft zwischen den Bergen und dem See und durch nächtliche Abkühlung weit erträglicher als man bei einer Julitemperatur von über 28° C. erwarten sollte. Will man in der heissesten Zeit nicht allzuweit entfernt einen kühleren Platz aufsuchen, so findet man einen solchen auf dem nur 4 St. entfernten Monte Generoso (s. daselbst). Die üppige, südliche Vegetation, die unbeschreibliche Schönheit der Formen, in welchen der See, die Bergê und Thäler dem Auge sich darstellen, verleihen der Landschaft einen Reiz, der sie mindestens gleichwerthig mit der der benachbarten oberitalischen Seen erscheinen lässt. Für Patienten mit chronischen Katarrhen, Pneumonien und Pleuriten, als Vorbeugungsmittel für Brustschwache und als Sedativum für Nervenkranke kann ein längerer Aufenthalt in Lugano benutzt werden, ganz besonders geeignet durch seine geographische Lage ist der Ort aber als Uebergangsstation von und nach den Kurorten des Südens.

Als Station der Gotthardbahn ist L. von Basel 9, von Zürich 8, von Luzern 6½, von Mailand 2¼ St. entfernt. — Unterkunft: In der Stadt 10 Gasthöfe in dem 10 Min. entfernten Paradiso deren 3, in Cassarate 1 (Pens. durchschnittlich 6 bis 10 fr. tägl.). Privatwohnungen spärlich und mangelhaft. — 3 Aerzte, 6 Apotheken. — Litt.: Thomas 73; Cornils 82.

Luhatschowitz, Kurort in Mähren, eine Viertelstunde vom gleichnamigen Dorfe, am nördlichen Abhange der Karpathen, 200 m., in einem von bewaldeten Hügeln eingeschlossenen gegen Südosten sich öffnenden Thale, hat 6 kalte zu Heilzwecken benutzte *alkalisch-muriatische Jod und Brom haltige Quellen.* Das Klima ist unter der Einwirkung des Waldes feucht und gleichmässig kühl, die Sommertemperatur 15° C. Vier Quellen, nämlich die Vincenzquelle (Natr. chlor. 2.94, Natr. bic. 4.28, Natr. jod. 0.017, Natr. brom. 0.03, fr. CO_2 1453 c.c.), die Amandiquelle (Natr. chlor. 3.35, Natr. bic. 4.28, Natr. jod. 0.016, Natr. brom. 0.013, fr. CO_2 871 c.c.), die Johannquelle (Natr. chlor. 3.45, Natr. bic. 8.36, Natr. jod. 0.022, Natr. brom. 0.009, fr. CO_2 510 c.c.) und die Luisenquelle (Natr. chlor. 4.35, Natr. bic. 7.94, Natr. jod. 0.023, Natr. brom. 0.011, fr. CO_2 440 c.c.) werden zur Trinkkur benutzt, welcher die Hauptrolle zufällt. Die Temp. dieser Quellen ist 7.5° C. Als Badewasser dient ein Gemenge des Sprudel- und Pumpbrunnens (Natr. chlor. 2.72, Natr. bic. 4.44, fr. CO_2 850 c.c). Die Kochsalz-Natronquellen von Luhatschowitz unterscheiden sich durch ihre niedere Temperatur von denen zu Ems, mit welchen sie die günstige Wirkung auf chronische Katarrhe des Respirations-, Digestions- und Urogenitalsystems theilen. Ihrem Nebengehalt an Jod und Brom wird überdies ein Einfluss auf die Resorption von Exsudaten (Hepatitis, Metritis, Prostatitis) zugeschrieben. Milch- und Molkenkuren mit Schaf-, Ziegen- und Kuhmilch; Kiefernadelbäder.

Von Ebst. Ungarisch-Hradisch (Lin. Breslau-Oderberg-Wien) führt eine Lokalbahn in 50 Min. nach Ungarisch-Brod; von hier 3mal tägl. Post in 2 St. oder Wagen in 1¼ St. zum Kurort. — P. u. T. — Unterkunft in den Häusern u. Villen der gräfl. Serényi'schen Badeverwaltung (Z. 0.70—1.50 fl., vom 15. Juni bis 15. Aug. 25 proc. mehr); Kurtaxe: der Einzelne 5.50, 1 Familienglied 3.50 fl.; Bäder: 55—80 Kr. — 4 Aerzte, 1 Apotheke; Kurzeit: 15. Mai bis Ende Sept.; Frequenz: 1100. Litt.: Küchler 83; Spielmann. 86.

Luhi (Erzsébetforrás) im Bereger Komitat, nordöstlich von der Stadt Munkács, besitzt in der Elisabethquelle (Natr. bic. 2.90, Ferr. bic. 0.01, fr. CO_2 356 c.c.) einen viel versandten *alkalischen Eisensäuerling*, der gegen Katarrhe der Respirationsorgane gebraucht wird.

Luisenthal, anspruchslose *Sommerfrische* in Thüringen, 425 m., im Ohrathale. Schattige Lauben in der Nähe und angenehme Spazierwege mit Ruheplätzen am Bach und in dem nahen Walde. Wannen- und Wellenbäder.

Von Ebst. Ohrdruf (Lin. Gotha-Ohrdruf) 35 Min. L. liegt 5 Min. abwärts der von Ohrdruf nach Oberhof führenden Poststrasse. Eb. Ohrdruf-Gräfenroda mit Station L. im Bau. — P. u. T. im 10 Min. entfernten Schwarzwald. — Unterkunft im Gasthaus mit 2 Nebengebäuden (50 Betten) u. 2 Villen (Z. 8—10 Mk. wöch., Pens. 2.50 Mk. tägl. — 3 Aerzte, 1 Apotheke in Ohrdruf; Kurzeit: Mai bis Oct. Frequenz: 290. — Litt.: Preller 88.

Luksor, Dorf in Oberägypten, unterm 26° n. Br., am rechten Nilufer mit 3500 Einw., 60 m., nebst dem 1 St. entfernten Karnak der Hauptort der auf der Trümmerstätte des alten Theben gelegenen Ansiedlungen und Sitz der Consularagenten der europäischen Grossmächte: *klimatischer Winterkurort.* Das Klima ist ausgesprochen trockenwarm. Das Wintermittel der Temperatur ist 18° C., der relat. Feuchtigkeit 52 %; auf die 3 Wintermonate fallen nur etwa 2 Regentage. Der Chamsin (siehe Cairo) beginnt in der ersten Hälfte des April und dauert bis Ende Mai. Die Indicationen sind dieselben wie die von Cairo.

Von Cairo führt die Eb. in 12 St. nach Siut und von hier das Dampfschiff (120 fr.) in $2^1/_2$ Tagen nach L. — T. am andern Nilufer. — Unterkunft in zwei Gasthöfen (Pens. 15—19 fr. tägl.). — 1 englischer Arzt; Kurzeit: Mitte November bis Ende März; Frequenz: 100. — Litt.: Meyer 81, Peters 82.

Lussin, langgestreckte schmale Insel des adriatischen Meeres, im Quarnero, zu Istrien gehörig: *Klimatischer Winterkurort* und *Seebad.* Der Hauptort ist Lussinpiccolo (6800 Einw.), nächstdem das $^3/_4$ St. davon entfernte Lussingrande (3000 Einw.). Beide liegen im südlichen Theile des Eilands. Der Hafen von Lussinpiccolo, von einer tiefeinschneidenden windgeschützten Bucht gebildet, gilt für einen der besten der Adria. Der Windschutz wird durch eine von Nordwest nach Südost ziehende Hügelkette gebildet. So belästigt, und zwar zumeist von Mitte December bis Ende Februar, die Bora hauptsächlich die Ostseite der Insel, während die Westseite ziemlich verschont bleibt. Im Herbst ist der Scirocco der gewöhnliche Wind. Die Wege in der Umgegend von Lussinpiccolo sind von guter Beschaffenheit aber steinig und steil, wie es die karstartige Natur der Insel mit sich bringt. Da kein Fuhrwerk existirt, ist auch wenig Staub vorhanden. Das Wärmemittel des Winters ist 8.1° (also etwa dasselbe wie das von Rom), des Frühlings 13.6°, des Sommers 23.1°, des Herbstes 15.9° C. Das mittlere Min. des Jan. zeigt + 0.2°, das absolute Min. —3° C., das absolute Max. des Juli 36° C. Die relat. Feuchtigkeit, deren Wintermittel 74% ist, erleidet im Tageslauf nur unbedeutende Schwankungen. Der Winter hat 27 Regentage, der regenreichste Monat ist mit 15.8 Tagen der October. Trotzdem ist der Herbst jedenfalls Lussin's beste Zeit, die Brisen sind dann erfrischend. Das Trinkwasser ist Cisternenwasser, soll aber vorwurfsfrei sein. Obwohl viel Anstrengungen gemacht werden Fremde heranzuziehen, scheint die Insel als Aufenthalt für Brustkranke im allgemeinen zu windig zu sein. Seebäder sind der Haifische wegen bedenklich.

Von Pola braucht das Dampfschiff nur $4^1/_2$ St., von Fiume 10 St. — P. u. T. — Unterkunft: 4 Gasthöfe u. ziemlich viele Privatwohnungen. — 4 Aerzte, 2 Apotheken. — Litt.: Haracic 86; Gleich u. Ghersa 88; Clar (Wien. klin. W.) 88.

Luxeuil, Städtchen mit 4400 Einw. in der Franche Comté an der südwestlichen Abdachung der Vogesen, 315 m., mit 13 *indifferenten Thermen* (Temp. 19—52°), deren einige Spuren von Kochsalz und Eisen enthalten. Kranke mit Rheumatismen, Gicht, Neuralgien und Lähmungen benutzen den Kurort, dessen weit mächtigerer Concurrent das benachbarte Plombières ist.

L. ist Ebst. der Lin. Epinal-Lure-Belfort. — Unterkunft in 2 Hotels und Privathäusern.

Luzern, Hauptstadt des gleichnamigen Kantons mit 17800 Einw., 438 m., am Westende des Vierwaldstättersees, da wo die Reuss denselben verlässt: *Sommerfrische* besonders für Frühjahr und Herbst, mit guter Gelegenheit zu Seebädern und zum Besuch der Seeufer und der ganzen Centralschweiz. Wer eine höher gelegene Station sucht, kann von hier aus in aller Ruhe auf telegraphischem Wege Umschau nach einer passenden Wohnung halten.

L. ist Vereinigungspunkt der Ebn. von Basel, Zürich u. Bern, Anfangspunkt der Gotthardbahn u. Dampfschiffstation. — Unterkunft in gegen 30 Gasthöfen u. Pensionen, sowie in Privathäusern. Auch die nähere Umgebung, wie Seeburg (3 Km.), Schloss Stutz (3 Km.) und Sonnenberg (7 Km.) bietet gute Pensionen. — Zur geselligen Unterhaltung dient der Kursaal. — Viele Aerzte u. mehrere Apotheken.

Lysekil, angesehenes schwedisches *Seebad* am Skagerak auf einer Felsenspitze der Halbinsel Stångenäs.

Verbindung mit Gothenburg durch die längs der Skären über Marstrand fahrenden Dampfschiffe. Gute Unterkunft u. Verpflegung. — Kurzeit: 15. Juni bis 15. Sept.; Frequenz: 3000.

Madeira, portugiesische Insel mit 125 000 Einw., ist einer der wichtigsten *klimatischen Kurorte.* Die Länge des Eilands in westöstlicher Richtung beträgt 60, seine Breite von Nord nach Süd nur 22 Kilometer. Die an der Südküste unterm 32° 28′ nördl. Br. gelegene Hauptstadt Funchal mit 21 000 Einw. ist nach Norden durch einen 1600 Meter hohen Gebirgszug geschützt. Unmittelbar am Meer amphitheatralisch aufgebaut besitzt die Stadt den ausgeprägten Charakter des Inselklimas: geringe Schwankungen der Temperatur und mittelhohe gleichmässige Feuchtigkeit. Drei Bergströme (Ribeiras). gewöhnlich wasserarm, wenden sich in tief ausgegrabenen Flussbetten aus jäher Höhe von Norden her der Stadt zu. Trotzdem die ganze Insel fast nur aus hervorragenden Felsspitzen und tiefen Schluchten besteht, ist sie von zahlreichen, oft recht steilen Reit- und Fusswegen durchzogen, welche auf der Höhe der Terrasse das weitverbreitete System der Wasserleitungen (Levada's) zu begleiten pflegen. Zu Ausflügen dorthin bedient man sich der Reitpferde, der Hammoks (2 Träger mit Hängematte) oder der von Ochsen gezogenen Schlittendroschken (Quarro's). In der Nähe der Stadt bieten die Gartenanlagen am Landungsplatz und der nach dem Fischerdorf Cama de Lobos führende „caminho novo“ Gelegenheit zum Luftgenuss. Die Luftwärme in Funchal ist so geringen Schwankungen unterworfen wie an keinem andern uns bekannten klimatischen Kurort. Die mittlere Temperatur des Winters ist 16.1°, des Frühlings 17.0°, des Sommers 21.6°, des Herbstes 20.5° C., und die Differenz zwischen dem kältesten und wärmsten Monat beträgt im Mittel nur 6.9° C. Ebenso beachtenswerth sind die geringen Temperaturschwankungen innerhalb 24 Stunden. Dieselben beschränken sich selbst in der kältesten Zeit auf 6°, und für das Jahr berechnet ist die Durchschnittsdifferenz zwischen höchster und niedrigster Wärme innerhalb 24 Stunden nur 5.3° d. h. nur halb so gross als wie wir sie an der ligurischen Küste finden. Während der Spazierzeit der Kranken, also von 9 Uhr Morgens bis 6 Uhr Abends beträgt die Wärmeschwankung im December 3.4, im Januar 3.5, im Februar 3.3, im März 2.7, im April 3.5, im Mai 2.2°, eine Constanz, die man nirgendwo wiederfindet. Januar und Februar sind mit 15.9° etwa 7° wärmer als die Riviera, während der August mit 22.7° um 3° kühler ist als der der südfranzösischen Küste. Funchal hat insofern ein windiges Klima, als fast täglich eine gewisse Bewegung der Luft stattfindet, aber wegen des vollkommenen Bergschutzes gegen Nordwinde ist diese selten so heftig, dass sie das Befinden der Kranken beeinflusste, während sie andererseits das Gute hat, dass sie eine excessive Wärme verhindert. Ein abgelenkter Nordwind macht sich als Nordwest öfters im Kampfe mit dem Südwest bemerkbar. Ost und West sind selten, noch seltener der Südwind, der dann nach Südwest umschlagend Feuchtigkeit und Niederschläge veranlasst. Der verrufene Leste, ein trockner und warmer Ostsüdost ist sehr selten, tritt meist im Sommer auf, und kann dann die relat. Feuchtigkeit bis auf 20 % herabdrücken. See- und Landwind treten periodisch auf. Der Seewind (Imbate) erhebt sich früh zwischen 8 und 9 Uhr, erreicht Nachmittags seinen Höhepunkt und endet gegen 4 Uhr. Nach mehrstündiger vollständiger Ruhe erhebt sich dann Abends gegen 8 Uhr der Landwind (Terral). Dass der Kranke des Seewindes wegen seine Spaziergänge unterbrechen muss, kommt etwa 8mal im Laufe des Winters vor; doch hört man in Folge der durch die Felsvorsprünge und Schluchten veranlassten Ablenkungen von reizbaren Kranken öfters die Klage, dass sie sich gegen die verschiedenen Windrichtungen nicht recht zu schützen wüssten. Der mittlere Barometerstand ist 762 Mm.; sein constanter Höhepunkt fällt auf den Sommer zur Zeit des vorherrschenden Nordostpassats, im Winter sind stärkere Schwankungen sehr gewöhnlich. Die mittlere relat. Feuchtigkeit des Jahres ist 70 %, ist also keineswegs übermässig hoch. Madeira liegt im subtropischen Regengürtel und hat eine Winterregenzeit. Von Mitte Mai bis gegen Mitte September ist die Insel fast regenfrei. Die wenigsten Regentage hat der August, die meisten der November und December. Der Winterregen vertheilt sich meist auf 2 Perioden, deren eine in die zweite Hälfte des November bis gegen Ende December, die andere auf die Zeit von Ende Januar bis Ende Februar oder Anfang März fällt, während der Januar sich durch einen gleichmässig heiteren Himmel auszeichnet. Auf 167 Tage im Jahre, an denen der Himmel vorwiegend klar ist, kommen 110 mit bedecktem Himmel und 88 Regentage. Der Regen spielt also immerhin eine bedeutende Rolle. Nebel sind in der Stadt selbst sehr selten, steigen aber häufig an den Bergen bis auf 300 Meter herab. Schnee ist in Funchal und seiner Umgebung unbekannt. Der Basaltboden Madeiras bedingt eine absolute Staubfreiheit. Die Zuckerrohrpflanzungen, welche allmählich den Weinbau zurückgedrängt und Fabriken mit Dampfschornsteinen hervorgerufen haben, sind nicht ohne nachtheiligen Einfluss auf die früher bestandene hochgradige Reinheit der Luft geblieben. Die Mortalitätsziffer ist 1:35, und auf 14 Todesfälle rechnet man einen an

Phthise, wozu die höchst armselige Bevölkerung der Insel das reichste Contingent stellt. Als Folge der Ueberanstrengung des Herzens beim Bergantragen schwerer Lasten auf dem Kopfe sind Herzkrankheiten häufig. Albuminurie ist eine nicht selten vorkommende Erscheinung. Für alle Kranke, welche von auswärts nach Madeira zur Kur kommen, ist es von grosser Wichtigkeit, dass man das ganze Jahr auf der Insel verweilen kann, sofern man nur im Hochsommer höher gelegene Plätze aufsucht, und dass man die Luftkur durchschnittlich bis auf 10 Stunden täglich ausdehnen kann und zwar in einer hochgradig reinen gleichmässig feuchtwarmen Atmosphäre. Die weite Reise und die Kostspieligkeit der Kur bringen es mit sich, dass nur solche Kranke Madeira besuchen, welche eines so mächtigen Eingriffes zur Wiedererlangung der Gesundheit dringend zu bedürfen scheinen, vor Allen also die Phthisiker. Nach dieser Richtung bedeutet Madeira gegenüber von Davos das andere Extrem. Was hier die Gegenanzeige bildet: Laryngitis und die reizbare Schwäche, die erethische Constitution, das hat in Funchal gute Aussichten, wo gerade Phthisiker mit congestiven Symptomen, mit Neigung zur Entzündung sich wohl befinden, während solche mit dem Charakter ausgesprochener Torpidität und Atonie im Hochalpenklima Heilung finden. Es ist nicht richtig das Klima von Madeira geradezu als ein erschlaffendes zu bezeichnen, doch stellt sich öfters bei Neuangekommenen, wohl auch in Folge des sehr weichen Wassers und der veränderten Kost, eine leichte Diarrhöe (Mal de Madère) ein, und eine ausgesprochene Prädisposition zu Darmkatarrhen und mehr noch eine bereits bestehende chronische Diarrhöe, würde eine Gegenanzeige gegen Madeira bilden. Neigung zu Rheumatismen und Gicht, zur Nephritis, nervöses Asthma, schlaffe nervöse Constitution sind ebenfalls ungünstige Vorbedingungen für eine Uebersiedlung nach der Insel. Auch bei Berücksichtigung dieser Umstände kann es vorkommen, dass im Lauf einer Kur auf Madeira ein Stillstand sich bemerkbar macht, und dass nun ein trocknes stimulirendes Klima angezeigt ist. An Vorzüglichkeit und Reichhaltigkeit der Kost (Eier, Milch, Butter etc.) steht Funchal an der Spitze der Kurorte. *Mittermaier* und *Goldschmidt* haben über 284 Phthisiker Bericht erstattet, welche sich in Madeira zur Kur aufhielten. Darunter waren 244 Schwerkranke, von denen 81, also 33.2 %, genasen. Ausserdem endeten 33 mittelschwere und 7 leichte Fälle mit Heilung. Von den 81 auf Madeira Geheilten sind nach durchschnittlich 14 Jahren 47 vollständig gesund geblieben, 14 entzogen sich nach fünfjähriger Gesundheit der weiteren Beobachtung, 8 starben, nachdem sie bis 15 Jahre lang gesund geblieben waren, an andern Krankheiten, 12 an einem Neuausbruch der Krankheit, nachdem sie 10 ½ Jahre lang sich einer guten Gesundheit erfreut hatten.

Die Reise nach Madeira dauert von Deutschland über England, via Southampton-Plymouth oder London-Dartmouth, 6—7, über Hamburg oder Bremen 8—9 Tage (Fahrpreis 300—500 Mark). Wer lange Seereisen scheut benutzt den von Petersburg über Berlin, Paris, Madrid nach Lissabon gehenden Blitzzug. (Von Berlin nach Lissabon 85, von Paris dorthin 58 St.). Von Lissabon bis Funchal dauert die Seefahrt 45—48 St. — T.: Die Insel steht durch Kabel mit Europa in Verbindung. Man kann, was besser ist, über England (1 Wort von 10 Buchst. 2.10 Mk.) oder über Spanien (ebenso 1.75 Mk.) telegraphiren. — Unterkunft: 9 Gasthöfe (Pens. mit Z. 220—265 Mk. monatl.) u. 2 Pensionen (Pens. mit Z. 200 Mk. monatl.); Villen (Quintas) 1000 bis 3000 Mk. u. mehr für den Winter. — Kosten des Aufenthalts: Man rechne für die Hin- u. Rückreise 1000 Mark, für die Ausgaben am Kurort 320—370 Mark monatl. Nimmt man ein Retourbillet für 6 Monate, so ermässigt sich der Preis der Ueberfahrt auf den Schiffen um 10 Procent. — 2 deutsche, 1 englischer, 10 portugiesische Aerzte, 4 Apotheken; Kurzeit: Dieselbe umfasst das ganze Jahr. Die Abreise muss womöglich noch vor dem Winter zu guter Jahreszeit stattfinden. Manchem ist die Zeit der Aequinoctien (Ende September und Anfang October) der Stürme wegen als Reisetermin abzurathen; Frequenz: 150. Litt.: Langerhans 84; Mittermaier u. Goldschmidt 85.

Das **Maderaner** Thal, *klimatischer Sommerkurort* im Kanton Uri, 1449 m., wird vom Kärstelenbach durchflossen, der von dem 1 St. entfernten Hüfigletscher herabkommt. Dass schon im Spätsommer etwa alle 8 Tage einmal ein Nebeltag eintrifft, ist eine Schattenseite des Ortes, der sonst durch seine Windstille, durch seine warmen Abende, durch die gleich hinter dem Gasthof beginnende duftige Tannenwaldung und durch seine friedliche Abgeschlossenheit in herrlicher Umgebung für Ruhebedürftige, Nervöse, Schlaflose ein vortrefflicher Platz ist.

Von der Gotthardbahnstation Amsteg Reitweg in 3¼ St. (Pferd 12, Träger 14 fr.). — Unterkunft im Gasthof mit 60 Z. u. Bädern (Pens. mit Z. 8—10 fr.). — Nächster Arzt in Amsteg.

Madonna di Campiglio, alpine *Sommerfrische*, 1511 m., in Nord-Judicarien, auf grüner Matte und inmitten einer schönen Nadelholzwaldung.

Von Ebst. Trient (Lin. Bozen-Verona) bis Pinzolo im Sarcathal 61 Km. (Stellwagen in 8—9 St.; Zweisp. 18 fl.). Von Pinzolo nach Campiglio noch 4½ St. (Einsp. 4, Zweisp. 6 fl.). — Unterkunft im ehemal. Kloster, jetzt Gasthof (Pens. von 3½ fl. tägl. an).

Madrid, die Hauptstadt Spaniens, mit 500 000 Einw., unterm 40° 24′ nördl. Br., auf einem sterilen von allen Seiten den Winden preisgegebenen Plateau befindlich, ist bei 655 m. die höchstgelegene

Grossstadt Europa's. Der Nordost, an der etwa 50 Km. entfernten schneebedeckten Guadarramakette hinstreichend, überfällt oft plötzlich die Stadt und liegt dabei mit dem Südwest in stetem Kampfe. Das vorherrschend continentale Klima markirt sich durch einen glühend heissen Sommer und durch einen empfindlich kalten Winter. Nur im Frühling und Herbst tritt vorübergehend eine weniger extreme, angenehmere Periode ein. Das Wärmemittel des Jahres ist 13.5°, des Winters 5.3°, des Frühlings 12.3°, des Sommers 23.0°, des Herbstes 13.6° C. Die Differenz zwischen Januar (4.9°) und Juli (24.5°) beträgt fast 20° C. Frost kann schon anfangs November sich einstellen und ist im Laufe des Winters keine seltene Erscheinung. Im December und Januar bietet das Wasserbassin des Buen-Retiro gar nicht selten Gelegenheit zum Schlittschuhlaufen. Rasche Wärmeschwankungen von 20—30° C. kommen während aller Jahreszeiten vor und tragen wesentlich die Schuld daran, dass für Kränkliche der Aufenthalt in Madrid so bedenklich ist. Von Ende Mai an findet eine plötzliche Steigerung der Temperatur statt, welche bald in sengende Hitze übergeht. Erst die Aequinoctialregen bringen dem ausgedörrten, mit Staub bedeckten Erdreich Erfrischung. Im November, December und im stürmischen März treten unregelmässige Schwankungen des Barometers von über 22 Mm. auf. Dazu kommt der schnell wechselnde Saturationsgrad der Luft (denn die im Jahresmittel 67.5% betragende relat. Feuchtigkeit kann plötzlich auf 35% herabsinken) und die stetig bewegte Atmosphäre. Von 85 jährlichen Regentagen mit einer Niederschlagsgrösse von nur 387 Mm. fallen 26 auf die 3 Wintermonate. Hierzu 3 Schneetage. Bei dem schnellen Wechsel der klimatischen Factoren nehmen alle Krankheiten, und insbesondere die Phthise, gern einen akuten Charakter an. *Cazenave* will hierauf auch die überraschend grosse Anzahl Augenleidender und Blinder geschoben wissen. Als günstiges Moment ist bemerkenswerth, dass das durch den Isabellenkanal in reichstem Masse der Stadt zugeführte Trinkwasser von vorzüglicher Güte ist. Für den Ankömmling ist es schwer in Madrid sich zu akklimatisiren. Die Gefahr, welche der dortige Aufenthalt birgt, wird durch das alte spanische Sprichwort bezeichnet: die Luft von Madrid blase kein Licht aus, aber sie tödte den Menschen. Die Mortalitätsziffer ist 34 pro mille (1 : 29.4).

Litt.: Cazenave 63; Oesterr. Zeitschr. f. Meteor. 73, 76; Willkomm 84.

Magglingen (Macolin), *Sommerfrische* im Kanton Bern, 900 m., am südöstlichen Abhange des Jura, mit herrlichem Fernblick über die

Alpenkette. Nadel- und Laubholzwaldung mit Ruheplätzen ganz in der Nähe. Milch und Molken.

Von Ebst. Biel (Lin. Olten-Biel-Neuenburg) 7 Min. bis zu der in 20 Min. hinaufführenden Drahtseilbahn. — P. u. T. — Unterkunft im Kurhaus mit 87 Z., viele mit Balcon (Pens. mit Z. 8—11 fr). — Aerzte in Biel.

Mailand (Milano). die Hauptstadt der Lombardei, unterm 45° 48′ n. Br., 233 m., mit 262000 Einw., hat ein vollständig continentales Klima. Im Sommer erreicht die Temperatur dieselbe Höhe wie auf Sicilien, im Winter sinkt sie unter das Niveau derjenigen des unteren Rheingebietes. In der von Kanälen durchzogenen Po-Ebene zwischen Alpen und Appenin gelegen, ist die Stadt von keiner Seite her genügnd windgeschützt. Nord, Nordost und Nordwest herrschen vor, und diese Winde, welche fast ausnahmslos höhere schneebedeckte Bergzüge berührt haben, führen der Stadt kältere Luftschichten zu. So ist die mittlere Wintertemperatur nur 1.9, das mittlere Minimum —1.9°, das absolute Minimum sogar —17.2° C. Die Zahl der jährlichen Schneetage erreicht die Ziffer 18, die Feuchtigkeit ist bedeutend. Alle für niedere Temperaturen und Witterungswechsel Empfängliche, insbesondere Brustkranke, thun gut daran auf ihrem Wege nach dem Süden, einem Winteraufenthalt in Mailand auszuweichen. Besonders ist vor dem Besuch der zur Winterszeit eisigkalten Brera zu warnen.

Malaga, wichtige Hafenstadt mit 116000 Einw. unterm 36° 43′ n. Br., in einer weit nach Süden geöffneten Bucht: Spaniens einziger *klimatischer Winterkurort* von hervorragender Bedeutung. In ihrem westlichen Drittel wird die Stadt vom Flussthal des Guadalmedina durchbrochen, welcher, für gewöhnlich trocken, nur dazu bestimmt zu sein scheint allen Unrath der Stadt in sein flaches und sandiges Bett aufzunehmen, bis er sich urplötzlich durch Schneeschmelzen im Hochgebirge in einen reissenden, unheilbringenden Strom verwandelt. Der alte Theil der Stadt enthält meist krumme, enge, übelriechende Gassen arabischen Gepräges, der neue dagegen hat breite Strassen von moderner Bauart, welche sich nach dem Quai hinziehen und das von dem Handelsstand und den Fremden bevorzugte Stadtviertel von Alameda bilden. Die Randgebirge, welche die andalusischen Hochebenen nach Süden begrenzen und sich hier und da in secundären Ausläufern dem Meeresufer nähern, umschliessen in weitem Halbkreis die Bucht von Malaga und schützen sie gegen die reinen Nordwinde. Dagegen dringt der Nordwest durch einen tiefen Einschnitt in den zackigen Felswall der Sierra de Antequerra, durch das sogenannte Eselsmaul (boco del Asno) mit ziemlich ungebrochener Kraft in die Bucht. Durch seine intensiv trockene Kälte beschränkt dieser das Nervensystem excitirende Wind (Terral) nach Art des Mistral im Winter die Zahl der Ausgehtage. Von Westen her bestreicht ein Landwind (Ponente) häufig als Vorläufer des Nordwest die Stadt, während von der See her der Südwest Süd, Südost und Ost (Levante) sich bemerkbar machen. Häufiger als der im Sommer heisse und deprimirende im Winter äusserst seltene Südwind (Solano) ist der im Winter oft Kälte und Regen bringende Südwest (Leveche), der auch oft von Sturm begleitet ist und deshalb bei den Seeleuten als „Vendabal" in Verruf steht. Im Allgemeinen ist also Malaga unter dem Antagonismus der Land- und Seewinde windreich, und zwar haben im Frühling und Sommer die Seewinde, im Herbst und Winter die Landwinde das Uebergewicht. Malaga hat ein trockenwarmes Klima. Die mittlere Temp. des Winters ist 12.5°, des Frühlings 18.2°, des Sommers 25.3°, des Herbstes 21.5° C. An den kältesten Wintertagen sinkt die Temp. bis auf 7° aber niemals bis auf den Gefrierpunkt, und obgleich die Abstände zwischen Sonnen- und Schattentemperatur sehr bedeutend sind und warme Bekleidung nothwendig machen, so sind die Tagesschwankungen doch nur unbedeutend. Wenn nicht etwa der Terral weht, können deshalb Kranke bis in den Abend hinein im Freien sich aufhalten. Umfangreichere Schwankungen des Barometers treten nur ein, wenn Seewinde in Landwinde umschlagen oder Stürme im Anzug sind. Obgleich zuverlässige Feuchtigkeitsmessungen nicht existiren, so giebt sich die durch das Vorherrschen trockner Winde und durch die baumlose Umgebung veranlasste grosse Trockenheit der Luft aus der Beobachtung des gewöhnlichen Lebens leicht zu erkennen. Es ist unmöglich längere Zeit in Malaga zu verweilen, sagt *Lee*, ohne den austrocknenden stimulirenden Charakter des Klimas zu bemerken. Schwämme und Handtücher, welche man eben erst benutzte, sind in Folge der starken Evaporation sofort wieder trocken. Von den spanischen, englischen und französischen Berichterstattern ist deshalb auch einstimmig auf die hochgradige Trockenheit Malaga's hingewiesen worden. Das Jahr zählt nur 39 Regentage, wovon 12 auf den Winter kommen, und die Menge des Niederschlags ist so unbedeutend, dass er sofort von dem heissen und trocknen Boden wieder aufgesaugt wird. Nebel kommt kaum zweimal im Jahre vor. Starker nächtlicher Thaufall tritt bisweilen stellvertretend für den fehlenden Regen ein. Durch Anlegung von Plätzen, Verbreiterung und Sprengung der Strassen und durch eine gutes Trinkwasser führende Wasserleitung hat Malaga sehr gewonnen, indessen ist es zu verwundern, und spricht für die Güte des Klimas, dass die Gesundheitsverhältnisse einer Stadt, in der die öffentliche Hygiene immerhin noch sehr im Argen liegt (das fast immer trockene Bett des Guadalmedina dient geradezu als Kloake), relativ so günstige sind. Das gelbe Fieber wurde 1821 eingeschleppt, die Cholera mehrmals, das letzte Mal 1860. Typhus kommt nur sporadisch vor und nach der reichen Erfahrung *Bundsen*'s erreicht die Lungenschwindsucht trotz eines grossen in engen Wohnungen zusammengedrängten Proletariats nicht im Entferntesten die Frequenz der nördlichen Länder. Akuter Gelenkrheumatismus ist äusserst selten. In den ärmern Klassen herrscht in geringem Grade Skrophulose. Im Sommer ist Neigung zu Darmaffectionen vorhanden, aber ohne dass dieselben den dysenterischen Charakter annehmen. Die Zahl der Verkrüppelten und Blinden, die dem Fremden auf seinen Spaziergängen als Bettler entgegentreten, ist gross und erinnert an die Zustände im Orient. Auf die grosse Zahl hochbejahrter hat *Francis* aufmerksam gemacht. Als klimatischer Winterkurort zeichnet sich Malaga durch die sehr gleichmässige trockene Wärme und durch einen meist heiteren Himmel aus. Nur der zeitweise auftretende kalte Nordwest bedingt Pausen in dem regelmässigen Luftgenuss. Die mässige Einrichtung der Wohnungen waren früher eine Schattenseite des Kurorts, die sich aber mehr und mehr verliert. Die chronische Infiltration der Lunge mit reichlicher Bronchialsecretion bei geringer Pulsaufregung giebt die besten Aussichten. Fiebernde Kranke mit ausgesprochener Neigung zur Haemoptoë passen nicht für Malaga. Die bedeutende Trockenheit des Klimas lässt sich noch für verschiedene pathologische Zustände benutzen. So schicken englische Aerzte häufig Kranke mit chronischen Nierenleiden nach Malaga. Als Sommerfrische kann das 680 Meter hoch am Nordabhange der Sierra Nevada gelegene Granada (76000 Einw.) mit seinen vortrefflichen Promenaden und Parkanlagen in Aussicht genommen werden.

Seereise: Von Southampton in 5—6 Tagen nach Gibraltar, von dort in 6 bis 12 St. nach Malaga Von Havre dreimal monatlich nach Gibraltar. Von Marseille dreimal wöchentl. in 3—4 Tagen nach Gibraltar. — Landreise: Von Berlin nach Madrid 62, von Paris nach Madrid 37 St.; von Madrid nach Malaga $21^1/_2$ St. — Unterkunft: Da die Zimmer höchstens mit Kaminen versehen, oft nur durch Kohlenbecken (braseros) erwärmt werden können, so sind Südzimmer für Kranke absolut nothwendig. In den Hotels (Fondas) vollständ. Pension zu 6—20 Pesetas

(= francs) tägl. — Kurzeit: October bis April. — Litt.: Martinez y Montes 52; v. Minutoli 55; Lee 60; Cazenave 63; Stricker 67; Makower 72; Hellmann 76; Willkomm 86.

Malmedy, Stadt in Rheinpreussen in der Nähe der belgischen Grenze mit 600 Einw., an der Hochebene der hohen Venn, 330 m., gelegen, hat *3 alkalisch-erdige Eisenquellen*, welche denen des benachbarten Spa nahe stehen. Die kräftigste darunter ist die Inselquelle, auch Pouhon des Isles genannt (Ferr. bic. 0.06, Calc. bic. 0.84, Natr. bic. 0.34, fr. CO_2 1080 c.c.). Sie wird nur innerlich und zwar hauptsächlich gegen gastrische Störungen Anämischer mit Vortheil gebraucht.

M. ist Ebst., von Aachen 3½ St. Fahrzeit. — 3 Aerzte, 1 Apotheke.

Málnás, Dorf und Bad in Siebenbürgen, im Komitat Háromszék, 584 m., in einem bewaldeten Thalkessel mit mehreren reichhaltigen, noch wenig besuchten *alkalisch-erdigen Eisenquellen*. Neben der zur Trinkkur verwendeten Hauptquelle (Ferr. bic. 0.05, Natr. bic. 2.10, Calc. bic. 1.07, fr. CO_2 1241; Temp. 11° C.) wird die Herkulesquelle als Vollbad (Lobogó) benutzt. Ausserdem Moorbäder.

Von Ebst. Kronstadt (Brassó) ist M. noch 5, von Elópatak 3 St. entfernt. — Unterkunft in mehreren Gebäuden mit 120 Z. — Arzt fehlt; Kurzeit: 15. Mai bis 15. Sept.; Frequenz: 400. — Litt.: Bruck 83; Chyzer 87.

Maloja (Maloggia), Passhöhe im Kanton Graubünden am oberen Ende des Silser Sees, 1811 m., zwischen dem Oberengadin und dem nach Italien hinabsteigenden Bergeller Thal: *Klimatischer Kurort* für Sommer und Winter. Die Seehöhe übertrifft die von Davos, dem es in klimatischer Beziehung ziemlich gleichwerthig ist. Das Thal ist breiter wie das von Davos, so dass der kürzeste Wintertag noch eine 6stündige Besonnung geniesst und man von Rauchbelästigung weniger bemerkt wie in Davos. Im Sommer und bis in den Herbst hinein herrscht um die Mittagszeit ein heftiger Thalwind. Mit der Mitte November beendeten Einschneiung verliert er sich und macht einer windstillen Periode Platz. Die Wirkung des Winterklimas ist intensiver wie die von Davos und setzt, wo es sich um die Heilung von Phthise handelt, eine Constitution von noch bedeutender Widerstandsfähigkeit und Indolenz voraus.

Reiseverbindung: Von Ebst. Landquart über Davos u. Zuz; v. Chur über Julier od. Albula; v. Ebst. Landeck (Arlberg) über Tarasp u. Samaden; v. Ebst. Colico in 1 St. nach Chiavenna u. von dort noch 5 Postst. — P. u. T. — Unterkunft: Hot. Kurhaus Maloja mit Propulsions- u. Aspirationssystem für Lufterneuerung, 400 Z., (Pens. im Sommer 10—15, im Winter 8—12 fr. tägl.), Arzt im Hause;

3 kleinere Gasthöfe (Pens. 6 fr.). — Kurzeit: im Sommer von Juli bis Sept., Winterkur von Oct. bis März; Frequenz: im Sommer 1400, im Winter 50.

Malta, die in englischem Besitz befindliche Mittelmeerinsel, unterm 35° 54′ n. Br., ist in ihrer Hauptstadt La Valette mit 70000 Einw. als *klimatischer Winterkurort* in Frage gekommen. Die mittlere Temp. des Winters ist 13.3°, des Frühlings 16.2°, des Sommers 24.5°, des Herbstes 21.4° C. Das Inselklima kennzeichnet sich durch geringe Temperaturschwankungen. Den Winden ist Malta schutzlos preisgegeben. Der Nordost (Grecolevante) ist manchmal von Regen begleitet und ungemein heftig, der Nordwest (Maestro) dagegen klärt den Himmel. Der Südwest führt Wolken herbei, während der eigentliche Süd oft sehr trocken ist. Der feuchte und meist sehr erschlaffende und hochgradig unangenehme Südost (Scirocco) herrscht besonders im September, meist indessen nicht länger als 3 Tage. Der Regen (im Jahr 608 Mm.) beginnt Anfang September. October und November sind, nachdem das Erdreich sich erfrischt hat, sehr angenehm. Im December, Januar und Februar erfolgen aber wieder Regengüsse und zwar oft von tropischem Charakter. Dann nehmen sie an Zahl mehr und mehr ab und vom Juni bis August ist regenlose Zeit. Der poröse Kalkboden saugt das Wasser begierig auf. Er verursacht im Sommer Staub, der Augen- und Lungenkranken gefährlich wird. Stagnirende Gewässer sind durchaus nicht vorhanden und der Herbst ist deshalb auch frei von intermittirenden Fiebern. Dysenterie und Phthise sind häufig. Die beiden letzten Herbstmonate sind für Kranke am meisten empfehlenswerth. Leider fehlt es überall an Schatten.

Von Syracus geht alle 14 Tage zweimal ein Dampfschiff in 9 St. nach Malta, von Messina einmal wöch. in 11 St. — Unterkunft in 4 Gasthöfen (Pens. 8 Sh. tägl.). — Litt.: J. Hennen 30.

Mammern, Dorf im Kanton Thurgau, 407 m., und *Wasserheilanstalt,* in einem Klima, welches durch die Nähe des Untersees eine gleichmässige Temperatur und einen nicht unbedeutenden Grad von Feuchtigkeit besitzt, und dessen Milde durch eine reiche Vegetation bestätigt wird. Der Ort eignet sich deshalb gut zu Frühjahrs- und Herbstkuren. Ausser den Seebädern werden Dampf- und Heissluftbäder, Elektrotherapie und diätetische Kuren angewendet.

M. ist Dampfschiffstation der Lin. Schaffhausen-Konstanz und Ebst. der Lin. Konstanz-Winterthur. — P. u. T. — Unterkunft im Kurhaus mit 80 Z. und Filiale (Pens. mit Kur 8—12 fr. tägl.). Aerztliche Direction; Kurzeit: Sommer- und Winterkur.

Manebach-Kammerberg, zwei durch die Ilm getrennte Thüringer Walddörfer mit 1250 Einw., 508 m.: einfache *Sommerfrische* mit Schutz gegen Nord und Nordostwinde und mit reicher Auswahl an Ausflügen in das Waldgebirge.

Mit den Ebstn. Ilmenau (4 Km.), Schleusingen u. Suhl Postverb. — P. u. T. — Unterkunft in 2 Gasthöfen u. mehreren Privathäusern. Arzt und Apotheke in Ilmenau; Frequenz: 250.

Margate, englisches *Seebad* und *klimatischer Sommerkurort* mit 12 000 Einw. in der Grafschaft Kent am Ausfluss der Themse in das Meer und zwar an der östlichsten Spitze des südlichen Flussufers gelegen, geniesst einen wohlbegründeten Ruf durch seine bis in den Herbst hinein gleichmässig kühle und trockne Luft und durch seine günstigen Gesundheitsverhältnisse. Guter seichter Strand und kräftiger Wellenschlag.

M. ist Ebst. u. von Dover 1 St. entfernt. — Unterkunft in vielen Hotels u. Boarding houses.

Die **Margarethen**-Heilquelle (Margit-Gyógyforrás) ist ein in Ungarn im Komitat Berey entspringender alkalischer Eisensäuerling (Natr. bic. 4.00, Calc. bic. 0.77, Lith. bic. 0.03, fr. CO_2 87 c.c.), welcher viel versendet und als Tafelgetränk aber auch gegen Katarrhe der Respirationsorgane in Gebrauch ist.

Mariazell, steierisches Städtchen im weit geöffneten Thalkessel der Salza, von bewaldeten Höhen umgeben, 862 m., in prachtvoller Lage und zur *Sommerfrische* sehr wohl geeignet, aber Anfang Juli und in der zweiten Hälfte des August von Wallfahrern überfüllt.

Von Mürzzuschlag (Lin. Wien-Bruck) Zweigbahn in $^3/_4$ St. nach Neuberg, von hier 2mal tägl. Post in 7 St., Zweisp. in 4 St. für 10 fl. — Unterkunft in etwa 100 Gasthöfen.

Marienbad, Kurort in Böhmen, im Egerer Kreise, 628 m., in einem weiten von bewaldeten Hügeln eingefassten Thalkessel, ausgezeichnet hauptsächlich durch seine kalten *alkalisch-muriatischen Glaubersalzwässer,* denen *zwei Eisenquellen,* eine *erdige Quelle,* ein *Eisenmoorlager* und eine *gasreiche Badequelle* als wirksame Factoren beizufügen sind. Der Ferdinandsbrunnen (Natr. sulf. 5.05, Natr. chlor. 2.04, Natr. bic. 1.82, Ferr. bic. 0.08, fr. CO_2 1128 c.c.; Temp. 9°) ist der an Glaubersalz und Kohlensäure reichste, und hat neben Kochsalz und Natron einen ziemlich starken Eisengehalt. Ihm folgt der Kreuzbrunnen (Natr. sulf. 4.95, Natr. chlor. 1.70, Natr. bic. 1.66, Ferr. bic. 0.05, fr. CO_2 553 c.c.; Temp. 10°). Er hat etwas weniger Glaubersalz, beträchtlich viel weniger Kohlensäure und nur die Hälfte an Eisen. In die Klasse der alkalisch-salinischen Säuerlinge gehören die Waldquelle (Natr. sulf. 1.06, Natr. bic. 1.43, Natr. chlor. 0.36, fr. CO_2 554 c.c.) und die noch nicht genau analysirte Alexandrinenquelle. Von den beiden Eisenquellen ist die weitaus stärkste der Ambrosiusbrunnen (Ferr. bic. 0.04, Natr. sulf. 0.19, fr. CO_2 1173 c.c.), der schwächere der meist zu Bädern benutzte Carolinenbrunnen (Ferr. bic. 0.02, Natr. sulf. 0.32, fr. CO_2 1514 c.c.). Die Rudolfsquelle endlich (Calc. bic. 1.60, Ferr. bic. 0.05, Natr. chlor. 0.20, fr. CO_2 1216 c.c.) ist eine gasreiche erdige Quelle mit etwas Eisen. Die beiden therapeutisch wichtigsten Quellen, der Kreuz- und Ferdinandsbrunnen vermehren in der Regel sehr entschieden und dabei schmerzlos die Darmausleerungen und verschaffen bei Trägheit der Darmfunction und Plethora abdominalis oft schon in kurzer Zeit wesentliche Erleichterung. Robuste, fettleibige Personen, welche bei sitzender Lebensweise im Essen und Trinken zuviel gethan haben, können in Marienbad ziemlich schnell eine Abnahme ihrer Körperfülle und ihres Gewichtes erzielen, Hämorrhoidarier sich für längere Zeit von ihren Beschwerden befreien. Unterstützt wird die Kur durch die zu reichlicher Bewegung einladenden sanft ansteigenden Waldwege und durch Mineral- und Dampfbäder. Die Waldquelle und Alexandrinenquelle sind als mildere Formen der beiden Hauptquellen zu betrachten und können bei gastrischen und Bronchial-Katarrhen gute Dienste thun. Von den beiden Eisenquellen erfüllt besonders der Ambrosiusbrunnen die bei Behandlung der Chlorose und Anämie gestellten Bedingungen. Die erdige Rudolfsquelle wird analog der Driburger Hersterquelle oder dem Wildunger Wasser gegen chronische Blasenkatarrhe, Harnconcremente und Nephritis in Gebrauch gezogen. Fasst man die Indicationen zusammen, so stellt sich heraus, dass bei Magen- und Darmkatarrhen, beim Magengeschwür, bei Gallensteinen und Diabetes in der Regel das mildere Karlsbad den Vorzug verdient. Gegen Adiposis, oft auch bei Fettherz, leistet Marienbad Vorzügliches. Bei Exsudaten im Beckenraum im Zusammenhang mit Fettbildung, bei Leber- und Milztumor in Folge von Malaria werden günstige Erfolge berichtet. Bei Rheumatismus und Gicht sind gleichzeitig Dampf- und Moorbäder, bei secundärer Anämie, durch Magenkatarrh oder abdominelle Stasen bedingt, die Eisenquellen zur Hand, während, wo Anspornung der Diurese erwünscht ist, die Rudolfsquelle in Gebrauch genommen werden kann. Klappenfehler verbunden mit Herzschwäche, ausgeprägte Albuminurie, habituelle Congestionen zum Kopf und öfteren Schwindel, hochgradige nervöse Reizbarkeit, überstandene Apoplexie und Marasmus bilden die Gegenanzeigen.

M. ist Ebst. der Lin. Eger-Pilsen. Der Ort liegt $^1/_2$ St. von der Bahn entfernt. — Unterkunft in 11 Hotels und sehr zahlreichen Logirhäusern (Z. 8—20 fl. wöch.). — Kur- u. Musiktaxe: 5—15 fl. pro Person; Bäder: 0.90 bis $2^1/_2$ fl. — 24 Aerzte, 1 Apotheke; Kurzeit: 1. Mai bis 30. Sept.: Frequenz: 13000. Litt.: Kratzmann 66; Kisch 79; Lucca 81; Löwy 85; Stark 87; v. Heidler-Heilborn 88.

Marienberg (Wasserheilanstalt) siehe Boppard.

Marienborn (Schmeckwitz), Bad im Königreich Sachsen am nördlichen Abhang des Lausitzer Gebirges, 175 m., mit einer *kalten gypshaltigen Schwefelquelle* und einer Eisenquelle. Die Bestandtheile beider Quellen sind noch nicht genügend analysirt. Wannen- und Moorbäder.

Von Ebst. Kamenz (Lin. Lübbenau-Kamenz u. Pirna-Kamenz) zu Wagen (4 bis 6 Mk.) in 1 St. zum Bade. — P. u. T. — Unterkunft im Kurhaus mit 45 Z. (Z. 5—15 Mk. wöch., Mittagstisch 1.50, Bäder: 0.60—2 Mk.). — 4 Aerzte, 1 Apotheke in Kamenz.

Marielyst, ehemals königlich dänisches Lustschloss jetzt *Seebad* am Sund am Zusammenfluss der Nord- und Ostsee, von Parkanlagen umgeben und in reizender Lage. Bei vorwiegendem Ost- und Südwind ist der Wellenschlag nicht besonders stark. Die Bäder sind deshalb für Frauen und Kinder gut geeignet. Zugleich warme Seebäder, Mineral-, Douche- und Dampfbäder, Milchkur, Massage und Heilgymnastik.

Von Kopenhagen fährt man auf der Eb. in 2 St. nach Helsingör, in dessen nächster Nähe das Bad sich befindet. — Unterkunft in 2 Gasthöfen. — Aerzte u. Apotheke in Helsingör. — Kurzeit: Mitte Juni bis Mitte Sept.

Marillathal (Marillavölgy), ungarische *Wasserheilanstalt* und *klimatischer Sommerkurort* im Komitat Krassó-Szoróny, in den südlichen Karpathen, 704 m., inmitten mächtiger Nadelholzwaldungen. Milch-, Molken-, Traubenkuren, Elektrotherapie, Inhalationen, Massage.

Von Ebst. Oravicza (Lin. Jassenova-Steyerdorf) 1 Fahrst. (Wagen 2—4 fl.). — P. u. T. — Unterkunft in 2 Gebäuden mit 85 Z. (Pens. m. Z. 18—25 fl. wöch.); Kurtaxe: 4.50 fl. — Arzt anwesend; Kurzeit: 15. Mai bis Ende Sept.

Marlioz siehe Aix-Les-Bains.

Marseille, am Golfe du Lion, Frankreichs bedeutendste Hafenstadt mit 360000 Einw., hat ein hochgradig windiges Klima, denn es wird 175mal im Jahre vom Mistral getroffen. Die Stadt besitzt ein *Seebad* (3 Badeanstalten) mit gutem Wellenschlag, aber da im Sommer die mittlere Temp. der Luft 30°, die des Meeres 22° C. beträgt, so hat man die erfrischende Wirkung des Bades nur im Frühsommer und Herbst zu erwarten.

Mattigbad in Oberösterreich, 450 m., im schön bewaldeten Mattigthal: *Sommerfrische* mit schwacher alkalisch-erdiger Eisenquelle

(Ferr. bic. 0.02, Natr. bic. 0.40, Calc. bic. 0.35). Fluss-, Dampf-, Fichtennadel-, Moorbäder.

Die Kuranstalt liegt dicht bei Ebst. Mattighofen (Lin. Steindorf-Braunau), von wo Omnibus. — Unterkunft: Badhaus, Brauhaus, 5 Gasthäuser, 5 Privathäuser (Z. 0.30—1.20 fl. tägl.). 2 Aerzte.

Mayenbad, bayrische *Sommerfrische* mit Badeanstalt im Reg.-Bez. Schwaben, 650 m., am Südabhange eines bewaldeten Hügelzuges.

Dicht bei Ebst. Mindelheim (Lin. Buchloe-Memmingen). — Billige Unterkunft im Bade. — 4 Aerzte, 2 Apotheken in Mindelheim (3500 Einw.).

Meggen, Ortsgemeinde im Kanton Luzern, *Sommerfrische* mit Seebädern, 485 m., an dem nach Küssnacht gerichteten Arm des Vierwaldstättersees. Die Sommerhitze wird einigermassen durch eine leichte Brise, den sogenannten „Schonwind“ gemässigt, der Vormittags von Küssnacht her dem Hochgebirge entgegen, Abends in umgekehrter Richtung weht. Am Besten eignet sich Meggen zum Frühjahrs- und Herbstaufenthalt.

Von Luzern zu Lande nach M. 6 Km. (Droschke 3.50 fr.); mit dem Dampfboot nach Hinter-Meggen in 1/2 St. — Unterkunft in der Pens. Gottlieben (Pens. mit Z. 5—7 fr.); Aerzte in Luzern.

Mehádia siehe Herculesbad.

Meinberg, Bad im Fürstenthum Lippe-Detmold, 200 m., am nördlichen Abhange des Teutoburger Waldes, dessen Ausläufer gegen Nord und Nordost Schutz gewähren, besitzt zahlreiche Mineralquellen, unter denen folgende die wichtigsten sind: eine *erdig-salinische Schwefelquelle* (Natr. sulfurat. 0.009, Natr. sulf. 0.23, Magnes. sulf. 0.21, Calc. sulf. 0.83; HS 23 c.c., fr. CO_2 81 c.c.; Temp. 9—16° C.), eine *erdig-salinische Kochsalzquelle* (Natr. chlor. 5.83, Magnes. sulf. 0.59, Calc. sulf. 1.29, Calc. bic. 1.20), welche aus dem 2 St. entfernten Schieder herbeigebracht wird, und *2 erdig-salinische Eisensäuerlinge*, der Alt- und Neubrunnen (Ferr. bic. 0.01, Magnes. sulf. 0.27, Calc. bic. 0.53, Calc. sulf. 0.32). Das wichtigste Kurmittel Meinbergs sind indessen die *Schwefelschlammbäder*. Ferner wird die Kohlensäure zu Gasbädern, Gasdouchen, Gasdampfbädern und durch Einleitung in die Wannen zu sogenannten Sprudelbädern benutzt. Die Indicationen für die Trink- und Badekur bilden Skropheln, Rheuma, Gicht, Frauenkrankheiten und auch bei Tabes dorsalis verspricht man sich, besonders von den Sprudelbädern, gute Erfolge.

Von Ebst. Detmold (Lin. Herford-Detmold) 10, über Horn 13 Km., Post in 1 resp. 1 1/2 St.; v. Ebst. Bergheim (Lin. Hannover-Altenbeken) 14 Km. — P. u. T. — Unterkunft: 3 Logirhäuser mit feststehenden Preisen; Kur- und Musiktaxe:

die Pers. 7, die Fam. 10—13 Mk.; Bäder in 3 Badehäusern: 1.25—3 Mk. 1 Arzt; Kurzeit: 20. Mai bis 10. Sept.; Frequenz: 500. — Litt.: Caspari 80; Holtz 83, 85.

Mellau, österreichisches Dorf in einem schönen Thal des Bregenzer Waldes, 736 m.: *Sommerfrische.*

Von Ebst. Schwarzach (Lin. Bregenz-Dornbirn) 6 Fahrst., von Schwarzenberg noch $2^1/_4$ St. — Unterkunft in 3 Gasthöfen.

Mendrisio, schweizer Städtchen im Kanton Tessin mit 2700 Einw., 356 m., am Fusse des Monte Generoso (siehe diesen): *Luftkurort* vorzugsweise für Frühling (Temp. 11.9°) und Herbst (Temp. 11.2° C.).

M. ist Station der Gotthardbahn zwischen Lugano und Como. — Unterkunft in 2 Gasthöfen.

Mentone, Stadt in Südfrankreich, im Dép. des Alpes maritimes, mit 11000 Einw., unterm 43° 47′ n. Br. an der Riviera di Ponente in einer gegen Südsüdost sich öffnenden Bucht: einer der geschätztesten *klimatischen Winterkurorte.* Der Golf von Mentone, in seiner Mitte durch einen gegen das Meer vorgeschobenen Hügel in eine Ostbucht und Westbucht getheilt, steht gegen Nordwest, Nord und Nordost unter dem Schutze der 1200—1600 Meter hohen Seealpen. Oestlich vom Col di Tenda (2500 Meter) dringt überdies eine Bergkette nach Süden vor, welche in der Mentoneser Ostbucht in den Vorhügeln des Mont Berceau einen fast bis an das Ufer herantretenden Windschirm bildet. In den Wintermonaten, wo der Nordwind vorherrscht, hat er kaum eine andere Wirkung, als die den Himmel wolkenfrei zu machen. Jedoch setzt er auch die Temperatur der Nächte und die Schattentemperatur herunter. Oft trifft der Wind erst weit von der Küste das Meer, und nur bei grosser Intensität berühren Stosswinde, welche an den hervorragenden Spitzen der Bergwände niederfahren, die Stadt selbst. Der Ostwind, der um die rothen Felsen herumkommend, als Südost die Küste berührt, ist derjenige von dem Mentone am meisten zu leiden hat, und der im März, von Regengüssen begleitet, dem Kranken die Bewegung im Freien zum Theil verleidet. Von den Westwinden ist der Mistral, wie überall, der peinlichste. Er tritt aber abgeschwächter auf wie in Hyères, Cannes und Nizza und nicht sehr häufig, denn man kann etwa auf den Nov. 4, Dec. 3, Jan. 4, Febr. 7, März 6 Tage mit Nordwest oder Westwind rechnen. Der über Corsica streifende Südwind hat wenig mehr von den Eigenschaften des Scirocco behalten. Die Seebrise führt manchmal die über die Stadt fortstreichenden Nordwinde wieder in den Golf zurück. Ganz windstille Tage sind in Mentone nicht allzuhäufig. *Stiege* rechnet auf die Zeit vom November bis einschliesslich März 49 Windtage und

102 windstille Tage. Indessen giebt es auch an den windigsten Tagen noch windstille Stunden, wo an geschützten Plätzen der Patient sich unbehelligt im Freien bewegen kann. Am besten windgeschützt ist die Ostbucht. Hier kann man der Seebrise ausweichen, wenn man den Weg oberhalb der Villen einschlägt. In der den Seitenwinden mehr blossgestellten Westbucht bietet die Turiner Landstrasse die beste Gelegenheit sich vom Strande fern zu halten. Das Temperaturmittel der 3 Wintermonate ist für die Ostbucht 9.9° C. Durch die von der Felswand reflectirte Wärme ist die Durchschnittstemperatur der Ostbucht um $1^1/_2{}^0$ höher wie die der Westbucht. An Gleichmässigkeit der Wärme übertrifft Mentone Cannes und Nizza. Die relative Feuchtigkeit der Luft schwankt je nach der Windrichtung auch in Mentone sehr erheblich, da aber trockene Nordwinde während des Winters bedeutend vorherrschen, so ist eine niedrige Dampfsättigung der Luft trotz der Meeresnähe das Gewöhnliche. Bei Nordwind hat man ein Minimum von 18 % beobachtet, das Feuchtigkeitsmittel des Jahres wird mit 68—72 % angegeben. Die Zahl der Regentage beträgt in den 5 Monaten vom 1. Nov. bis 1. April nicht mehr wie 34 und steht weit zurück gegen die Zahl der Tage mit wolkenlosem Himmel. October und November haben noch ziemlich viel Tage mit Regen. Dagegen notirte *Stiege* nach 6jähriger Beobachtung für die 3 Wintermonate nur 14 Regentage. Schnee kommt kaum einmal im Jahr vor und bleibt in der Nähe der Stadt nur wenige Stunden lang liegen. Nebel sind unbekannt, mässiger Thaufall findet öfters nach Sonnenuntergang statt. Der aus festem Kalkstein bestehende Boden von Mentone ist nach dem Meere abschüssig und erleichtert so den Abfluss des Wassers. Der auf der Hauptstrasse bei bewegter Luft aufwirbelnde Kalkstaub hat zu ausgiebiger Strassenbesprengung geführt, welche seit Vollendung der Wasserleitung mit Leichtigkeit ausgeführt wird. Um für den Citronenbaum Boden zu gewinnen, hat man Terrassen gebildet und Bewässerungskanäle angelegt. Die Kultur dieses Baumes (dessen Früchte und Blüthen schon bei 1 bis 2° Kälte erfrieren) im Grossen ist der beste Beweis für die Milde des Klimas, die sich sonst noch durch die in den ersten Monaten des Jahres zur vollen Entwicklung kommende wundervolle Flora kennzeichnet. Das Klima von Mentone wirkt durch die gleichmässige Wärme seines Winters und durch den geringen Feuchtigkeitsgrad der Luft tonisirend und roborirend. Manche Kranke empfinden ohne weiteres binnen Kurzem diesen wohlthuenden Einfluss, indem ihr Appetit sich hebt, ihr Körpergewicht und Kraftge-

fühl gleichmässig zunimmt. Andere brauchen einige Zeit, ehe sie sich akklimatisiren und die stimulirende Atmosphäre gut vertragen. Verrieth sich die Schwäche des Nervensystems durch erhöhte Reizbarkeit, so nimmt der Erethismus anfänglich zu. Das Rauschen des Meeres, die Nähe der Berge, ein mässiger Wind machen ihnen Beängstigungen oder Schlaflosigkeit, und erst nach einiger Zeit tritt erhöhtes Wohlbefinden ein. Der Puls wird kräftiger und schneller, und bei erhöhter Energie des Herzens sieht man venöse Stasen und Drüsenanschwellungen verschwinden. Bei fieberlosen und von nur geringen Fiebererscheinungen begleiteten Katarrhen und katarrhalischen Lungenentzündungen, bei alten pleuritischen Extravasaten, bei chronischer Lungenphthise, wenn eine längere Remission der Reizungserscheinungen eingetreten ist, kann eine Kräftigung der Constitution und vollständige Heilung erzielt werden. Bei chronischer Nephritis ist die trockenwarme Luft Mentone's von günstigem Einfluss auf das schonungsbedürftige Organ. Dagegen wirkt bei gesteigerter Herzaction, bei activen Hyperämien mit der Tendenz weiter um sich zu greifen, bei deutlichem Erethismus des Nervensystems und bei bereits sehr heruntergekommenen Kranken der dortige Aufenthalt nachtheilig. Hämoptoë tritt bei bereits vorausgegangenen Anfällen derselben und in Folge von Diätfehlern auf, aber keineswegs besonders häufig. In Fällen, wo das Strandklima Mentone's durchaus nicht vertragen wird, können zurückgelegenere Plätze wie Cimiez bei Nizza und Le Cannet bei Cannes leicht erreicht werden. Bezüglich der Beköstigung, des Comforts, der Krankenpflege gehört Mentone neben Cannes und San Remo zu den fortgeschrittensten Winterstationen der ligurischen Küste, und gewährt deshalb dem Fremden einen sehr behaglichen und in vielen Beziehungen interessanten Aufenthalt.

Der theuerste aber für Schwerkranke bequemste Weg nach M. führt von Norden her über Paris, Lyon, Marseille. Hier kann man Schlafwagen für die ganze Tour haben, und ist beispielsweise von Berlin in 40 St. in M. Von Marseille bis M. (249 Km.) beträgt die Fahrzeit $6^1/_2$—$9^1/_4$ St., von Genua (163 Km.) $4^1/_2$—$6^3/_4$ St. — Unterkunft: Gegen 70 Hotels u. Pensionen (Pens. mit Z. 7—20 fr. tägl.). — Aerzte: 2 deutsche, ausserdem mehrere englische, französische, italienische Aerzte; Badeanstalten in vielen Hotels, auch warme Seebäder; 5 Apotheken. Kurzeit: Anf. Oct. bis Mitte Mai; Frequenz: 2500. — Litt.: Pagenstecher 63; Stiege 68; Dührssen 69; Bennet 63, 80.

Menzenschwand, Dorf im badischen Schwarzwald, aus 2 Ortschaften bestehend, welche in einem Thale am südlichen Fusse des Feldbergs sich hinziehen. Vordermenzenschwand, 860 m., in Waldnähe, kann als einfache *Sommerfrische* benutzt werden.

Von St. Blasien, 9 Km., Post 2mal tägl. — P. u. T. — Unterkunft im Gasthaus mit 20 Z. u. Badeanstalt (Pens. mit Z. 5 Mk.). Aerzte in St. Blasien.

Meran, österreichisches Städtchen in Südtirol mit 5400 Einw., unterm 46° 41′ n. Br., 324 m., ist einer der geschätztesten *klimatischen Kurorte* für Herbst *(Traubenkur)*, Winter und Frühling *(Molkenkur)*. Die Stadt liegt an der Passer, ½ St. vor deren Einmündung in die Etsch. Das hier eine halbe Stunde breite Etschthal wird nach Nordwest, Nord und Nordost von 2600—3000 Meter hohen Gebirgszügen eingefasst, an deren Vorberg, dem Küchelberg (250 m.), Meran sich anschmiegt. Von Norden her wird dieser Kranz von Gebirgen von der Passer, von Nordwest her von der Etsch durchbrochen, und aus beiden Flussthälern dringen Nord- und Nordwestwinde in das meraner Thal, wenn sie auch durch die kulissenartig sich vorschiebenden Berge mehrfach aufgehalten und abgeschwächt werden. Längs des ganzen rechten Passerufers erstreckt sich das beliebteste Fremdenviertel Merans (Steinach). Weiter nach Osten im Rücken der sogenannten Winteranlage machen sich die Winde aus dem Passeierthale bemerklich, weiter westwärts über die Gisela-Promenade fort gegen das Kurhaus zu liegt der gegen beide Flussthäler am meisten windgeschützte Theil der Stadt. Begiebt man sich weiter in den westlichen Theil der Stadt und vom Rennweg am Fuss des Küchelbergs entlang auf die nach Gratsch und Algund führende Strasse, so kommt man in eine Gegend, welche fast ganz geschützt gegen die Winde des Passeierthales und auch der Berührung mit denen des Vinschgaus entzogen, als die eigentliche Treibhauslage bezeichnet werden kann. Am linken Ufer der Passer, dem Schutze des Küchelberges schon mehr entrückt, breiten die Ortschaften Untermais und Obermais sich aus. Letzteres, auf einer freien mit geschmackvollen Gartenanlagen geschmückten Höhe (370 m.) wird von den Winden des Passeierthales bestrichen und ist 1—1½° C. kühler als Meran. Trotzdem ist es nicht nur für Frühling und Herbst das gesuchteste Quartier, sondern es erweist sich auch während des Winters als gut geeignet für solche Kranke, welche, wie die Skrophulösen und Chlorotischen, ein stimulirendes Klima gut vertragen. Selbst im Sommer lassen sich Manche von der stark ansteigenden Hitze (32° C.) von dort nicht vertreiben. Mit einer mittleren Temp. von nur 1.8° C. hat Meran seinen vollständigen Winter. Auch bestreichen im Hochwinter die Sonnenstrahlen wegen der im Südosten sich aufthürmenden Bergmassen erst gegen 11 Uhr den Ort, während der nach Südwesten gelegene Marlingerberg sie ihm schon um 3 Uhr wieder entzieht. Man hat im Winter über 10° Kälte beobachtet. Dagegen hält sich die Differenz zwischen Sonnen- und Schattenwärme (im Winter 4—6°) in mässigen Grenzen. Die mittlere Temp. des Frühlings sowohl wie des Herbstes beträgt 12.2° C. Nach den Messungen der relat. Feuchtigkeit ist es zweifellos, dass Meran mit einem Jahresmittel von 67.8 den vorwiegend trockenen Kurorten zugezählt werden muss. Auch ist die Menge der Niederschläge sehr gering, denn Meran hat im Laufe des Jahres nur 52 Tage mit Niederschlägen, darunter 7 Schneetage. Die meisten Regentage hat der Mai (8.5), nächstdem der Oct. (7.9), die wenigsten der December (0.5) und ihm fast gleichstehend der Februar (0.9). Die beste Seite des Kurorts ist seine relative Windstille während der Monate October bis Februar. Sie macht in Verbindung mit viel Sonnenschein gerade die kältesten Monate zur Luftkur besonders geeignet. *v. Tschirschky* hat berechnet, dass es in den 5 Monaten vom 1. Nov. bis letzten März durchschnittlich 72 Tage giebt, wo der Leidende im Freien sitzen, 51, wo er sich im Freien bewegen kann, während er nur an 28 Tagen, zumeist im November und März durch Wind oder Regen auszugehen verhindert und auf sein Zimmer angewiesen ist. Vergleichen wir den dortigen Winter mit dem von Norddeutschland, so finden wir, dass in Meran der Winter einige Wochen später beginnt und einige Wochen eher sein Ende erreicht, dass die kältesten Monate dort nur 2°, die Mittagsstunden etwa 5° milder sind, und dass Schneefall zwar eintritt, aber ein längeres wochenlanges Liegenbleiben des Schnees zu den Seltenheiten gehört. Wer in Meran einen südlichen Kurort erwartet hat, sieht sich enttäuscht und greift fröstelnd nach Mantel und Pelz. Wärmebedürftige befinden sich wohler an der Riviera, Kranken, welchen man eine windstille trockne Luft und einen meist wolkenlosen Himmel verschaffen will, genügt Meran. Aber im März sollte Niemand mehr die Reise dorthin antreten. Wer bereits den Winter hindurch dort verweilte, mag diesen schlimmen Monat mit in den Kauf nehmen, um so eher, wenn er etwa im April eine Milch- oder Molkenkur gebrauchen will. Die endemischen Gesundheitsverhältnisse scheinen günstige zu sein. Nach *Pircher* beträgt die Mortalitätsziffer für Meran, Obermais und Untermais 23 pro mille (1 : 44), und 32 Procent aller Gestorbenen erreichten ein Alter von über 60. Skrophulose, Rhachitis und Lungenschwindsucht sind selten. Meran besitzt gutes weiches Trinkwasser aus dem Maifthale, als noch schmackhafter gilt das vom Iffinger stammende

Quellwasser von Obermais. Die Indicationen betreffend, so ist die trockene, in den kalten Monaten wenig bewegte Luft und die Möglichkeit eines täglichen Luftgenusses von 3—4 Stunden zunächst von wohlthätigem Einfluss auf schwach beanlagte in der Entwicklung und Ernährung zurückgebliebene, atrophische Kinder und jüngere Individuen (Rhachitis, Skrophulosis, Chlorosis). Viele Fälle von chronischer Pleuritis und Pneumonie wurden in Meran gebessert. Bronchialkatarrhe haben um so bessere Aussichten, wenn sie reizlos und von reichlichem Auswurf begleitet sind. Kranke mit organischen Herzfehlern, bei denen ein tonisirendes mit Gymnastik verbundenes Heilverfahren angezeigt ist, befinden sich in dem trocknen Klima Merans bei Benutzung der gut angelegten sanft ansteigenden Wege sehr wohl. Auch bei Blennorhoë der Blase und bei chronischer Nephritis (wenn nicht höhere Wärmegrade angezeigt sind) ist die Trockenheit der Luft von guter Bedeutung. Da Meran fast ganz, Obermais ganz malariafrei ist, können Kranke mit hartnäckiger Intermittens mit günstiger Prognose dorthin geschickt werden. Von den Neurosen passen solche Fälle hierher, bei denen ein stimulirendes excitirendes Klima indicirt ist. Als Gegenanzeigen müssen ausgeprägter Erethismus verbunden mit Agrypnie, stärkeres Fieber, akute Katarrhe besonders des Kehlkopfs, frische oder häufige Haemoptoë und Marasmus angesehen werden. Den südlichen Kurorten gegenüber muss die gute Unterkunft und Verpflegung der Kranken, müssen die mannichfachen der Zerstreuung und Unterhaltung dienenden Vorkehrungen betont werden. Als therapeutische Hilfsmittel werden Kumys, Kefir, Kräutersäfte, die Hydro- und Pneumatotherapie in Mitbenutzung genommen. Molken- und Traubenkur verdienen noch eine besondere Erwähnung. Die Molken, aus Ziegenmilch bereitet, werden vom 1. April verabreicht, die Traubenkur beginnt mit dem 1. Sept. und dauert bis Ende Oct. Die meraner Traube (Vernatschtraube) ist im Vergleich mit der des Genfersees, welche kleine fleischige Beeren mit dicker Schaale hat, grossbeerig, dünnschalig und wasserreicher. Die meraner Traube wirkt bei einer täglichen Gabe von $1\frac{1}{2}$—3 Kilogr. abführend, und passt daher bei Plethora abdominalis und wo man eine Abnahme des Körpergewichts erzielen will, selten aber für Lungenkranke, während man von der Traube des Genfersees eine die Sekretionen beschränkende, die Fettbildung und das Körpergewicht vermehrende Wirkung erwarten darf. In klimatischer Beziehung unterscheidet sich Montreux von Meran hauptsächlich durch seine erheblich höhere relat. Feuchtigkeit. Wer in der Nähe

Merans eine Sommerfrische sucht, wird, wenn Obermais zu warm wird, die $1^1/_2$ St. entfernten Josephsberg (520 m.) oder Schloss Lebenberg (530 m.) wählen. In 5 St. erreicht man Mitterbad (946 m.), und in etwa 4 St. kann man von Bozen aus nach Sarntheim (991 m.) oder Klobenstein (1147 m.) kommen.

Von Ebst. Bozen (Lin. Innsbruck-Verona) führt eine Zweigb. in $1^1/_2$ St. zum Kurort. Berlin-Meran 25, Wien-Meran 19 St. — Unterkunft (Schriftliche Anfragen an den „Kurvorstand") in zahlreichen Gasthöfen und Pensionen (Pens. mit Z. $2^1/_2$ bis 5 fl.) und in Privatwohnungen (Z. 10—60 fl. monatl.). Wasserheilanstalt in Obermais unter ärztlicher Leitung. — Kurtaxe: im Winter alle 6, sonst alle 4 W. pro Pers. 1 fl. — 28 Aerzte, 2 Apotheken; Kurzeit: 1. Sept. bis 31. Mai; Frequenz: 12000 davon ca. 5000 im Winter. — Litt.: Hausmann 66; v. Tschirschky 67; Kuhn 75; Knauthe 84; Pircher 84; Knoblauch 87.

Mergentheim, württembergisches Städchen mit 4500 Einw. im Tauberthal, 190 m., welches im „Karlsbad" eine stark *kochsalzhaltige Bitterquelle* (Natr. chlor. 13.35, Natr. sulf. 3.37, Magnes. sulf. 2.53, Calc. bic. 2.13, fr. CO_2 737 c.c.), eine Mittelstufe zwischen Kochsalz- und Bitterwässern, besitzt. Zu 2 bis 4 Gläsern getrunken hat dieselbe eine mild abführende Wirkung, in Bädern wirkt sie wie ein schwaches ($1^1/_3$ procentiges) Soolbad. Die freundliche Lage der Stadt mit ihren schattigen Alleen und Parkanlagen (Sommertemp. 18.4° C.) und gute Einrichtungen haben eine wachsende Zahl von Kurgästen herbeigeführt. Es sind auch Douche-, Dampf- und Fichtennadelbäder in Gebrauch. Zum Versandt kommt ein concentrirtes, stärkeres Wasser.

M. ist Ebst. der Linie Wertheim-Crailsheim. — Unterkunft: 5 Gasthöfe, 2 Kurhäuser mit über 100 Z.; Kurtaxe: die Pers. 2 Mk.; Musiktaxe: die Pers. wöch. 2 Mk. — 7 Aerzte, 2 Apotheken; Kurzeit: 15. Mai bis Ende Sept.; Frequenz: 1200. — Litt.: Höring 78.

Messina, die lebhafteste Handelsstadt Siciliens mit 72000 Einw. ist ohne jeden Windschutz und deshalb zur klimatischen Winterstation nicht geeignet. Neben sonstigen Comfort sind auch gute Einrichtungen zu Seebädern vorhanden. Im Sommer erreicht jedoch das salzreiche Meerwasser (40‰ Chlorverbindungen) eine Temp. von über 25° C.

Michelstadt, hessisches Städtchen mit 3300 Einw., 208 m., im oberen waldreichen Mümlingthale des Odenwaldes: *Sommerfrische* mit dicht am Bahnhof gelegener *Wasserheilanstalt.* Gutes Trinkwasser; Dampf- und Fichtennadelbäder, Elektrotherapie, Massage, Heilgymnastik.

M. ist Ebst. der Lin. Hanau-Eberbach. — Unterkunft in 2 Gasthöfen und in der Anstalt mit 60 Z. (Z. 5—25, Kost 25 Mk. wöch.). — Aerztliche Direction; Kurzeit während des ganzen Jahres.

Miesbach, oberbayrischer Marktflecken mit 2400 Einw. in hübscher Lage, 697 m., *Sommerfrische* nur 7 Km. von Schliersee, am Eingang in das bayrische Hochland.

M. ist Ebst. der Lin. München-Schliersee, v. München 2 St. Fahrzeit. Unterkunft in 3 Gathöfen u. Privathäusern. — 2 Aerzte, 1 Apotheke.

Millstadt, Pfarrdorf in Oberkärnten und *Sommerfrische,* 580 m., am nördlichen Ufer des gleichnamigen 1200 Meter langen und 150 Meter breiten Sees, der von ziemlich steilen bewaldeten Bergen allseitig eingeschlossen wird. Ueber dem südlichen Seeufer erscheint oberhalb des Waldes die Karawankenkette. In der Mitte des nördlichen Ufersaums, wo die Berge etwas weiter zurücktreten, liegt der Ort mit prachtvollen alten Linden. Der fischreiche See, dessen Wasser sich im Sommer bis auf 21—24° C. erwärmt, bietet gute Gelegenheit zum Baden (2 Badeanstalten), Kahnfahren und Angeln.

Von Ebst. Spital (Lin. Villach-Franzensfeste) 2 St. zu fahren, Fussweg durch das reizende Lieserthal in $2^1/_4$ St. — Unterkunft in mehreren Gasthofen. — Litt.: Pichler 78.

Misdroy, pommersches Kirchdorf mit 800 Einw. an der Nordwestküste der Insel Wollin und beliebtes *Ostseebad.* Der Ort liegt zwischen dem Meer und einem im Südosten befindlichen bewaldeten Höhenzuge, so dass ausser der sehr gut angelegten Strandpromenade eine Reihe angenehmer Waldwege zur Luftkur auffordern. In feuchten Sommern wird über die vielen Mücken geklagt. Gegen Norden gewähren die Dünen einen gewissen Windschutz, gegen Osten die Buchenwaldung. Der Strand ist fest und steinfrei. Bei Nordwinden ist mässiger Wellenschlag vorhanden. Ausser dem Herren- und Damenbad, welche aus sehr zahlreichen, auf Pfählen erbauten und bequem eingerichteten Zellen bestehen und 500 Meter voneinander entfernt liegen, existirt noch ein Warmbadehaus.

Von Stettin fährt man per Dampfboot, tägl. ausser Sonntags, in 3 St. nach Laatzig, von hier per Omnibus oder Wagen in $^1/_2$ St. zum Kurort. Von Ebst. Swinemünde per Post in $1^1/_2$ St. (Wagen 9 Mk.) nach Misdroy. — Unterkunft in 8 Hotels (Pens. mit Z. $4^1/_2$—6 Mk. tägl.) u. in Privathäusern (Familienwohnung 250—400 Mk. pro Saison); Kurtaxe: für 1 Pers. 3, für 1 Fam. 10 Mk.; Seebäder pro Saison 7.50 Mk. — 2 Aerzte, 1 Apotheke; Kurzeit: die 1. Saison geht vom 1. Juni bis Ende Juli, die 2. vom 1. Aug. bis Ende Sept.; Frequenz: 5000.

Mittenwald, altes oberbayrisches Städtchen mit 1750 Einw., 917 m., berühmt durch seine Geigen- und Zithermacher, eine behagliche *Sommerfrische* in schöner Umgebung und mit guter Gelegenheit zu angenehmen Ausflügen.

Von Ebst. Zirl, 29 Km. (Lin. Innsbruck-Buchs). geht die Post in $4^1/_2$ St. nach M., von Partenkirchen, 16 Km, in 2 St. — Unterkunft in 3 Gasthöfen. — 1 Arzt.

Mitterbad, in Südtirol, 946 m., im Marauer Thal, einem Seitenthal des Ultenthales: *Sommerfrische* mit erdiger Eisenvitriolquelle (Ferr. sulf. 0.29, Calc. sulf. 0.29). Der Ort ist von Nadelholzwaldungen umgeben und wird im Sommer von Meran aus viel aufgesucht. Die Quelle, früher nur zur Badekur benutzt, wird jetzt auch getrunken.

Von Meran, 18 Km., erreicht man M. in 5 St. — Unterkunft im Bade mit 93 Z. (Pens. von 2.50 fl. an, Bäder 40 Kr.). Arzt im Hause; Kurzeit: 15. Mai bis 30. Sept.; Frequenz: 500.

Molitg, kleines Pyrenäendorf in der Provinz Roussillon mit 600 Einw. 450 m. in enger Thalschlucht, mit 12 sehr schwach mineralisirten *Schwefelthermen* (Temp. 25—38° C.). Die angesehenste darunter die Source Llupia (Natr. sulfurat. 0.014, Temp. 36°) zeichnet sich durch die sammetartige Weiche ihres Wassers aus, und die in ihrer natürlichen Wärme genommenen Bäder (Bains de délices) sind besonders behaglich. Die Trink- und Badekur erstreckt sich auf Hautkrankheiten, Harngries, Blasenkatarrh und Katarrhe der Respirationsorgane.

Von Ebst. Prades (Lin. Pergignan-Prades) 7 Km., Postverbind. — Unterkunft in 2 Établissements thermals. — 1 Arzt.

Monaco, Städchen mit 2900 Einw., würde sammt dem dazu gehörigen Monte Carlo als *klimatische Winterstation* und für den Herbst als *Seebad* einer der wichtigsten Orte der Riviera di Ponente sein, wenn es nicht durch die Spielbank als Kurort unmöglich wäre. Der Windschutz durch den im Norden sich erhebenden Mont Angel (1150 m.) und dessen Ausläufer ist ein sehr vollkommener, und die klimatischen Verhältnisse sind, wie schon die üppige Vegetation bezeugt, ganz ähnliche wie in der benachbarten Bucht von Mentone. Vorzügliche Gasthöfe und Pensionen sind zahlreich vorhanden.

Mönchaltorf, Kuranstalt im Kanton Zürich, 454 m., in anmuthiger Lage, mit einer schwachen *erdigen Eisenquelle* (Magnes. bic. 0.38, Calc. bic. 0.35, Ferr. bic. 0.01). Zugleich Douche- und Dampfbäder, Milch und Molken.

Von Ebst. Uster (Lin. Zürich-Rapperswyl) Post in $^1/_2$ St. — P. u. T. — Unterkunft in der Kuranstalt mit 35 Z. (Pens. mit Z. $4^1/_2$—$5^1/_2$ fr.). Arzt anwesend.

Mondorf, grosses luxemburgisches Kirchdorf mit 2600 Einw., 198 m., nahe der lothringischen Grenze, besitzt eine *laue erdige Kochsalzquelle* (Natr. chlor. 8.72, Calcium chlor. 3.16, Calc. sulf. 1.64, Magnes. brom. 0.10, fr. CO_2 33 c.c., N. 15 c.c.; Temp. 25° C.), welche neben viel Chlorcalcium und Gyps eine beachtenswerthe Menge Brommagnesium enthält. Sie wird zu Trink-, Bade- und (wegen des geringen Stickstoffgehaltes) Inhalationskuren benutzt. In kleiner Dosis getrunken vermindert das Wasser die Ausleerungen, in grosser vermehrt es sie. Um es leichter verdaulich zu machen setzt man Milch oder Molken hinzu. In langfristigen Bädern wird die Quelle gegen Skropheln, Rheuma, Gicht und Frauenkrankheiten, besonders bei erethischen Subjecten empfohlen.

Bad-Mondorf ist Ebst. der Lin. Luxemburg-Remich (Nennig). — Unterkunft im Kurhaus: Bäder: 1 bis 1.50 fr. — 1 Arzt; Kurzeit: Mai bis Nov.; Frequenz: 800.

Mondsee, oberösterreichisches Kirchdorf mit 1500 Einw. und *Sommerfrische,* 476 m., am nordwestlichen Ende des gleichnamigen Sees in romantischer Lage und mit guter Gelegenheit zu Seebädern.

Von Ebst. Vöcklabruck (Lin. Linz-Salzburg) führt eine Zweigb. in ½ St. nach Kammer. Von hier geht in 1¼ St. das Dampfboot über den Attersee nach Unterach und weiter ein Omn. in einer halben St. zur Dampfschiffstat. See am Mondsee, von wo 4 mal tägl. in 1 St. ein Boot zum Ort Mondsee hinüberfährt. Von Ebst. Strasswalchen (Lin. Linz-Salzburg) 2 mal tägl. Omn. in 2¾ St. nach Mondsee. — Unterkunft in 5 Gasthöfen u. in Privathäusern. 2 Aerzte. — Litt.: Flotz 85.

Monsummano basso, oberitalisches Städtchen mit 2800 Einw., in dessen Nähe bei Monsummano alto sich eine *mit warmen Wasserdämpfen gefüllte Grotte,* ein natürliches Dampfbad, befindet. Am Fuss des gleichnamigen, 560 m. hohen Kalkberges 5 Meter unter der Erde gelegen, bildet sie ein 150 Meter langes, nirgends über 12 M. breites Labyrinth von Hohlräumen. Rechts vom Eingang führt ein 33 Meter langer Gang in das sog. Paradies mit dem Eissee. Hier beträgt die Lufttemp. 29—31° C. Zum Eingang zurückgehend wendet man sich nun links und gelangt durch einen 80 Meter langen Gang in das „Purgatorio", wo sich ein über 36 Meter tiefer See befindet. Hier ist die Luft 32—34° warm. Ein weiterer Gang führt von hier zum „Inferno" mit einer Temp. von 34—35° C. Die verschiedenen Grotten-Seen sind es, welche ihre hohe Temp. der Luft mittheilen. Ende September fängt das Wasser in der Grotte an zu steigen und erst im Mai tritt es wieder zurück. Eine Verunreinigung der Luft soll nie zu bemerken sein. Man verweilt mit einem Badehemde bekleidet ¾—1 St. wandelnd oder sitzend in der Grotte und geräth dabei in starken Schweiss, dessen Nachlass man im Bette abwartet. Die Kur dauert 6—10 Tage und kann erst nach mehrwöchentlicher Pause wiederholt werden. Die Indicationen decken sich mit denen für künstliche Dampfbäder (welche in der Regel 8° wärmer genommen werden): Rheumatismus, Gicht, Ischias, allerhand Neurosen und Paresen.

Von Ebst. Pistoja (Lin. Bologna-Florenz) 1½ Fahrst. (Wagen 8—10 l.), von Ebst. Pieve a Nievole oder v. Ebst. Montecatini (beide auf der Lin. Florenz-Lucca-Pisa) 20—30 Min. Fahrzeit (Wagen 3—4 l., die man sicherer in Montecatini vorfindet). — Unterkunft: In Monsummano alto 3 Pensionen (Pens. mit Z. 8—12 l.). In Monsummano basso verschiedene Pensionen (zu 6—7 l. tägl.). Bad: 3 l., Reinigungsbad 1½ l. — Kurzeit: 15. Mai bis 15. Sept., Badezeit von 9 U. fr. bis 5 U. Ab. — Arzt zur Kurzeit anwesend. — Litt.: Knoblauch 76; Daubrawa 77; Turchetti 78.

Mont Dore, Dorf mit 1300 Einw. in der nördlichen Auvergne, im Dép. Puy de Dôme, 1046 m., an der Dordogne, welche nur wenig Kilometer oberhalb ihren Ursprung nimmt. In dem schönen von 3 Seiten eingeschlossenen Hochalpenthale entspringen eine kalte und 7 *warme sehr schwach alkalische Säuerlinge* (Temp. 40—45° C.), welche zur Trink- und Badekur, zu letzterer in mannichfachster Form benutzt werden. Man hat Piscinen mit stetigem Zufluss von Wasser (38° C.), heisse Douchen, heisse Fussbäder und schweisstreibende Halbbäder von 40—43°, in welche der Kranke 5—10 Min. eingetaucht wird, und heisse Inhalationen. Mit Hinzurechnung des subalpinen, tonisirenden (aber keineswegs milden oder gleichmässigen Klimas) empfiehlt man Mont Dore hauptsächlich bei allen chronischen Affectionen der Respirationsorgane und auch bei Phthise. Bei Asthma will man von einem geringen Arsengehalt der Cesarquelle gute Erfolge gesehen haben. Endlich finden sich auch Kranke mit Rheuma, Gicht und Neuralgien dort ein.

Von Ebst. Laqueville (Lin. Clermont Ferrand-Eygurande) 17 Km., Post in 1½ St. — Unterkunft: Ueber 20 Hotels mit sehr hohen Preisen und viele Maisons meublées. Bäder: 1—1½ fr. — 3 Aerzte; Kurzeit: 15. Juli bis 15. Sept.; Frequenz: 4000. — Litt.: Richelot 59, 62, 64, 72, 81; Vacher 75; Maccarel 81; Fauvel 81.

Montecatini, oberitalisches Dorf in der Provinz Lucca, in einer Ausbuchtung des Val di Nievole malerisch gelegen, besitzt 8 dem Staate gehörige und eine grosse Anzahl im Privatbesitz befindliche *warme Kochsalzquellen* (Natr. chlor. 4.00—11.00; Temp. 21—30° C.), von denen einige, wie der Tettuccio, Rinfresco, Olivo, Savi der Trinkkur, andere zu Bädern dienen. Die Trinkkur spielt die Hauptrolle und wird gegen gastrische Störungen, Nierenleiden und Gicht angewendet.

M. ist Ebst. der Lin. Florenz-Pistoja-Pisa, das Bad 1 Km. vom Bahnhof entfernt. — Unterkunft im Gasthof mit über 200 Z., in mehreren Case mobigliate und in Privathäusern. Kurtaxe: 3 l., Bäder: 0.70—2½ l. — Arzt anwesend; Kurzeit: 1. Mai bis 30. Sept. — Litt.: Fedeli 80.

Montmirail im Dép. Vaucluse hat eine *Bitterquelle,* ihrer grünlichen Farbe wegen Source verte genannt (Magnes. sulf. 9.31, Natr. sulf. 5.06, Calc. sulf. 1.00), die einzige auf französischem Boden, ausserdem eine unbedeutende kalte Schwefelquelle und eine in der Nähe entspringende Eisenquelle. Trink- und Badekur.

Montreux am Genfersee im Kanton Waadt, 372 m., *klimatischer Kurort* für Herbst *(Traubenkur),* Winter und Frühling, ist der Collectivname für eine Anzahl am Seeufer sich hinziehender Ortschaften, wie: Clarens, Vernex, Kirchmontreux, Territet, Veytaux etc. Der nördöstliche Uferrand des Genfersees wird von gewaltigen Bergen wie der Moléson (2005 m.), die Dent de Jaman (1872 m.), die Rochers de Nage (2040 m.) überragt, und dieser mächtige Wall schiebt seine Vorberge, wie die Pleiades, den Cubli und andere, bis gegen das Seeufer vor. Die dem See zueilenden Bergwässer, die Baies de Clarens, de Montreux und de Veytaux (Veraye) haben nur wenig geräumige Flussbetten, und geben kaum zu stärkeren Windströmungen Veranlassung. Der eigentliche Schutz dieser Felsenmauer gegen die Nordost-, Nord- und zum Theil auch gegen die Nordwestwinde beginnt erst in der Gegend von Vevey, und der Werth der Lage, die Milde des Klimas nimmt von dort bis Veytaux in steigender Progression schrittweise zu. Eine weitere oder geringere Entfernung der Wohnstätte vom See, die höhere oder niedere Lage am Abhange der Berge und die mehr oder weniger starke Besonnung bedingen ausserdem beachtenswerthe Differenzen. Die Erfahrung, dass der eiskalte Nordost, die sogenannte Bise, sich im westlichen zwischen Lausanne und Genf befindlichen Abschnitt des Sees sehr unangenehm bemerkbar macht, haben den Zug der Wintergäste mehr und mehr nach Osten geleitet, und das ganze Ufer von Vevey bis zu Schloss Chillon ist jetzt eine fast ununterbrochene Reihe von Wohnhäusern, welche Kurgästen geöffnet sind. Ausser der Bise sind von Norden her einbrechende Strömungen nicht möglich, und es kommen nur noch die Südwinde in Frage, von denen der Föhn mit seiner erschlaffenden Wirkung im Nov. und Dec. kaum jemals, im Jan., Febr. und März immerhin selten sich bemerkbar macht. Territet und das hoch über'm See und dicht an der Alpenmauer gelegene Veytaux bleiben von allen Luftströmungen verschont, entbehren aber länger als Clarens die Morgensonne, während die Abendsonne diese Höhen noch erwärmet, wenn das nordwestliche Uferland schon im Schatten liegt. Clarens und Vernex-Montreux befinden sich in mässiger Seehöhe und deshalb in sehr günstiger Lage. Die mittlere Temp. des

Winters ist 2.41°, des Frühlings 12.40°, des Sommers 18.69°, des Herbstes 10.65° C. Montreux besitzt danach eine Winter-Temp., welche im Monatsmittel nur 2.5°, um die Mittagszeit nur 5—6° wärmer ist als diejenige des nördlichen Deutschlands. Trotz des fast absoluten Schutzes gegen die Nordwinde hat Montreux seinen vollständigen Winter. Da die Temperatur des Seewassers während der ganzen Zeit vom October bis April höher ist als die der Luft, so sind die unmittelbar am Ufer gelegenen Wohnungen deshalb keineswegs kälter. Montreux besitzt in gewisser Beziehung den Charakter eines Bergklimas, und zwar ist man im oberen Vernex und Montreux und in Veytaux dem tonisirenden Einfluss einer dünneren Luft stärker ausgesetzt als in den unmittelbar an der Landstrasse zwischen Clarens und Villeneuve gelegenen Pensionen. Das grosse Wasserbecken des Sees bedingt, da es an austrocknenden Winden fehlt, einen ziemlich hohen Feuchtigkeitsgehalt der Luft, der sich im Jahresmittel auf 79.7 beziffert. Von etwa 70 jährlichen Regentagen fallen 10 auf den Winter, 19 auf das Frühjahr. Schneetage bringt der Winter circa 15. Der eigentliche Krankentag (11 bis 3 Uhr) wird für den Spaziergänger nur ausnahmsweise durch Niederschläge beeinträchtigt. Von tief eindringender Feuchtigkeit hat man aber deshalb wenig zu leiden, weil der harte Kalk- Sandsteinmörtel des Untergrundes (Molasse) das Eindringen des Wassers verhindert. Im December und Januar ist Montreux nicht nebelfrei. Bisweilen lagern sich die Nebel in mittleren Höhen, ohne dass sie den See erreichen. In den höheren Regionen kann dann Sonnenschein herrschen. Die Mortalitätsziffer ist 19 pro mille, und hohes Lebensalter häufig. Unter den chronischen Krankheiten ist Chlorose sehr gewöhnlich, und junge Mädchen werden bei ihrer Uebersiedlung nach Montreux öfters chlorotisch, ein Beweis für die herabstimmende Wirkung des mässig feuchten Klimas, die sich auch dadurch zu erkennen giebt, dass Kranke mit nervöser Reizbarkeit ihren guten Schlaf wieder gewinnen und sich entschieden wohler fühlen wie etwa vorher an der Riviera. Lungenphthise ist am Genfersee selten und der Verlauf chronischer Katarrhe und Pneumonien gewöhnlich ein günstiger. Montreux hat in dieser Beziehung seine habituellen Wintergäste, die sich nirgends sonst so wohl fühlen. Ein grosser Vorzug des Kurorts ist sein vortreffliches Trinkwasser. Für Reinlichkeit in den Strassen und Strassenbesprengung sorgt die Société d'utilité publique. Wie Meran bietet auch Montreux seinen Kurgästen Molken und Trauben. Erstere, aus Ziegenmilch genommen, sind vom 1. April an in allen Pensionen zu haben, letztere, von besonderem Wohlgeschmack, ziehen im September und October Schaaren von Kurgästen heran, so dass dann die Pensionen von Vevey bis Bex überfüllt sind. Im Vergleich mit andern Traubensorten (siehe bei Meran) verdienen die von Montreux durch ihren Zuckerreichthum bei Brustkranken den Vorzug. Montreux steht klimatisch Meran sehr nahe: ziemlich dieselben Wärmeverhältnisse, fast die gleiche Seehöhe, dieselbe vom September bis Mai reichende Kurzeit. Montreux hat, weil von Flussthälern unbehelligt, im März weniger von Wind zu leiden wie Meran. In Montreux wird die klimatisch günstige Gegend von einem etwa 1½ St. langen Ufersaum gebildet, während man sich in Meran hin und her ergehen kann und eine weit grössere Auswahl von Spaziergängen zur Verfügung hat. Die wichtigste Differenz zwischen beiden Kurorten besteht aber bezüglich der relat. Feuchtigkeit, welche am Genfersee etwa 10 Procent höher ist als in Tirol. Die tieferen Lagen von Montreux passen viel besser für erethische Subjecte, für Schlaflose, für Kranke mit trocknen Katarrhen und Congestivzuständen. Umgekehrt müssen Personen von torpider Constitution und phlegmatischem Temperament, Kranke mit profuser Schleimsekretion Montreux meiden. Solche Kranke gehören nach Meran, und dieses besitzt überdies in Obermais eine Station, wo der stimulirende Charakter des Klimas noch schärfer hervortritt, und wo Skrophulöse und Anämische bessere Aussichten haben als in Montreux. Die höher gelegenen Stationen in der Umgegend von Montreux, wie Glion, Les Avants Chesières etc., eigenen sich am besten für September oder Mai, wo es unten am See oft recht heiss ist.

Clarens, Montreux-Vernex, Territet und Veytaux sind Stationen der Eb.-Linie Genf-Lausanne-Bex-St. Maurice. — Unterkunft: Gasthöfe u. Pension existiren in grosser Menge (Pens. mit Z. 5—10 fr. tägl.). — 8 Aerzte, 4 Apotheken; Kurzeit: Die Traubenkur beginnt im Sept., die Wintersaison dauert von Oct. bis April. Vom 1. April an sind Molken zu haben; Frequenz: über 2000. — Litt.: Muret 64; Lebert 75; Gsell-Fels 80; Steiger 81.

Morgins, Bad im Kanton Wallis, im Val de Morgins einem Seitenthale der Vallée d'Illiez, 1410 m., *Sommerfrische* in Waldnähe mit einem erdigen Eisensäuerling, der hauptsächlich zur Trinkkur verwendet wird.

Von Ebst. Monthey (Lin. Bouveret-St. Maurice) Post in 4 St. — Unterkunft im Gasthof mit 200 Betten (Pens. mit Z. 6—8 fr.). — Arzt anwesend.

Morschach, Dorf und *Sommerfrische* im Kanton Schwyz, oberhalb des Vierwaldstättersees, 657 m., in prachtvoller Lage. Zu Morschach gehört auch das mit hübschen Gartenanlagen versehene Hotel Axenfels.

Von Brunnen, Station der Gotthardbahn u. Dampfschiffstat. 1 St. zu fahren (Einsp. 5, Zweisp. 10 fr.). — P. u T. — Unterkunft in 3 Gasthöfen (Pens. mit Z. v. 5 fr. an) u. im Hotel Axenfels (Pens. mit Z. v. $9\frac{1}{2}$ fr. an).

Muggendorf, oberfränkischer Marktflecken mit 480 Einw., 544 m., *klimatischer Sommerkurort* im Wiesentthale, im Mittelpunkt der sogenannten fränkischen Schweiz. Der feine Kalkstaub, welcher bei dem regen Wagenverkehr auf der Landstrasse aufgewirbelt wird, macht die derselben nahe gelegenen Wohnungen für Brustkranke wenig empfehlenswerth. Auch leidet im Hochsommer das gegen Südwesten geöffnete Thal einigermassen unter der Hitze. In der Nähe sind schattige Plätze vorhanden, für weitere Ausflüge giebt es eine grosse Auswahl lohnender Zielpunkte. Ziegenmolken, Kräutersäfte, Fichtennadelbäder.

Von Ebst. Forchheim (Lin. Bamberg-Nürnberg) 21 Km., 3 Fahrst.; von Ebst. Bayreuth (Lin. Neuenmarkt-Weiden) u. von Ebst. Pegnitz (Lin. Schnabelwaid-Nürnberg) je $4\frac{1}{2}$ Fahrst. — P. u. T. — Unterkunft im Kurhaus, in 4 Gasthöfen u. in Privathäusern (Z. 5—15 Mk. wöch.). — 2 Aerzte; Kurzeit: 1. Mai bis 1. Oct.; Frequenz: 1000.

Mühlbach, ansehnlicher tiroler Marktflecken und *Sommerfrische,* 774 m., am Eingange ins Pusterthal und an dem hier in die Rienz mündenden Valserbach. Gegenüber das kleine Bad Bachgart.

Von Ebst. Franzensfeste (Lin. Innsbruck-Bozen) per Eb. in 15 Min. nach M. — Unterkunft in 2 Gasthäusern.

Mühlbad, Wasserheilanstalt siehe Boppard.

Mulda, sächsisches Dorf mit 1500 Einw., 424 m., zu beiden Seiten der freiberger Mulde, in Waldnähe gelegen: eine einfache *Sommerfrische,* welche von Dresden aus wiederholt als Ferienkolonie benutzt wurde. Badeanstalten mit Einrichtungen zu Seesalz-, Fichtennadel- und Moorbädern.

M. ist Ebst. der Lin. Freiberg-Moldau-Brüx. Unterkunft im Gasthof und in Privathäusern (Z. von 3 Mk. wöch. an). — 1 Arzt, 1 Apotheke; Frequenz: 500.

Mumpf, Dorf und kleines *Soolbad* im Kanton Aargau, 284 m., welches seine kräftige 31proc. Soole von dem benachbarten Rheinfelden erhält. Zugleich Rheinbäder.

M. ist Ebst. der Lin. Basel-Zürich, von Basel 27 Km., $1\frac{3}{4}$ St. Fahrzeit. — P. u. T. — Unterkunft in 2 Gasthöfen.

Münster am Stein, Dorf in der preussischen Rheinprovinz mit 850 Einw., 117 m., in einem nach Nordwest und Nordost geschlossenen Kessel des Nahethals mit *6 warmen Soolquellen,* mit Nebengehalt an

Brom, deren mächtigste der Hauptbrunnen (Natr. chlor. 7.90, Calc. chlor. 1.44, Magnes. chlor. 0.19, Natr. brom. 0.08; Temp. 30.5° C.) ist. Die gradirte Soole enthält an Chlornatrium 120 ‰, die Mutterlauge an Chlorcalcium 247 ‰. Was das Klima anbetrifft, so hat der Sommer ein Temperaturmittel von 19° C. und 19.2 Regentage. Der Kurpark erfreut sich jener eigenthümlich frischen, ozonreichen Atmosphäre, wie man sie in unmittelbarer Nähe der Salinen anzutreffen pflegt. Die Soole wird, wie in Kreuznach, auch zur Trinkkur verwendet (Kinder 300—450, Erwachsene 500—700 Gramm), wobei die Abwesenheit von Gyps günstig ist. Zu allgemeinen sowohl wie zu Lokalbädern wird die Soole theils pur, theils mit Zusatz von 4—15 Liter Mutterlauge benutzt. Häufig wird auch von Inhalationen Gebrauch gemacht. Im Herbst Traubenkur. Die Indicationen sind diejenigen Kreuznachs (vor dem die Soole sich nur durch ihren erheblich höheren Wärmegrad auszeichnet): Torpide Skrophulose, alte rheumatische oder gichtische Exsudate, Exantheme, Laryngitis, Frauenkrankheiten.

M. ist Ebst der Linien Bingerbrück-Saarbrücken und Hochspeyer-Münster. — Unterkunft im Kurhaus, in 6 andern Gasthöfen u. in Privathäusern (Z. 9—36 Mk. wöch.). Alle Häuser haben eigene Bäder. Kurtaxe: 1 Pers. 12, jede weitere Pers. derselben Fam. 5 Mk. mehr; Bäder: 1.10—1.60, Inhalationen 0.40 Mk. — 2 Aerzte, 1 Apotheke; Kurzeit: 1. Mai bis 1. Oct.; Frequenz: 1000. — Litt.: v. Frantzius 70; Welsch 86.

Murnau, oberbayrischer Marktflecken mit 1650 Einw., 681 m., am südöstlichen Ende des Staffelsees: *Sommerfrische* mit Seebädern, denen man wegen ihres Gehalts an Eisenocker eine besondere Heilkraft zuschreibt. Auch kommt eine erdige Stahlquelle (Ferr. bic. 0.05, Calc. bic. 0.35, Magn. bic. 0.10, fr. CO_2 278 c.c.) zur Anwendung.

Von Ebst. Murnau (Lin. München-Weilheim-Murnau) 1/4 St. bis hinab zum See. — Unterkunft im Kurhause (Z. 8—14 Mk. wöch., Pens. 4 Mk. tägl., Bäder 0.70 bis 1.50 Mk.) u. im Gasthause. — 3 Aerzte, 1 Apotheke.

Mürren, *alpiner Sommerkurort* im Kanton Bern, 1650 m., in grossartig schöner Umgebung. Gutes Trinkwasser; Milchkuren.

Von Interlaken Post in 1 3/4 St. nach Lauterbrunnen, von wo Reitweg nach M. in 2 1/2 St. — P. u. T. — Unterkunft in 2 Gasthöfen (Pens. 8—14 fr. tägl.). — Arzt anwesend.

Mürzzuschlag, Marktgemeinde in Steiermark, 676 m., am Fusse des Semmering, an der Einmündung des Fröschnitzbaches in die Mürz, in einem ziemlich breiten, reich bewaldeten Thale: *Klimatischer Sommerkurort,* Terrainkurort und Wasserheilanstalt. Die Sommertemp. ist 16.6° C. (Wien 19.6), die Temp. des Mai (12.0°) und Sept. (13.1°)

ist noch über 2° niedriger wie die von Wien. Die Regenmenge des Sommers ist mit 294 Mm. eine relativ geringe. Von 115 jährlichen Niederschlagstagen fallen 46 auf den Sommer. Eine bedeutende Eisen- und Holzindustrie mit Hammerwerken und gegen 1000 Arbeitern machen den Ort einigermassen unruhig. Die vielen mehr oder weniger ansteigenden Waldwege hat man nach *Oertel*'scher Methode markirt. Gutes Trinkwasser aus einer Röhrenleitung und verschiedenen Pumpbrunnen.

M. ist Ebst. der Lin. Wien-Graz, von Wien 3 St. Fahrzeit. — Unterkunft in 10 Gasthöfen, im Kurhaus mit Nebengebäuden (Z. 2—10, Pens. 12 fl. wöch.; ärztliche Direction) u. in Privathäusern (Z. 5 fl. wöch.); Kurtaxe: 3 fl. die Pers., Bäder jeder Art 4 fl. wöch.; Kurzeit: Mitte Mai bis Ende Oct. — Litt.: Kupferschmid 87.

Muskau, Städtchen in der preussischen Lausitz mit 3200 Einw. an der Neisse, 94 m., besitzt in dem inmitten der berühmten Parkanlagen des Fürsten Pückler gelegenen Hermannsbad 2 kräftige *Eisenvitriolquellen,* die Trinkquelle (Ferr. sulf. 0.19, Ferr. bic. 0.24, Calc. sulf. 0.46) und die Badequelle (Ferr. sulf. 0.75, Ferr. bic. 0.54, Calc. sulf. 2.08). Die Quellen riechen stark nach Schwefelwasserstoff und haben eine Temp. von 12° C. Da sie nur Spuren von Kohlensäure zeigen, so sind sie schwer verdaulich, und die Bäder mit Mineralwasser, besonders aber die Moorbäder spielen die wichtigste Rolle. Nächstdem Douchen, Dampf- und Kiefernadelbäder, Wellenbad in der Neisse, Molken. Die Hauptindication bilden Menstruations-Anomalien auf chlorotischer Basis in Verbindung mit Fluor albus, sodann Rheumatismen, arthritische Exsudate und Arthritis deformans. Aber auch Paresen nach Spinal- und Cerebralmeningitis wurden nicht ohne Erfolg behandelt.

Von Ebst. Weisswasser (Lin. Berlin-Görlitz) fahrt man auf einer Zweigbahn in 17 Min. nach Muskau. — Unterkunft: 4 Gasthöfe u. Badhaus (Z. 6—10 Mk. wöch. — Kurtaxe: 1 Pers. 9, 1 Fam. 12—15 Mk.; Bäder: 0.75—2 Mk. — 3 Aerzte, 1 Apotheke; Kurzeit: 15. Mai bis 15. Sept.; Frequenz: 350. — Litt.: Prochnow 72.

Nagy Igmánd, ungarische Ortschaft im Komitate Komárom (Komora) mit einer *Bitterquelle* (Magnes. sulf. 14.10, Natr. sulf. 7.40, Natr. chlor. 1.63, Natr. carb. 1.61, fr. CO_2 123 c.c.), welche versendet wird. Auch wird ein krystallinisches Quellsalz und ein abführendes Brausepulver daraus bereitet.

Nassau, *Wasserheilanstalt,* 81 m., in einer etwa $^3/_4$ St. breiten kesselförmigen Erweiterung des Lahnthales, durch die umgebenden Berge windgeschützt und mit schattigen, sanft ansteigenden Spazierwegen in der Umgegend. Römisch-irische, Kiefernadel-, Sool- und elektrische Bäder, Gymnastik, Massage und Elektrotherapie.

N. ist Ebst. der Lin. Giessen-Coblenz, von Ems nur 8 Km. od. 1/4 St. Fahrzeit. — Unterkunft im Kurhause mit 90 Z. (Pens. mit Z. u. Kur vom 1. Mai bis 1. Oct. 6 1/2—10 1/2, vom 1. Oct. bis 1. Mai 6—8 1/2 Mk. tägl. Ohne Kurgebrauch 2 Mk. weniger. Für die erste ärztliche Consultation 10 Mk.). Privatwohnungen zum Theil mit Pension in zahlreichen Villen.

Nauheim, Amtsgerichtsstadt im Grossherzogthum Hessen mit 3000 Einw. am nordöstlichen Abhange des Taunus, 140 m., besitzt *3 kohlensäurereiche Soolthermen*, *2 kochsalzhaltige Trinkquellen* und einen *alkalischen Säuerling* (Ludwigsbrunnen). Die wichtigsten Hülfsmittel Nauheims sind die in übermächtiger Fülle hoch aufschäumenden warmen Quellen: Der Friedrich Wilhelm-Sprudel, No. 12, (Natr. chlor. 29.29, Calc. chlor. 3.32, Lith. chlor. 0.05, Kal. chlor. 1.12, Calc. bic. 2.60, Ferr. bic. 0.05, fr. CO_2 574; Temp. 35.3° C.), der grosse Sprudel, No. 7, (Natr. chlor. 21.82, Calc. chlor. 1.70, Kali chlor. 0.49, Calc. bic. 2.35, Ferr. bic. 0.04, fr. CO_2 738 c.c.; Temp. 31.3° C.) und der kleine Sprudel (Natr. chlor. 17.13, Calc. chlor. 1.25, Kal. chlor. 0.71, Calc. bic. 2.15, fr. CO_2 793 c.c.; Temp. 27.5° C.). Letzter, an Kohlensäure die reichste Quelle Nauheims, wird zu trocknen Gasdouchen und Gasbädern verwendet. Der frühere Salzbrunnen ist gegenwärtig nicht mehr in Gebrauch. Der Kurbrunnen, No. 8, (Natr. chlor. 15.42, Calc. chlor. 1.05, fr. CO_2 1067 c.c.; Temp. 21.3° C.) besitzt zu viel Kochsalz um unvermischt zur Trinkkur zu dienen, und *Beneke* hat deshalb den jetzt gebräuchlichen „verdünnten Kurbrunnen“ (Natr. chlor. 7.60, fr. CO_2 625 c.c.) dafür eingeführt. Auch die Carlsquelle (Natr. chlor. 9.86, Calc. chlor. 1.05, Calc. bic. 0.95, fr. CO_2 721 c.c.; Temp. 15°) ist anderen Kochsalztrinkquellen z. B. dem Kissinger Rakoczy (Natr. chlor. 5.82) gegenüber noch sehr salzreich und wird daher gern mit dem Ludwigsbrunnen, No. 10, (Natr. chlor. 0.31, Calc. bic. 0.37, Natr. bic. 0.13, Magnes. bic. 0.16, fr. CO_2 676 c.c.; Temp. 18.8° C.) nach Vorschrift *Bode*'s zu einer Mischung (Natr. chlor. 7.88) vereinigt. Ausserdem wird noch der 1/2 St. von Nauheim entspringende Schwalheimer Brunnen (Natr. chlor. 1.30, Magnes. chlor. 0.11, Calc. bic. 0.71, Ferr. bic. 0.01, fr. CO_2 1648 c.c.), ein höchst kohlensäurereicher Eisensäuerling, als diätetisches Getränk benutzt. Diese so mannigfaltigen Mittel werden in den verschiedensten Formen zu Heilzwecken verwendet. Zu den gewöhnlichen kohlensäurehaltigen Thermalbädern, welche aus beiden Sprudeln bereitet werden, treten sogenannte Strombäder (bei denen während der Badedauer anhaltend Thermalsoole durch die Wannen fliesst), ferner moussirende Sprudelbäder (bei denen direct aus dem Steigerohr des grossen Sprudels das Wasser sammt der freien Kohlensäure in die Badewanne einströmt), sodann Bäder und Douchen mit einfacher kohlensäurefreier Soole oder mit Zusatz von Mutterlauge und endlich trockene Gasbäder mit reiner Kohlensäure. Hierzu kommt dann die Trinkkur mit den dem Homburger oder Kissinger Wasser verwandten Quellen oder Quellenmischungen und Inhalationsvorrichtungen mit zerstäubter Soole. Zur äusseren Ausstattung des Badeortes hat die frühere Spielbank den Grund gelegt. Der Luftgenuss wird durch den schönen grossen Kurpark, durch Promenaden in der Nähe der Gradirhäuser und durch den $^1/_4$ St. entfernten Stadtpark wesentlich unterstützt. Die Indicationen fallen zum Theil mit denen der Kochsalztrinkquellen und der gewöhnlichen Soolbäder zusammen: Skrophulose, Magen- und Darmkatarrhe, alte Exsudate in Gelenken und serösen Häuten, Frauenkrankheiten, Rheuma, Gicht, chronische Exantheme, während sie andrerseits denen der kohlensäurereichen Bäder, zunächst denen von Oeynhausen, sich an die Seite stellen. Besonders haben sich Nauheims Bäder einen Ruf erworben, wo es sich um Stärkung des Herzmuskels bei mässiger Insufficienz handelt. Die Erfolge beruhen hierbei auf methodischer Anwendung von Bädern, welche allmählich immer länger, immer kühler und immer stärker gegeben werden, wobei die höchste Potenz der Wirkung schliesslich den Strudelstrombädern zufällt. Bei höherem Grade von Herzschwäche sind die Bäder Nauheims unzuträglich. Eine andere Indication bezieht sich auf chronische Exsudate in Hirn und Rückenmark und hat abgelaufene apoplektische Lähmungen und manche Fälle von Tabes nach Nauheim verwiesen.

N. ist Ebst. der Lin. Cassel-Frankfurt a./M.; von letzterem $^3/_4$ St. Fahrzeit. — Unterkunft: 5 Gasthöfe, einige Pensionen u. zahlreiche Privatwohnungen (Z. 10 bis 50 Mk. wöch.). Kurtaxe: die Pers. 12, jedes weitere Familienglied 6 Mk.; Bäder: 1.30—2.50 Mk. — 8 Aerzte, 1 Apotheke; Kurzeit: 1. Mai bis 30. Sept.; doch können auch vor und nach dieser Zeit Trink- u Badekuren gemacht werden; Frequenz: 7000. — Litt.: Beneke 59, 64; Bode jun. 68; Schott 84 (Berl. klin. W.); Credner 88; Bode jun. 88.

Neapel, mit 505000 Einw. die volkreichste Stadt Italiens, liegt unterm 40° 51′ n. Br. im nordöstlichen Winkel des gleichnamigen Golfs. Gegen Norden und Nordwest gewähren der Posilipp und die Höhen von S. Elmo und Capodimonte einen geringen Windschutz, der Nordost, West und Südwest können ungehindert die Stadt bestreichen. Der häufige Kampf zwischen Süd- und Nordwinden bewirkt grosse Unbeständigkeit der klimatischen Factoren, so dass feuchte Kälte häufig mit feuchter Wärme abwechselt. Die mittlere Temp. des Winters ist 8.9°, des Frühlings 14.2°, des Sommers 23.2°, des Herbstes 17.2° C. Die relat. Feuchtigkeit steigt bei Süd- und Westwinden und verursacht dann bei einfallendem Nord heftige Regengüsse. Das höchste Monatsmittel hat der Dec. mit 76 %, das niedrigste der Juli mit 64 %. Neapel ist reich an Niederschlägen, und zwar sind October und November die regenreichsten Monate. Schneefall kommt in den Strassen der Stadt ziemlich selten vor. Es können Jahre vergehen, wo man nichts davon bemerkt, und noch seltener ist es, dass der Schnee länger wie einen Tag den Boden bedeckt. Im Laufe des Jahres gestaltet sich die Witterung folgendermassen. Der Herbstanfang ist für Neapel eine noch ziemlich warme aber nicht unangenehme Zeit. Das Wärmemittel des September ist 22° C. Auf kurzdauernden mässig starken Regenfall folgt bald wieder heiterer Himmel. Die erste Hälfte des October zeigt gewöhnlich noch denselben Charakter, in der zweiten gewinnen nördliche Winde allmählich die Oberhand, es tritt eine deutliche Abkühlung (Monatsmittel 15°) hervor und die Herbstregen beginnen. Der November (13°) ist sodann die regenreichste Periode. Im December (10°) Nachlass der Niederschläge und bei einfallendem Nord einzelne schöne Tage. Der Januar, bei deutlich vorherrschendem Nord der kälteste Monat (9°) hat noch weniger Regen wie der December. Im Februar (10°) gewinnen unter mässigen Niederschlägen die Südwinde wieder an Frequenz. Der März (11.5°) gleicht unserem April, er ist hochgradig unbeständig, der April aber (15° C.) ist Campaniens Wonnemonat, und auch der Mai (19°) ist bei vorwiegend heiterem Himmel noch recht angenehm. Es folgen nun die 3 heissesten Monate: Juni (22°), Juli (25°) und August (24°), alle mit sehr beständiger Witterung und vorwiegend heiterem Himmel. Aber gerade der heissesten Tageszeit verleiht der fast täglich von 12 Uhr Mittags bis 4 Uhr Nachmittags wehende Seewind eine erfrischende Kühle. Dies ist ein grosser Vorzug des Sommers von Neapel vor dem von Florenz und Rom. Durchschnittlich gehören Temperaturen von 32—35° C. zu den schnell wieder verschwindenden Seltenheiten. Der Gesundheitszustand steht schon in einem gewissen Grade unter dem Einflusse des Südens: Krankheiten der Athmungsorgane sind seltener, Krankheiten der gastrischen Organe häufiger wie bei uns im Norden. Die Mortalitätsziffer ist 33.2

pro mille (1 : 30). Einen ausserordentlich günstigen Einfluss hat die seit 1885 erfolgte Versorgung der Stadt mit gutem Trinkwasser gehabt. Die früher so häufigen typhösen Erkrankungen sind seitdem bedeutend zurückgegangen. Der oft schroffe Witterungswechsel bewirkt leicht einen gewissen Grad von Erregung, der bei reizbaren Kranken Schlaflosigkeit zur Folge hat. Phlegmatische torpide Naturen und selbst apathische Melancholiker befinden sich dabei wohl, wozu natürlich der Reiz der Landschaft das Seinige beiträgt. Die Frage, ob Krankheiten des respiratorischen Apparats mit Vortheil in Neapel behandelt werden könnten, ist öfters aufgeworfen worden. *Diruf* meint, dass insbesondere solche Brustkranke in Neapel sich wohl fühlten, bei welchen hämorrhoidale Disposition bestehe, indem dort leicht nach langer Pause neue Darmblutungen mit günstigem Einfluss auf das Allgemeinleiden einträten. Er sah chronischen Bronchialkatarrh sich erheblich bessern und oft ganz verschwinden. Die ganze Strandgegend ist für Rheumatiker und Phthisiker gleich bedenklich. Das Leben in Neapel verlangt von dem Fremden gewisse Rücksichten bezüglich der Diät. Häufig überladen sich Neuangekommene mit Austern, Seefischen, Mehlspeisen, Früchten und Käse, Dinge die alle in grosser Auswahl vorhanden sind, den Magen. Auch bezüglich des Genusses von Wein, Kaffee und Thee sei man mässig. Der starke Temperaturwechsel im Laufe des Tages und vorzüglich die stets nach Sonnenuntergang eintretende oft von Thaufall begleitete merkliche Abkühlung mahnen zur Vorsicht in der Kleidung. Wollene Unterkleider, das Mitführen von Tüchern oder Ueberröcken bei längeren Ausflügen und Nachts warme Bedeckung sind unerlässlich. Aus dem Vorgebirge Pizzofalcone entspringend treten 4 Mineralquellen dicht am Meeresufer hervor, deren Wasser nach Schwefelwasserstoff riecht. Zwei davon, die Acqua solfurea antica und nuova sind schwache Kochsalz und Kalk haltige Schwefelwässer und werden gegen Obstipation, Icterus und Gallensteine empfohlen, die andern beiden (Acqua ferrata und acidula) enthalten etwas Eisen. Als Sommerfrischen dienen hauptsächlich Castellamare und Sorrent.

Die hygieinisch am meisten bevorzugten Hotels liegen auf der Höhe von Corso Vittorio Emmanuele und dem Rione Amadeo. Bei Privatwohnungen ist Süd- oder Südostlage der Zimmer erforderlich. Nicht nur die Erdgeschosse sondern auch die obersten Stockwerke (diese wegen Durchlässigkeit des Dachs) sind häufig feucht. — N. hat mehrere deutsche Aerzte. In Krankheitsfällen von längerer Dauer wende man sich an das Ospedale Internazionale (I. Cl. 15, II. Cl. 6 l. tägl.) oder an die Deutsch-evangelische Gemeinde-Anstalt für Kranke. — Litt.: Renzi 45; Diruf, Deutsche Klinik 61; Löwenthal, Berl. klin. W. 80.

Nenndorf, Bad in der preussischen Provinz Hessen, in der Nähe des Dorfes Gross-Nenndorf (1000 Einw.), 71 m., in dem bewaldeten Hügelland, welches die nach Norden sich öffnenden Bergzüge des Deister und Süntel zwischen sich lassen mit einem ziemlich veränderlichen Sommerklima (mittlere Temp. 17.6° C.). Es besitzt *4 kalte Schwefelquellen* und eine ihm aus der Saline Rodenberg zugeführte schwefelwasserstoffhaltige fünfprocentige *Soole.* Die gebräuchlichen Schwefelquellen sind die Trinkquelle (Calc. sulf. 1.01, Calc. bic. 0.63, Magnes. sulf. 0.29, Natr. sulf. 0.37, Magnes. chlor. 0.23, HS 39, fr. CO_2 170 c.c.; Temp. 11.25° C.), und die ihr ähnlichen Gewölbequelle und grosse Badequelle. Eine vierte Quelle, die „Quelle auf dem breiten Felde" entspringt ¼ St. vom Bade entfernt. Sämmtliche Quellen sind 11.25° C. warme Schwefelkalkquellen mit bedeutendem Schwefelwasserstoffgehalt und etwas Beigehalt an Bitter- und Glaubersalz. Durch diese salinischen Bestandtheile wird die Verdaulichkeit des gypshaltigen Wassers in der Trinkkur erleichtert. Die Badeformen sind sehr mannichfaltig. Ausser Douche-, Dampf-, Heissluft- und vorzüglich Schwefelschlammbäder werden Combinationen von Schwefelquellen mit der Soolquelle verordnet und in geeigneten Fällen Elektrotherapie zur Hülfe genommen. Die Indicationen sind: Skropheln, Rheuma, Gicht, chronische Exantheme (Eczem, Impetigo, Psoriasis), Plethora abdominalis, Haemorrhois, Neuralgien und Paresen.

N. ist Ebst. der Lin. Haste-Weetzen, von Haste (Lin. Hannover-Minden) 4 Km. od. 12 Min., von Weetzen (Lin. Hannover-Altenbeken) 1 St. 20 Min. Fahrzeit. Von Haste auch Omnibus-Verkehr. — Unterkunft in 2 Gasthöfen, im Badehaus, in 6 anderen fiskalischen Gebäuden u. in Privathäusern (Z. 7—36 Mk. wöch.). Privat-Winterkur (Pens. mit Z. 5—7.50 Mk.). Kurtaxe: 1 Pers. 10, 2 Pers. 15, 3 Pers. 18 Mk.; Bäder: 1 Schwefel- oder Soolbad 1.40—2 Mk., 1 Heissluft- od. Dampfbad 1.80—2.50 Mk. — 3 Aerzte, 1 Apotheke; Kurzeit: 1. oder 15. Mai bis 15. oder 30. Sept.; Frequenz: 1500. — Litt.: Ewe 87; Rigler 88.

Néris, Städtchen mit 2500 Einw. im Dép. Allier, 260 m., mit *6 schwach alkalisch-salinischen Thermen* (Temp. 25—53° C.) die hauptsächlichste Badequelle ist der Cesarbrunnen (Natr. bic. 0.43, Natr. sulf. 0.39, Natr. chlor. 0.18; Temp. 53° C.). Man macht viel von Douchen von verschiedenem Druck und in verschiedener Temperatur Gebrauch, und schiebt die beruhigende, anästhesirende Wirkung des Wassers auf seinen nicht unbedeutenden Stickstoffgehalt. Die gewöhnlichsten Indicationen sind Rheumatismen, Gelenkleiden, Neuralgien, Uterinleiden und Exantheme; gegen letztere benutzt man den Badeschlamm.

Von den Ebst. Chamblet und Montluçon Correspondenz nach N. — Unterkunft in zahlreichen Hotels; gute Bade-Einrichtungen; 2 Aerzte.

Nerothal siehe Wiesbaden.

Nervi, oberitalische Stadt mit gegen 7000 Einw., welche unterm 44° 22 n. Br. am Golf von Genua und zwar an einer dem Süden zugewandten Berglehne gelegen ist. Sie ist der hervorragendste *klimatische Winterkurort* der östlichen Riviera. Gegen Nordnordwest steht die Stadt unter dem unmittelbaren Schutz des bis zum Gipfel mit Olivenpflanzungen bedeckten Monte Fasce. Gegen Osten erhebt sich schützend der Monte fino. Frei ausgesetzt ist Nervi dem Südost (Scirocco), der am heftigsten im Nov. auftritt, und dann oft von heftigen Regengüssen begleitet ist. Süd und Südwest sind im Winter sehr selten, ebenso der Mistral, der mit trocknem heiteren Wetter im Gefolge als abgelenkter Nordnordwest die Bucht berührt. Das ganze Terrain fällt ziemlich steil zum Meere ab, an dessen Ufer keine Strasse hinführt. Dagegen läuft 10—20 Meter oberhalb des Strandes ein $1\frac{1}{2}$ Meter breiter Weg, der eine Eigenthümlichkeit des Kurortes bildet, weil er wie nirgend anderswo an der Riviera eine vortreffliche Gelegenheit bietet eine vollständig staubfreie mit Salzwasserdämpfen geschwängerte Luft zu inhaliren. Nach dem Meere zu ist dieser Pfad grösstentheils mit einer Brüstung versehen, im Rücken aber durch eine 5—6 Meter hohe Mauer gedeckt, welche einen directen Windschutz bietet. Nach Sonnenuntergang wird die Atmosphäre dort feucht und dunstreich, so dass Kranke sich zu dieser Zeit zurückziehen müssen. Die mittlere Temp. des Winters steht mit 9.5° C. nur um einen halben Grad hinter den wärmsten Punkten der Riviera di Ponente zurück. So wie die mittlere Temp. der einzelnen Wintermonate nur sehr geringe Differenzen zeigt, so zeichnet sich auch Nervi nach den genauen Messungen von *Thomas* durch ausserordentlich geringe Tages-Oscillationen aus. Dieselben betragen im Mittel für Dec. 2.6, Jan. 3.2, Febr. 3.5° C. Bezüglich der relat. Feuchtigkeit ergeben die Beobachtungen von *Thomas,* dass dieselbe nicht so hoch ist, als man früher annahm, nur sind die Schwankungen derselben sehr bedeutend, so dass das auffallend niedere Winter-Mittel von 64% aus stärkeren Extremen resultirt. Die Luft hat weniger die constante Trockenheit der westlichen Riviera, und scheint gerade deshalb weniger excitirend zu wirken. Auch die Zahl der winterlichen Regentage (19) ist in Nervi höher. Schnee fällt höchst selten und hat dann nur kurze Dauer, Nebel sind unbekannt, Thaufall folgt dem Sonnenuntergang. Die Luft ist von ausserordentlicher Reinheit, und der Luftgenuss kann durch den Besuch der herrlichsten mit Agrumenkultur geschmückten Gärten in ausgedehntem Masse betrieben werden. Das warme mässig trockene Küstenklima Nervis hat eine gelind tonisirende und roborirende Eigenschaft. Die Indicationen beziehen sich auf Skropheln und Anämie, auf die phthisische Anlage, auf chronische Exsudate und Infiltrate im Thoraxraum bei fieberlosen Patienten, auf einfache Laryngeal- und Bronchialkatarrhe und Emphysem. Als Contraindicationen hebt *Thomas* ausser der floriden Phthise Herzfehler in Folge von Rheumatismen und Nephritis hervor.

Von Genua (Stazione Piazza Principe) gelangt man nach Nervi (12 Km.) in 53 Min.; Omnibus alle 20 Min. in 1½ St., Wagen 5—6 l. — Unterkunft: 3 Gasthöfe (Pens. mit Z. 8—16 l.), mehrere Pensionen (8—10 l.) u. Privatwohnungen (3 bis 5 Z. 300—500 l., eine Villa 400—4000 l. pro Saison). — 2 deutsche Aerzte; 1 Apotheke; Kurzeit: Anf. Oct. bis Mitte Mai; Frequenz: 400. — Litt.: Thilenius 75; Thomas 74, 78, 85.

Neudorf, Dorf in Böhmen, 560 m., auf waldiger Hochebene anmuthig gelegen, bei welchem sich inmitten eines Parks das „Constantinsbad" befindet. Dasselbe hat 5 gasarme *alkalisch-erdige Eisenquellen:* Die Carlsquelle (Ferr. bic. 0.09, Natr. bic. 0.39, Calc. bic. 0.25, Magnes. bic. 0.28; fr. CO_2 2.7 c.c.), Franzens-, Sofien-, Gisela- und Felsenquelle. Trinkkur, Mineralbäder, nach *Schwarz*'scher Methode erwärmt, und Moorbäder.

Von Ebst. Mies (Lin. Eger-Pilsen) erreicht man N. mittelst Omnib. in 2 St., von Marienbad ca. 3 Fahrst. — P. u. T. in Weseritz. — Unterkunft im Kurhaus (Z. 2—7 fl. wöch.), Privatwohnungen in Villen u. Wohnhäusern. Kur- u. Musiktaxe: 6 fl.; Bäder: 0.50—1.30 fl. 1 Arzt; Kurzeit: 15. Mai bis Ende Sept.; Frequenz: 300.

Neuenahr, Bad in Rheinpreussen, zwischen den Dörfern Wadenheim (2050 Einw.) und Beul, in dem von West nach Ost streichenden, durch bewaldete Höhenzüge begrenzten Ahrthale, 78 m., gelegen, besitzt 4 gasreiche schwach *alkalische Thermen.* Es sind dies der grosse Sprudel (Natr. bic. 1.09, Magnes. bic. 0.43, Calc. bic. 0.30, Natr. sulf. 0.09, Ferr. bic. 0.04, fr. CO_2 498; Temp. 40° C.), der Augustabrunnen (Temp. 34°), der Victoriabrunnen (Temp. 36°) und der kleine Sprudel (Temp. 20°). Alle 4 Quellen haben nur wenig über 1 pro mille doppelt kohlensaures Natron. Die stärkste Wirkung zeigt der grosse Sprudel, der kleine Sprudel wird nur als Kühlwasser, mit dem grossen gemischt, zu Bädern benutzt. Neuenahr hat das warme Sommerklima des Rheinthals (mittl. Temp. 18.4° C.). Für Brustkranke eignet sich am besten die zweite Hälfte des Mai und der Juni; Juli und August sind für sie zu heiss, besonders für reizbare fiebernde Kranke. Der übrigens sehr schöne September wird durch häufige Nebel weniger angenehm. Milch-, Molken- und Traubenkur. Die Anzeigen und Gegenanzeigen des Kurorts hat *Schmitz* klar bezeichnet. Es passen dorthin chronische Katarrhe der Respirationsorgane mit reichlicher Sekretion und Atonie der Schleimhäute, auch bei Complication mit Emphysem und Bronchiectasie, Indurationen der Lunge nach croupöser Pneumonie, pleuritische Exsudate. Von käsiger Pneumonie und chronischer Lungentuberkulose eignen sich nur solche Fälle, wo die Krankheit einen torpiden Charakter hat und einen sehr protrahirten Verlauf nimmt. Bei trocknem Husten, bei Haemoptoë, bei jugendlichen, hereditär belasteten, erethischen Phthisikern ist vom Gebrauche des Brunnens geradezu abzurathen. Bei chronischen Magen- und Darmkatarrhen gelten Hyperämie der Magenschleimhaut (Magenschmerz nach der Mahlzeit), Magengeschwüre, Blutungen, Ectasien und Constipation als Gegenanzeigen. Gute Erfolge sah man bei Fettleber, bei Gallensteinen und chronischem Katarrh der Gallenwege. Nieren- und Blasenkatarrhe, besonders solche, die aus Entzündungen der Urethra und Blase sich bildeten, harnsaure Diathese und Harngries lieferten gute Resultate, während Blasen- oder Nierenblutung und alkalische Beschaffenheit des Harns und der Concremente den Gebrauch der Quellen verbieten. Mit gleicher Ausschliessung von Reizzuständen und Hämorrhagien können chronische Vaginalkatarrhe Gegenstand der Behandlung werden. Von Gicht passen vorzugsweise solche Fälle, wo man von den alkalischen Glaubersalzquellen eine zu schwächende Wirkung befürchtet, ein specifisch günstiger Erfolg wurde stets bei Arthritis deformans beobachtet. Gegen Diabetes (auch hier nur, wo keine Neigung zu Blutungen besteht) nimmt Neuenahr neben Karlsbad und Vichy den ersten Platz ein, und zwar besonders für die mit Gicht verbundenen Fälle. Man rühmt von ihm, dass bei seinem Gebrauch „Dissolution der Blut- und Säftemasse und Schwächung des Herzens“ weniger zu befürchten ist. Sehr wesentlich ist jedenfalls dabei die Veranstaltung, dass in den Gasthäusern die Kost der Diabetiker streng geregelt ist, und dass sich in einem Kurort von nicht allzugrosser Frequenz Diätfehler leichter controlliren lassen.

Von Ebst. Remagen (Lin. Bonn-Coblenz) führt eine Zweigbahn (Lin. Remagen-Altenahr) in $1/2$ St. nach N.; von Remagen nach Neuenahr, Einsp. 4, Zweisp. 6 Mk. — Unterkunft: Kurhotel (Actienunternehmen) mit 110 Z. (Z. 1—12, Pens 7 Mk. tägl.), 20 Gasthöfe, 30 Hôtels garnis u. Privatwohnungen. Sanatorium für Diabetiker (Pens. mit Z. u. Kur 12—13 Mk. tägl.). — Kur- u. Musiktaxe: 1 Pers. 20, jedes weitere Familienglied 6 Mk.; Bäder: 0.75—1.25 Mk. — 6 Aerzte, 1 Apotheke;

Kurzeit: 1. Mai bis Mitte Oct.; Frequenz: 3500. — Litt.: Weidgen 59; Unschuld 72; Schmitz 80, 82, 85, 86, 88.

Neuenhain, Dorf am Südabhange des Taunus, 200 m., inmitten einer Obstbaum-Plantage und in Waldnähe: *Sommerfrische* mit einem *Eisensäuerling* (Ferr. bic. 0.04, Calc. bic. 0.43, Natr. chlor. 0.18, fr CO_2 1260 c.c.).

Von Ebst. Bad Soden 20 Min. — Unterkunft in 2 Gasthäusern u. 10 Pensionshäusern mit 80 Z. (Pens. mit Z. 3—5 Mk.). — Die Aerzte Sodens.

Neufahrwasser siehe Westerplatte.

Neuhaus in Steiermark, Bad am Abhange der karnischen Alpen, in einem Seitenthale des Sannthales, 367 m., mit *indifferenten Thermen* von 38.5° C. Ausserdem existirt ein Eisensäuerling (Ferr. bic. 0.08). Rheumatismen, Gicht, Frauenkrankheiten und Neurosen sind die hauptsächlich behandelten Formen.

Von Ebst Cilli (Lin. Wien-Graz-Triest) 17 Km., Post zweimal tägl. in 2½ St. (1 fl., Wagen 4 fl.). — P. u. T. — Unterkunft in mehreren Gebäuden mit 250 Z. (Z. 0.50—3 fl. tägl.); Kur- u. Musiktaxe: 5 fl.; Bäder: ½ Dutz. Bassinbäder 2.50, desgl. Separatb. 5 fl. — 1 Arzt: Kurzeit: 1. Mai bis 30. Sept.; Frequenz: 1100. — Litt.: Paltauf 71.

Neuhaus in Bayern, Kirchdorf an der fränkischen Saale unweit Neustadt, 224 m., am Ostabhange der Rhön und am Fusse der Salzburg, welches *4 Kochsalzsäuerlinge* mit Nebengehalt von Bittersalz und etwas Eisen aufzuweisen hat. Die gehaltreichste darunter ist die Bonifaciusquelle (Natr. chlor. 14.77, Calc. chlor. 1.29, Magnes. sulf. 1.40, Ferr. bic. 0.02, fr. CO_2 1138 c.c.); es folgen die Marien- und Hermannsquelle und endlich, als kochsalzärmste, die Elisabethquelle (Natr. chlor. 9.02, Magnes. sulf. 0.72, fr. CO_2 1036). Man trinkt 2 bis 4 Becher und badet. Die Wirkung der Trinkkur ist wegen des starken Kochsalz- und immerhin nicht unerheblichen Bittersalzgehaltes eine deutlich eröffnende. Den 1—1½ procentigen Kochsalzbädern kommt ihr starker Kohlensäuregehalt zu gute. Zwangloses, billiges Leben.

Von Ebst. Neustadt (Lin. Meiningen-Kissingen) 15 Min. — Unterkunft im Logirhaus u. im Gasthaus (Pens. mit Z. 3.50—5 Mk.). — 1 Arzt anwesend, in Neustadt 3 Aerzte, 1 Apotheke; Kurzeit: Mitte Mai bis Mitte Sept.; Frequenz: 300.

Neuhaus, thüringer Walddorf auf Meining'schem Gebiet mit 1700 Einw., 806 m., auf der Höhe des Rennwegs, der Sitz von Glasindustrie und Porzellanmalerei, 1885 zum ersten Male als einfache *Sommerfrische* benutzt.

Von Ebst. Lauscha (Lin. Coburg-Lauscha) 6 Km., dreimal tägl. Post in 1 St.; von Ebst. Probstzella (Lin. Gera-Hochstadt) 21 Km., Post dreimal tägl. in 3¾ St.;

von Ebst. Blankenburg (Lin. Schwarza-Blankenburg) 31 Km., Post über Schwarzburg in 7 St.; von Ebst. Gross-Breitenbach (Lin. Plaue-Gr. Br.) 27 Km.; Post einmal tägl. in 6 St. — Unterkunft im Gasthof (Pens. mit Z. 4 Mk.) u. in Privathäusern. — P. u. T. — Arzt in Lauscha; Kurzeit: Anf. Mai bis Mitte Sept.; Frequenz: 50. — Litt.: Preller 86.

Neukuhren, ostpreussisches Fischerdorf mit 170 Einw. und einfaches *Seebad*, an der Nordküste Samlands zwischen Brüsterort und Cranz gelegen. Warme Seebäder.

Von Königsberg 40 Km., Post zweimal tägl. in 5 St. — P. u. T. — Unterkunft in 2 Gasthöfen (Pens. 4 Mk. tägl.), in mehreren Pensionen u. Logirhäusern. Kurtaxe: 1 Pers. 5, 1 Fam. 10 Mk.; Bäder: das Dutz. 2.40, warmes Bad 1.25 Mk. — 1 Arzt, 1 Filialapotheke; Kurzeit: 15. Juni bis 15. Sept.

Neuragoczi, Kuranstalt mit *stickstoffreichen Kochsalzquellen*, welche einen Nebengehalt an Eisen besitzen. Von den 4 Quellen sind I. (Natr. chlor. 10.10, Natr. sulf. 0.50, Ferr. bic. 0.03, fr. CO_2 127 c.c.; Temp. 12.5° C.) und II. (Natr. chlor. 4.72, Ferr. bic. 0.05, fr. CO_2 124 c.c.) die bedeutend gehaltreicheren. Ein häufiger Gebrauch wird von Stickstoffinhalationen gemacht. Neben der Trinkkur werden Bäder, Douchen, Dampf- und Moorbäder, Cabinette für Inhalationen und comprimirte Luft therapeutisch verwerthet. Als Indicationen gelten Abdominalplethora, Bronchialkatarrhe und insbesondere beginnende Phthise.

Von Halle a./S. Dampfschiff in 1 St. oder Post nach Dölau. — Unterkunft in dem Kurhause. Aerztliche Leitung; Kurzeit während des ganzen Jahrs.

Neu-Schmecks siehe Schmecks (Tátra-Füred).

Neustadt an der Haardt, lebhafte Stadt in der bayrischen Rheinpfalz mit 12300 Einw., 137 m., der Sitz eines bedeutenden Weinhandels. Das Sommerklima (mittl. Temp. 19.8° C.) ist warm, der Herbst sehr angenehm. Die Wasserversorguug geschieht durch Quellwasser mit natürlichem Gefälle. Vom Speierbach, der hier aus den Bergen hervortritt, durchflossen und von schönen Anlagen umgeben, welche mannichfache Aussichtspunkte auf das Rheinthal gewähren, ist die Stadt neben Gleisweiler und Dürkheim als *Traubenkurort* gesucht.

N. ist Ebst. der Lin. Dürkheim-Landau. — Unterkunft in 8 Gasthöfen am Ort, in 2 im nahe gelegenen Dorf Haardt (Pens. 4—5 Mk.) u. in Privathäusern. — Badeanstalten für Wannen-, Fluss- u. Wellenbäder; Dampfbad. — 9 Aerzte, 3 Apotheken.

Nidelbad, *Sommerfrische* und diätetische Kuranstalt mit schwach erdig-alkalischer Eisenquelle im Kanton Zürich, 512 m., in einem schattigen Park und mit Aussicht über den See. Hydrotherapie, Dampfbäder, Elektrotherapie, Massage. Krankheiten der gastrischen Organe sind vorzugsweise Gegenstand der Behandlung.

Mit der Eb. (Lin. Zürich-Glarus) oder dem Dampfschiff von Zürich nach Rüschlikon, von dort noch ¼ St. zur Anstalt. — Unterkunft im Kurhaus mit 57 Z. (Pens. mit Z. 5—10 fr. tägl.). 1 Arzt; Kurzeit während des ganzen Jahrs.

Niederaschau, oberbayrisches Dorf mit 660 Einw. am Fusse der Kampenwandhöhe, 616 m., in reizender Umgebung, dient gleich dem benachbarten Hohenaschau als bevorzugte *Sommerfrische.*

Von Ebst. Prien (Lin. München-Salzburg) Zweigb., 10 Km., in 35 Min. nach Niederaschau. — Unterkunft in mehreren Gasthäusern. — 1 Arzt.

Niederbronn, Städtchen im Unterelsass mit 3200 Einw., 192 m., am östlichen Fuss der Vogesen und am Eingang in das Thal des Falkensteinbachs, im Besitz von 2 gleichwerthigen *Kochsalzquellen* mit schwachem Nebengehalt an Eisen (Natr. chlor. 3.08, Calc. chlor. 0.79, Ferr. bic. 0.01, fr. CO_2 53; Temp. 18° C.). Die Hauptrolle spielt die Trinkkur, daneben Bäder, Hydrotherapie und Molken. Die gewöhnlichste Indication erstreckt sich auf Magen- und Darmkatarrhe.

N. ist Ebst. der Lin. Hagenau-Saargemünd. — Unterkunft in 4 Gasthöfen, in mehreren Pensionen u. Privathäusern, sämmtlich mit Bade-Einrichtungen versehen (Bäder 1 fr.). — 3 Aerzte, 2 Apotheken; Kurzeit: 1. Mai bis Ende Sept.; Frequenz: 1200.

Niederdorf, Marktflecken in Tirol, im Pusterthale mit 1800 Einw.: *Sommerfrische.* Trotz der beträchtlichen Seehöhe, 1158 m., ist der Ort, weil am südlichen Fusse der Thalwand zwischen Aeckern und Wiesen gelegen, keineswegs kühl, und sein Ruf beruht mehr auf der guten Kost in dem deshalb weit bekannten Gasthof als auf klimatischen Vorzügen. Kühler, weil unmittelbar am Walde gelegen, ist das ½ St. entfernte kleine Bad Maistadt mit einem Säuerling.

N. ist Ebst. der Lin. Franzensfeste-Villach. — Unterkunft in 2 Gasthöfen u. vielen Privathäusern

Niedernau, kleines Pfarrdorf mit 450 Einw., 330 m., im württembergischen Schwarzwald, im Kazenbachthale am Fusse tannenbewachsener Hügel gelegen, in dessen Nähe 6 erdige, theilweise bittersalz- und eisenhaltige Säuerlinge entspringen. Die gehaltreichsten darunter sind die vordere Berg- oder Olgaquelle (Magnes. sulf. 0.19, Magnes. bic. 0.15, Calc. bic. 1.29, Ferr. bic. 0.02) und die Stahlquelle (Magnes. sulf. 0.15, Magnes. bic. 0.12, Calc. bic. 1.05, Ferr. bic. 0.14). Trink- und Badekur, auch Sool-, Fichtennadel- und Moorbäder. Beliebte *Sommerfrische* der Tübinger.

N. ist Ebst. der Lin. Stuttgart-Tübingen-Horb. — Unterkunft im Badhotel mit 100 Z. (Pens. mit Z. 3.50—4.50 Mk. tägl.); Bäder: 0.80—1.60 Mk. — 1 Arzt; Kurzeit: 1. Mai bis 1. Oct.; Frequenz: 850.

Nieder-Rickenbach, Wallfahrtsort und *klimatischer Sommerkurort* im Kanton Unterwalden, 1167 m., in aussichtsreicher Lage und gutem Windschutz gegen Norden.

Von Dampfschiffstation Stansstadt am Vierwaldstättersee Post in 1 St. (Wagen 6 fr.) bis Büren, von hier Reitweg von 1½ St. (1 Pferd 6, 1 Tragsessel mit 2 Trägern 7 fr.) nach N.-R. — Unterkunft im Gasthof mit 42 Z. (Pens. mit Z. 5—7 fr.).

Niederselters, nassauisches Dorf am nördlichen Abhange des Taunus in der Nähe des Emsbachthales, bei welchem ein kräftiger *muriatisch-alkalischer Säuerling* (Natr. bic. 1.23, Natr. chlor. 2.33, Calc. bic. 0.44, Magnes. bic. 0.30, fr. CO_2 1204 c.c.; Temp. 16° C.), das bekannte „Selterser Wasser“ geschöpft und jährlich in etwa 4 Millionen Krügen und Flaschen durch die ganze Welt verschickt wird. Das Wasser ist nicht zu verwechseln mit einer im Actienbetrieb befindlichen, unter dem Namen „Oberselters“ versendeten Quelle geringeren Werthes. Die Mischung von doppelt kohlensaurem Natron und Kochsalz ist in diesem gasreichen Wasser so glücklich, dass sein Geschmack auch dem verwöhntesten Gaumen angenehm ist, und dass seine Dauerhaftigkeit die schärfsten Proben glücklich bestanden hat. Auf chronische Magenkatarrhe mit Dyspepsie und auf Katarrhe des Larynx und der Bronchien hat das Selterwasser einen entschieden günstigen Einfluss und wird oft von Kranken gut vertragen und gern getrunken, die alle sonstigen Brunnenkuren zurückweisen.

Litt.: Grossmann 87.

Der **Niederwald,** der oberhalb Rüdesheim befindliche, mit herrlichen Laubholzwaldungen bedeckte Bergrücken, 300 m., die westlichste Höhe des Taunus bildend, kann, besonders für Spätsommer und Herbst, als *Sommerfrische* benutzt werden.

Von Ebst. Assmannshausen (Lin. Wiesbaden-Coblenz) 10mal tägl. Bergbahn hinauf. — Unterkunft im Jagdschloss (Pens. v. 6.50 Mk. an). — Arzt in Assmannshausen.

Niendorf, zu Oldenburg gehörig, Sommerfrische und *Ostseebad* in Waldnähe in der Neustädter Bucht. Auch warme Seebäder.

Von Travemünde (Lin. Lübek-Travemünde) dreimal tägl. Post (6 Km.) in 1 St. — Unterkunft im Kurhause (Z. 20—30 Mk. wöch., Pens. ohne Z. 5 Mk. tägl.) u. in Privathäusern. — 1 Arzt.

Nizza (Nice), die Hauptstadt des Dép. des Alpes maritimes mit 66 500 Einw., eine der beliebtesten *Winterstationen,* liegt unterm 43° 41′ n. Br. am Mittelmeer in der nach Süden geöffneten Baie des Anges. Etwa 7 Km. nordwärts vom Ufer tritt der Mont Chauve (Monte Calvo), 900 m., kegelförmig hervor und bildet nebst andern staffelförmig emporsteigenden Bergen gegen die Nordwinde eine Schutzmauer. Diese wird aber durch einen Fluss, den Paillon (Paglione), durchbrochen, dessen 300 Meter breites, wasserarmes, oft fast trocknes Bett mitten durch die Stadt sich hinzieht. Hügel, welche vom Mont Chauve gegen Südost und Südwest dem Meere sich nähern, schützen das Delta des Paillon ziemlich gut gegen Nordost aber ungenügend gegen Nordwest. Die Ausdehnung der auf dem linken Ufer des Flusses gelegenen alten Stadt wird durch einen isolirten bis dicht an das Meer vorspringenden Berg, den Schlossberg, beschränkt, während auf dem rechten Ufer, von der als Promenade des Anglais berühmten Strandpromenade landeinwärts, ein immer weiter um sich greifendes Fremdenviertel sich frei entwickelt. Zu dem unmittelbar am Strand gelegenen Quartier haben die Winde meist freien Zutritt; so der vom Nordwest zum West und selbst zum Südwest abgelenkte Mistral, die Ostwinde, die Brisen und die vom Hochgebirge her längs des Flussthals vordringenden Bergwinde. So entsteht jene Unruhe in der Atmosphäre, welche einen so oft gehörten Vorwurf gegen Nizza bildet. Je mehr man sich aber landeinwärts in die nach den Hügeln zu belegenen Quartiere begiebt, um so mehr schwächt sich der stimulirende Eindruck der Strandgegend ab. Die mittlere Temperatur des Winters ist mit 9° C. nur wenig niedriger wie die von Mentone. Die durchschnittliche Minimaltemp. ist —3°, doch ist ausnahmsweise schon stärkere Kälte vorgekommen. In guten Jahren, wie sie häufig sind, sinkt das Thermometer nicht unter Null, und der Winter bleibt milde. Wohl zu beachten sind aber die schroffen Abstände der Temp. zwischen Schatten und Sonne (10—15° C. und darüber), zwischen Morgen und Mittag, zwischen windiger und windgeschützter Lage und die geringe Zunahme der Wärme, welche trotz des höheren Standes der Sonne in dem stets sehr windreichen März stattfindet. Die mittlere relat. Feuchtigkeit des Winters ist nur 63 %, und vorübergehend kann die Trockenheit der Luft hochgradig werden. Die jährliche Regenmenge (698 m.) ist wesentlich das Ergebniss gewaltiger Güsse, welche in die Aequinoctialzeit fallen. Im Winter beschränkt sich die Zahl der Regentage auf 17. Schneefall ist nicht häufig und der im December 1887 gefallene massenhafte Schnee geradezu eine Ausnahme. Nebel sind selten und weichen der Vormittagssonne. Nach Sonnenuntergang findet häufig starker Thaufall statt, so dass, wer um diese Zeit im Freien verweilt, das Gefühl hat, als werde ihm ein feuchter Mantel um die Schultern geworfen. Die Nachrichten über den endemischen Gesundheitszustand lauten nicht besonders günstig. Die Mortalitätsziffer ist 35.5 auf 1000 Lebende (also 1 : 29). Phthisis ist ziemlich häufig, nach *Lippert* ist unter 10 Verstorbenen 1 Phthisiker (nach sonstiger allgemeiner Statistik 1 : 7). Gastrische Erkrankungen kommen epidemisch meist nur im Sommer vor. Die Cholera hat Nizza schon öfters heimgesucht. Selten sind organische Herzkrankheiten, Rückenmarksleiden, Albuminurie, Nierensteine, Gicht und Diabetes, Erfahrungen die auch für den Fremden, der in Nizza überwintern will, nicht ohne Bedeutung sind. Nizza hat im Vergleich mit den andern Winterstationen des Mittelmeers seine Schattenseiten wie seine Vorzüge. Zu ersteren gehört das breite Flussthal, welches der Hauptfactor der selten ruhigen Luft ist. Die Strandgegend ist den West- und mehr noch den Ostwinden blossgelegt. Die Trockenheit, oder vielmehr der schnelle Wechsel zwischen sehr verschiedenen Saturationsgraden der Luft, macht das Klima von Nizza für reizbare Kranke nicht zuträglich. Der Kalkstaub, von den Winden aufgewirbelt, ist wegen des regen Strassenverkehrs an keiner Mittelmeerstation so unangenehm wie gerade in Nizza. Passanten, welche an einem windigen Tage die Promenade des Anglais betraten, haben in ihren Reise-Erinnerungen den abscheulichen Eindruck von Wind und Staub kaum übertrieben, aber sie haben häufig übersehen, dass nicht jede Tagesstunde und nicht jede Stadtgegend gleichmässig darunter zu leiden haben. Nur das ist leider wahr, dass man die den Winden am meisten exponirten Stellen zuerst und mit Vorliebe bebaut und so das Centrum des öffentlichen Lebens dorthin verlegt hat. Man muss sich in Nizza genau nach Wind und Wetter richten. Sehr viele Patienten stehen zu spät auf, um die besten Vormittagsstunden, von 10—12 Uhr, ehe noch die Brise sich erhebt, benutzen zu können. Sie machen ihre Promenaden bisweilen erst, während die Luft schon anfängt bewegt zu werden, oft in der brennendsten Mittagshitze, steigern dabei die Empfindlichkeit der Haut und erkälten sich dann um so leichter, wenn sie ein kühles Zimmer, eine schattige Strasse betreten, oder, ohne sich dagegen zu schützen, an einer zugigen Ecke stehen bleiben. In den Mittagsstunden ist der Gebrauch des Sonnenschirms nicht zu umgehen, wenn man sich nicht Congestionen zum Kopf zuziehen will. Um 4 Uhr, ehe noch die Thaubildung stattfindet, sollte im Hochwinter ein wirklicher Patient, insbesondere wenn er an Rheuma oder Gicht leidet, zu Hause sein. Der tiefe halbelliptische Einschnitt des Bassins von Nizza gewährt Mentone oder San Remo gegenüber den Vortheil, dass man, ohne erst besonders steigen zu müssen, sich weit vom Meere entfernen kann, und dass man im Quartier Carabacel und mehr noch in Cimiez klimatische Stationen findet, wo man gegen Brisen und Seeluft gut gesichert ist. Kranke, welche in Mentone am Blutspeien, an nervöser Erregtheit und Schlaflosigkeit litten, werden mit gutem Erfolg nach Cimiez übersiedeln, aber sie müssen die Nähe des Meeres und des Paillonufers durchaus vermeiden. Skrophulöse, Anämische, Rheumatiker, Gichtische, auch manche Kranke mit chronischer Nephritis, Diabetiker, kurz alle, welche sich für ein stimulirendes Klima eignen, werden bei einiger Vorsicht die Strandnähe ganz gut vertragen. Viele Kranke können bis zum Februar unbesorgt in der Nähe des Meeres wohnen, thun aber gut, wenn nun die Winde sich stärker bemerkbar machen, sich nach den geschützteren Plätzen der Hügelregion zurückzuziehen. Zur Feuerung dienen Kamine oder transportable Oefen, welche mit Oliven- oder Eichenholz geheizt werden. Aus einer Wasserleitung erhält die Stadt gutes Trinkwasser. Es sind mehrere gute Bade-Anstalten vorhanden, auch für Seebäder, die vom 1. April bis 1. October genommen werden können. Für Hydrotherapie und Pneumatotherapie existiren besondere Etablissements. Wer geistiger Anregungen bedarf, wer an viel Comfort gewöhnt ist und es liebt die Genüsse, welche eine grossartige Natur uns bietet, mit denen der Kunst und einer freien Geselligkeit zu vereinen, für den ist Nizza der richtige Platz, um sich zu vergnügen, zu erholen und mancherlei Nachtheilen des nordischen Winters aus dem Wege zu gehen.

Von Marseille nach Nizza dauert die Eb.-Fahrt $5^3/_4$—$7^1/_2$ St., von Genua braucht man $5^1/_4$—$7^1/_2$ St. — Unterkunft: Man findet in Nizza Gasthöfe, Pensionen und Privatwohnungen in grösster Menge und zu den verschiedensten Preisen. — Mehrere deutsche Aerzte; Kurzeit: October bis März. Vor Anfang Oct. in Nizza einzutreffen ist wegen der dann noch herrschenden Hitze nicht rathsam. Im März, sobald die Winde deutlicher hervortreten, sieht der grösste Theil der Kranken sich nach einem geschützteren Ort um. — Litt.: Roubaudy 43; Macario 62; Lee 67; Teysseire 72; Lippert 77; Niepce 79.

Norderney, kleine zur Provinz Hannover gehörige ostfriesische Insel mit sehr beliebtem *Nordseebad*. Dieselbe hat über 400 Wohnhäuser mit 2400 Einw., ist nur $13^1/_2$ Km. lang und 2 Km. breit und liegt dem Festlande so nahe, dass man sie zur Zeit der Ebbe durch das Watt mittelst Wagen erreichen kann. Das Seeklima kommt schon aus diesem Grunde lange nicht so zur vollen Geltung wie etwa auf Helgoland, und besonders spürt man in der Zeit von Anfang Juli bis Mitte August in den zurückgelegeneren Strassen bei schwachem Wind oder Windstille kaum etwas davon, dass man sich an der See befindet. Die Luft wirkt dann eher bedrückend als roborirend und erfrischend. Begünstigt sind die unmittelbar längs des Strandes gelegenen Häuser, während der grösste Theil der landeinwärts befindlichen Wohnungen überdies durch den aus den ungepflasterten, verwahrlosten Strassen sich entwickelnden Staub und Geruch belästigt wird. Ein schattiger Laubengang verbindet das Dorf mit dem Strande. Herren- und Damenstrand, sehr feinsandig und sanft abschüssig, zur Ebbezeit als vortreffliche Promenade dienend, befinden sich in genügender Entfernung von einander am südwestlichen Uferrand. Hier sind gegen 100 Badekutschen aufgestellt. Der Salzgehalt des Meeres beträgt bei Norderney 32 pro mille. Wer den vollen Wellenschlag ausnutzen will, muss den Monat Juni oder September wählen, und dann stets etwa 1 St. nach eingetretener Fluth baden. Sehr gut eingerichtet ist das für den Gebrauch warmer Bäder bestimmte Badehaus. Ein Conversationshaus mit grossen Sälen dient der Unterhaltung der Kurgäste. Ein schlimmer, schwer zu beseitigender Uebelstand bestand bisher in dem wegen des Torfuntergrundes gelblich gefärbten Trinkwasser von zweifelhafter Beschaffenheit. Durch Erbohrung eines Brunnens in den Dünen, welcher tadelloses Wasser liefert, ist dem abgeholfen worden. Das dortige Seehospiz für kranke Kinder von 4—14 Jahren enthält in 6 grossen Pavillons 240 Betten (Verpflegungskosten 10—15 Mk. wöch., im Pensionat 4.50—6 Mk. tägl.). Die „Evangelische Diakonissen-Anstalt zur Heilung skrophulöser Kinder" hat in 2 Baracken 40 Betten (Kostgeld 30—50 Mk. monatl.).

Von Ebst. Norden gehen in $^1/_2$ St. Omnibusse nach dem Küstenplatz Norddeich, von wo je nach der Fluthzeit ein Dampfboot 1—2 mal tägl. in $^3/_4$ St. den Badeort erreicht. An der Landungsbrücke stehen Wagen zum Conversationshause in Bereitschaft. Wenig empfehlenswerth ist es zur Ebbezeit von Norden aus mit Wagen (24—30 Mk.) in $3^1/_2$ St. nach Norderney zu fahren. Von Ebst. Leer geht 3—5 mal wöch. ein Dampfboot in $4^1/_2$—5 St. nach Norderney. Von Ebst. Geestemünde (Bremerhaven) fährt tägl. ein Dampfboot in 4—5 St. nach N., von Cuxhaven über Helgoland zweimal wöch. in 7 St. — Unterkunft in 8 Hotels und zahlreichen Privatwohnungen (Z. wöch. von 12 Mk. an, in der Nähe des Meeres 30—50 Mk.; Mittagstisch $1^3/_4$—4 Mk.). Kurtaxe: 1 Pers. 10, 2 Pers. 15, 3—4 Pers. 20 Mk.; Bäder: das Dutzend 8, mit Wäsche 10 Mk. — 4 Aerzte, 1 Apotheke; Kurzeit: 15. Juni bis 1. Oct. Das Seehospiz nimmt auch während des Winters skrophulöse, anämische und an constitutionellen Schwächezuständen leidende Kinder auf; Frequenz: 14000. — Litt.: Beneke 81; Bockmann 82; Beerenberg 84; Kruse 85; Fromm 85.

Oberaudorf, oberbayrisches Dorf mit 850 Einw. im Unterinnthal,

482 m., am südlichen Fusse des Wendelstein und angesichts des Kaisersgebirges: einfache stille *Sommerfrische.*

O. ist Ebst. der Lin. Rosenheim-Kufstein. — Unterkunft in 3 Gasthöfen u. in Privathäusern. — 1 Arzt, 1 Apotheke

Oberhof, thüringer Walddorf mit 290 Einw., das höchstgelegene im Herzogthum Gotha, 810 m., *klimatischer Sommerkurort* auf einer wiesenbewachsenen Hochebene, auf welcher die kleinen Häuser zerstreut liegen, und von welcher nach allen Seiten fast ebene Wege, grossentheils gut gehalten staubfreie Chausseen (Schmücke, Tambach) in den dichten Fichtenwald führen. An Sitzplätzen fehlt es fast gänzlich. Die mittlere Sommertemperatur ist der Höhenlage entsprechend nur 13.6° C. Beim Mangel jeder Fabrikanlage und inmitten mächtiger Waldungen ist die Luft auffallend rein, frisch und feucht. Der Sommer hat 33 Regentage; auch muss man sich auf Nebeltage (9) gefasst machen, und warme Kleidung ist auch für den Hochsommer nothwendig. Zur Lungen- und Herzgymnastik dient der die Ohrdrufer Chaussee begleitende Fussweg. Für Kranke mit trocknen Katarrhen und Emphysematiker ist der Ort gut geeignet. Die Wohnungen haben meist niedrige Zimmer. Eine Badeanstalt mit 3 Zellen für kalte und warme Bäder ist vorhanden.

Von Ebst. Oberhof (Lin. Neudietendorf-Ritschenhausen) $^3/_4$ St. zum Kurort; von Ebst. Zella St. Blasii derselben Lin. 9 Km., Post einmal tägl. in $1^1/_2$ St.; von Ebst. Ohrdruf 17 Km., zweimal tägl. Post in $2^1/_2$ St. — Unterkunft: 2 Gasthöfe (Pens. 3.50—4.50 Mk.) u. Privatwohnungen (Z. u. Kammer mit 2 Betten 16—18 Mk. wöch.). — 1 Arzt, 1 Apotheke in Zella St. Blasii; Kurzeit: Mitte Mai bis Ende Sept.; Frequenz: 600. — Litt.: Preller 88.

Oberhofen, Dorf im Kanton Bern am nördlichen Ufer des Thunersees, 560 m., *Sommerfrische* mit reicher Vegetation und schönem Blick auf die Blümlisalp. Seebäder.

O. ist Dampfschiffstation der Lin. Thun-Därligen. — Unterkunft in 3 Pensionen mit 70 Z. (Pens. mit Z. 5—7 fr.).

Oberkirch, badisches Amtsstädtchen mit 3700 Einw. im unteren Renchthale, 195 m., in fruchtbarer und sehr freundlicher Gegend, als billige *Sommerfrische* und mehr noch für Frühjahr und Herbst gut geeignet. Mittlere Sommertemp. 18.6° C. Gutes Trinkwasser. Badeanstalt des Waisenhauses mit Schwimmbad. Milch-, Molken- und Traubenkuren.

O. ist Station der Zweigb. Appenweier-Oppenau. — Unterkunft in 2 Gasthöfen (Pens. mit Z. $3^1/_2$—5 Mk.). — 3 Aerzte, 1 Apotheke.

Ober-Salzbrunn siehe Salzbrunn.

Oberselters, nassauisches Dorf im Emsbachthale, bei welchem eine

Quelle entspringt, die bezüglich ihres Gehaltes an *Chlornatrium* und *doppeltkohlensaurem Natron* dem Niederselterser Wasser sehr nahe steht, ihren Gehalt an Kohlensäure aber dadurch erhält, dass sie mit den Gasen der Quelle imprägnirt wird. Die Ausbeutung geschieht durch eine Actiengesellschaft.

Oberstdorf, bayrischer Marktort mit 1800 Einw. im Allgäu, 812 m., in einem breiten mit Wiesen bedeckten gegen Nordwest geöffneten Thalkessel, von 3 Bächen bewässert, welche sich $^1/_2$ St. weiter abwärts zur Iller vereinigen. Bei reichlichen Niederschlägen sind die Bedingungen zu einem ziemlich hohen Feuchtigkeitsgrad der Luft gegeben. Die nächste Umgegend ist schattenlos, aber in einiger Entfernung gewähren die vielen hier einmündenden Seitenthäler und die benachbarten Höhen eine grosse Auswahl reizender Promenaden. Diese haben Oberstdorf zu einer sehr beliebten *Sommerfrische* für Reconvalescenten und Erholungsbedürftige gemacht. Wannen- und Schwimmbäder, Milch- und Molkenkur.

Von Ebst. Immenstadt (Lin. Kempten-Lindau) 4mal tägl. Zweigbahn in 1 St. 20 Min. über Sonthofen nach Oberstdorf. — Unterkunft: 3 Gasthöfe u. viele Privathäuser. — 1 Arzt; Kurzeit: 15. Mai bis Ende Sept., doch hat man sich auch auf Wintergäste eingerichtet.

Obladis (Ober-Ladis), *klimatischer Sommerkurort* in Tirol im Oberinnthale, 1380 m., am Fusse des Schönjöchls 200 Meter oberhalb des Schwefelbades Ladis, mit einem erdig-salinischen Säuerling (Magnes. sulf. 0.38, Calc. sulf. 0.16, Calc. bic. 1.56). Die Lage ist entzückend; eine prachtvolle Aussicht eröffnet sich ins Kaunser Thal bis Kaltenbrunn und auf den gegenüberliegenden Gletscher. Gut gehaltene Waldwege führen nach beiden Seiten hin wohl eine halbe Stunde weit. Trink- und Badekur. Für brustleidende Reconvalescenten ist Obladis gut geeignet und wird von Meraner Kurgästen in der heissen Jahreszeit gern besucht.

Von Ebst. Landeck (Lin. Innsbruck-Bludenz) 2mal tägl. Post bis Prutz in 1 St., von hier Reitweg in 1 St. bis Ladis u. in einer weiteren halben St. bis Obladis (Sesselträger 1.50, Esel 1.60 fl.). Von Ebst. Meran Post bis Ried in 15 St., von hier steiler schattenloser Weg in $1^1/_2$ St. nach dem Kurort. — Unterkunft im Logir- u. Badehaus mit 80 Z. (Z. 0.50—1 fl., Kost 2 fl. tägl.). — 2 Aerzte; Kurzeit: 15. Juni bis 15. Sept. — Litt.: Gasteiger 58.

Obstalden, kleines Pfarrdorf im Kanton Glarus oberhalb des südlichen Ufers des Wallensees, 683 m., *Sommerfrische* mit schönem Blick über den See und inmitten dichter Pflanzungen von Obst- und Nussbäumen. Milch und Molken.

Von Ebst. Mühleborn (Lin. Zürich-Chur) 1 St. — Unterkunft in 2 Gasthöfen (Pens. 5—6 fr.).

Oetz, grosses Dorf in Tirol an der Oetzthaler Ache, am Fusse des Acherkogels, 820 m., eine seit Eröffnung der Arlbergbahn sehr beliebte *Sommerfrische.*

Von Ebst. Oetzthal (Lin. Innsbruck-Bludenz) Post zweimal tägl. in 1 St. bis Oetz. — Unterkunft in 2 Gasthöfen.

Oeynhausen (Rehme), westfälisches Städtchen mit 2400 Einw., 71 m., am rechten Ufer der Werre kurz vor ihrer Mündung in die Weser, unfern der Porta Westfalica, mit ziemlich gleichmässig warmem doch besonders im Frühjahr windreichem Klima (mittl. Sommertemp. 17.0° C.). Das Heilmittel, welchem Oeynhausen seinen weitverbreiteten Ruf verdankt, sind *3 kohlensäurereiche Thermalsoolquellen.* Sie treten aus 3 über 600 Meter tiefen Bohrlöchern in einer Temp. von 25—33° C. zu Tage, enthalten 28—34 ‰ Kochsalz, etwas Glaubersalz und Gyps und 612—754 c.c. freie Kohlensäure. Die Hauptquelle ist die des Bohrloches No. I (Natr. chlor. 34.49, Natr. sulf. 3.52, Calc. sulf. 3.15, fr. CO_2 754 c.c.; Temp. 27° C.). Ausserdem sind *2 gewöhnliche kalte Soolquellen* vorhanden, die des Bülowbrunnens, eine schwerere (Natr. chlor. 85.63, Natr. sulf. 3.34, Calc. sulf. 3.24) und eine leichtere (Natr. chlor. 35.81, Natr. sulf. 3.12) Soole, und endlich existirt noch eine schwächere gypshaltige Kochsalzquelle, der sogenannte Bitterbrunnen (Natr. chlor. 12.06, Calc. sulf. 3.24). Die Hauptrolle spielen die Thermalsoolbäder, welche in 2 Badehäusern aus der unmittelbar in die Wanne fliessenden Quelle bereitet, und, wo höhere Temperaturen erforderlich sind, nach *Schwarz*'scher Methode erwärmt werden. Für die gewöhnlichen Soolbäder (3 bis 10 procentig) aus dem Bülowbrunnen sind 2 andere, mit Süsswasserleitung versehene Badehäuser vorhanden. Nächst den Bädern sind die Inhalations-Vorrichtungen für zerstäubte Soole von Bedeutung. Sie kommen in einem grossartig angelegten und gut ventilirten Sooldunstbade zur Anwendung. Auch ist noch der Gradirwerke der Saline Neusalzwerk zu gedenken, welche sich in unmittelbarer Nähe des Bades befinden. Verhältnissmässig geringwerthig sind diejenigen, welche etwa mit verdünnter Thermalsoole, verdünntem und mit Kohlensäure imprägnirten Bülowbrunnen und mit dem Bitterbrunnen ausgeführt werden. Die Heilanzeigen Oeynhausens sind ziemlich dieselben wie die von Nauheim: Skrophulose, Rheuma, Gicht, Frauenkrankheiten, Neuralgien (insbesondere Ischias), peripherische Lähmungen, Tabes. In

Nauheim wird häufiger die Trinkkur gegen gastrische Erkrankungen in Gebrauch gezogen, und man beschäftigt sich dort viel mit der Behandlung der Herzkrankheiten, während die spinalen Störungen ein höchst wichtiges Gebiet für Oeynhausen abgeben. Durch eine nach allen Beziehungen geregelte Fürsorge für Gelähmte hat der Kurort sich eines besonders guten Rufes zu erfreuen.

O. ist Ebst. der Linien Berlin-Köln u. Löhne-Vienenburg, von Berlin 5½, von Köln 4½ St. Fahrzeit. — Unterkunft: 8 Gasthöfe und zahlreiche Privatwohnungen (Z. 7—30, Pens. mit Z. 15—50 Mk. u. mehr wöch.); Kur- u. Musiktaxe: 1 Pers. 15, 2 Pers. 21, 3 Pers. 24, 4 Pers. 28 Mk.; Soolbäder 1.50, Thermalsoolb. 1.60 Mk. — 8 Aerzte, 1 Apotheke; Kurzeit: 15. Mai bis Ende Sept.; Frequenz: 5000. — Litt.: Rinteln 79; A. Rohden 80; Voigt 83; Lehmann 80, 81, 84, 85; Baehr 87.

Ofen siehe Buda-Pest.

Olbernhau, grosses Dorf mit 5400 Einw. an der Flöha im sächsischen Erzgebirge, 468 m., *Sommerfrische* in Waldnähe und freundlicher Umgebung. Bade-Anstalt.

Von Ebst. Pockau-Lengefeld (Lin. Chemnitz-Komotau) führt eine Zweigbahn in ¾ St. nach Olbernhau. — Unterkunft in 3 Gasthöfen; ärztliche Pension (Pens. mit Z. von 27 Mk. wöch. an). — 2 Aerzte, 1 Apotheke.

Oldesloe, Stadt in Schleswig-Holstein mit 4500 Einw. an der Mündung der Beste in die Trave in einem von einer Hügelreihe eingefassten Thale und hübscher Umgegend, hat eine *Soolquelle*, die sogenannte Kaiserquelle (Natr. chlor. 22.18, Magnes. chlor. 0.24, Calc. sulf. 0.65, fr. CO_2 51 c.c.; Temp. 10.5°), eine *geschwefelte Soolquelle* (Natr. chlor. 12.04, Calc. sulf. 0.31, fr. CO_2 150 c.c., HS 1.15 c.c.) und *Schwefelmoor*. Zur Trinkkur wird die mit Kohlensäure imprägnirte Kaiserquelle benutzt. Auch Milchkur, Bäder mit beiden Quellen, ausserdem kalte Soolbäder im „Salzteich“ und Moorbäder. Skropheln, Rheuma, Exantheme sind hauptsächlich angezeigt. Heilanstalt für skrophulöse Kinder der Altonaer Diakonissen-Anstalt.

O. ist Ebst. der Linien Hamburg-Lübeck und Schwarzenbek-Neumünster. — Unterkunft in 3 Gasthöfen u. 2 Logirhäusern (Z. 9—17 Mk. wöch.); Kurtaxe: 1 Pers. 6, 1 Fam. 8—12 Mk.; Bäder 1—3 Mk. — 6 Aerzte, 1 Apotheke; Kurzeit: 25. Mai bis 1. Oct. — Litt.: Prospect 85.

Oppenau, badisches Städtchen mit 1950 Einw., 279 m., am Eingange in das Renchthal in einem weiten Thalkessel: *Sommerfrische* mit einer schwachen muriatischen Eisenquelle. Gute Gelegenheit zum Besuch von Allerheiligen und den Renchthalbädern.

O. ist Endstation der Lin. Appenweier-Oppenau. — Unterkunft im Gasthof (Pens. mit Z. von 4.50 Mk. an), (Wannen- u. Wellenbäder). — 1 Arzt, 1 Apotheke.

Orb, Städtchen in der preussischen Provinz Hessen mit 3500 Einw., 155 m., in einer bewaldeten Thalbucht mit *2 Kochsalzquellen*, der sehr gasreichen Philippsquelle (Natr. chlor. 17.78, Magnes. chlor. 1.13, Calc. sulf. 1.34, Calc. bic. 2.39, fr. CO_2 1927 c.c.; Temp. 10.5° C.) und der Ludwigsquelle (Natr. chlor. 28.4, Calc. bic. 3.40). In der Saline werden aus beiden vereint Soolbäder bereitet, welche man mit der zur Herstellung des Orber Badesalzes dienenden Mutterlauge beliebig verstärkt. Zur Trinkkur dient die Theresienquelle, ein sonst chemisch indifferenter Säuerling. Es existiren 8 grosse Gradirhäuser, deren eines, 200 Meter lang, mit bedeckten Seitengallerien versehen, zur natürlichen Inhalation der Gradirluft benutzt wird.

Von Ebst. Wächtersbach (Lin. Bebra-Frankfurt) 8 Km., Post 3mal tägl. in ¾ St. — Unterkunft im Badhotel (Pens. mit Z. u. Bad 4.50—5 Mk.). — 1 Arzt, 1 Apotheke.

Ospedaletti, kleines italienisches Dorf mit 300 Einw. mit einem nach dem Städtchen Colla sich hinaufziehenden fruchtbaren Thale: *Klimatischer Winterkurort* in der zwischen Bordighera und San Remo befindlichen Bucht der ligurischen Küste, des letztgenannten Ortes unmittelbar Nachbar und Nebenbuhler. Die klimatischen Verhältnisse sind übereinstimmend mit denen von San Remo, die socialen beschränken sich auf das Leben in den Hotels und im Casino, und wollen sich unter dem Hochdruck einer Actiengesellschaft, welche die ziemlich kahle nächste Umgebung umzugestalten unternommen hat, nicht so schnell entwickeln, als man vermuthen durfte.

O. ist Ebst. der Linie Genua-Marseille, von S. Remo, 5 Km., nur 10 Min. Fahrzeit. — Unterkunft in 3 Hotels (Pens. mit Z. von 9 fr. tägl. an). 1 Arzt; Kurzeit: Anfang Oct. bis Mitte Mai.

Ostende, bedeutende belgische Hafenstadt mit 21000 Einw., ein durch kräftigen Wellenschlag, sanft abschüssigen und feinsandigen Strand ausgezeichnetes *Nordseebad.* Der Kochsalzgehalt des Seewassers ist 23.37‰. Die Küste ist kahl und wird von einem 30 Meter breiten und 330 Meter langen Steindamm eingefasst, auf welchem sich das gesellige Leben des Kurorts concentrirt. Beide Geschlechter baden gemeinsam in Badekleidung, doch existirt in einiger Entfernung auch ein Badeplatz (Paradis) für solche, die ohne Bekleidung baden wollen. Am Strande befinden sich eine Anzahl von Gasthöfen ersten Ranges, der grössere Theil der Badegäste wohnt in der Stadt, wo das Leben billiger und stiller ist, wo aber die Wirkung des Seeklimas weniger zur Geltung kommt. Die starke Frequenz, welche auf den Zuzug von Gästen aller Nationen beruht, macht Ostende zu einem vielfach anregenden aber geräuschvollen Aufenthalt.

O. ist Ebst. der Lin. Köln-Brüssel-Ostende. — Unterkunft: 8 Gasthöfe am Strande, 10 in der Stadt, zahlreiche Privatwohnungen (Z. 10—30 fr. wöch.). — Bäder: 0.70—1 fr. — 9 Aerzte; Kurzeit: 15. Juni bis 15. Oct.; Frequenz: 22000.

Osterode, Stadt in der Provinz Hannover mit 6400 Einw., 239 m., am Westabhange des Harzes, gegen Ost und Nordost durch einen 800 Meter hohen Gebirgszug geschützt, wird als *Sommerfrische* empfohlen. Die klimatischen Verhältnisse ähneln denen des benachbarten Grund (Sommertemp. 17.1° C.). Abendliche Abkühlung der Luft erfolgt durch Bergwinde aus dem Söse- und Lorbachthale. Sehr gutes Trinkwasser; auch rühmt man die trotz zahlreicher Fabriken bestehenden günstigen endemischen Gesundheitsverhältnisse.

O. ist Ebst. der Lin. Herzberg-Seesen. — Unterkunft in 3 Gasthöfen und Privathäusern. — 4 Aerzte, 1 Apotheke. — Litt.: Lotze (D. med. W.) 83.

Ottenstein, *Sommerfrische* und Kuranstalt im sächsischen Erzgebirge, im Schwarzwasserthal, 484 m., durch Bergzüge gegen Nord und Nordost windgeschützt, besitzt Einrichtungen für Fichtennadel- und Dampfbäder und zur Inhalationskur.

Von Ebst. Schwarzenberg (Lin. Werdau-Schneeberg-Schwarzenberg) ist die Kuranstalt 10 Min. entfernt. — Unterkunft in der Anstalt (Z. v. 6, Pens. von 25 Mk. wöch. an); Kurtaxe: 3 Mk. 1 Arzt; Kurzeit: während des ganzen Jahrs; Frequenz: 600.

Der **Ottilienberg,** einer der reizendsten Aussichtspunkte der unterelsässer Vogesen, 753 m., trägt auf seinem bewaldeten Rücken ein Frauenkloster, dessen damit verbundene Gastwirthschaft als *Sommerfrische* benutzt wird. Hübscher, stiller Klostergarten und Wald in nächster Nähe.

Von Ebst. Ober-Ehnheim (Lin. Zabern-Schlettstadt) 8 Km. oder 1½ Fahrst., von Ebst. Barr derselben Linie 2½ St. — Unterkunft: Im Klostergasthaus, welches einen kirchlichen Anstrich hat. An Sonn- und Festtagen wird von den Pensionären der Besuch der Kirche verlangt und an den von der Kirche vorgeschriebenen Abstinenztagen wird kein Fleisch aufgetischt (Pens. mit Z. 6½ Mk.). — Aerzte und Apotheken in Ober-Ehnheim und Barr.

Oybin, sächsisches Dorf mit 800 Einw., 335 m., ¼ St. vom Walde entfernt, am Fusse des gleichnamigen Sandsteinfelsens (512 m.): *Sommerfrische* mit Gelegenheit zu Fluss- und Wannenbädern. Milchkuren.

Von Ebst. Zittau 2 St. Omnibus-Verbind., Eb. im Bau. — P. u. T. — Unterkunft: 4 Gasthöfe u. Privatwohnungen. — Aerzte und Apotheken in Zittau.

Palermo, die Hauptstadt Siciliens, hat mit den Vororten eine Einwohnerzahl von 245 000 Seelen und liegt unterm 38° 7′ n. Br. an der Nordküste der Insel, in deren westlichem Drittel, und zwar an einer in der Weite von 15 Kilometern nach Nordosten geöffneten Bucht. Sie ist in einer Ebene erbaut, welche durch das Zurücktreten des Meeres vom Fusse der im Rücken der Stadt befindlichen Gebirgszüge allmählich entstanden ist und wegen ihrer ausnehmenden Fruchtbarkeit den Namen der „Goldmuschel“ (Conca d'Oro) erhalten hat. Hufeisenförmig wird diese Ebene und mit ihr die Stadt von Bergen so weit umspannt, dass sie nur gegen Osten frei auf das Meer hinausblickt. Als *klimatischer Winterkurort* nimmt Palermo eine Mittelstellung ein zwischen Ajaccio und Funchal. Die Stadt ist in Form eines Oblongum erbaut, dessen schmale Seite das Meer berührt uud wird durch 2 ihren Mittelpunkt kreuzende Strassen in 4 ziemlich gleich grosse Vierecke getheilt. Gegen Norden erhebt sich der 650 Meter hohe Monte Pellegrino. Der Häusergrund steigt allmählich von der Marina aus bis zu einer Erhebung von 30 Metern empor. Nach Osten senkt er sich ziemlich steil zum Meeresufer, nach West fällt er in eine Ebene ab (Pianura dei Colli), die nördliche Fortsetzung der Conca d'Oro. Diese Campagna wird nach Norden durch den Monte Gallo geschützt, der aber durch eine breite Schlucht vom M. Pellegrino getrennt ist. Auch der weitere Bergzirkel wird verschiedentlich durch Senkungen und Schluchten unterbrochen und so entstehen Zuglöcher für die Winde, deren Lauf dadurch mannichfach abgelenkt wird. Der Westsüdwest, also der Landwind, ist der vom October bis März vorherrschende. Neben ihm zeigt sich der Nordwest, während im September und im April der Nordost stärker hervortritt; Südsüdost, Südost und Ostsüdost sind höchst selten. An hellen Tagen stellt sich gewöhnlich zwischen 10 und 4 Uhr der Seewind ein, der von Mittag bis Nachmittags 3 Uhr seinen Höhepunkt hat; gegen Abend und Nachts herrscht Landwind. Etwa 12mal im Jahr, unabhängig von der Jahreszeit, am liebsten aber bei Südwest und Südsüdwest, erscheint urplötzlich der Scirocco. Nach einigen Wirbelwindstössen, von schnellem Sinken des Barometers und der Luftfeuchtigkeit begleitet, erfüllt dieser heisse, erschlaffende Wind die Luft mit Staub und bisweilen mit einem feinen röthlichen Staub, der ihr dann jene eigenthümliche dunkle Färbung (caligine) verleiht. Windstille herrscht also in Palermo überhaupt selten und mehr noch am frühen Morgen als Abends. Das Wärmemittel Palermos für die 3 Wintermonate (11.5° C.) ist höher als das Ajaccios (11.2°) und der Riviera an ihren wärmsten Punkten (10.0°) und die Differenz zwischen dem relat. Maximum und Minimum der einzelnen

Wintermonate bewegt sich nur zwischen 5 und 6°. An Tagen mit bedecktem Himmel schwankt die Temp. nur um $1^1/_2$°. Ueberdies bildet das Meer, dessen Temp. während des Winters 1—$3^1/_2$° höher ist als die der Luft, einen Regulator der Wärme. An Tagen mit heiterem Himmel ist freilich der Abstand zwischen Sonnen- und Schattentemperatur sehr bedeutend, denn mitten im Winter kann es in der Sonne 25° warm sein, und Kranke sind deshalb streng dazu anzuhalten nach Sitte der Eingeborenen die Sonne zu meiden und den Schatten aufzusuchen. Die Mittagstemp. der 3 Wintermonate ist durchschnittlich 14° C. Das Klima Palermos ist theils wegen der directen Nähe des Meeres und der intensiven Seebrise, theils dadurch, dass alle weiterher kommenden Winde das Meer bestreichen, theils endlich durch häufige Niederschläge und durch den Quellenreichthum der Goldmuschelebene ein vorherrschend feuchtes. Nimmt man die wenigen Sciroccotage aus, so kommen sehr hohe Feuchtigkeitsgrade ebenso wenig vor wie grosse Trockenheit. In Palermo schwankt also die Feuchtigkeit nicht zwischen bedeutenden Extremen wie an der Riviera, sondern sie hält sich mit grosser Constanz auf einer mässigen Höhe (77 % im Wintermittel). Im subtropischen Regengebiet gelegen hat Palermo einen regenarmen Sommer und einen regenreichen Winter. Von Juni bis August ist die Zahl der Regentage so gering, dass man von Regenlosigkeit sprechen kann. Dagegen regnet es im Winter fast einen Tag um den andern, und besonders ist die Nachmittagszeit zwischen 12 und 3 Uhr durch Regengüsse berüchtigt. Die einzelnen Jahrgänge zeigen aber grosse Differenzen, so dass man etwa die Hälfte der Jahre als regnerisch, die andere Hälfte als mehr trockene bezeichnen kann. In jedem Winter kommen auch 2—3 Schneetage vor; die naheliegenden Berge bedecken sich etwa 11 mal im Winter mit Schnee. Nach starken Niederschlägen ist die Luft staubfrei, was nach längerer Trockenheit keineswegs der Fall ist. Nur ist der Staub in Palermo weniger unangenehm als der Kalkstaub der Riviera. Diese übertrifft es an Gleichmässigkeit und Höhe der Temperatur. Dieses Plus von circa $1^1/_2$° genügt, um dem Patienten die Möglichkeit zu verschaffen, seine Promenaden grossentheils im Schatten auszuführen und so den starken Differenzen zwischen Sonnen- und Schattentemperatur auszuweichen. Bezüglich der Feuchtigkeit und der Niederschlagsmenge nähert Palermo sich Pisa. Es ist windreicher wie die Riviera. In socialer Beziehung ist zu bemerken, dass die grösseren Strassen der Stadt gut gepflastert sind und hinreichend mit Wasser besprengt werden. Vor Catania hat Palermo den wesentlichen Vorzug seiner herrlichen, jedem Fremden zugänglichen Gärten und Promenaden. Sie erleichtern dem Patienten das Aufsuchen windstiller Plätze. Trinkwasser wird in steinernen Aquaducten von den umgebenden Bergen der Stadt in reichem Masse zugeführt. Es ist recht wohlschmeckend, doch thut man gut bei Neigung zu Diarrhöen es mit Rothwein zu mischen. Die Mortalitätsziffer ist 1 : 34 also 29.4 pro Mille. Der der tropischen Zone eigene Krankheitscharakter ist bis zu einem gewissen Grade nicht zu verkennen. Die Krankheiten der Respirationsorgane treten gegen die der gastrischen Organe zurück. *Vivenot*, *Major* u. A. bestreiten das häufige Vorkommen von Phthise. Apoplexie bildet eine häufige Todesursache, Rheumatismen und Katarrhe sind im Frühjahr und Herbst sehr gewöhnlich, ebenso Ophthalmien in Folge des blendenden Sonnenlichtes. Die Indicationen für Palermo sind annähernd dieselben wie die für Venedig oder Pisa, nur dass diese Orte bedeutend kälter sind. Patienten mit chronischer Laryngitis und Bronchitis werden bei vorsichtigem Verhalten mit Vortheil in Palermo überwintern. Auch bei beginnender Phthise ohne begleitendes Fieber mag man sich noch Vortheile versprechen. Erschöpfte, zu Störungen in den gastrischen Organen oder in den Nieren Neigende wird man die weite und immerhin beschwerliche Reise nicht antreten lassen, um so weniger, wenn nicht reichliche Geldmittel zur Verfügung stehen, die eine Pension in den ersten Gasthöfen ermöglichen, da heizbare, behagliche Wohnungen trotz der Grösse der Stadt schwer zu finden sind.

Wer eine lange Seefahrt nicht scheut oder ihr geradezu den Vorzug giebt, kann sich in Marseille oder Genua nach Palermo einschiffen. Von Neapel erreicht man P. in ca. 17 St. Ganz abzurathen ist der trotz der Eisenbahn beschwerliche Landweg von Neapel nach Reggio. — Unterkunft: 4 Gasthöfe ersten Ranges, unter denen das Hotel des Palmes (Pens. 15 l. tägl.) für Kranke das besteingerichtete ist; ausserdem viele Gasthöfe zweiten Ranges. Die sonnigsten und bestgelegenen Privatwohnungen befinden sich im nordwestlichen Theile der Stadt und an den Plätzen (Marina, Bologni, Vittoria). — Deutscher Arzt; Kurzeit: Mitte November bis April. — Litt.: v. Vivenot 60; Major 69; Tachini 71; Th. Fischer 76; Valentiner 81.

Palics (Palitsch), kleiner Ort in Ungarn, im Komitat Bács-Bodrog, 120 m., in waldreicher Umgebung, bei welchem sich ein *Salzsee* befindet, ein kleiner See, dessen Wasser kohlensaures Natron und Chlornatrium enthält und der je nach der Luftwärme eine Temp. von 15—28° C. besitzt. In seiner Mitte, wohin ein mit Bäumen besetzter Damm führt, befinden sich eine grössere Badeanstalt, Einzelbäder und ein Schlammbad. Ausserdem Warmbäder im Badehause. Man benutzt die Bäder gegen Skropheln, Rheuma, Gicht und Exantheme.

P. ist Ebst. zwischen Szabadka (7 Km.) und Szegedin (Lin. Grosswardein-Esseg-Villány). — Unterkunft in den 3 Kurgebäuden mit 72 Z. u. in Privathäusern (Z. 0.50—3 fl. tägl.). — 1 Arzt; Frequenz: 600.

Pallanza, oberitalisches Städtchen mit 3900 Einw. und *klimatischer Winterkurort*, liegt, 193 m., am rechten westlichen Ufer des Lago Maggiore und zwar gerade in dessen Mitte angesichts der borromäischen Inseln und auf einer nach Süden vorspringenden Landzunge, an welcher die 3 Zipfel des Sees von Norden, Süden und Westen her zusammenstossen. Das östliche Ende der Stadt, wo die beiden grossen Gasthöfe gelegen sind, lehnt sich gegen Nord an den 115 Meter hohen Castagnola-Hügel; gegen Nordwest gewährt der 850 Meter hohe Monte Rosso einen wirksamen Windschutz. Nach Süden liegt dieser etwa 2 Kilometer lange Uferstrich ganz frei und ist selbst im Winter schon in früher Morgenstunde und bis in den Nachmittag hinein der Besonnung zugänglich. Die Winde treten am Lago Maggiore ganz ähnlich auf wie an den übrigen oberitalischen Seen. Im Herbst und Winter herrscht der Nordost, im Frühling und Sommer der Nordwest vor. Heftige Westwinde fallen zeitweise ein und sind öfters von massigen Niederschlägen begleitet, so dass sie einen ganzen, manchmal sogar 2—3 Regentage im Gefolge haben. Hierzu kommen nun die periodischen Lokalwinde, besonders der Südost, der hier Inverna (Inferna) genannt wird. Dieser Wind, gegen welchen Pallanza ganz offen liegt, ist der schwächste Punkt des Kurorts. Im März ist er häufig, erreicht anfangs April seinen Höhepunkt und setzt sich dann in mässigen Stössen bis zum September fort. Er pflegt von 10 oder 11 Uhr Vormittags bis 3 oder 4 Uhr Nachmittags anzuhalten, um dann einer vollständigen Windstille Platz zu machen. Nachts tritt dann von Norden her ein entsprechender Ausgleichwind ein. Im Allgemeinen ist der Nord und mehr noch der Nordost der Gutwetterwind, während die Inverna leicht die lombardischen Nebel bis an die Südspitze des Sees heran führt und den Himmel bewölkt. Mit einem Wärmewintermittel, welches nach *Scharrenbroich* 3.0° C. beträgt, steht Pallanza Gardone-Riviera (4.0°) sehr nahe und übertrifft Montreux um etwa 1.5°. Das Mittel der relat. Feuchtigkeit des Winters ist 72 %, also etwas niedriger wie das Luganos (73.8 %). Der Herbst hat 27, der Winter 17, der Frühling 28 Regentage. Mai und October, im Uebrigen Pallanzas schönste Monate, sind zugleich seine stärkste Regenzeit, während der

Winter, und besonders Jan. u. Febr. viele heitere Tage haben. Durchschnittlich schneit es im Winter zweimal und der Schnee bleibt 3—5 Tage liegen. Auf der vollständigen Beschneiung der umgebenden Berge beruht meistens die weitere Beständigkeit des. Wetters. Der unter der Humusschicht befindliche Boden stellt ein Gemenge von Sand mit zerbröckelten Gestein (Gneis und Schiefer) dar und ist nach Regengüssen schnell wieder trocken. Starke Niederschläge ergiessen ihr Wasser in die Betten der beiden Bäche, welche bei Intra den See erreichen. Vor Ueberschwemmungen ist Pallanza durch seine Erhebung über den Seespiegel und durch einen guten Quai genügend geschützt. Der endemische Gesundheitszustand wird als günstig geschildert, die Mortalitätsziffer mit 16.2 vom Tausend angegeben. Zu Anfang des Herbstes füllen sich die Gasthöfe am Lago Maggiore. Wer eine Traubenkur gebrauchen soll, findet hierzu im October gute Gelegenheit. Der Anfang November bezeichnet einen wesentlichen Abschlag der Temperatur und treibt Wärmebedürftige nach der Riviera. Zu einem vollen Winteraufenthalt in Pallanza eignen sich am besten Personen von schwacher Constitution und Reconvalescenten, die hier unter ärztlicher Aufsicht und guter Verpflegung in einer gelind stimulirenden Luft sich leichter kräftigen. In der zweiten Hälfte des Februar beginnt mit dem Auftreten der Inverna für Kranke die bedenklichste Zeit, und erst im April, der dem Mai diesseits der Alpen entspricht, tritt eine Periode ein, die für alle aus dem Süden Zurückkehrenden Pallanza zu einer angenehmen Uebergangsstation machen.

Von Bellinzona, Ebst. der Gotthardbahn, führt eine Zweigb. in 3/4 St. nach Locarno, von hier mit Dampfboot in 3 3/4 St. nach Pallanza. Oder von Ebst. Laveno (Lin. Bellinzona-Genua) mit Dampfboot in 1/2 St. nach P. — P. u. T. — Unterkunft: 2 grosse klimatisch günstig gelegene Gasthöfe u. mehrere kleinere im Ort. — Deutscher Arzt; Kurzeit: October bis Ende Mai. — Litt.: Scharrenbroich 77.

Panticosa, in Hocharagonien, 1578 m., Spaniens berühmtestes Pyrenäenbad, besitzt *5 indifferente Thermen* (20°—35.5° C.) mit reichem Stickstoffgehalt, von denen die eine, die Hidalgoquelle, wegen einer schwachen Beimischung von Schwefelnatrium auch zur Trinkkur benutzt wird.

Die nächsten Ebstn. sind Laruns (Lin. Pau-Laruns) u. Pierrefitte (Lin. Lourdes-Pierrefitte); von dort noch 10 Fahrst. — Unterkunft in den Kurgebäuden; Kurzeit: Juli bis Sept.

Parád, Dorf in Ungarn im Komitate Heves, 200 m., am nördlichen Abhange des Mátragebirges, besitzt am Ort und in der Umgegend 3 verschiedene Mineralquellen, nämlich: *Eisenvitriol haltige Alaunwässer, einen Schwefelwasserstoff haltigen alkalischen Säuerling* und *einen erdigen Eisensäuerling*. Die Alaunvitriolwässer werden in 2 Behältern aufgefangen deren einer die stärkere (Ferr. sulf. 5.53, Alumin. sulf. 3.03), der andere die schwächere Lösung enthält. Ihre stark adstringirende sekretionsbeschränkende Eigenschaft macht sie zur Badekur hauptsächlich bei Frauenkrankheiten und Exanthemen geeignet. Die 1/2 St. vom Kurort entspringende Cseviczequelle (Natr. carb. 1.12, fr. CO_2 1203 c.c., HS 10.26 c.c.), welche neben reichlicher Kohlensäure noch doppelt soviel Schwefelwasserstoff wie Weilbach enthält, wird am Kurort gegen chronische Bronchialkatarrhe und Abdominalplethora zur Trinkkur angewendet und viel versendet, und endlich benutzt man noch die in 2 St. Entfernung zu Tage tretende Clarissequelle (Natr. bic. 0.14, Calc. bic. 0.76, Ferr. bic. 0.06, fr. CO_2 913 c.c.) gegen anämische Zustände. Schöner Park des Grafen Karolyi.

Párad ist Ebst. der Lin. Kis-Terenne—Káal-Kápolna. — Unterkunft im Kurhaus mit 100 Z. (Z. 1.30—2 fl. tägl.) und in Privatwohnungen im Dorf. — Kurtaxe: 3 fl.; Bäder: 0.50—0.60 fl. — 1 Arzt, 1 Apotheke; Kurzeit: 1. Juni bis 10. Oct.; Frequenz: 500. — Litt.: Prúnyi 33; Chyzer 87.

Parpan, Alpendorf im Kanton Graubünden und *klimatische Sommerstation*, 1510 m., oberhalb Churwalden auf der obersten Thalstufe des Rabiosathals in wenig windgeschützter, sehr frischer Lage.

Von Ebst. Chur Post in 2 3/4 St. — Unterkunft in 2 Gasthöfen (Pens. mit Z. 5—7 fr.).

Partenkirchen, oberbayrischer Marktflecken, 722 m., am südöstlichen Fusse des Eckenberges und im Thale des Kankerbachs, der, bald mit der Partnach sich vereinigend, zur Loisach geht: eine sehr beliebte *Sommerfrische*. Die Lage ist eine vorzüglich windgeschützte. Den Westwinden ist das Thal geöffnet, doch sind dieselben niemals besonders heftig. Zwischen 7 und 9 Uhr Morgens weht in der Regel ein kühler Bergwind, der später vom Thalwind abgelöst wird. Nachmittags zwischen 4 und 5 Uhr ist die Zeit der Windstille, nach 5 Uhr erhebt sich ein sanfter Südwind. Bei dieser fast stetigen aber nur sehr mässigen Bewegung der Atmosphäre bleibt die Luft rein und erfrischend. Der Mai ist noch kühl und regenreich. Im Juni erfolgt die Schneeschmelze und damit starke Niederschläge. Der Juli ist warm und gewitterreich, während vom August bis Mitte October constante Witterung bei heiterem Himmel das Gewöhnliche ist. Ende October stellt sich der erste Schnee auf den Bergen ein. Badeanstalt.

Von Ebst. Murnau (Lin. München-Weilheim-Murnau) 25 Km., Post 2mal tägl. in $3^3/_4$ St. — Unterkunft: 3 Gasthöfe (Pens. durchschnittl. 6 Mk.) u. Privathäuser. — 1 Arzt.

Passug, kleines Bad im Kanton Graubünden, 829 m., in der Rabiusaschlucht, mit *3 alkalischen Säuerlingen*: der Ulricusquelle (Natr. bic. 5.67, fr. CO_2 9545 (?) c.c.), und den schwächeren Teophils- und Fortunatusquellen. Dazu gehört noch der gegenüber gelegene *erdige Eisensäuerling* (Calc. bic. 2.08, Ferr. bic. 0.03, fr. CO_2 10415 (?) c.c.) von Neu-Belvedra.

Von Ebst. Chur 1 Fahrst. — Unterkunft im Kurhaus Mühlerain in Araschgen. — Kurzeit: Mitte Juni bis Mitte Sept. — Litt.: Husemann 72; v. Planta und Gamser 73.

Pau im Dép. des Basses Pyrénées, die alte Hauptstadt von Béarn mit 30000 Einw. liegt unterm 43° 20′ n. Br., 207 m., im südwestlichen Winkel von Frankreich, und zwar am südlichen Abhange einer Hochebene, unterhalb welcher der Gave de Pau dahinfliesst, 45 Kilometer entfernt von dem im Süden sich erhebenden Kamme der Pyrenäen. Nach Osten, Nordosten und Norden existirt ein höherer Bergwall nicht, sondern nur sanfte Abhänge führen auf das im Rücken der Stadt befindliche Plateau. Die Windstille, deretwegen Pau so oft gerühmt wird, ist daher durchaus keine absolute. Nur sind starke Windstösse im Ganzen selten, und das an der Riviera durch seine kalten Winde so übel berüchtigte Frühjahr ist hier bis auf seine massenhaften Niederschläge eine günstige Kurzeit. Die Wintertemperatur von Pau beträgt im Mittel 6.3° C.; ist also ziemlich um 4° höher wie in Meran oder Montreux und um mehr als 3° niedriger als die der Riviera. Pau ist ebenso sehr durch hochgradige Feuchtigkeit, 82 % im Wintermittel, wie durch die Menge seiner Niederschläge ausgezeichnet. Besonders sind November, März und April sehr regenreich. Wechselfieber kommen endemisch vor. Der sedative Charakter des Klimas macht den Ort als *Winterstation* für trockne Katarrhe, für Neuralgien und Neurosen überhaupt, besonders solche erethischer Subjecte, gut geeignet. Als Gegenanzeigen müssen Anämie, Chlorose, die torpide Phthise, Herzkrankheiten (besonders Fettherz), Bronchitis mit copiösem Auswurf angesehen werden. Das Hauptcontingent der Kurgäste bilden Engländer, Amerikaner und Franzosen.

Von Paris erreicht man Pau in 17—23, von Bordeaux in $5^1/_4$—8, von Toulouse in $6^1/_2$—8 St. — Unterkunft in gegen 20 Hotels u. Pensionen u. in Privathäusern. — 23 Aerzte, viele Apotheken; Kurzeit: 1. Oct. bis Ende Mai; Frequenz: 800.

Litt.: Taylor 45; Cazenave 58; Schaer 64; Burckhardt 68; Lahillonne 69; Carrière 70; Duboué 81.

Pausa siehe Linda.

Pegli, oberitalisches Städtchen mit 7700 Einw. am Golf von Genua, unterm 44° 23′ n. Br., ist *klimatischer Winterkurort* und *Seebad.* Im Norden von Pegli, 6 Km. von der Küste entfernt, erhebt sich 1100 m. hoch der Monte Penello. Dicht am östlichen Abhange eines Bergzuges, welcher sich von dort aus bis an die Küste vorschiebt, liegt der Kurort. Gegen Nordost ist der Windschutz ungenügend, doch spricht der Reichthum an subtropischen Gewächsen, welche an dieser Berglehne im Freien gedeihen, für die Milde des Klimas. Pegli ist entschieden kühler wie S. Remo, Bordighera, Mentone und Nizza und dies beruht auf dem mangelhaften Windschutz, den es gegen Norden und Nordosten zu besitzt. Es ist wahrscheinlich, dass die Temperatur wegen grösserer Feuchtigkeit äquabler ist wie an der westlichen Riviera. Die Ansicht, dass Pegli bezüglich seiner Wärme wie Feuchtigkeit eine Art von Mittelstufe einnehme zwischen Mentone und Pisa, hat manches für sich. Genauere Angaben über die Regenmenge fehlen noch. *Frühauf* giebt 87 jährliche Regentage an. Das Trinkwasser ist gut. Die beste Seite des Kurortes besteht darin, dass man auf angenehmen staubfreien Spazierwegen sich vom Meere landeinwärts entfernen kann, ohne besonders hoch steigen zu müssen und ohne dabei in windreiche Gegenden zu gelangen. Für Kranke mit Abdominalplethora und manche Nervenkranke, die im nordischen Winter wegen mangelnder Körperbewegung sich schlecht befinden, aber auch für solche mit chronischen Katarrhen kann der dortige Aufenthalt heilsam sein. Ueberhaupt aber ist Pegli mehr für leichtere Kranke geeignet, welche gegen bewegte Luft wenig empfindlich sind und nach ihrem Kräftezustand auch weitere Ausflüge unternehmen können.

Von Genua, welches nur 10 Km. entfernt ist, kann man mit der Eb. in 30 bis 40 Min., mit der Pferdebahn in 1¼ St. Pegli erreichen. — Unterkunft: 3 Gasthöfe u. einige Villen. — Deutsche Aerzte in Genua; Kurzeit: Ende October bis Mitte Mai. — Litt.: Schnyder 78; Starcke 78; Frühauf 87.

Pejo, kleines Dorf mit 460 Einw. und Bad in Südtirol nahe der italienischen Grenze, 1357 m., in dem in das Nocethal mündenden Pejothal: *Klimatischer Sommerkurort* mit 2 kräftigen *alkalischen Eisensäuerlingen,* deren stärkster Fonte a sinistra (Natr. bic. 1.33, Ferr. bic. 0.19) heisst. Fast nur Trinkkur. Die Mehrzahl der Kurgäste sind Tiroler und Italiener.

Von Ebst. San Michele (Lin. Bozen-Verona) 2mal tägl. Poststellwagen über Malè nach Fucine in $10^1/_2$ St.; von hier, wo immer Wagen zu haben sind, über Cogolo noch 2 St. bis Bad Pejo. — Unterkunft in 5 Gasthäusern (Pens. 3 fl. tägl.). Arzt in Cogolo; Frequenz: 750. — Litt.: Bizio 78; Zaniboni 79.

Petersdorf, langgestrecktes schlesisches Pfarrdorf mit 2800 Einw., *Sommerfrische*, welche, 380—425 m., im grünen Thale des Zacken gelegen, einfachere Verhältnisse wie das benachbarte Hermsdorf bietet.

Von Ebst. Reibnitz (Lin. Lauban-Hirschberg) 15 Km., Post 2mal tägl. über Warmbrunn und Hermsdorf in $2^1/_4$ St. nach Petersdorf. — Unterkunft: 6 Gasthäuser u. Privatwohnungen (Z. 6—20 Mk. wöch.). — 2 Aerzte.

Petersthal, badisches Pfarrdorf mit 1700 Einw., 420 m., in einem von hohen dicht bewaldeten Bergen eingeschlossenen Kessel des Renchthals, besitzt *4 gasreiche erdige-salinische Eisenquellen:* die Petersquelle (Calc. bic. 1.52, Magnes. bic. 0.45, Natr. sulf. 0.79, Ferr. bic. 0.04, fr. CO_2 1107 c.c.), die Sophien-, Salz- und Robertquelle. Der Eisengehalt aller 4 Quellen ist nahezu derselbe, dagegen spricht man der Sophienquelle wegen ihres Lithiongehaltes (0.01) eine specifische Wirkung auf Vermehrung der Diurese zu, während die Salzquelle in Folge stärkerer Beimischung von Glaubersalz (0.85) und Bittersalz (0.58) zu den gelind eröffnenden Mitteln zu rechnen ist. Auch wird aus der Salzquelle unter dem Namen Magnesine ein Bitterwasser (Natr. sulf. 4.12, Magn. sulf. 3.67, Natr. chlor. 2.54, fr. CO_2 ca. 2000 c.c.) hergestellt und als solches verordnet. Die Robertquelle dient nur zu Bädern. Was das Klima von Petersthal anbetrifft, so tritt der Frühling erst spät ein, die Witterung bleibt lange kalt, unbeständig und feucht. Auch das Sommerklima (mittl. Temp. 17.8° C.) ist kühl, etwa 2° kühler wie das der Rheinebene, und dampfreich. Dagegen ist der Herbst relativ trocken und die beste Zeit des Kurorts. Der Gehalt an Glaubersalz, welcher die constipirende Eigenschaft des Eisens abschwächt, macht die Quelle leicht verdaulich und für Chlorotische mit gastrischen Störungen, welche andere Eisenwässer schwer vertragen, gut geeignet. Bei Darmkatarrhen mit habitueller Constipation empfiehlt sich die Salzquelle oder Magnesine, bei Katarrhen des uropoetischen Systems will man von der Sophienquelle Erfolge gesehen haben. Die kohlensäurereichen Bäder, nach *Schwarz*'scher Methode erwärmt, genügen den Anforderungen, welche man bei Behandlung von Neurosen an sie zu stellen pflegt. Fichtennadel-, Soolbäder und ein Schwimmbad sind ebenfalls vorhanden. Rheumatiker sind des Klimas wegen, Plethorische vom Gebrauch der

Bäder zurückzuweisen. Die Kurgäste gehören fast ausschliesslich dem weiblichen Geschlecht an.

Von Ebst. Oppenau (Lin. Appenweier-Oppenau) 8 Km., 3mal tägl., Post in 40 Min., Hotel-Omnib. am Bahnh.; von Ebst. Freudenstadt (Lin. Stuttgart-Eutingen-Freudenstadt) 24 Km., Post einmal tägl. in 3 St. — P. u. T. — Unterkunft im Kurhaus mit Villa, in 3 Gasthäusern des Dorfs und in Privathäusern; Kurtaxe: 3—6, Bäder: 1—2 Mark. — 1 Arzt anwesend, 1 Apotheke in Oppenau: Kurzeit: Mitte Mai bis Ende Sept.; Frequenz: 1400. — Litt.: Prospect 85.

Pfäffers-Ragaz, zwei Ortschaften im Kanton St. Gallen, benutzen beide dieselben *indifferenten Thermen.* Ragaz, ein stattlicher Kurort mit 2000 Einw., 521 m., empfängt das Wasser mittelst einer 4300 Meter langen Leitung vom Bade Pfäffers, welches 164 Meter höher (685 m.) in einer engen Felsenschlucht des Kalfeuserthals gelegen ist. Auch im Hochsommer findet hier die Besonnung nur von $9^1/_2$—$3^1/_2$ Uhr statt, und dieser Umstand so wie die höhere Lage haben im Vergleich mit Ragaz (Sommertemp. 19°) ein Wärmeminus der Luft von 5° C. zur Folge. Das Wasser hat an seinem Ursprung oberhalb der von hier aus in jähen Sprüngen dem Rheine zueilenden Tamina eine Temperatur von 37.5°, in den Bädern eine solche von 36.5°. Auf seinem Wege nach Ragaz verliert das Wasser nur sehr wenig an Wärme, denn es trifft dort noch mit 35.2° C. ein. Die Quelle hat im letzten Decennium bezüglich ihrer Ergiebigkeit sehr geschwankt und an dem Ruf ihrer früheren Unerschöpflichkeit viel eingebüsst. Abgesehen von der klimatischen Differenz zwischen dem kühlen und feuchten Pfäffers und dem im Hochsommer recht warmen Ragaz, besteht zwischen beiden Orten ein erheblicher socialer Unterschied, insofern Pfäffers ein einfaches, stilles meist von Schweizern besuchtes Bad darstellt, während Ragaz mit allem Comfort eines grossen Badeortes ausgestattet ist. Molken-, Erdbeer- und Traubenkur. Die Indicationen sind die der wärmeren Wildbäder: Rheuma, Arthritis, Paresen, Neurosen, Reconvalescenz.

Ragaz ist Ebst. der Lin. Rorschach-Chur; Pfäffers ist von Ragaz eine kleine St. entfernt (Wagen 7—10 fr.). — Unterkunft: 1. In Pfäffers im Kurhaus für 300 Pers. (Z. wöch. 5—20 fr., Pens. tägl. 5 fr. — 2. In Ragaz in 14 Hotels (Pens. 6—12 fr.) u. mehreren Pensionen. — Kur- u. Musiktaxe: wöch. 2—3 fr.; Bäder: 1—2.50 fr. — 1 Arzt in Pfäffers, 4 Aerzte in Ragaz; Kurzeit: für Pfäffers vom Juni bis Mitte Sept., für Ragaz vom Mai bis Ende Oct.; Frequenz: In Pfäffers 800, in Ragaz 4000. — Litt.: Kaiser 69; Daffner 75; Schädler 80.

Der **Pfänder,** Berg in Vorarlberg am östlichen Ufer des Bodensees, oberhalb Bregenz mit weiter Aussicht, 1060 m., kann als *Sommerfrische* benutzt werden.

Von Eb.- u. Dampfschiffstat. Bregenz Fussweg in $1^1/_2$, Fahrweg über den Gebhardsberg in $2^1/_2$ St. — T. in Bregenz. — Unterkunft im Kurhaus mit 36 Z. (Pens. mit Z. 3.50 fl.). — Aerzte und Apotheke in Bregenz.

Phantasie (Fantaisie), Lustschloss auf einer Anhöhe, 460 m., bei Baireuth zu dem kleinen Orte Donndorf (450 Einw.) gehörig und mit der Stadt durch eine Linden-Allée verbunden. Ein Garten von seltner Schönheit und ein Park mit herrlichen Baumpartien, dem Publikum geöffnet, machen den Ort zu einer angenehmen *Sommerfrische.*

Von Baireuth beträgt die Entfernung 6 Km. — Unterkunft in einem Hotel und einem bescheidenen Gasthof. — Arzt in Donndorf.

Piora im Kanton Tessin, 1830 m., alpiner *Höhenkurort* am Ritomsee in windgeschützter Lage, in der Nähe einer Arven- und Lärchenwaldung und in aussichtsreicher Umgebung.

Von Ebst. Airolo (Gotthardbahn) Saumweg in 3 St. (Pferd 12 fr.). — Unterkunft im Hotel mit 30 Z.

Pisa, oberitalische Stadt von 38000 Einw., liegt, unterm 43° 43′ n. Br., am Arno, 7 Km. vor seiner Ausmündung in das Meer, und zwar inmitten einer weiten von Hügeln und Bergzügen umsäumten Ebene, die sich nach Westen über die toskanischen Maremmen bis an die Küste ausbreitet. Als *klimatischer Winterkurort* besitzt es zum Theil die Eigenschaften der Riviera di Levante. Die Alpe Apuana, ein Apenninenkamm, endigt am Arno in einer isolirten Bergkette, welche unter dem Namen der Monti Pisani (1000 m.) die Campagna von Pisa in einem nach Süden geöffneten Bogen halbkreisförmig umschliesst. Dieser Schutz nach Norden und Nordosten wird noch durch die Anlage der Stadt selbst erhöht, welche einen ebenfalls mit der Concavität nach Süden liegenden Bogen des Arno in der Weise mit hohen Gebäuden und einer die Strassen abschliessenden Stadtmauer umspannt, dass das rechte Flussufer, der sogenannte Lung-Arno, dadurch eine besonders günstige Lage erhält. Liegt auf den umliegenden Höhen Schnee, so wird die Stadt leicht von kalten Winden berührt; auch dringen im Frühjahr öfters Ostwinde im breiten Thale des Arno vor, und Süd und Südwest können bisweilen frei die Promenade am Lung-Arno bestreichen. Im allgemeinen gilt Pisa wegen der geringen Stärke der Luftströmungen für windstill. Der Arno, für gewöhnlich wasserarm und manchmal wegen Aufnahme der Abzugskanäle sogar übelriechend, ruft zeitweise nach heftigen Regengüssen Ueberschwemmungen hervor, welche die Strassen der Stadt unter Wasser setzen. Die mittlere Wintertemperatur ist 7.1° C., also 2 bis 2.5° niedriger wie die der Riviera di Ponte. Die gleichmässige Vertheilung der Tageswärme ist besonders dadurch markirt, dass die Temperatur, nachdem sie in mässigem Ansteigen ihre Mittagshöhe erreicht hat, von dieser bis zum Abend nur wenig einbüsst. Das breite Flussthal, die in der Nähe befindlichen Teiche, die geringe Entfernung des Meeres und der Mangel trockener Winde bedingen einen hohen Grad von Luftfeuchtigkeit. Mit einem Mittel von 81 % für den Winter tritt Pisa neben Pau und Venedig in die Reihe der an Wasserdampf reichen Kurorte. Dem Feuchtigkeitsgrad entspricht die Stärke und Zahl der Niederschläge. Die 3 Wintermonate haben 31 Regentage. Die endemischen Gesundheitsverhältnisse sind nicht besonders günstige. Die Mortalitätsziffer ist 30 ‰ (1 : 33) und 10 Procent aller Todesfälle wird auf Phthise gerechnet, also weniger wie die allgemeine Statistik (14 %) ergiebt. Bronchialkatarrhe sind häufig, ebenso Darmkatarrhe mit Neigung zu Diarrhöen, Hyperämien der Leber und Rheumatismen. Entzündungen der Lunge und Pleura verlaufen meist günstig. Pisa ist durch vorzügliches Trinkwasser ausgezeichnet, welches von den Monti Pisani der Stadt zugeführt wird. Die feuchte Wärme des Klimas beschränkt die Wasserabgabe von Haut und Lungen, wogegen sie die Absonderung der Nieren und anfangs auch des Darmkanals steigert. Die starke Vermehrung der Urinabsonderung ist dem Ankömmling besonders auffällig, der vor seiner Akklimatisation auch leicht vorübergehend an Durchfall leidet. *Thomas* notirte einen sehr günstigen Erfolg bei Nierensteinen, wo die reichliche Secretion den Abgang der Concremente beförderte. Weil bei gewöhnlichem oder wenigstens nicht merklich vermindertem Appetit der Stoffwechsel im ganzen langsamer vor sich geht, ist Zunahme des Körpergewichts bis zur Wohlbeleibtheit nicht selten. Alle Schleimhäute secerniren leichter. Es tritt eine Beruhigung des Nervensystems ein, die sich durch Phlegma und festeren Schlaf zu erkennen giebt. Besonders indicirt ist das Klima von Pisa bei Katarrhen des Larynx und bei trockenem Katarrh der Bronchien. Auch bei Asthma und Emphysem sind die Wirkungen oft sehr befriedigend. Der Ruf Pisas bei Katarrhen, die andernorts nicht weichen wollen, ist ein in Italien so verbreiteter, dass er sogar aus Sicilien Kurgäste heranlockt. Günstig wirkt auch das Klima bei Darmkatarrhen mit Neigung zu Obstruction. Bei chronischer Pneumonie und beginnender Phthise ist Neigung zu Blutungen zu berücksichtigen, zu denen plötzliche Schwankungen des Barometers und der Witterung leicht Veranlassung geben. Tritt der Südwest etwas stürmisch auf, so influirt er auf erethische Subjecte, welche dann an Palpitationen und Schlaflosigkeit leiden. Contraindicirt ist Pisa bei allen Blennorrhöen, bei Neigung zu Diarrhöen, bei chronischer Hepatitis, bei Nephriten, welche Beschränkung der Secretion erfordern, und bei Rheuma und Gicht. Im Hochwinter ist der Kranke auf den Lung-Arno und auf die vor der Porta alle Piagge gelegenen Passegiata nuova angewiesen; erst das Frühjahr gestattet ihm weitere Ausflüge, und Pisa gilt deshalb nicht mit Unrecht als ein sehr langweiliger Ort. Wer ihn verlassen will kann Ajaccio leicht erreichen.

Von Genua erreicht man Pisa mit dem Nachtschnellzug in $4^1/_2$, mit dem Tagespersonenzug in $7^3/_4$ St. Die unaufhörliche Reihe von Tunnels verkümmern dem Reisenden den Genuss an dieser sonst so schönen Fahrt. Von Florenz führt die Bahn über Lucca oder Empoli in $2-4^1/_2$ St. nach Pisa. — Unterkunft: Für Patienten ist eine Wohnung am rechten Arnoufer, also am Lung-Arno, obligatorisch. Hier liegen 6 Gasthöfe (Pens. 9—12 l.) und eine deutsche Pension (8 l. tägl.). Privatwohnungen kann man meist nur für die ganze Saison, ausnahmsweise auch monatsweise (60 l. pro Monat) miethen. — Ein ständiger deutscher Arzt ist nicht dort, doch ist meist ein solcher im Winter anzutreffen; Kurzeit: October bis Mitte April. — Litt.: Bröking 72, 76; Schandein 72; Thomas 74; Cobianchi 78.

Der obere **Plättig,** Höhe im nördlichen Schwarzwald, 777 m., wird hauptsächlich von Baden-Baden her als *Sommerfrische* benutzt. Das Wohnhaus, seitwärts und im Rücken von dichter Waldung umgeben, stösst westwärts an eine Wiese, über welche sich ein schöner Blick in das Rheinthal eröffnet.

Von Baden zum Plättig beträgt die Entfernung 14 Km. ($2^3/_4$ St.). — Unterkunft im Kurhaus (Pens. mit Z. 5—6 Mk.). — Aerzte in Baden.

Plombières, Städtchen mit 2000 Einw. im Dép. des Vosges, 430 m., auf einem Abhange oberhalb des Ufers der Augrogne mit über 20 *indifferenten Thermen* von 12—70° C. Das Klima ist veränderlich und auch im Sommer kühl. Die Trinkkur richtet sich gegen Magenkatarrhe und nervöse Dyspepsie. Auch macht man von Eselsmilch Gebrauch. Der Badekur dienen 6 luxuriös ausgestattete Etablissements mit Piscinen für jedes Geschlecht, Einzelbädern, Douchen, Dampf- und Gasbäder. Hochtemperirte und langfristige, bis auf 2 St. ausgedehnte Bäder sind gewöhnlich. Als specielle Indication gelten hierfür Rheuma, Gicht und mancherlei Neurosen.

Von Ebst. Aillevillers (Lin. Epinal-Lure-Belfort) Zweigbahn in 30 Min. nach Plombières. — Unterkunft in 8 Hotels u. zahlreichen Maisons meublées. Bäder: 1—2.30 fr. — 5 Aerzte; Kurzeit: Ende Mai bis Mitte Oct. — Litt.: Liètard 69; Bottenuit 73.

Polzin, Stadt von 4600 Einw. in Pommern inmitten eines anmuthigen, fruchtbaren, waldreichen Hügellands, mit 8 gasarmen *Stahl-*

quellen, welche unter Zuleitung von Kohlensäure zur Trinkkur aber auch zu Badekuren benutzt werden. Von den 5 Badeanstalten ist die des Luisenbades (Calc. bic. 0.25, Ferr. bic. 0.07) die bedeutendste. *Eisenmoorbäder* spielen neben Douche-, Loh-, Fichtennadel- und Dampfbädern die Hauptrolle, so dass neben Chlorose und Anämie, Rheuma und Gicht als Heilobjecte gelten.

Von Gross-Rambin (Lin. Stettin-Danzig) 16 Km., Post 3mal tägl. in $1^1/_2$ St.; von Ebst. Tempelburg (Lin. Ruhnow-Konitz) 29 Km., Post einmal tägl. in $3^1/_4$ St. — P. u. T. — Unterkunft in 7 Kur- u. Logirhäusern u. in Privathäusern des Städtchens; Kurtaxe: 1 Pers. 6, 1 Fam. 10.50 Mk.; Bäder: 0.75—2 Mk. — 5 Aerzte, 1 Apotheke; Kurzeit: 1. Juni bis 30. Sept.; Frequenz: 400.

Pontresina, Dorf mit 390 Einw. und *Sommer-Höhenkurort* im oberen Engadin, 1828 m., in einem nach Südosten zu sich erstreckenden Thaleinschnitt, welcher gegen Nordost vom Languard, gegen Südost von den Ausläufern des Berninastockes begrenzt wird. Die mittlere Temp. des Sommers ist 10.3° C., die mittl. rel. Feuchtigkeit desselben 72%. Die bedeutende Seehöhe der Thalsohle bedingt, dass der Kurgast schon ohne zu steigen oder sich irgendwie anzustrengen, in der benachbarten Arven- und Lärchenwaldung sitzend oder ruhend, die ganze Kraft des Höhenklimas erproben kann. Dazu die günstige Gelegenheit in bequemer Weise von hier aus in die Gletscherwelt vorzudringen, der Piz Languard (3266 m.) mit seiner glänzenden Rundschau und so vielen grossartigen Partien nach allen Richtungen, die eine Menge von Touristen hierherführen, und damit freilich auch zum Schaden des Ruhebedürftigen die Stille des Ortes stören.

Von Samaden u. St. Moritz (siehe diese) ist Pontresina je 1 Fahrst. entfernt. — P. u. T. — Unterkunft: 8 Gasthöfe (Pens. ohne Z. $5^1/_2$—8 fr.) u. Privatwohnungen. — 1 Arzt; Kurzeit: 20. Juni bis 20. Sept. — Litt.: Ludwig 75.

Poretta, oberitalischer Flecken mit 1000 Einw. in der Provinz Bologna, 370 m., am nordöstlichen Abhange der Apenninen, welcher 9 *Kochsalzthermen* (Natr. chlor. 2.56—8.24; Temp. 16—39° C.) besitzt, von denen einige etwas Schwefelwasserstoff, andere etwas Eisen und Jodnatrium (0.09) führen. Trink- und Badekur. Die Bäder haben continuirlichen Wasserzufluss. Ausserdem sind Douchen und Schwefelwasserstoff-Inhalationen in Gebrauch. Indicationen sind Skropheln, Darmkatarrhe, Rheuma, Exantheme.

P. ist Ebst. der Lin. Bologna-Florenz. — Unterkunft in 2 Gasthöfen. Kurtaxe: 10 l.; Inhalation 1, Bäder: 1.50 l. — Aerzte aus Bologna; Kurzeit: 20. Juni bis 30. Sept.; Frequenz: 700. — Litt.: Brugnoli 75; Fantini 76.

Poprád (Deutschendorf) im Komitat Zips (Szepes), 675 m., am Fuss der hohen Tatra: *Sommerfrische* mit *Wasserheilanstalt.*

P. ist Ebst. der Lin. Oderberg-Kaschau. — Unterkunft im Park Husz mit 120 Z. (Pens. v. 15 fl. wöch. an). Arzt anwesend.

Pörtschach am nördlichen Ufer des Wörther Sees in Kärnten, 450 m., *Sommerfrische* in gegen Nordwinde geschützter angenehmer Lage mit gleichmässigem Klima und in Waldnähe. Gute Gelegenheit zu Ausflügen in die Vorberge der Karawanken und zu Seebädern. Die Temp. des Wassers beträgt im Sommer 22—27° C. Schwimmbassins für Herren und Damen.

P. ist Ebst. der Lin. Marburg-Franzensfeste. — Unterkunft in 3 Gasthöfen, in gegen 30 Privathäusern und mehreren am See oder im Walde gelegenen Villen. Arzt anwesend.

Poschiavo sie Le Prese.

Pougues, Stadt im Dép. Nièvre in hübscher Lage, besitzt *erdige Eisenquellen* (Ferr. bic. 0.02, Calc. bic. 1.64, Magnes. bic. 0.37, Natr. bic. 0.72; Temp. 12°), welche nahe Verwandtschaft mit der Driburger Hersterquelle haben und hauptsächlich gegen gastrische, Darm- und Urogenitalkatarrhe und Harngries benutzt werden.

P. ist Ebst. der Lin Gien-Nevers. — Unterkunft in 4 Gasthofen u. Privathäusern.

Preblau, Ortschaft und Kuranstalt in Kärnten, 1000 m., im obstreichen Lavantthale mit einem *alkalischen Sauerbrunnen* (Natr. bic. 2.22, Calc. bic. 0.28, fr. CO_2 638 c.c.), welcher an Ort und Stelle getrunken, aber mehr noch versendet wird und gegen Blasenkatarrhe in besonderem Ansehen steht. Zugleich warme Bäder, Milch, Molke und Inhalationen.

Von Ebst. Unter-Drauburg (Lin. Marburg-Klagenfurt) mit Zweigbahn nach Wolfsberg; von hier od. von Ebst. Judenburg (Lin. Leoben-Friesach) mit Post zum Kurort. — Unterkunft im Kurhaus, Arzt anwesend.

Prerow, pommersches Dorf mit 1600 Einw. und bescheidenes *Ostseebad* auf der durch einen Binnensee, dem Saaler Bodden, vom Festlande abgetrennten stark bewaldeten Halbinsel Dars. Hohe Dünen im Norden, im Westen in 5 Min. Entfernung der Wald und ebensoweit vom Dorfe der Badestrand.

Von Ebst. Stralsund Dampfboot wochentags in 5 St. — Unterkunft in 3 Gasthöfen. — 1 Arzt, 1 Apotheke.

Priessnitzthal, *Wasserheilanstalt* bei Wien. Elektrotherapie, Massage, diätetische Kuren.

Von Ebst. Mödling (Lin. Wien-Baden) 1/4 St. — Aerztliche Direction (Wochenpreis 22—36 fl.).

Püllna, Dorf in Böhmen mit mehreren starken *Bitterquellen* (Magnes. sulf. 12.12, Natr. sulf. 16.11, Magnes. chlor. 2.46), welche schon in Gaben von 200—300 Gramm eine stark purgirende Wirkung haben. Das Wasser wird nur versendet.

Von Ebst. Brüx (Lin. Teplitz-Komotau) ist P. 1 St. entfernt.

Putbus, Marktflecken an der südöstlichen Küste von Rügen (1800 Einw.) mit fürstlichem Schloss und Park in reizender Lage, besitzt im Friedrich-Wilhelmsbad zu Lauterbach ein *Ostseebad* mit sehr mässigem Wellenschlag und ziemlich steinigem Badegrund. Badehaus für warme Bäder.

Mit Dampfboot von Ebst. Greifswald in 2 St. bis Lauterbach, von Stralsund ebendahin 3 St.; Omnibus von Putbus nach dem 1/2 St. entfernten Lauterbach 5mal tägl. — Unterkunft: In Putbus 5, in Lauterbach 2 Gasthöfe. — Bäder: Seebad 0.50, warmes Bad 1.50 Mk — 2 Aerzte, 1 Apotheke; Kurzeit: 1. Juli bis 1. Oct.; Frequenz: 500.

Pyrawarth, Dorf und Bad in Nieder-Oesterreich mit einer kräftigen aber gasarmen *erdig-salinischen Eisenquelle* (Ferr. bic. 0.11, Natr. sulf. 0.70, Magnes. sulf. 0.22, Magnes. bic. 0.19, Calc. bic. 0.63, fr. CO_2 65 c.c.; Temp. 11° C.). Trinkkur nur in kleiner Dosis, doch machen die salinischen Bestandtheile trotz des geringen Kohlensäure-Gehaltes das Wasser ziemlich leicht verdaulich. Ausserdem fremde Mineralwässer, Milch und Molken.

Von Ebst. Wolkersdorf (Lin. Wien-Laa) 10 Km., Post 2mal tägl. in 1 1/2 St.; von Ebst. Gänserndorf (Lin. Wien-Lundenburg) 18 Km., Post 2mal tägl. in 2 1/4 St. — Unterkunft im Kurhaus mit 70 Z. (Z. 4—14 fl. wöch.). — 1 Arzt; Kurzeit: 1. Mai bis 1. Oct.; Frequenz: 200. — Litt.: Brée 84.

Pyrmont, Kreisstadt im Fürstenthum Waldeck mit 1400, sammt den angrenzenden Orten mit 5000 Einw., 125 m., in dem von den Ausläufern des Wesergebirges eingefassten Thale des Emmer, ist ausgezeichnet durch seine gehaltreichen und sehr ergiebigen *Eisen- und Kochsalzquellen.* Gegen Nord- und Ostwinde nur mässig geschützt ist der Kurort auch im Sommer (mittl. Temp. 16° C.) häufigen Temperaturschwankungen unterworfen und besonders findet in der Regel Abends eine erhebliche Abkühlung statt. Die Luft ist hochgradig feucht, theils infolge des Quellenreichthums der Gegend, theils wegen häufiger starker Niederschläge. Damit ist Staubfreiheit der Luft verbunden, und diese ist durch die nach allen Seiten weithin sich erstreckenden Laubholzwaldungen von besonderer Reinheit. Von den Eisenquellen sind 3 in Gebrauch, nämlich der nur zur Trinkkur benutzte, auch als Hauptquelle oder Trinkquelle bezeichnete, Stahlbrunnen (Ferr. bic. 0.07, Calc. bic. 1.04, Calc. sulf. 0.79, Magnes. sulf. 0.45, fr. CO_2 1271 c.c.; Temp. 12.5° C.), die zu Trink- und Badekuren dienende Helenenquelle (Ferr. bic. 0.03, Calc. bic. 1.00, Calc. sulf. 0.98, Magnes. sulf. 0.49, fr. CO_2 1305 c.c.; Temp. 12.7° C.) und der nur als Badequelle gebräuchliche höchst ergiebige Brodelbrunnen (Ferr. bic. 0.07, Calc. bic. 1.24, Calc. 0.86, Magnes. sulf. 0.64, fr. CO_2 1324 c.c.; Temp. 12.5° C.). Von den Kochsalzquellen sind ebenfalls 3 im Kurgebrauch, nämlich als Trinkquelle der Salzbrunnen (Natr. chlor. 7.05, Calc. bic. 1.69, Calc. sulf. 0.80, Magnes. sulf. 0.97, fr. CO_2 954 c.c.), als Badequellen die alte Badequelle oder sogenannte schwache Soole (Natr. chlor. 9.58, fr. CO_2 640 c.c.) und die Bohrloch- oder starke Soole (Natr. chlor. 32.00, fr. CO_2 373 c.c.). Der nicht unbeträchtliche Kalkgehalt der Eisentrinkquelle hat durch den Reichthum lösender Kohlensäure keinen Einfluss auf die Leichtverdaulichkeit des Wassers, welches bei den verschiedensten Formen von Blutarmuth seinen alten Ruf immer von neuem bewährt. Der Salzbrunnen steht zwar bezüglich seines Kochsalzgehalts zwischen dem Kissinger Ragoczy und der Homburger Elisabethquelle, hat aber ausser seinem Nebengehalt an Kalk weniger freie Kohlensäure als diese. Von grösster Wichtigkeit ist die Möglichkeit den Gebrauch kohlensäurereicher Stahlbäder (durch Dampfrohre innerhalb der Wanne erwärmt) mit dem der Soolbäder zu combiniren. Hierdurch erweitert sich der therapeutische Wirkungskreis Pyrmonts beträchtlich und umfasst ausser Anämie und Chlorose, Skrophulose, Rhachitis, chronische Katarrhe und Exsudate in den Respirationsorganen, Frauenkrankheiten und Neurosen. Ausser den beiden fürstlichen Badehäusern für die Stahl- und Soolquellen existirt noch eine Privatbadeanstalt, in welcher neben Fichtennadel- besonders auch *Moorbäder* zu haben sind. Milch- und Molkenkuren.

Pyrmont-Lügde ist Ebst. der Lin. Hannover-Altenbeken. Eine Pferdebahn verbindet den Bahnhof mit dem 1/4 St. entfernten Kurort und diesen mit dem Soolbad. — P. u. T. — Unterkunft: 4 Gasthöfe und zahlreiche Privatwohnungen (Z. 6 bis 50 Mk. wöch.). Heilanstalt für Frauenkrankheiten (Pens. mit Z. 6—10 Mk tägl.). — Kurtaxe: 1 Pers. 12, 2 Pers. 18 Mk., jedes weitere Familienglied 6 Mk. mehr; Bäder: 1 Sool- od. Stahlbad 1.50—2, 1 Moorbad 3 Mk. — 7 Aerzte, 1 Apotheke; Kurzeit: 15. Mai bis 1. Oct.; Frequenz: 13000. — Litt.: Valentiner 76; Seebohm 78; Lycker 80; Marcus 83; Schücking 87.

Pystjan (Pistyán, Pöstyén), Markt in Ungarn im Komitat Neutra (Nyitra) mit 900 Einw., 152 m., im Waagthale, durch eine Lindenallee mit dem gleichnamigen Kurort verbunden. Dieser ist bekannt durch seine *heissen Schwefelquellen* und besonders durch seine *Schwefelschlammbäder*. Das Klima ist wegen der Nähe der Karpathen kühl und unbeständig. Die Quellen entspringen theils in der Waag selbst, theils am Flussufer, werden in 2 Brunnen gesammelt und kommen in den auf einer Insel befindlichen Badehäusern zur Anwendung. Es befinden sich dort ein sogenanntes Spiegelbad und 4 weitere grössere Bassins (Gehbad, Schlammbad, Herren- und Frauenbad, Gemeines Bad), in welchen allen beide Geschlechter gemeinschaftlich baden. Täglich einmal Nachmittags 4 Uhr wird das Wasser abgelassen. In den Quellen des alten und neuen Brunnens beträgt die Temp. 56—64°, in den Bassins 36—41° C. Ausserdem sind Einzelbäder vorhanden. Das Wasser des neuen Brunnens ist noch nicht analysirt, das des alten (Calc. sulf. 0.53, Calc. carb. 0.20, Natr. sulf. 0.34, fr. CO_2 102 c.c., HS 15 c.c.) wechselt in seiner Temp. je nach dem Stande des Flusses. Der Schlamm, der sich überall als Bodensatz des Wassers vorfindet und eine noch höhere Temperatur als dieses hat, ist eine grünlichgraue, mattglänzende, butterweich anzufühlende Masse. Zu Lokalbädern verwendet, bildet er eine Specialität des Kurorts. Schafmolke, Traubenkur. Die hervorragendsten Indicationen bilden Gicht und Rheumatismus, alte Exsudate in den Gelenken, auf traumatischem Wege entstandene Läsionen (alte Wunden, Fracturen, Luxationen), in zweiter Linie Skrophulose, Rhachitis, chronische Beckenexsudate, Menstruationsstörungen, Neuralgien und Lähmungen.

P. ist Ebst. der Waagthalbahn (Lin. Leopoldstadt-Trentschin). — Unterkunft: Ein grosses Hotel mitten im Park, einige kleinere u. viele Privathäuser (Z. 5—15 fl. wöch.). Die Wohnungen liegen in ziemlicher Entfernung von den Bädern, doch sind stets zu billigen Preisen für Schwerkranke Sänften in Bereitschaft. — Kur- u. Musiktaxe: 7—13 fl. die Pers.; Bäder: 0.50—1.50 fl. — 4 Aerzte, 1 Apotheke; Kurzeit: 1. Mai bis 30 Sept.; Frequenz: 2700. — Litt.: Scherer 37; Heksch 84; K. v. Fodor 84; Weinberger 85.

Rabbibad, zum Kirchdorf Piazzole mit 750 Einw. gehörig, im Val di Rabbi einem Seitenthale des Nocethals, 1249 m., ist das besuchteste Bad Südtirols. Es besitzt *2 kräftige alkalische Eisenquellen,* die alte und die noch höher mineralisirte neue Quelle (Ferr. bic. 0.25, Natr. chlor. 0.28, Natr. bic. 1.62, Calc. bic. 0.33). Sie dienen beinahe ausschliesslich zur Trinkkur; nebenbei Molken. Die roborirende Wirkung wird durch die Höhenlage wesentlich unterstützt.

Von Ebst. S. Michele (Lin. Bozen-Verona) Postomnibus tägl. über Mezzolombardo nach Malè in 8 St.; von hier einmal tägl. in 2½ St. bis Rabbi. Zweisp. von S. Michele (in Mezzolombardo beim Postmeister zu bestellen) nach Rabbi 24 fl.). T. in Malè. —

Unterkunft in 4 Gasthöfen. (Pens. mit Z. 2—3½ fl. tägl.) u. in Privathäusern. — 1 Arzt; Kurzeit: Ende Juni bis Ende Aug.; Frequenz: 2000. — Litt.: Zanibondi 79.

Rabka in Galizien im Kreise Sandec, 500 m., besitzt *5 Jod und Brom haltige Kochsalzquellen,* unter denen die Krakusquelle (Natr. jod. 0.046, Natr. brom. 0.073, Natr. chlor. 22.92, Natr. bic. 1.13, Calc. bic. 0.48), die Raphaels- und Marienquelle die gebräuchlichen sind Nur Badekur.

R. ist Ebst. der Lin. Sucha-Neu Sandec. — Unterkunft im Kurhaus mit 200 Z. — 1 Arzt.

Radegund, Kirchdorf in Steiermark und *Wasserheilanstalt* nach Gräfenberger Muster, 735 m., am südöstlichen Fusse des Schöckel.

Von Ebst. Graz Omnib. in 2¼ St.; von Ebst. Gleisdorf (Lin. Graz-Feldbach) 3 Fahrst. — Unterkunft in der Anstalt selbst oder in dazu gehörigen Häusern u. Villen (Pens. mit Z. u. Kur 18—24 fl. wöch.); Kurtaxe: 1 Pers. 4, 1 Fam. von 2 Pers. 7 fl., jede Pers. mehr 2 fl. — 2 Aerzte; Kurzeit: 15. März bis Mitte Nov.; Frequenz: 900.

Radein, Dorf und Kurort in Steiermark, 203 m., in schöner waldreicher Umgebung, mit einem kräftigen Jod und Brom haltigen *alkalischen Säuerling* (Natr. bic. 3.01, Lith. bic. 0.04, Natr. jod. 0.03, Natr. brom. 0.02, Natr. chlor. 0.60, fr. CO_2 879 c.c.; Temp. 13° C.), welcher gegen chronische Katarrhe des Magens und der Bronchien und gegen harnsaure Diathese an Ort und Stelle getrunken, aber mehr noch versendet wird. Eine Eisenquelle dient zu Badekuren.

Von Ebst. Spielfeld (Lin. Graz-Triest) Zweigbahn in 1¾ St. nach Radkersburg. Von hier Omnib. in ¾ St. nach Radein. — Unterkunft im Kurhaus (Z. 0.30 bis 0.80 fl. tägl.). — Arzt anwesend. — Litt.: Henn 71.

Radolfzell, badisches Städtchen mit 2350 Einw., 400 m., am Zeller oder Untersee in hübscher Lage, als *Sommerfrische,* Seebade- und Traubenkurort von Süddeutschland her in Aufnahme.

R. ist. Ebst. u. Dampfschiffstation, von Schaffhausen in einer', von Constanz in ½ St. zu erreichen. — Unterkunft in 3 Gasthöfen u. Privathäusern. Heilanstalt mit Dampf-, Sool- u. Fichtennadelbädern. — 3 Aerzte, 1 Apotheke.

Ragaz siehe Pfäffers.

Rajecz-Teplicz, ungarischer Marktflecken im Komitat Trentschin und eine halbe Stunde davon das in anmuthiger Waldgebirgslage befindliche gleichnamige Bad, 420 m., mit 2 etwas Eisen und Alaun haltigen *indifferenten Thermen:* die Giselaquelle (Ferr. bic. 0.01, Alumin. sulf. 0.01, Temp. 34° C.) und die noch schwächer mineralisirte Valeriequelle (Temp. 29° C.). Es existiren 3 Spiegelbäder und mehrere Wannenbäder, ausserdem Fluss- und Douchebäder und Molken. Rheuma,

Gicht, Frauenkrankheiten, Neurosen, Reconvalescenz sind die gewöhnlichsten Heilobjecte.

Von Ebst. Sillein (Zsolna), Knotenpunkt der Lin. Oderberg-Kaschau und der Waagthalbahn 1 Fahrst. — P. am Ort, T. in Sillein. — Unterkunft im Kurhaus mit 50 Z. — 1 Arzt. — Litt.: Heksch 85; Lichtenstein 85.

Ránk-Herlein, Kurort im Komitat Abanj-Torna, in einem Eichenwalde am westlichen Abhange des Sovarigebirges, 392 m., gelegen, hat *4 alkalisch-muriatische Eisensäuerlinge*, deren einer in einer mächtigen periodischen Springquelle besteht. Diese erhebt sich unter lautem Geräusch, durchschnittlich dreimal innerhalb 24 Stunden, zu einer Höhe von 18 Metern, um sich nach etwa 30 Min. wieder zurückzuziehen. Die in der Ruhe nur 15—17° warme Quelle erreicht während der Eruption eine Temp. von 20—24° C. und darüber. Ausser dem Springbrunnen (Natr. chlor. 0.89, Natr. bic. 1.62, Lith. bic. 0.017, Calc. bic. 0.74, Ferr. bic. 0.07, fr. CO_2 1191 c.c.) sind noch 3 kühlere Quellen in Gebrauch. Es sind dies die Waldquelle (Natr. chlor. 0.86, Natr. bic. 1.50, fr. CO_2 387 c.c.), die Valeriequelle mit beträchtlichem Eisengehalt (Ferr. bic. 0.07) und die unbedeutende Rudolfsquelle. Die Trinkkur spielt die Hauptrolle und richtet sich meist gegen Magen und Darmkatarrhe, Anämie und Frauenkrankheiten.

Von Ebst. Kaschau bis zum Kurort 3, von Ebst. Töke-Terebes (Lin. Zagórz-Legenye) 4 Fahrst. — Unterkunft in mehreren fiskalischen Gebäuden (Z. 1 bis 1.50 fl. tägl.) und Privathäusern. — 1 Arzt; Kurzeit: 15. Mai bis 15. Sept.; Frequenz: 700. — Litt.: Scherfel 77; Chyzer 80, 87.

Rapallo, oberitalische Hafenstadt mit 11000 Einw. an der Riviera di Levante in der Tiefe einer südwärts vom Cap Portofino tief einschneidenden Bucht, als *klimatische Winterstation* eine Filiale des benachbarten Nervi. Der Windschutz gegen Nord und Nordost ist vorzüglich und auch gegen Westen schieben sich mit reicher Vegetation bedeckte Berge gegen die Küste zu, vor. Auch hat der Ort gutes Trinkwasser.

R. ist Ebst. der Lin. Genua-Pisa, von Genua 1¾, von Pisa 5 St. Fahrzeit. — Unterkunft in 2 Gasthöfen. Frequenz: gering.

Rastenberg, weimarisches Städtchen mit 1250 Einw., 193 m., am Fusse und unter dem Schutze der von Nordwest nach Südost streichenden Finne, welche hier von dem Flüsschen Lossa durchbrochen wird: *Klimatischer Sommerkurort* mit 2 schwachen erdigen Eisenquellen (Ferr. bic. 0.01—0.02, Calc. bic. 0.10, fr. CO_2 19—32 c.c.). Schon in nächster Umgebung befinden sich freundliche Promenaden, welche sich auf die bewaldeten Hügel fortsetzen. Sool-, Fichtennadel-, Schwefel- und Sandbäder.

R. ist Endstation der Lin. Weimar-Rastenberg, von Weimar, 52 Km., 2 St. 10 Min. Fahrzeit. — P. u. T. — Unterkunft: Kurhaus, mehrere Gasthöfe u. Privathäuser (Z. 6—15 Mk. wöch.); Kurtaxe: 1 Pers. 6, 1 Fam. 9—12 Mk.; Bäder: 0.90—1 Mk. 1 Arzt, 1 Apotheke. — Litt.: Fröhlich 67; Oelwein 78; Schreckenbach 82; Preller 88.

Ratzes, Bad in Südtirol am Fusse des Plateaus der Seisseralpe und des Schlern, 1200 m., in einem vom Fusswege durchzogenen Walde, mit einer zu Bädern benutzten *Eisenvitriolquelle* (Ferr. sulf. 0.30, Calc. sulf. 0.15) und einer kalten Schwefelquelle. Der wesentlichste Factor ist die Seehöhe.

Von Ebst. Atzwang (Lin. Innsbruck-Bozen) auf Saumpfad über Kastelruth in 3¼ St. zum Bade. — Unterkunft im einfachen Badehaus. Frequenz: 600. — Litt.: Knauthe 74.

Recoaro, Stadt mit 6000 Einw. in Oberitalien, im Agnothale, 463 m., mit einer ganzen Reihe von *erdig-salinischen Eisensäuerlingen*, welche sie zu einem der besuchtesten Kurorte Italiens machen. Die bekannteste dieser Quellen ist die Lelia oder Regia (Ferr. bic. 0.06, Calc. bic. 1.11, Calc. sulf. 1.23, Magnes. sulf. 0.67, fr. CO_2 620 c.c.), welche auch viel versendet wird. Es wird auch gebadet, wozu besonders der Eisenschlamm benutzt wird. Magen- und Darmkatarrhe, Haemorrhois, Menstruationsstörungen sind die gewöhnlichsten Indicationen.

Von Ebst. Vicenza (Lin. Verona-Venedig) 41 Km. Post in 4 St.; von Ebst. Tavernelle derselben Lin. Dampftramway in 2 St. nach Valdagno, von wo noch 1 St. bis Recoaro. — Unterkunft in mehreren Gasthöfen I. u. II. Ranges u. in Privathäusern (Z. 3—5 l. tägl.). Kurtaxe: 1 Pers. 10 l. — 2 Aerzte; Kurzeit: 15. Mai bis 15. Sept.; Frequenz: 9000. — Litt.: Schivardi 76.

Regoledo, *Wasserheilanstalt* am Comersee, 370 Meter überm Meeres-, 160 Meter überm Seespiegel, in reizender Umgebung und mit gutem 10° C. warmen Quellwasser.

Von den Ebstn. Colico, Como oder Lecco mit den Dampfbooten des Comersees bis Station Gittana-Regoledo. — Unterkunft in der Anstalt mit ärztlicher Direction (Pens. mit Z. u. Kur 11.50 l. tägl.).

Rehburg, Bad und Kurort in der Provinz Hannover, 4 Km. südlich von der gleichnamigen Stadt (1500 Einw.), 70 m., in einer Nische der steil abfallenden Wand des Loccumer oder Brunnenbergs, der den Platz gegen West und Nordwest schützt, während sich gegen Osten ein hochstämmiger Eichenwald erhebt. Rehburg ist *klimatischer Sommerkurort* und *Molkenkurort*. Die relativ hohe und gleichmässige Wärme giebt sich im Frühjahr durch das Fehlen der Spätfröste und durch die, anderen naheliegenden Orten gegenüber, schnellere Entwicklung der

Vegetation zu erkennen. Das Vorhandensein von Wasserdampf in der Atmosphäre wird theils durch den Waldreichthum theils durch die Nähe des Steinhuder Meeres, eines grossen Binnensees, befördert. Meteorologische Beobachtungen fehlen. Die nach Kreuther Muster bereitete Ziegenmolke ist anerkannt von vorzüglicher Güte; auch sind die gangbarsten natürlichen und künstlichen Mineralwässer zu haben. Zu Bädern wird eine dort entspringende schwach erdig-salinische Quelle mit etwas Beigehalt an Eisen und Kohlensäure verwendet. Ausserdem Sool-, Fichtennadel- und Dampfbäder, Pneumato- und Elektrotherapie. Zur Vermeidung tuberkulöser Infection ist ein *Schimmel*'scher Apparat in Thätigkeit, dessen Benutzung behufs Desinfection von Leib- und Bettwäsche für die Gastwirthe obligatorisch ist. Von Brustschwachen und Nervenkranken aus Norddeutschland wird Rehburg gern als Sommeraufenthalt gewählt.

Von Ebst. Wunstorf (Knotenpunkt der Linien Hannover-Bremen u. Köln-Minden) 18 Km., 4mal tägl. Post in $2^1/_4$ St., oder mit Wagen von den Ebstn. Lindhorst (15 Km.) od. Stadthagen (Lin. Köln-Minden). — P. u. T. — Unterkunft: 4 Gasthöfe u. 28 Privathäuser (Z. 6—24, Pens. mit Z. 3.50—5.50 tägl.). Kur- u. Musiktaxe: 1 Pers. 9, 1 Fam. 15—18 Mk. u. mehr; Bäder: 1—2.25 Mk. — 2 Aerzte, 1 Apotheke; Kurzeit: 1. Juni bis 15. Sept.; Frequenz: 900. — Litt.: Beneke 53; Schaer 60; Michaelis 80; Kaatzer 85.

Rehme siehe Oeynhausen.

Reiboldsgrün, *Heilanstalt für Lungenkranke*, 692 m., auf der Höhe des sächsischen Erzgebirges. Gegen Nord, Ost und West steigt das Terrain, der eigentliche Windschutz wird aber durch die weithin fast nach allen Richtungen sich ausdehnenden Nadelholz-Waldungen gebildet. Auf der nur $^1/_4$ St. entfernten, etwa 50 m. höher gelegenen meteorologischen Station von Georgengrün ergab die Beobachtung für den Winter —2.3, Frühling 5.2, Sommer 14.3, Herbst 5.6° C. Entsprechend der massenhaften Bewaldung ist der Gang der Temperatur gleichmässig und die rel. Feuchtigkeit hoch (Jahresmittel 83.8 $^0/_0$). Niederschläge sind zahlreich, im Sommer oft überaus ergiebig und von Gewittern begleitet. Im November, manchmal schon im October schneit der Kurort ein, die grosse Schneeschmelze tritt dann im März auf. Das unbeständigste Wetter pflegt sich in der ersten Hälfte des Mai einzustellen, wo öfters noch einzelne Schneefälle vorkommen. Eine dort entspringende gasarme Eisenquelle (Ferr. bic. 0.08) wird bei Anämischen in Mitbenutzung genommen, ausserdem Milchkur, Douchen, Heissluftbäder.

Von Ebst. Auerbach (Lin. Oelsnitz-Herlasgrün u. Zwickau-Falkenstein) im Wagen (Einsp. 5, Zweisp. 7.50 Mk.) in 2 St. zum Kurort. Von Ebst. Rautenkranz

(Lin. Chemnitz-Aue-Adorf) braucht man im Wagen (Einsp. 4, Zweisp. 6 Mk.) $1^1/_4$ St. — T. in Rautenkranz. — Unterkunft im Kurhaus mit 80 Z. (Pens. mit Z. u. Kur 150—180 Mk. monatl.). 1 Arzt; Kurzeit: während des ganzen Jahrs; Frequenz: 500. — Litt.: Driver 74.

Reichenau in Nieder-Oesterreich, *Sommerfrische* und Molkenkuranstalt, 481 m., am Fusse des Semmering im windgeschützten Kessel des Schwarzauthals, von Wien her viel besucht. Am linken Ufer der Schwarzau die *Wasserheilanstalt* Rudolfsbad. Fichtennadel-, Sool-, Moorbäder.

Von Ebst. Payerbach (Lin. Wien-Mürzzuschlag) Omnib. in $^1/_2$ St. — P. u. T. — Unterkunft: 2 Gasthöfe, zahlreiche Privatwohnungen, die Wasserheilanstalt. 1 Arzt; Kurzeit: Wasserkur vom 1. April, Molkenkur vom 1. Mai an, Schluss der Saison Ende Septbr.; Frequenz: 250.

Reichenhall, oberbayrisches Städtchen mit 3500 Einw., *klimatischer Sommerkurort* und *Soolbad,* 457 m., am rechten Ufer der Saalach in einem etwa $^3/_4$ St. breiten und über eine St. langen Thalbecken, welches von 1300 bis 1900 Meter hohen Bergen allseitig begrenzt wird. Gegen Osten ist es der Untersberg, gegen Südosten das Lattengebirge, gegen Süden das Müllerhorn, im Westen und einigermassen gegen Nord das Staufengebirge, durch welche der Windschutz des Ortes bedingt wird. Die mittlere Sommertemperatur ist 17.1° C. Das Klima zeichnet sich durch Gleichmässigkeit im Gange der Wärme aus. Der Feuchtigkeitsgehalt der Luft (Sommermittel 75.7 %) ist ziemlich hoch. Der Juni ist mit 17 Regentagen häufig unangenehm, doch ist der Erdboden wegen des aus Kies bestehenden Untergrundes schnell wieder trocken. In Bezug auf Waldnähe steht Reichenhall hinter manchen andern Luftkurorten zurück, aber durch die Herstellung schattenspendender Alleen, Gärten und Promenaden hat man viel gethan, um diesem Uebelstande abzuhelfen. Auch ist an den Abhängen des Kirchholzes ein Waldbestand. Die Luft ist von erfrischender Reinheit, und besonders geeignet zur Luftkur ist der Aufenthalt an dem über 700 Meter langen, 20 Meter hohen Gradirhaus. Eine Soolfontaine unterstützt noch die Imprägnirung der in der Nähe der Gradirwerke befindlichen Luft mit Salztheilen. Unter den 20 Soolquellen sind die wichtigsten die Edelquelle (Natr. chlor. 224.36, Magnes. chlor. 1.80, Natr. sulf. 2.00, Calc. sulf. 4.16) und Karl-Theodorquelle. Ihre Mischung dient unter dem Namen „Edelsoole“ zur Herstellung der Bäder. Als Zusatz zur Verstärkung der Bäder benutzt man auch die an Chlormagnesium (273.87) sehr reiche Mutterlauge und zur Trinkkur die mit Wasser verdünnte und mit

Kohlensäure gesättigte Edelquelle. Von sonstigen Kurmitteln trifft man noch Molken, Kräutersäfte (für die Reichenhall einen besondern Ruf besitzt), Fichtennadelbäder (aus dem Extract der Legeföhre bereitet), Fluss- und Wellenbäder. Für die Pneumatotherapie sind Inhalationssäle mit zerstäubter Soole und Latschendämpfen und pneumatische Kammern vorhanden. Endlich können im Herbst auch Traubenkuren mit meraner Trauben ausgeführt werden. Reichenhall ist als Terrainkurort nach *Oertel*'schen Principien eingerichtet worden. Es besitzt eine vorzügliche Trinkwasserleitung und ist vollständig kanalisirt. Die genannten reichen therapeutischen Hilfsmittel sind in Verbindung mit dem gelind tonisirenden Sommerklima in sehr mannichfacher Weise zu verwerthen. Die wichtigsten Indicationen sind: Skrophulose, Rhachitis, chronische Katarrhe und alte Infiltrationen und Exsudate in den Respirationsorganen, stationäre Phthise, Asthma, Emphysem, organische Herzleiden und Frauenkrankheiten.

R. ist Endstation der bei Freilassing (Lin. München-Salzburg) sich abzweigenden Linie, von München 4, von Salzburg 1 Fahrst. — Unterkunft: In vielen Gasthöfen I. u. II. Ranges, in Pensionen, welche zugleich Badeanstalten besitzen und in zahlreichen Privathäusern. — Kurtaxe: 1 Pers. 15, jedes weitere Familienglied 5, Kinder unter 10 J. 2 Mk.; Bäder: 1—2 Mk. — 13 Aerzte, 1 Apotheke; Kurzeit: 16. Mai bis 1 Oct.; Frequenz: 5000. — Litt.: Schneider 75; v. Liebig 77. 83.

Reimannsfelde, *Wasserheilanstalt*, die einzige in der Provinz Preussen, an den Ufern des frischen Haffs, in bewaldeter Umgebung. Heilgymnastik, Elektrotherapie, Sool- und Fichtennadelbäder.

Von Ebst. Elbing (Lin. Berlin-Dirschau-Königsberg) 12 Km. Dampfschiff-Verbindung. Unterkunft im Kurhaus mit 35 Z. (Pens. 4—5 Mk. tägl.). — Aerztliche Direction; Kurzeit: Mai bis Oct.

Reinbeck, *Wasserheilanstalt* in der Nähe von Hamburg mit schattigen Spazierwegen in der Nähe. Elektrotherapie, Gymnastik und Pneumatotherapie.

R. ist Ebst. der Lin. Hamburg-Berlin, von Hamburg 20 Km., 36 Min. Fahrzeit. — Unterkunft im Kurhaus „Sophienbad“ mit 79 Z. (Pens. mit Z. u. Kur im Sommer 6.50—10, im Winter 6—8.50 Mk. tägl.). Aerztliche Direction; Kurzeit: während des ganzen Jahrs.

Reinerz, schlesisches Bad in der Grafschaft Glatz, in Besitz und unter Verwaltung des 1 Km. entfernten gleichnamigen Städtchens (3300 Einw.), 560 m., im Thale der Weistritz gelegen, hat seine Bedeutung als *klimatischer Sommerkurort* mit Benutzung von *5 alkalisch-erdigen Eisensäuerlingen.* Die Richtung des Thals geht von Nordnordost nach Südsüdwest und gewährt den im Sommer vorherrschenden südwestlichen Winden freien Zutritt. Die mittlere Temp. des Frühlings ist 5.8, des Sommers 16.0, des Herbstes 7.3° C., die relat. Feuchtigkeit des Sommers beträgt 76.5%. Damit hat Reinerz ein kühles und ziemlich feuchtes Sommerklima. Die 3 zur Trinkkur benutzten Quellen sind die kalte Quelle (Ferr. bic. 0.02, Natr. bic. 0.32, Calc. bic. 0.65, Magnes. bic. 0.20, fr. CO_2 1465 c.c.; Temp. 11° C.), die laue Quelle (Ferr. bic. 0.05, Natr. bic. 0.78, Calc. bic. 1.18, Magnes. bic. 0.35, fr. CO_2 1097; Temp. 18.4° C.) und die Ulrikenquelle (Ferr. bic. 0.05, Natr. bic. 0.62, Calc. bic. 1.02, Magnes. bic. 0.33, Kali sulf. 0.95, fr. CO_2 1110 c.c.; Temp. 13.7° C.). Fünf ähnlich zusammengesetzte Quellen (grosse und kleine Wiesenquelle, Rosenquelle, Victoria- und Ludwigsquelle, werden zu Bädern verwendet. Nächstdem Douchen, Moorbäder, Milch und Molken. Die Einrichtungen des Bades (Palmenhaus, Wendelbahn etc.) sind in vielen Beziehungen musterhaft. Für schattige Promenaden und Anpflanzungen ist von Jahr zu Jahr mehr gesorgt worden. Die Indicationen ergeben sich aus der stimulirenden und tonisirenden Wirkung des Klimas und der Quellen. Sie betreffen hauptsächlich: Anämie, Chlorose, Rhachitis, Katarrhe und Exsudate in den Respirationsorganen bei torpiden Subjecten, stationäre Phthise, Neurosen und schliesslich organische Herzfehler, zu deren Behandlung Reinerz sich als Terrainkurort nach *Oertel*'schen Principien eingerichtet hat. Akute Processe und Erethismus bilden selbstverständlich Gegenanzeigen.

Von Ebst. Glatz (Linien Breslau-Mittelwalde u. Lauban-Dittersbach-Glatz) 27 Km., geht 4 mal tägl. die Post in 3¼ St. nach Reinerz (Einsp. 7.50, Zweisp. 12 Mk.); von Ebst. Nachod (Lin. Braunau-Chotzen) 20 Km. (Einsp. 8, Zweisp. 11 Mk.). – P. u. T. — Unterkunft: Badhotel, mehrere der Kurverwaltung gehörige Häuser u. zahlreiche Privathäuser. (Z. 10—30 Mk. wöch.). Kurtaxe: 1 Pers. od. Fam. 25 Mk.; Bäder: Mineralbad 0.60—1.50, Moorbad 2.50—4 Mk. — 6 Aerzte, 1 Apotheke; Kurzeit: Anf. Mai bis Oct.; Frequenz: 3200. — Litt.: Scholz 78; Drescher 83; Dengler 86.

Reit im Winkel, oberbayrisches Grenzdorf mit 300 Einw., 696 m.: Eine einfache billige *Sommerfrische.* Die nächste Umgebung ist schattenlos, denn nach Norden lehnt sich der Ort an eine steile Felswand, nach Süden dehnt sich Wiesenland aus mit schönem Blick auf die bewaldeten Hügel und weiterhin auf das Kaisergebirge. Badeanstalt für kalte und warme Bäder.

Von Ebst. Uebersee (Lin. München-Salzburg) Zweigbahn in 30 Min. nach Marquartstein, von hier einmal. tägl. Post, 15 Km., in 2½ St. nach R. i. W.; v. Ebst. Kufstein (Lin. Rosenheim-Innsbruck) 4½ St. — Unterkunft in 2 Gasthäusern (Z. 0.60—0.80 Mk.). 1 Arzt.

Reutlingen, württembergische Stadt mit 17400 Einw. an der Echaz, 340 m., und am Fusse des Achalm, mit *2 kalten erdig-alkalischen Schwefelquellen,* dem Badebrunnen (Natr. bic. 0.17, Magnes. bic. 0.20, HS 15 c.c.) und dem öffentlichen Brunnen. Trink- und Badekur.

R. ist Ebst. der Lin. Stuttgart-Tübingen-Immendingen. 10 Aerzte, 3 Apotheken.

Rheinfelden, schweizer Städtchen im Kanton Aargau mit 2200 Einw., 273 m., am südlichen Fuss des Schwarzwaldes und am linken Rheinufer, durch nahe liegende Hügel gegen Norden geschützt, hat ein sehr kräftiges *Soolbad* (Natr. chlor. 319 $^{0}/_{00}$; Temp. 9—10° C.). Man benutzt die Soole zu Wannen-, Douche- und Dampfbädern und zu Sooldunstinhalationen und bereitet auch kohlensäurereiche Soolbäder. Auch combinirt man Rheinbäder mit den Soolbädern. Innerlich wird die Soole mit Kohlensäure imprägnirt oder mit Bitterwasser-Zusatz kurgemäss gebraucht. Elektrotherapie, Molken und Traubenkur. Die Hauptindication bezieht sich auf Skrophulose, nächstdem mit Benutzung der gasreichen Bäder auf die Resorption alter Exsudate in der Pleura, im Becken und in den Meningen.

R. ist Ebst. der Lin. Basel-Zürich u. am rechten Rheinufer der Lin. Basel-Waldshut. — Unterkunft: 6 Gasthöfe (Pens. 5—7 fr.). — 2 Aerzte; Kurzeit: 15. Mai bis 1. Oct.; Frequenz: 1500. — Litt.: Wieland 78; Günther 82.

. Der **Rigi** ist der besuchteste Berg der Schweiz. Er ist aber nicht eine einfache zur Spitze emporstrebende Höhe, sondern ein durch Senkungen und Erhebungen vielgestaltiger Gebirgszug, auf den man sich nach verschiedenen Richtungen ergehen kann. Die mittlere Temp. des Sommers ist dort oben 12.6° C., seine mittlere rel. Feuchtigkeit nur 68 $^{0}/_{0}$. Als *klimatische Sommerkurorte* sind nur einzelne Punkte zweckmässig zu benutzen. Grösstentheils sind es die hervorragenden Gipfel, auf welchen der Aussicht wegen die Gasthöfe erbaut wurden, und diese sind zumeist den Winden so sehr ausgesetzt, dass sie als Krankenstationen nicht zu empfehlen sind. Der berühmteste Aussichtspunkt ist Rigikulm (1800 m.), und seine Gasthäuser theilen diesen Vorwurf und sind überdies als Krankenstation viel zu geräuschvoll. Dasselbe gilt von Rigi Staffel (1594 m.), für welches der Windschutz nordöstlich durch den Kulm, südwestlich durch den Rothstock sehr ungenügend ist. Ganz frei und vollständig schattenlos ist die Lage von Rigi Scheideck (1188 m.). Dagegen kommt dieser Station der Umstand zu statten, dass man 25 Min. lang auf ebenem Terrain längs des Bergrückens spazieren gehen kann. Mit Rigi First sieht es nicht besser aus, und so bleiben uns nur 2 Plätze, welche sich zur Luftkur eignen: Rigi Kaltbad (1441 m.) und

Rigi Klösterli (1317 m.). Letzteres liegt in einem tiefen Bergeinschnitt zwischen der Kulmhöhe und dem Bergrücken der Scheideck, dessen Seitenwände mit Nadelholz bewachsen sind. Es ist deshalb windgeschützt, kühl und schattig aber aussichtslos; die Sonne verschwindet schon früh am Abend, was mit einer starken Abkühlung verbunden ist. Die Spazierwege sind für Brustkranke meist zu steil, aber die Verpflegung ist gut und billig. Rigi Kaltbad, am westlichen Abhange des Berges gelegen, ist windgeschützt, gewährt einen herrlichen Blick über den See und hat durch die bequeme Besteigung des Rothstocks einen Glanzpunkt des Berges ganz in der Nähe. Anpflanzungen gewähren Schutz gegen die Sonne, auch sind gute Bade-Einrichtungen vorhanden. Für Reconvalescenten und als Erfrischungsmittel bei geistiger Ueberbürdung sind Kaltbad und allenfalls auch Klösterli annehmbar, für ausgesprochene Lungen- oder Nervenkranke ist der Rigi weder windgeschützt noch ruhig genug.

Von der Dampfschiffstation Vitznau am Vierwaldstättersee Zahnradbahn, 7 Km., in 1 St. 20 Min. nach R. Kaltbad; von der Ebst. Arth-Goldau (Gotthardbahn) Zahnradbahn, 8 Km., in 1¼ St. nach R. Klösterli. — Unterkunft: Von den 15 Gasthofsgebäuden des Rigi pflegen die folgenden zu längerem Aufenthalt benutzt zu werden: R. Felsenthor, von Wäggis 1¾, von Station Romiti, zwischen Vitznau u. Kaltbad ¼ St., 25 Z. (Pens. mit Z. 5—5.50 fr.); R. Kaltbad, 275 Z. (Pens. mit Z. von 9 fr. an), Arzt im Hause; in der Nähe Pens. Bellevue, 50 B.: (Pens. mit Z. v. 7 fr. an): R. Unterstetten, auf dem Wege vom Kaltbad zur Scheideck (Pens. mit Z. von 5.50 fr. an); R. First, ebenfalls an der Scheideckbahn, 214 B. (Pens. 9—15 fr.); R. Scheideck, 200 Z. (Pens. mit Z. 8—14 fr.); R. Klösterli, von Schweizern gern besucht, 2 Gasthöfe (Pens. mit Z. 5—6 fr.), und zwischen diesem u. Staffel Pens. Rietboden (Pens. 4 fr.). — Kurzeit: Mitte Juni bis Mitte Sept.

Rippoldsau, Pfarrdorf im badischen Schwarzwald mit 730 Einw., 570 m., am südlichen Fusse des Kniebis in einem engen, tiefeingeschnittenen, dicht bewaldeten Thal, in welchem 5 kräftige *erdig-salinische Eisenquellen* entspringen. Das Klima des Sommers (mittl. Temp. 14.6° C.) ist recht frisch, und besonders die Morgen- und Abendstunden zeigen oft starke Temperaturschwankungen. Die relative Feuchtigkeit ist dem Waldklima entsprechend hoch (Mittel des Sommers 77%). Von den Quellen dienen 3, nämlich die Josephsquelle (Ferr. bic. 0.04, Calc. bic. 1.55, Natr. sulf. 1.12, fr. CO_2 564 c.c.), die Leopoldsquelle (Ferr. bic. 0.05, Calc. bic. 1.79, Natr. sulf. 0.81, fr. CO_2 587 c.c.) und die Wenzelsquelle (Ferr. bic. 0.12, Calc. bic. 1.34, Natr. sulf. 0.97, fr. CO_2 559 c.c.) zur Trinkkur. Ihr beträchtlicher Gehalt an Glaubersalz macht sie für Patienten besonders geeignet, bei welchem neben

Anämie Torpor des Darmkanals besteht. Ueberdies hat man unter dem Namen „Natroine“ (Natr. bic. 2.21, Natr. sulf. 2.36) aus der Josephsquelle ein alkalisches Glaubersalzwasser hergestellt, mit welchem man eine stärker purgirende Wirkung bezweckt, und ebenso aus der Leopoldsquelle durch Imprägniren mit Kohlensäure eine „Schwefelnatroine“ (Natr. bic. 2.25, Natr. sulf. 1.67, HS 150 c.c.), welcher man die auflösenden Eigenschaften des Weilbacher Wassers zuschreibt. Eine ähnliche Zusammensetzung wie die Trinkquellen haben die beiden Badequellen: Küchenschachts- und Kunstschachtsquelle (Ferr. bic. 0.04, fr. CO_2 1042 c.c.). Die Erwärmung geschieht durch directe Einleitung heisser Dämpfe.

Von Ebst. Freudenstadt (Lin. Eutingen-Hausach) 17 Km., Post einmal tägl. in 2¾ St.; von Ebst. Wolfach derselben Lin., 22 Km., Post 3 mal tägl. in 2¾ St. — P. u. T. — Unterkunft im Kurhause (keine Pens., Tageskosten mindestens 7 Mk.), in einem kleineren Gasthause (Pens. 6--12 Mk. tägl.) u. im 20 Min. entfernten Klösterle (Pens. mit Z. v. 6 Mk. an). — Kurtaxe: tägl. 0.50 Mk.; Bäder: 1.50—2 Mk. — 1 Arzt; Kurzeit: 15. Mai bis 30. Sept.; Frequenz: 1600. — Litt.: Feyerlin 81.

Riva, österreichische Hafenstadt an der Nordwestspitze des Gardasees mit 6000 Einw., 67 m., in prachtvoller Lage, ist als *Luftkurort für Sommer und Herbst* und als Seebad gut zu benutzen. Von der Tramontana sowohl wie von den periodischen Winden des Gardasees, Ora und Sover, wird der Ort betroffen, und ist im Winter um so weniger als Station zu gebrauchen, weil dann die Sonne hinter dem gegen Nordwest sich erhebenden Monte Giumela bereits am frühen Nachmittage verschwindet.

Von Ebst. Mori (Lin. Bozen-Verona) Omnib. 3 mal tägl. in 2¾ St. nach Riva; von den Ebstn. Desenzano und Peschiera (Lin. Mailand-Verona) Dampfschiff in 4½ St. — Unterkunft: 9 Gasthöfe u. Pensionen (Pens. mit Z. 2½—3 fl.).

Rohitsch-Sauerbrunn, steiermärkische Landeskuranstalt, 228 m., in einem höchst pittoresken gegen Nordwinde geschützten Thalkessel. Von den 7 dort entspringenden *gasreichen alkalischen Glaubersalzquellen* werden der Tempelbrunnen (Natr. sulf. 3.02, Natr. bic. 1.07, Magnes. bic. 1.97, fr. CO_2 1129 c.c.; Temp. 11° C.) und der fast gleichwerthige, nur noch bedeutend mehr doppelt kohlensaure Magnesia (Magnes. bic. 4.53) führende Styriabrunnen zur Trinkkur, die übrigen nur zu Bädern benutzt. Auch sind Ziegenmolken in Gebrauch. Mit nicht halb so viel Gehalt an Glaubersalz und etwas weniger doppelt kohlensaurem Natron als Marienbad theilt Rohitsch die Heilanzeigen des böhmischen Kurorts: chronischen Magenkatarrh, habituelle Obstipation, Abdominalplethora, Fettleibigkeit, harnsaure Diathese und Gicht.

Von Ebst. Pöltschach (Lin. Wien-Graz-Triest) 15 Km., Post in $1^1/_4$ St. (Wagen 4 fl.). — P. u. T. — Unterkunft in 2 Gasthöfen u. in 13 dem Bade gehörigen Wohnhäusern (Z. 0.40—3 fl. tägl.). Kur- u. Musiktaxe: die Pers. 6 fl. — 2 Aerzte; Kurzeit: 1. Mai bis Oct.; Frequenz: 2500. — Litt.: Glax 76; Hoisel 85.

Roisdorf, preussisches Dorf am linken Rheinufer mit einem leichten Eisensäuerling (Ferr. bic. 0.03) und einem *alkalisch-muriatischen Säuerling* (Natr. chlor. 1.84, Natr. bic. 1.24, Natr. sulf. 0.47, fr. CO_2 484 c.c.). Dieser, dem Niederselterser Wasser ähnlich, nur mit etwas Beimischung von Glaubersalz, wird stark versendet.

Roisdorf ist Ebst. der Linie Bonn-Köln, von Bonn 6 Km. entfernt.

Röm, die nördlichste der nordfriesischen Inseln, besitzt ein sehr einfaches stilles *Nordseebad.* Wie auf Föhr badet man im Wattenmeer und zwar nur bei Fluth.

Von Ebst. Tondern 2mal tägl. Post in 2 St. nach Hoyer u. von hier weiter nach Ballum, von wo ein Fährboot zur Insel fährt. — Auskunft wegen Unterkunft beim Strandvogt von Röm.

Rom, die Hauptstadt Italiens, welche gegenwärtig bereits 350 000 Einw. zählt, liegt unterm 41° 53′ n. Br. und ist 22 Km. vom Meere und ebensoweit von den Vorbergen des Apennin entfernt. Die Campagna (Agro Romano), in ostwestlicher Richtung vom Apennin bis an das Mittelmeer reichend, ist nach Norden, Osten und Südosten halbkreisförmig von Bergen eingerahmt. Von Nordost her tritt der Tiber in die Stadt ein und theilt dieselbe in 2 ungleiche Hälften, in eine bei weitem grössere östliche, auf dem linken Ufer gelegene und in eine verhältnissmässig sehr kleine westliche des rechten Ufers. Der Boden, auf welchem die Stadt erbaut ist, besteht grösstentheils aus vulkanischem Tuff, der in seinen oberen Schichten erdig und porös, in seinen tieferen aber felsenhart und fast undurchlässig ist. In den tiefer gelegenen Stadttheilen findet man als Untergrund schon wenige Fuss unter der Oberfläche undurchlässige Thon- und Mergellager. Die mittlere Erhebung der Stadt über dem Meeresspiegel ist 27 Meter, der Hafen an der Ripetta hat nur 13, die Piazza di Spagna 21, die französische Akademie 48 Meter Erhebung. Rom ist in der Axe des Tiberufers von Nordost wie von Südwest her den Winden geöffnet und steht deshalb unter dem wechselnden Eindruck der kalten und trockenen Strömungen, welche über die Apenninen vordringen und der warmen und feuchten, die, vom Meeresstrand frei über die Campagna streichend, zwischen dem Monte Capitolino und Monte Gianicolo ungehindert Zutritt haben. Der reine Nordwind (Tramontana), unter welchem gewöhnlich auch der Nordnordost (Tramontana-Greco) verstanden wird, ist im Winter der gewöhnlichste. Er nimmt vom October bis zum December an Häufigkeit zu, von da an wieder ab, so dass er im Februar und März schon merklich seltener, im April und Mai aber nur ausnahmsweise auftritt. Die Tramontana ist fast stets trocken und mit heiterem Himmel, hohem Barometerstand, meist auch mit Sinken des Thermometers verbunden. Bei mässiger Stärke ist dieser Wind vom schönsten Wetter begleitet und pflegt auf Appetit und Verdauung günstig einzuwirken. Der glücklicherweise nur selten einfallende starke Nord macht die Schleimhäute trocken und reizbar. Nächst dem Nord ist sein Gegner, der Süd (Ostro), welcher mit dem Südost (dem eigentlichen Scirocco) und dem Südwest (Libeccio) insgemein unter dem Namen Scirocco zusammengefasst wird, die gewöhnlichste Windrichtung. Der Scirocco, der besonders im October und April der vorherrschende Wind ist, bringt bedeckten Himmel und feuchte Luft und hat, nach Westen abweichend, sehr gewöhnlich Regen im Gefolge. Er wirkt reizlindernd auf die Hyperämien der Schleimhäute insbesondere des Larynx. Bei Manchen leiden dabei Appetit und Verdauung und die Gemüthsstimmung wird deprimirt. Rom hat eine mittlere Wintertemperatur von 8.1° C., ist also ziemlich 2° kühler als Mentone und San Remo. Der Januar ist zwar durchschnittlich der kälteste Monat, doch bringt der Februar gern einige hochgradig kalte Tage mit sich, an denen die Wasserbecken auf den öffentlichen Plätzen dann mit einer Eisschicht sich bedecken. Die mittlere Temp. des Frühlings ist 15.7°, des Sommers 23.6°, des Herbstes 16.4° C. Mit einem Feuchtigkeitsmittel des Jahres von 67 %, des Winters von 74 % ist Rom etwas feuchter wie die Riviera aber erheblich trockner wie Venedig oder Pisa. Das Jahr hat einen Regenfall von 748 Mm. mit 111 Regentagen. Die grösste Regenmenge fällt im October, sodann im November, von da an nimmt sie bis zum Februar ab. Die trockensten Monate sind Juli und August. Schneefall kommt durchschnittlich einmal im Winter vor, doch schmilzt der Schnee in der Regel schon ehe er den Boden berührt. Nebel sind selten. Der Gang der Witterung im Jahreslauf gestaltet sich folgendermassen: Die beste Zeit in Rom einzutreffen ist für den Fremden die zweite Hälfte des October. In der ersten Hälfte dieses Monats sind Herbstregen noch sehr gewöhnlich. Die Temperatur bleibt bei mässigen Niederschlägen jetzt und während des ganzen November recht angenehm. Weniger günstig gestaltet sich der December, wo Nord- und Südwinde miteinander kämpfen, heiterer und bedeckter Himmel, Regengüsse und Sonnenschein miteinander abwechseln. Die beiden kältesten Monate, Januar und Februar, stehen fast ganz unter dem Einfluss der trockenen Nordwinde, doch greifen auch jetzt noch zwischendurch die Antagonisten Platz, so dass man keineswegs an anhaltende Kälte zu denken hat. Der März ist wie überall im Süden windreich und oft noch recht kühl, aber schon stellen sich angenehm warme Tage ein, die dann während des ganzen April und bis Ende Mai gleichmässig andauern und Roms beste Zeit bedeuten. In den 4 Monaten Juni bis einschliesslich September, wo die Schattentemperatur 40° C. erreicht, ist der Aufenthalt in Rom weder angenehm noch gesund. Die Salubrität der Stadt hat im Laufe der Jahrhunderte häufig geschwankt. Im Alterthum verdankte sie ihren guten Gesundheitszustand dem ausgebreiteten System von Wasserleitungen und Abzugskanälen. Aber bei den vielfachen Belagerungen und Zerstörungen, denen Rom zum Opfer fiel, wurden später die Aquäducte brüchig, die Dämme der Seen und Kanäle löchrig, und man war nicht mehr im Stande die Continuität dieses weitmaschigen Netzes wiederherzustellen. So ward der Boden der Stadt durchfeuchtet und mit Auswurfstoffen imprägnirt. Rom wurde schmutzig und ungesund. Obgleich man nun später unter den Päpsten und bis heutigen Tages sehr viel und mit gutem Erfolge zur Verbesserung der hygienischen Bedingungen gethan hat, so spielen die Malariafieber wegen ihres im Hochsommer oft perniciösen Charakters und wegen ihres häufigen Vorkommens immer noch unter den in Rom herrschenden Krankheiten die wichtigste Rolle. Die fruchtbarsten Keime findet die Malaria in der zum grössten Theil unbebaut daliegenden Campagna. Schrittweise verliert die Seuche an Terrain, je mehr man in den Bereich der gepflasterten Strassen gelangt und dem Mittelpunkt der Stadt sich nähert, aber durch Süd- und Südostwinde wird die Fieberluft bis in das Weichbild der Stadt getragen und am meisten sind die südlichen Quartiere davon bedroht. Gerade umgekehrt wie anderswo sind in Rom das Centrum der Stadt und die dichtest bevölkerten Quartiere die gesundesten. Nächstdem sind die höchstgelegenen Wohnungen die bevorzugten, weshalb der Monte Esquilino (Piazza Vittorio Emanuele), der schon bei den Alten dicht bevölkert war, im neuen Rom eine Zukunft hat. Die eigentliche Fieberzeit sind die Monate Juli bis September. Ein regnerischer Sommer und häufiger Witterungswechsel steigern die Zahl der Erkrankungen, während ein trockener Sommer und heiterer Himmel sie vermindert. Der Juni zählt noch mit seltenen Ausnahmen zu den gesundesten Monaten. Aber auch ausserhalb der eigentlichen Fieberzeit kommen Malaria-Infectionen vor, so im Frühling und selbst im Winter, falls derselbe milde und reich an Niederschlägen ist. Das Stadtgebiet, welches von der Piazza del Popolo südwärts bis zum Kapitol und bis S. Pietro in Vincoli, westwärts bis an den Tiber und ostwärts bis zum Quirinal und bis Sa. Maria Maggiore sich erstreckt, gilt für immun, so dass es zu keiner Jahreszeit von der Malaria getroffen wird. Andere Quartiere werden mehr und mehr assanirt, so dass man heutzutage in einem sehr grossen Theil Roms vom Fieber um so weniger zu fürchten hat, wenn man nur den Spätherbst, Winter und Frühling dort zubringt, die Monate Juli bis September aber vermeidet, und wenn man überdies eine trockene Wohnung besitzt. Da aber auch im Frühling und Herbst und selbst im Winter in einzelnen Bezirken Fieberfälle vorkommen, und bei jedweder Erkrankung ein gewisser Einfluss der Malaria sich geltend macht, so hat der Fremdling einige Vorsichtsmassregeln zu beobachten. Man hüte sich davor sich nach Sonnenuntergang an solchen Orten aufzuhalten, welche nachweislich der Malaria leicht zugänglich sind. Man vermeide Abends die Gärten und Villen in der Umgegend besonders im Süden der Stadt so wie auch den Besuch des Colosseums zu später Stunde, umsomehr wenn ein kalter Wind geht oder wenn es kurz vorher geregnet hat. Man vermeide sich Abends im Freien hinzusetzen, und selbst abendliche Spazierfahrten im offenen Wagen sind nicht unbedenklich. Man beuge überhaupt jeder Erkältung vor, theils durch warme Bekleidung (Flanell auf blossem Leibe), theils indem man, besonders wenn man schwitzt, sich vor schroffen Temperaturwechseln hütet. Man fahre nach einer Kirche oder Gallerie, die man besichtigen will, und nehme den Rückweg zu Fuss. Es umgekehrt zu machen hat seine Gefahr. Die Reizbarkeit der Haut ist in Rom grösser wie im Norden, wo man unter ähnlichen Voraussetzungen mit einem Schnupfen davonkommt, während man in Rom sich eine Intermittens zuzieht. Niemals schlafe man in Rom bei offenem Fenster, mag die Luft draussen noch so schwül sein. Durch die immer weiter fortschreitende Kanalisation, durch die zunehmende Reinlichkeit, durch seinen Reichthum an vortrefflichem Trinkwasser und Dank seinem milden Klima muss Rom im Allgemeinen als eine gesunde Stadt bezeichnet werden. Die Mortalitätsziffer ist nach *Balestra* 22.6 ‰. Abdominaltyphus kommt epidemisch nicht vor, doch sind stets einzelne Fälle, welche gewöhnlich nur mit mässigen Hirnerscheinungen aber mit starker zu Blutungen neigender Darmaffection complicirt sind, in der Behandlung der Aerzte. Es wird behauptet, dass der Typhus öfters von Neapel eingeschleppt würde. Diphtheritis ist selten. Bronchitis, Pneumonie, Pleuritis und Rheumatismus acutus sind im Winter bei Eintritt der Tramontana und in den Uebergangsepochen recht häufig, dagegen scheinen Pneumonie und Pleuritis selten den Ausgang in Phthisis zu nehmen. Alle mit den endemischen Krankheiten vertrauten Aerzte sind der Ansicht, dass chronische Lungenkrankheiten in Rom seltener seien als im Norden. Keuchhusten ist ziemlich häufig aber in milder Form. Augenkrankheiten sind sehr verbreitet. Skropheln und Chlorose trifft man seltener als in andern Städten Italiens. Erwägt man die Vorzüge, die Rom als Aufenthalt für Kranke aus dem Norden und speciell als *klimatischer Winterkurort* hat, so findet man, dass der Ort mit der Riviera verglichen kühler, staubfreier, vielleicht auch windstiller ist. Die sicilianischen Kurorte, wenn auch erheblich wärmer, sind den Winden weit mehr exponirt als Rom. In Bezug auf Feuchtigkeit zählt es zu den trockenen Orten und steht der Riviera sehr nahe. Die mässig tonisirende Kraft des römischen Klimas hat einen günstigen Einfluss auf Skrophulose und Chlorose. Zarte, schwächliche Kinder befinden sich dort ebenso wohl wie Greise. Bei gehöriger Vorsicht kommen auch Katarrhe der Luftwege zur Heilung. „Es sind mir, sagt *Erhardt*, in meiner 30jährigen Erfahrung in Rom zahlreiche Fälle vorgekommen, wo langjährige Bronchiten, chronische Pneumonien und Lungenphthisen in früheren und mittleren Stadien zum Stillstand, zu dauernder Besserung nnd selbst zur Heilung gelangten, besonders nach mehrjährigem Aufenthalt, sei es dass die Sommer im Norden oder in Italien zugebracht wurden.“ Besonders wohlthätig zeigt sich dabei der Wechsel zwischen dem römischen Winter und dem Sommer im Hochgebirge. Das Trinkwasser, so wohlschmeckend es ist, hat den Uebelstand, dass es viel kohlensauren Kalk enthält und leicht Obstructionen herbeiführt. Es scheint auch keine Frage, dass es die Ursache der in Rom so häufig vorkommenden Blasensteine ist. Rheumatiker und Arthritiker, und insbesondere mit Neigung zur Lithiasis Behaftete thun jedenfalls gut im Genusse des Trinkwassers vorsichtig zu sein und besser noch durch Erhitzen die erdigen Bestandtheile so weit wie möglich zu entfernen. In der nächsten Umgebung von Rom entspringen auch einige Mineralquellen, so die Acqua acetosa (Acqua fredda acidula. gazosa) in der Nähe des Ponte molle, ein alkalischer

Säuerling mit Spuren von Lithion, Jod und Brom, welcher als erfrischendes Getränk in Aufnahme ist. Ferner ist noch die Acqua Santa auf der Via Appia nuova zu nennen, ein erdig-muriatischer Eisensäuerling und endlich finden sich noch 3 Sauerbrunnen in der Nähe der Abtei der Tre Fontane. Die Kost ist durch ihren Reichthum an Gemüsen (Artischocken, Spargel, grüne Erbsen etc.) und durch alle Fleischsorten sehr mannichfaltig. Trichinose kennt man nicht, doch giebt der Genuss von zuviel gesalzenem und geräuchertem Fleisch und Käse leicht zu Verdauungsstörungen Veranlassung. Die Weine sind recht schmackhaft. Was die Heizung anbetrifft, so ist in Rom der Gebrauch der Kamine allgemein; sie genügen um dem Zimmer die nöthige Wärme zu verleihen. Als Promenade sind für den ganzen Winter die Anlagen des Monte Pincio von unberechenbarem Werth. Die Villa Pamphili ist dem Südwinde ausgesetzt, die Villa Borghese ist tief, kühl und feucht gelegen. Für ernstlich Leidende dauert der Krankentag von 11—3, höchstens von 10 bis 4 Uhr. Selbst bei scharfer Tramontana herrscht während dieser Stunden auf dem Pincio an einzelnen Stellen, z. B. von der Akademie bis zur ersten Palme, Windstille. Schwächlinge müssen ihre Promenaden zunächst auf den Corso, auf die Piazza del popolo oder die Piazza di Spagna und auf die Mittagsstunden beschränken. Eine volle Würdigung verdient endlich der Eindruck, den die Stadt auf das psychische Leben hervorruft. So mancher, dem in den Pensionen anderer Winterstationen eine tödtliche Langeweile beschlich, erlangt in Rom, wo eine Fülle neuer Vorstellungen in ihm wach wird, wieder Freude am Leben. Wer auch im nächsten Winter in Rom zu bleiben gedenkt, der muss sich in der heissen Zeit in das Albaner oder Sabiner Gebirge flüchten, oder eines der italienischen Seebäder als Sommeraufenthalt wählen.

Die ungefähre Fahrzeit nach Rom beträgt von Florenz 8, von München 36, von Wien 41, von Berlin 58 Stunden. — Unterkunft: Der Patient, welcher sicher sein will eine gute u. gesunde Wohnung zu erlangen, consultire hierüber den Arzt. Nur ein mit den lokalen Verhältnissen vollständig Vertrauter vermag hierbei vor Schaden zu bewahren. Nicht nur Südzimmer sondern auch trockene und mit Comfort eingerichtete Häuser sind obligatorisch. Die besten Wohnungen befinden sich jetzt nicht mehr im sog. Fremdenviertel in der Umgegend des spanischen Platzes sondern in der Via Nazionale. Water-Closets sind sehr gewöhnlich, aber trotzdem giebt es gerade in den hochgelegenen Stadttheilen Häuser, in welchen bei Scirocco die aufsteigenden Gase alle Räume erfüllen. — 9 deutsche Aerzte, 2 deutsche Apotheken; Kurzeit: Mitte Oct. bis Ende Mai. — Litt.: Brocchi 20; A. W. F. Schultz 42; Bérard 48; Valentiner 70; Taussig 70; Erhardt 75, 83; Balestra 75; Lanzi e Terrigi 77; Bacelli 78; Ferrari 78; Tommasi-Crudeli 82.

Römerbad (Toplice), grosse Kuranstalt in Südsteiermark inmitten des von den Ausläufern der Karawanken gebildeten Hügellandes auf einer Anhöhe, 250 m., romantisch gelegen, besitzt *3 indifferente Thermen* und wetteifert in der Vorzüglichkeit seiner Einrichtungen mit den beliebtesten Wildbädern. Die Quellen haben eine Temperatur von 37° C. und werden hauptsächlich in grossen Bassins (Gehbädern), deren Inhalt 2mal täglich erneuert wird, aber auch in Separatbädern und Douchen angewendet. Auch benutzt man sie zur Trinkkur. Das Klima wirkt wegen geringerer Seehöhe weniger excitirend wie das von Gastein, gestattet demnach auch eine längere Saisondauer. Die Indicationen sind die der wärmeren Wildbäder: Rheuma, Gicht, Neuralgien, Paresen. chronische Nieren- und Frauenkrankheiten.

R. ist Ebst. der Lin. Wien-Graz-Triest. — Unterkunft in der Kuranstalt mit 6 Gebäuden (Z. 0.40—5 fl.); Kur- u. Musiktaxe: 5.50 fl.; Bäder: 0.65—1 fl. — 1 Arzt; Kurzeit: 1. Mai bis 1. Oct.; Frequenz: 1000. — Litt.: Mayerhofer 85.

Roncegno, Dorf in Südtirol mit 2500 Einw., im Val Sugana am südöstlichen Fusse des Tesobo, 535 m., mit einer *arsenhaltigen Eisenvitriolquelle*, welche derjenigen des nur 3 St. entfernten Levico nahe verwandt ist. Das Wasser (Ferr. sulf. 4.26, Alum. sulfur. 1.27, Acid. arsen. 0.06) wird in Gaben von 2—6 Esslöfel getrunken, hauptsächlich aber zu Vollbädern, Sitz- und Schlammbädern verwendet. Das Klima wird der Constanz der Sommertemperatur wegen als sehr milde gerühmt. Die wesentlichste Indication bilden Exantheme (Prurigo, Zoster, Urtica), daneben Neurosen, Frauenkrankheiten, Residuen von Intermittens.

Von Ebst. Trient (Lin. Bozen-Verona) 30 Km., Postomn. 4mal tägl. (Zweisp. 10—12 fl.) in 3 St.; von Ebst. Feltre (Lin. Treviso-Cornuda-Belluno) 50 Km., Omn. 2mal tägl. in 5 St. — P. u. T. — Unterkunft: Kurhaus mit 150 Z. (Z. 1 fl. tägl.) 5 Hotels (Pens. 2½ fl. tägl.) u. Privathäuser (Z. 0.60 tägl.). Kurtaxe: 2 fl.; Bäder: 0.54—1 fl. — 1 Arzt; Kurzeit: 15. Mai bis 30. Sept.; Frequenz: 950. — Litt.: Manetti 73; Goldwurm 85; Borgherini 88.

Ronneburg, freundliches altenburgisches Städtchen mit 5600 Einw., 280 m., in dessen Nähe, durch eine Allee verbunden und von Parkanlagen umgeben, das Bad sich befindet. Es entspringen dort *4 gasarme erdige Eisenquellen*, von denen 2, die Eulenhofer Quelle (Ferr. bic. 0.07, Calc. bic. 0.17, fr. CO_2 128 c.c.; Temp. 10° C.) und die Urquelle (Ferr. bic. 0.02, Calc. bic. 0.31, fr. CO_2 53 cc.) mit Kohlensäure imprägnirt zur Trinkkur benutzt werden. Ausserdem Molken, Mineral-, Sool-, Dampf- und Fichtennadelbäder.

R. ist Ebst. der Linien Gera-Gössnitz und Meuselwitz-Ronneburg. — Unterkunft: 4 Gasthöfe, Kur- und Logirhäuser mit 50 Z. (Z. v. 5 Mk. wöch. an). Kurtaxe: 3—9 Mk.; Bäder: 0.85—2.25 Mk. — 2 Aerzte, 1 Apotheke; Kurzeit: 15. Mai bis 15. Sept.; Frequenz: 200. — Litt.: Vogler 84.

Ronneby, Städtchen in Südschweden mit 1900 Einw. in der Landsmannschaft Blekinge, ist durch seine 5 kräftigen *Eisenvitriolquellen* das angesehenste Bad des Landes. Die beiden meist benutzten dieser Quellen sind die alte oder Vitriolquelle (Ferr. sulf. 0.33, Alum. sulf. 0.38, Calc. sulf. 0.24, Magnes. sulf. 0.19) und die weit stärkere neue oder Eckholzquelle (Ferr. sulf. 2.49, Alum. sulf. 1.50, Calc. sulf. 0.47, Magnes. sulf. 0.30; Temp. 6.25° C.), welche nur zu Bädern benutzt wird. Wie in Muskau und Alexisbad ist die hauptsächliche Wirkung dieser Bäder eine adstringirende, die Secretion der damit in Berührung gebrachten Schleimhaut beschränkende. Die alte Quelle wird auch zur Trinkkur benutzt und einen besonderen Ruf gegen Rheuma und Arthritis geniesst der mit Schwefelalkalien und Schwefeleisen geschwängerte Badeschlamm. Ausserdem Seebäder auf der Lilla Karö, wohin man auf kleinen Dampfböten überfährt.

Von Ebst. Carlskrona (Lin. Emmaboda-Carlskrona) 25, von Ebst. Carlshamm (Lin. Wielanda-Carlshamm) 35 Km. — Unterkunft in dem einer Actien-Gesellschaft gehörigen Kurhaus mit Badeanstalt. — 2 Aerzte; Kurzeit: 1. Juni bis 1. Sept.; Frequenz: 2500. — Litt.: Neyber 69; Söderwall 78, 79, 80; Henschen 81.

Rorschach, stattlicher Ort mit 4400 Einw. im Kanton St. Gallen am Bodensee, 398 m., zur *Luftkur* und zu Seebädern im Sommer vortrefflich geeignet. Hübsche Spazierwege ziehen sich in mässiger Steigung an den obstreichen Rorschacher Berg bis zum Rossbühel empor. Bootfahrten und der ungewöhnlich rege Schiffsverkehr bieten dem Fremden reiche Unterhaltung. Heissluftbäder, Heilgymnastik und Massage.

Als Dampfschiffstation ist R. von Friedrichshafen u. Lindau in je 1, von Bregenz in 1 St. 20 Min. zu erreichen. Ausserdem ist R. Ebst. der Linien Konstanz-Chur, Rorschach-St. Gallen-Winterthur u. Rorschach-Heiden. — Unterkunft in mehr wie ein Dutzend Gasthöfen u. in vielen Privathäusern. — Mehrere Aerzte und Apotheken.

Rosenheim, oberbayrische Stadt mit 9300 Einw., 449 m., am Einfluss der Mangfall in den Inn mit einer aus Reichenhaller und Berchtesgadener Leitung hergestellten *Mischsoole* (Natr. chlor. 237‰). Dieselbe wird in 2 Badeanstalten verwendet. Douche-, Dampf-, Fichtennadel- und Moorbäder. Als Trinkquelle dient eine schwache erdige Eisenquelle (Ferr. bic. 0.01, Calc. bic. 0.33) mit Beigehalt an Schwefelwasserstoff.

R. ist Ebst. (Knotenpunkt der Linien München-Salzburg u. München-Innsbruck). — Unterkunft: 5 Gasthöfe, 2 Kuranstalten u. Privathäuser. — 6 Aerzte, 2 Apotheken; Kurzeit: 15. Mai bis 1. Oct.

Rosenhügel, Bad mit erdiger Eisenquelle *Luft-* und *Molkenkurort* im Kanton Appenzell oberhalb Urnäsch, 856 m., in günstiger Lage.

Von Ebst. Winkeln (Lin. Winterthur-St. Gallen Zweigbahn nach Urnäsch. — Unterkunft im Kurhaus mit 17 Z. (Pens. mit Z. 4—4.50 fr.); Arzt im Hause.

Rothenfelde, Saline und *Soolbad* in der Provinz Hannover im Iburger Kreise, 112 m., in waldreichem Hügelland und mit Promenaden in der Nähe des 1 Km. langen Gradirwerks. Neben der Badequelle (Natr. chlor. 56.10, Magnes. chlor. 1.90, fr. CO_2 718 c.c.; Temp. 18° C.), welche bezüglich ihrer Temperatur und ihres Kohlensäuregehaltes dem Kissinger Soolsprudel nahesteht, bedient man sich der gradirten kohlensäurefreien Soole mit 80‰ Chlorverbindungen und der Mutterlauge (Natr. chlor. 121.7, Magnes. chlor. 121.1, Magnes. brom. 12.6, Magnes. jod. 0.09). Ausserdem benutzt man eine Trinksoole (Natr. chlor. 14.67, Natr. sulf. 0.70, Ferr. bic. 0.02). Im dortigen Kinderhospital (Elisabethhospital mit 90 Betten) wurden bei skrophulösen Exanthemen, Drüsentumoren und Augenaffectionen besonders günstige Erfolge erreicht. Nächstdem sind alte Exsudate der Gelenke, der Brust- und Beckenhöhle und gewisse Paresen Objecte der Behandlung. Bei katarrhalischen Zuständen Molken und Inhalationen.

Rothenfelde-Dissen ist Ebst. der Lin. Brackwede-Osnabrück. — Unterkunft: 7 Gasthöfe, Badehotel u. Privatwohnungen (Z. 4—30 Mk. wöch., Pens. 2—4 Mk. tägl.); Kur- u. Musiktaxe: die Pers. 8, die Fam. 12—15 Mk.; Bäder: 0.75 bis 1.50 Mk. — 2 Aerzte, 1 Apotheke; Kurzeit: 20. Mai bis 1. Oct.; Frequenz: 1300. — Litt.: Senff 78; Kanzler 83; Isermeyer (D. med. W.) 85.

Rothenfels, badisches Dorf mit 1600 Einw. im unteren Murgthale, 140 m., dem gegenüber am linken Ufer des Flusses, am Fusse des Schanzenberges ein erdiger Säuerling, die Elisabethenquelle (Natr. chlor. 4.07, Calc. bic. 0.25, Calc. sulf. 0.23, freie CO_2 540 c.c.; Temp. 19° C.) entspringt. Sie wird gegen Magenkatarrhe angewendet. In nördlicher Richtung führt der Weg an der Berglehne ansteigend durch prächtigen Wald in 2½ St. nach Baden. Diese schattigen Promenaden empfehlen den Ort als *Sommerfrische.*

R. ist Ebst. der Lin. Rastatt-Gernsbach. — Unterkunft im Kurhaus mit 40 Betten (Pens. mit Z. 5 Mk. tägl. — Arzt in dem 2 Km. entfernten Gaggenau, Apotheke im Dorf selbst.

Rottweil, Oberamtsstadt im württembergischen Schwarzwaldkreis mit 6050 Einw., 625 m., am linken Neckarufer in reizender Lage zwischen dem Schwarzwald und dem Heuberge, dem südwestlichsten Theil der schwäbischen Alb: *Sommerfrische* mit Soolbädern aus der 2 Km.

entfernten Saline Wilhelmshall. Die berggeschützte Lage bedingt trotz der bedeutenden Seehöhe ein mildes Klima, wie schon die üppige Vegetation zu erkennen giebt. Nach dem Schwarzwald wie nach der rauhen Alb eröffnen sich von hier aus lohnende Ausflüge.

R. ist Ebst. der Lin. Stuttgart-Horb-Immendingen. — Unterkunft: 6 Gasthöfe u. Privathäuser. 3 Aerzte, 2 Apotheken.

Royat, Dorf mit 1300 Einw. in der Auvergne (Dép. Puy-de-Dôme), 450 m., im schönen Thal der Tirtaine, von *Rotureau* das französische Ems genannt, nur dass bei Ems das Eisen fehlt, und dass Royat auf seinen Gehalt an Lithion viel Gewicht legt. Es besitzt *4 alkalisch-muriatische Säuerlinge*, deren wärmster, die Source Eugénie (Natr. bic. 1.35, Natr. chlor. 1.73, Natr. sulf. 0.18, Ferr. bic. 0.04, fr. CO_2 379 c.c.; Temp. 35° C.) zur Trinkkur, hauptsächlich aber zu naturwarmen Einzel- und Bassinbädern und zu Inhalationen benutzt wird. Ihre specielle Indication sind Krankheiten des Respirationsapparates. Durch ihren Beigehalt an Lithion (Lith. chlor. 0.035) zeichnet sich die gegen Lithiasis und Gicht verordnete Source Saint-Mar aus, während die Source Saint-Victor beachtenswerthe Eisenbestandtheile (Ferr. bic. 0.05) besitzt, und deshalb bei Anämischen den Vorzug verdient. Die schwächst mineralisirte aber sehr gasreiche (fr. CO_2 720 c.c.) Cesarquelle endlich wird sehr gewöhnlich gegen Blasenkatarrhe, Lithiasis, Gicht und Frauenkrankheiten in Benutzung gezogen.

Von der Ebst. Clermont-Ferrand ist R. 2 Km. entfernt. — Unterkunft: Ueber 20 Hotels und viele Maisons meublées (Pens. 10—30 fr. tägl.); Bäder: 1.50—2.50 fr. — 3 Aerzte; Kurzeit: 15. Mai bis 15 Oct.; Frequenz: 5000. — Litt.: Allard 64; Laugaudin 70; Fredet 79.

Roznau, Städtchen in Mähren mit 3800 Einw., 398 m., in der zwischen dem südlichen Theil der Sudeten (dem mährischen Gesenke) und den Karpathen bestehenden Einsenkung gelegen, und zwar in einem von der Reczwa durchströmten Hügellande, im Centrum der sogenannten mährischen Wallachei: *Sommerfrische* und *Molkenkurort.* Unter dem Schutz von 1000 bis 1100 Meter hohen bewaldeten Bergzügen erfreut der Ort sich eines Klimas, dessen constante Temperatur bei ziemlich hochgradiger Feuchtigkeit und häufigen Niederschlägen hervorgehoben wird. Milchkuren mit Schafmilch und mit Schafmolke, auf deren Bereitung grosse Sorgfalt verwendet wird, sind üblich. Brustkranke bilden das grösste Contingent der Kurgäste.

Von Ebst. Krasna (Lin. Mähr. Weisskirchen-Wsetin) 1 Fahrst. bis Roznau; von Ebst. Pohl (Lin. Oderberg-Wien) über Wallachisch Meseritsch, 32 Km., 2mal tägl. Post in 5 St. — P. u. T. — Unterkunft: 3 Gasthöfe, das Kurhaus u. Privathäuser. 3 Aerzte; Kurzeit: 15. Mai bis 15. Sept.; Frequenz: 1450. — Litt.: Modry 75; Koblovsky 75.

Rudolstadt, Hauptstadt des Fürstenthum Schwarzburg-Rudolstadt mit 10600 Einw., 200 m., am linken Ufer der thüringer Saale, in einem weiten Thalkessel und in waldreicher Umgebung, ist eine viel benutzte *Sommerfrische.* Die mittlere Temp. des Sommers ist 15.8° C. West und Südwest herrschen vor, und Nebel sind, wenn auch vorwiegend im Winter, im Flussthale recht häufig. Der Gesundheitszustand wird als günstig angegeben. Die Mortalitätsziffer ist 23 ‰. Gutes Trinkwasser und Kanalisation. Als Kurmittel können Kiefernadel-, Heissluft- und Flussbäder, Elektrotherapie und Massage benutzt werden.

R. ist Ebst. der Lin. Jena-Hochstadt. — Unterkunft: 7 Gasthöfe u. Privatwohnungen, $^1/_4$ St. entfernt das Rudolsbad (Pens. mit Z. von 7 Mk. an). — 11 Aerzte, 2 Apotheken; Kurzeit: Mai bis Oct. — Litt.: Preller 88.

Rügenwaldermünde, Dorf und Hafen in Pommern am Ausfluss der Wipper in's Meer mit dem *Ostseebad* „Friedrichsseebad". Warme See- und Soolbäder. Freundliche Umgebung.

Rügenwalde ist Ebst. der Lin. Bütow-Rügenwalde, von der Kreuzungsstelle Schlawe (Lin. Stargard-Danzig) 50 Min. Fahrzeit; von Rügenwalde (5300 Einwohner, 5 Aerzte, 1 Apotheke) ist das Bad 2 Km. entfernt (Omnibus-Verbind.). — Unterkunft: 3 Gasthöfe u. Privatwohnungen; Kurzeit: 15. Juni bis 15. Sept.; Frequenz: 400.

Ruhla, langgestreckter Fabrikort mit 4800 Einw., theils zu S.-Weimar, theils zu S.-Coburg-Gotha gehörig, 430 m., im westlichen Theil des Thüringer Waldes, und zwar in einem vom Erbfluss durchströmten engen, dichtbewachsenen Bergkessel gelegen, der sich erst bei höherem Stande der Sonne, also im Juni gehörig durchwärmt. Der Ort wird als *Sommerfrische* benutzt, obwohl es im Hochsommer auf dem Pflaster der Strassen und zwischen den Häusern oft recht heiss wird. Kühle Abendtemperaturen und viel Regentage. Für Bergsteiger ist die Umgegend reich an angenehmen Promenaden. Zu medicinischen Bädern, auch mit Benutzung einer sehr schwachen Eisenquelle, zu Sandbädern und zur Molkenkur sind gute Einrichtungen vorhanden.

Von Ebst. Wutha (Lin. Gotha-Eisenach führt eine Zweigbahn in $^1/_2$ St. nach Ruhla. — Unterkunft: 9 Gasthöfe u. Privatwohnungen. — 3 Aerzte, 1 Apotheke; Kurzeit: Mai bis Sept.; Frequenz: 500. — Litt.: Ziegler 67; Preller 88.

Sachsa, preussisches Städtchen mit 1450 Einw., am Südabhange des Harzes, 305 m., in der Nähe schöner Waldungen, eine angenehme *Sommerfrische.* Einrichtungen zu kalten, warmen und Mineralbädern.

Von Ebst. Sachsa-Tettenborn (Lin. Nordhausen-Northeim) 3/4 St. — Unterkunft: 3 Gasthöfe (Pens. 3.50 bis 4.50 Mk.). — 1 Arzt, 1 Apotheke.

Saidschitz, Dorf in Böhmen, 2 St. südwärts von Bilin, mit nur zum Versandt bestimmten *Bitterquellen* (Magnes. sulf. 10.96, Natr. sulf. 6.09, Calc. sulf. 1.31). Zur einmaligen abführenden Wirkung sind 600—800 Gramm erforderlich, bei länger fortgesetztem Gebrauch nimmt man täglich etwa 300 Gramm.

Saint Honoré-les Bains, Flecken mit 1500 Einw. im Dép. Nièvre, am südöstlichen Abhange des Waldgebirges von Morvan, 272 m., hat 5 sehr ergiebige *Schwefelthermen* (Temp. 16—31° C.), welche nur sehr schwach mineralisirt sind (Natr. sulfurat. 0.003, HS 0.07 c.c.). Durch seine geringere Seehöhe unterscheidet der Ort sich wesentlich von den Pyrenäenbädern, durch seine Lage im Centrum des Landes wird er von Nordfrankreich aus viel besucht. Trink- und Inhalationskuren bilden die zumeist geübte Methode, weiterhin Piscinen und Separatbäder. Als Indicationen gelten chronische Katarrhe des Larynx und der Bronchien, das Initialstadium der Phthise, Blasenkatarrh und Lithiasis.

Von Ebst. Vandenesse (Lin. Clamecy-Cercy la Tour) 9 Km., Post in 3/4 St. — Unterkunft in 5 Hotels u. vielen Privathäusern. Mehrere Aerzte. — Litt.: Colin 74.

Saint Sauveur, kleine Stadt im Dép. des Hautes Pyrénées, 770 m., am östlichen Abhange des Som de Laze mit 2 sehr schwach mineralisirten (Natr. sulfurat. 0.022), den Wild-Bädern nahe stehenden *Schwefelthermen.* Die Source des Bains (des Dames) mit einer Temp. von 35° C. wird zu Bädern, die Source de la Hontalade, Temp. 22°, zur Trinkkur benutzt. Den Bädern wird, wie Landeck oder Schlangenbad, eine hervorragend sedative Wirkung zugesprochen, wobei vielleicht der Reichthum an Barégine (0.032) in Betracht kommt. Der Kurort ist vorwiegend Damenbad mit der hauptsächlichen Indication für Neurosen erethischen Charakters, Neuralgien (Tic douloureux, Ischias) aber auch Blasenkatarrhe und harnsaure Diathese. Wegen seines trotz der Hochlage milden Klimas wird er auch von Phthisikern als Herbstaufenthalt gewählt.

Von Ebst. Lourdes (Lin. Tarbes-Pau) führt in 3/4 St. eine Zweigbahn nach Pierrefitte, von dort im Wagen in 1 3/4 St. zum Kurort. — Unterkunft in 4 grossen u. mehreren kleinen Hotels u. in Privathäusern. Viele Patienten wohnen auch in dem 10 Min. entfernten Luz. — 4 Aerzte; Kurzeit: 15. Mai bis 15. Oct.

Salies de Béarn, Stadt im Dép. des Basses Pyrénées von 5300 Einw., 30 m., mit Salinen und ausserordentlich ergiebigen, 20procentigen *Soolquellen.* (Natr. chlor. 195.72, Magnes. chlor. 5.58; Temp. 15° C.).

Von Ebst. Puyôo (Lin. Bayonne-Pau) Zweigbahn, 6 Km., nach Salies. — Unterkunft in mehreren Hotels u. Maisons meublées.

Salins, Stadt mit 6400 Einw. in der Franche Comté am westlichen Saume des Jura, 330 m., in einer engen Schlucht oberhalb der Furieuse, welche eine *Soolquelle* (Natr. chlor. 22.74, Magnes. chlor. 0.87, Calc. sulf. 1.41, Kal. brom. 0.03) besitzt. Die Mutterlauge (Natr. chlor. 168.04, Magnes. chlor. 60.90, Kal. brom. 2.84) wird wegen ihres relativen Reichthums an Bromkali geschätzt. Die Badeanstalt hat eine sehr grosse Piscine mit stetigem Wasserzufluss, Einzelbäder und Einrichtungen für Hydrotherapie.

Von Ebst. Mouchard (Lin. Dijon-Pontarlier-Neuchatel) Zweigbahn, 8 Km. nach Salins. — Unterkunft in mehreren grossen Hotels u. Privathäusern.

Salvatorquelle siehe Szinye-Lipócz.

Salzbrunn (Ober-Salzbrunn), schlesisches Gebirgsdorf am Salzbach mit 3700 Einw., 403 m., mit mehreren kalten *alkalischen Säuerlingen.* Durch seine mässig hohe Lage in einem dem Nord- und Nordostwinde zugänglichen schwach bewaldeten Thal besitzt der Ort ein frisches, zeitweise selbst rauhes und feuchtes Sommerklima. Der Ausdruck „das kalte Ems“ passt nicht nur wegen der Temperatur seiner mit Ems verwandten Quellen, sondern auch bezüglich des Klimas, dessen tonisirende Eigenschaft unter Umständen erwünscht ist. Als Trinkquellen dienen vorzugsweise der Oberbrunnen (Natr. bic. 2.15, Lith. bic. 0.01, Natr. sulf. 0.46, Natr. chlor. 0.17, Calc. bic. 0.43, Magnes. bic. 0.47, fr. CO_2 985 c.c.; Temp. 8.5° C.), sodann der Mühlbrunnen (Natr. bic. 1.80, Natr. sulf. 0.34, Calc. bic. 0.58, Magnes. bic. 0.58, fr. CO_2 627 c.c.). Wie man sieht hat der Oberbrunnen nur etwa die Hälfte des Gehaltes an doppelt kohlensaurem Natron und an Glaubersalz wie Bilin. Trotzdem muss man das Glaubersalz als mitwirkend in Anschlag bringen und darauf den Nutzen der Trinkkur bei chronischen Darmkatarrhen beziehen. Salzbrunn besitzt ausserdem eine vorzügliche Molkenanstalt, in welcher auch Ziegen-, Schaf- und Eselinnenmilch zur Benutzung kommt. Die andern Quellen werden in 4 Badeanstalten verwendet. Eine ausserordentlich geringwerthige, zum Versandt bestimmte Quelle ist noch die im Privatbesitz befindliche Kronenquelle (Natr. bic. 0.77, Lith. bic. 0.009!, Natr. sulf. 0.18, Calc. bic. 0.63). Sie dient als Beweis, dass selbst ein derartiges homöopathisches Wasser durch unermüdliche Anpreisungen sich einen gewissen Absatz verschaffen kann. Gleichwerthig oder gleichunwerthig ist die ebenfalls zum Versandt bestimmte Wilhelmsquelle (Natr. bic. 0.76, Lith. bic. 0.007). Als Indicationen gelten: Chronische Katarrhe des Pharynx, Larynx und der Bronchien, alte Exsudate und Infiltrate in Pleura und Lungen, chronische Magen- und Darmkatarrhe, chronischer Blasenkatarrh und harnsaure Diathese.

Salzbrunn ist Ebst. der Lin. Breslau-Halbstadt; Bahnhof 20 Min. vom Ort, Omnibus- u. Droschken-Verbind. — Unterkunft: 4 Gasthöfe (Pens. 35—45 Mk. wöch.) u. mehr als 90 Privathäuser (Z. 5—50 Mk. wöch.). — Kur- u. Musiktaxe: für 1 Pers. 20, für eine Fam. 30 Mk. u. mehr. — 5 Aerzte, 1 Apotheke; Kurzeit: 1. Mai bis 30. Sept.; Frequenz: 5000. — Litt.: Biefel 76; Valentiner 61, 69, 77, 80; Scholz 78; Fresenius 82; Poleck 82, 87.

Salzburg (Vizakna), Marktflecken in Siebenbürgen im Komitate Alsó-Fehér, in baumloser Gegend, 484 m., mit einem Salzbergwerk. An Stelle alter, verfallener, römischer Salzgruben befinden sich jetzt mehrere *Salzsoolteiche*, welche eine 5—15procentige Soole mit 0.08—0.25 Jodnatrium enthalten und als Schwimmbassins und auch in einzelnen Wannenbädern benutzt werden. Die Temperatur des Wassers dieser Teiche pflegt durchschnittlich 1—2° wärmer als die der Luft zu sein. Skrophulose, Rheuma und Gicht sind die hauptsächlichsten Indicationen.

Salzburg ist Ebst. der Lin. Klein Köpisch-Hermannstadt, von letzterem nur 10 Km. entfernt. — Unterkunft in den Gast- u. Privathäusern des Dorfs. — Arzt anwesend; Kurzeit: 1. Mai bis Mitte Sept.; Frequenz: 400.

Salzburg-Parsch, *Wasserheilanstalt* im Salzkammergut im Thale Aigen, 420 m., und am Fusse des Gaisbergs, zu welchem von hier aus die Zahnradbahn emporführt. Fichtennadelbäder, Elektrotherapie, Massage.

Von Ebst. Parsch (Lin. Salzburg-Hallein) ist die Anst. 5 Min. entfernt, von Salzburg 15 Min. — Unterkunft im Kurhaus; Kurzeit: Sommersaison v. 1. Mai bis 1. Oct. (Pens. mit Z. u. Kur wöch. v. 29.50 fl. an), Wintersaison vom 1. Oct. bis 1. Mai (Pens. mit Z. u. Kur wöch. von 15 fl. an. Aerztliche Direction.

Salzdetfurth, hannöverscher Flecken mit 1150 Einw. in dem von den Vorbergen des Harz gebildeten waldreichen Thal der Lamme: stilles einfaches *Soolbad*, besonders für skrophulöse Kinder geeignet, für welche eine Heilanstalt begründet ist. Neben der Soole (Natr. chlor. 57.79, Magnes. chlor. 2.18, Magnes. brom. 0.04, Calc. sulf. 4.97) sind Molken in Gebrauch.

Von Ebst. Gross Düngen (Lin. Halle-Vienenburg-Löhne) ist S. 5 Km. entfernt, zwei- bis dreimal tägl. Omnib. in $^3/_4$ St. — Unterkunft im Gasthof u. in Privathäusern (Pens. mit Z. 4—4.50 Mk. — Kur- u. Musiktaxe: 1 Pers. 9, 1 Fam. 12 bis 15 Mk.; Bäder: 1—1.50 Mk. — 1 Arzt, 1 Apotheke; Kurzeit: 1. Juni bis 15. Sept.; Frequenz: 350.

Salzhausen, Dorf mit 600 Einw. und frühere Saline im Grossherzogthum Hessen, 145 m., am südlichen Fusse des Vogelsberges mit

8 schwach jodhaltigen Kochsalzquellen. Die gehaltreichste (Natr. chlor. 9.43, Magnes. chlor. 0.47, Natr. jod. 0.07, Calc. sulf. 1 : 39, fr. CO_2 144 c.c.) hat nur etwa 1 Procent Kochsalz, aber zugleich soviel Kohlensäure, dass sie zweckmässig, pur oder mit Milch gemischt, getrunken werden kann. Die Bäder werden durch gradirte Soole und wo nöthig durch Kreuznacher oder Nauheimer Mutterlauge entsprechend verstärkt. Eine bedeckte Wandelbahn am Gradirwerk, ein schöner Park und waldige Umgebung begünstigen die Luftkur. Auch sind Fichtennadel- und Dampfbäder zu haben.

Von Ebst. Nidda (Lin. Gelnhausen-Giessen) 2 Km., 3mal tägl. Post bis zum Kurort. — Unterkunft im Kurhaus (Z. 7—20 Mk. wöch.). Keine Kurtaxe; Bäder: 0.70—1.10 Mk. — 1 Arzt, 1 Apotheke; Kurzeit: 15. Mai biz 30. Sept.; Frequenz: 450.

Salzhemmendorf, hannöverscher Flecken mit 1150 Einw. und Saline im Privatbesitz: *Soolbad* mit 2 Quellen (Natr. chlor. 56 resp. 113‰). Fichtennadelbäder, fremde Mineralwässer, Molken und Kräutersäfte.

Von Ebst. Voldagsen (Lin. Löhne-Goslar) 6 Km., Post 2mal tägl. in ³/₄ St. — Unterkunft im Kurhause. — 2 Aerzte, 1 Apotheke.

Salzschlirf, Pfarrdorf mit 1050 Einw. in der preussischen Provinz Hessen-Nassau, 250 m., in einem Wiesenthal zwischen Rhön und Vogelsberg gelegen, besitzt *2 kohlensaure Soolquellen, 2 schwächere Kochsalzquellen* und *eine Bitterquelle.* Der Badeort hat guten felsigen Untergrund, die mittlere Sommertemperatur ist 17.9° C., die relat. Feuchtigkeit mässig; gegen häufige Niederschläge schützt der gegen Südwest sich erhebende Vogelsberg. Unter den Quellen ist die bedeutendste der zu Trink- und Badekuren benutzte Bonifaciusbrunnen (Natr. chlor. 10.24, Lith. chlor. 0.22, Magnes. jod. 0.005, fr. CO_2 873 c.c.). Ausser seinem Nebengehalt an Jod legt man ein besonderes Gewicht auf das Vorhandensein des Chlorlithium, auf welches man, hier gewiss nicht mit Unrecht, seine günstige Wirkung bei Gicht, Mischformen von Gicht und Rheuma, Harngries und Nierensteinen basirt; denn bei Verbrauch von täglich 5 Gläsern mit ca. 200 gr. Inhalt, werden 0.22 Chlorlithium dem Organismus einverleibt. Von den andern Quellen steht der Tempelbrunnen dem Bonifaciusbrunnen sehr nahe, nur hat er weniger Chlorlithium (0.16) aber einen beachtenswerthen Gehalt an Eisen und viel Kohlensäure (Ferr. bic. 0.05, fr. CO_2 1030 c.c.). Der Schwefelbrunnen hat neben relat. wenig Kochsalz, etwas Natron und Schwefelwasserstoffgas (Natr. chlor. 1.22, Natr. bic. 0.27, fr. CO_2 322, HS 5.95 c.c.), die vierte Quelle, der Kinderbrunnen, enthält neben Kochsalz auch etwas Kalk (Natr. chlor. 4.30, Calc. bic. 0.60, Calc. sulf. 0.76, fr. CO_2 543 c.c.). Die in dem benachbarten Dorfe Grossenlüder entspringende Bitterquelle (Natr. chlor. 15.41, Magnes. sulf. 1.36, Ferr. bic. 0.04, fr. CO_2 1627 c.c.) wird ihrer eröffnenden Wirkung wegen öfters in Mitgebrauch genommen. Die Bäder werden nach *Schwarz*'scher Methode erwärmt. Auch besitzt Salzschlirf ein grosses Moorlager, welches zu Moorbädern dient. Ausser den genannten Indicationen fallen Skropheln, Magenkatarrhe, abdominelle Stasen und Bronchialkatarrhe in den Bereich der Wirkung dieses Bades.

S. ist Ebst. der Lin. Fulda-Giessen, Omnib. zum Kurhaus in 7 Min. — Unterkunft: Im Kurhaus u. Logirhaus mit schattigem Garten (Z. 8—15 Mk. wöch.) und in einigen andern Gast- u. Privathäusern im Dorfe. Kurtaxe: die Pers. 5 Mk.; Bäder: 1.50—3.50 Mk. — 1 Arzt, Apotheke in dem benachbarten Grossenlüder; Kurzeit: 20. Mai bis 20. Septbr.; Frequenz: 700. — Litt.: Martiny 73; Wolffberg 82.

Salzuflen, Städtchen im Fürstenthum Lippe-Detmold mit 3900 Einw. mit Saline und *Soolbad.* Neben der Badesoole (Natr. chlor. 33.97, Magnes. chlor. 1.93, Natr. sulf. 2.79, Calc. sulf. 2.02) existirt ein Trinkbrunnen mit verdünnter Soole (Natr. chlor. 11.36, Natr. sulf. 1.09). Zur Verstärkung der Bäder dient Mutterlauge und Badesalz. Nach verschiedenen Richtungen sich erstreckende Gradirhäuser dienen der Luftkur. Heilanstalt für skrophulöse Kinder.

Salzuflen ist Ebst. der Zweigbahn Herford-Detmold. — Unterkunft in 2 Gasthöfen u. Privathäusern. Kurtaxe: die Pers. 2 Mk.; Bäder: 1.20 Mk. — 2 Aerzte, 1 Apotheke; Kurzeit: Anf. Juni bis Ende Sept.; Frequenz: 800.

Salzungen, Städtchen in Sachsen-Meiningen mit 4000 Einw. im Werrathal, am südwestlichen Abhange des Thüringerwaldes, 245 m., mit einem *Soolbad,* dessen Quellen eine Soole von 3—28 Procent liefern. Die gewöhnlichen Bäder werden aus einer 3 bis 6 procentigen reinen Soole ohne jede Wasserbeimischung bereitet; sie können aber auch durch Beimischung der aus dem Rohrbrunnen nach dem Badehaus führenden gesättigten Soole oder durch die an Chlor-, Brom- und Jodmagnesium reiche Mutterlauge (Magnes. chlor. 478,72 Magnes. brom. 2.56, Magnes. jod. 1.34) bis zu jedem beliebigen Salzgehalt, wenn erwünscht bis auf 28 Procent, verstärkt werden. Sooldouchen, Sooldunstbäder und Moorbäder vervollständigen die vorzüglichen Bade-Einrichtungen. Zur Trinkkur dienen die schwächeren Soolen mit 1—2 Procent Salzgehalt. Kuren mit Milch, Molken und Mineralwässern können damit verbunden werden. Zur natürlichen Inhalation benutzt man das Gradirhaus, welches mit einem Saal für künstlich zerstäubte Soole in Verbindung steht. Gegen die Skrophulose in allen Formen, Rhachitis und Anämie sind vorzugsweise die schwächeren Soolbäder üblich, während die sehr salzreichen Bäder gegen chronische Erkrankungen der Schleimhäute, der äussern Haut und innerer Organe (Leber, Uterus), gegen alte Exsudate, Rheuma und Gicht mit Vortheil verordnet werden. Was den Charakter des Klimas anbetrifft, so wird derselbe bestimmt durch die nur geringe Seehöhe und die Nähe des Thüringerwaldes einerseits, der Rhön andrerseits. Das Temperatur-Mittel des Frühlings ist 8.6, des Sommers 18.4, des Herbstes 9.6° C. Der Sommer ist also keineswegs als kühl zu bezeichnen. Die Feuchtigkeit, durch Waldnähe und den gerade in der Nähe der Promenaden befindlichen See unterstützt, ist mit 78 % ziemlich hoch. Im Vergleich mit anderen höher gelegenen Soolbädern, z. B. Reichenhall, ist das Klima von Salzungen mehr sedativ und weniger tonisirend.

S. ist Ebst. der Linien Eisenach-Meiningen und Kaltennordheim-Salzungen. — Unterkunft: 7 Gasthöfe u. zahlreiche Privatwohnungen (Z. 5—18 Mk. wöch.). Kurtaxe: 1 Pers. 10, 1 Fam. 15—20 Mk.; Bäder: 1—3 Mk. — 3 Aerzte, 2 Apotheken; Kurzeit: Mai bis Sept.; Frequenz: 1600. — Litt.: Hertel 76; Wagner 82.

Samaden im Kanton Graubünden, Hauptort des oberen Engadins mit 760 Einw., 1725 m., am Fusse des Piz Padella mit grossartigem Blick auf die Berninagruppe, ist als *klimatischer Sommerkurort* von Bedeutung, aber auch als *Winterkurort* wiederholt erprobt worden. Im Sommer ist der Ort durch den hin und her strömenden Zug der Touristen für Viele zu unruhig und das klimatisch gleichwerthige Pontresina ist dann angenehmer. Im Winter sind die klimatischen Verhältnisse dieselben wie in dem 180 Meter tiefer liegenden Davos. Das Einschneien des Thals erfolgt Mitte November und die Schneeschmelze tritt erst Anfang Mai ein. Die grosse Menge sonnenheller Tage und die geringen Niederschläge, welche der Winter aufweist, unterstützen auch hier wesentlich die Luftkur.

Von Ebst. Chur erreicht man S. über den Albulapass in 12½, über den Julier in 13½ St.; von Ebst. Landeck (Arlbergbahn) Post in 13 St.; von Ebst. Chiavenna Post in 9 St. — Unterkunft in 5 Gasthöfen; 2 Aerzte; Sommerkurzeit: 20. Juni bis 20. Sept.; Winterkurzeit: Mitte Oct. bis Ende April.

San Bernardino, Dorf im Kanton Graubünden, 1626 m., am Südabhange des gleichnamigen Passes auf kleinem Plateau von Tannenwaldungen und Weiden umgeben: *Klimatischer Sommerkurort* mit gypshaltigem Eisensäuerling (Calc. sulf. 1.26, Magnes. sulf. 0.30, Calc. bic. 0.77, Ferr. bic. 0.03, fr. CO_2 1100 c.c.; Temp. 8° C.). Bequeme, sanft ansteigende Wege in der Nähe, kühle bewegte Luft auch im Hochsommer eignen den Ort am besten für Neurosen auf anämischer Basis. Die Kurgäste kommen meist aus Oberitalien und der deutschen Schweiz.

Von Ebst. Bellinzona (Gotthardbahn) über Misocco Post in 4½, von Chur über den Splügen in 11½ St. — P. u. T. — Unterkunft: 3 Gasthöfe (Pens. ohne Z. 7.50—9.50 fr.). — 1 Arzt. — Litt.: Geronimi 71; Burckhardt 82; Killias 83.

Sanct Blasien, badisches Dorf im südöstlichen Theile des Schwarzwaldes mit 1200 Einw., 753 m., im oberen Albthale: beliebter *klimatischer Sommerkurort*, aber auch als *Winterstation* in Aufnahme. Das nach Südost und West geöffnete Thal wird gegen Nord und Nordost durch über 300 Meter hohe Berge genügend geschützt und durch den zur Sommerzeit vorherrschenden Südwest ventilirt. Nadelholzwaldungen, von vielen mit Ruhesitzen versehenen Spazierwegen durchkreuzt, treten bis nahe an den Ort heran. Die mittlere Temperatur des Sommers scheint nach den vorhandenen Beobachtungen 14.5° C. nicht zu überschreiten, die relat. Feuchtigkeit soll niedriger sein, als man bei vorherrschendem Waldgebirgsklima erwarten sollte. Die Reinheit der Luft lässt, nachdem die früher einmal hier betriebene Nickelschmelze längst eingegangen ist, nichts zu wünschen übrig. Da überdies Unterkunft und Verpflegung eine behagliche und in sanitärer Beziehung gesicherte Existenz gewährleisten, so ist St. Blasien als Asyl für Brust- und Nervenkranke für die klimatischen Sommerkurorte der Schweiz allmählich ein ebenbürtiger Concurrent geworden. Auch zum Terrainkurort nach *Oertel*'scher Methode hat man die Station eingerichtet.

Von Ebst. Titisee (Lin. Freiburg-Neustadt) 30 Km., Post 2mal tägl. in 4½ St.; von Ebst. Waldshut (Lin. Basel-Constanz) 23 Km., einmal tägl. Post in 4 St.; von Ebst. Albbruck derselben Lin., 26 Km., Post 2mal tägl. in 3¾ St. — P. u. T. — Unterkunft: Kurhaus mit 80 Z. (Z. 1.50—3.50, Pens. 5 Mk., im Winter u. in den Uebergangsmonaten volle Pens. mit Z. 5½—7½ Mk. tägl.), 2 sonstige Gasthöfe, mehrere Pensionen (Pens. 5—6 Mk. tägl.); Heilanstalt für Sommer- u. Winterkur (Pens. mit Z. 5—8 Mk. tägl.); Kurtaxe: 1 Pers. wöch. 1.50, Saisontaxen 1 Pers. 12, 1 Fam. 20—25 Mk. u. mehr; Bäder: 0.80—1.20 Mk. — 2 Aerzte, 1 Apotheke; Kurzeit für den Sommer 15. Mai bis 30. Sept.; Frequenz: 1000. — Litt.: Marmor 72; Buisson 88.

Sanct Leonhard, Kirchdorf und beachtenswerther *klimatischer Sommerkurort* in Kärnthen, 1102 m., in einem tiefeingeschnittenen nach Nordosten geöffneten nach Westen durch bewaldete Hügel geschlossenen Thal. Eine grosse Anzahl ebener und sanft ansteigender Wege, mit

Ruheplätzen versehen, führen in die nahe gelegenen Lärchen- und Tannenwaldung. Ueberraschende Fernblicke auf die Karawankenkette und auf das herrliche Vorland. Badeanstalt mit 12 Wannen.

Von Ebst. Feldkirchen (Lin. Bruck-Villach) 3 Fahrst., Einsp. 3, Zweisp. 6 fl. — Unterkunft in den Kurhäusern mit gegen 100 Betten (Z. 0.60—1.20 fl.; Mittagstisch 76 Kr.); Kurtaxe: 1 fl. — Litt.: Budinsky 88.

Sanct Märgen, badisches Kirchdorf im oberen Wagensteinthal, 890 m., bescheidene *Sommerfrische* in schattiger Umgebung.

Von Ebst. Kirchzarten (Lin. Freiburg-Neustadt) 17 Km., Post tägl. einmal über Buchenbach u. einmal über St. Peter in $2^3/_4$ St. — Unterkunft: 2 Gasthöfe (Pens. mit Z. 4 Mk. tägl.).

Sanct Moritz, Dorf und Bad im Kanton Graubünden im oberen Engadin, 1770 bis 1855 m., *klimatischer Kurort mit erdig-alkalischen Eisensäuerlingen,* ist der bedeutendste Vertreter des Höhenklimas. Der barometrische Druck am Meeresstrande 760 Mm., reducirt sich hier auf 616 Mm., und mit dieser Luftverdünnung verbindet sich eine starke Abnahme der Wärme und der relativen Feuchtigkeit. Als Wirkung der dünnen Luft bemerkt man, dass das Wasser schon bei 86—87° C. siedet, dass die Blumen ihre Düfte mit grösserer Energie ausströmen lassen etc. Die mittlere Sommertemp. ist nur 10.80°, die mittlere Temp. des heissesten Monats, des Juli, 11.9°, die mittlere Temp. der Sommermonate zur Mittagszeit (um 1 Uhr) 14° C. Das Flussthal des Inn ist hier von Bergen eingefasst, die sich bis 1500 Meter Höhe erheben und nur dem Nordost und Südwest, letzterem viel häufiger, den Zutritt gestatten. Ausserdem kommt noch der mit der Erwärmung des Thals in Zusammenhang stehende Bergwind in Betracht. Die starken Wärmeschwankungen im Laufe eines Tages, welche 6 bis 10 ja sogar 12 bis 16° betragen können, erheischen, dass man den Kurgästen das Mitnehmen von Winterkleidern dringend anrathe. Das rasche Verschwinden des Thaus, das schnelle Dürrewerden des Heus, das schnelle Abtrocknen der Strassen nach Regengüssen, das leichte Aufspringen der Lippen und andere dem gewöhnlichen Leben entnommene Beobachtungen beweisen zweifellos die Dampfarmuth und Evaporationskraft des Klimas. Was die Niederschläge anbetrifft, so ist Regen verhältnissmässig selten und die Zahl der heiteren Tage dagegen sehr gross. Das Winterklima entspricht dem von Davos. Im Hochwinter erfreut sich St. Moritz einer fast vollständigen Windstille. Die Einschneiung tritt Mitte November, die Schneeschmelze im März ein. Am kürzesten Tage geht die Besonnung bis auf 5 Stunden (10—3 Uhr) zurück. Für den Flachländer ist der erste Eindruck des Klimawechsels stets sehr bedeutend. Nach *Veraguth* dauert die Periode der Akklimatisation 4—12, gewöhnlich nur 6—8 Tage. Dieselbe macht sich bemerkbar durch stärkere Hautpigmentirung, die sich bis zum Erythem steigern kann, durch Verminderung des Schlafbedürfnisses bis zur Schlaflosigkeit, durch Herzklopfen und Athembeschwerden, seltener durch Digestionsstörungen und Kopfdruck. Als physiologische Wirkung wird Vermehrung der Athemfrequenz, des Quantums der Exspirationsluft und damit der Kohlensäure-Ausscheidung, Verminderung des Blutdrucks und gesteigerte Diurese beobachtet. Nach beendeter Akklimatisation zeigt sich bei Nachlass dieser Symptome und bei vermehrtem Appetit öfters Herpes labialis. Die beiden dort entspringenden Stahlquellen haben eine Temp. von nur $5^1/_2{}^0$ C. Die alte Quelle (Ferr. bic. 0.033, Natr. bic. 0.27, Calc. bic. 1.22, Magnes. bic. 0.19, fr. CO_2 1550 c.c.) besitzt etwas mehr Natron als die neue, diese, auch Paracelsusquelle genannt, dagegen (Ferr. bic. 0.038, Natr. bic. 0.18, Calc. bic. 1.30, Magnes. bic. 0.20, fr. CO_2 1615 c.c.) etwas mehr Eisen. Während der Eisengehalt beider Quellen nur etwa die Hälfte desjenigen von Schwalbach, Pyrmont und Driburg erreicht, sind sie an Kohlensäure ebenso reich und reicher als diese berühmtesten Stahlbäder. Eine dritte Quelle, die Gartmann'sche ist erst kürzlich aufgedeckt worden. Wenn die Klimawirkung des Oberengadins für den aus dem Tieflande Ankommenden zunächst in einer Beschleunigung des Stoffwechsels besteht, so wird in St. Moritz die bald eintretende tonisirende und roborirende Eigenschaft desselben zweckmässig durch die Quellen unterstützt. Chlorose mit und ohne Menstruationsstörungen und Anämie stehen selbstredend an der Spitze der angezeigten Krankheiten, fernerhin Skrophulose und Rhachitis, beginnende Phthise, nervöse Dyspepsie, Asthma nervosum, Neurasthenie und Hysterie und endlich die Folgekrankheiten der Malaria. Als Gegenanzeigen gelten zunächst Zustände, in denen die trockne Luft entschieden zu reizend wirkt wie Pharyngiten und Laryngiten, ferner hochgradiges Emphysem, fettige Entartung des Herzens mit Dilatation, Atheroma, Disposition zur Apoplexie, Neigung zu Rheumatismus acutus, Ophthalmien und grosse nervöse und psychische Reizbarkeit. Jedenfalls muss erethischen Subjecten und solchen Personen, welche eben erst entzündliche Processe oder Blutungen überstanden haben, der Rath gegeben werden, nicht direct bis zum Kurort zu reisen, sondern für einige Tage in Landeck, Tarasp, Churwalden Station zu machen.

Von Ebst. Chur Post über Albula oder Julier in 10—12 St. nach St. Moritz; v. Ebst. Chiavenna (Lin. Colico-Chiavenna) Post in 8½ St.; von Ebst. Landeck (Arlbergbahn) Post in 18 St. — P. u. T. — Unterkunft: 3 grosse Hotels (Pens. mit Z. 10—18 fr. tägl.) und viele mittlere Gasthöfe, Pensionen u. Villen theils in der Nähe des Bades, theils im Dorfe. — Kurtaxe: die Pers. 12, Bäder: 1.50—2.50 fr. — 6 Aerzte, 1 Apotheke; Kurzeit: Sommerkur vom 15. Juni bis 15. Sept.; Winterkur October bis März; Frequenz: 1500. — Litt.: Husemann 74; Biermann 81; Veraguth 87.

Sanct Peter, kleines schleswig-holsteinsches Kirchdorf mit 850 Einw. und ½ St. davon auf der Spitze der Halbinsel Eiderstedt das gleichnamige stille *Nordseebad* mit 2 Badeplätzen.

Von Ebst. Tönning (Lin. Neumünster-Heide-Tönning u. Jübek-Tönning) 2mal tägl. Omnib. in 1½ St. zum Badeort. — Unterkunft in 3 Gasthöfen.

Sanct Radegund siehe Radegund.

Sanct Vigil, Dorf und *Sommerfrische* in Tirol, 1188 m., im Enneberger Thal, in grossartig schöner Umgebung.

Von Ebst. Bruneck (Lin. Franzensfeste-Villach) 4½ St. bis St. Vigil (Einsp. 8, Zweisp. 12 fl.). — Unterkunft im Gasthause.

Der **Sand** ist ein mitten im badischen Schwarzwald und zwar in unmittelbarer Waldnähe befindliches einsam stehendes Gasthaus, 828 m., welches besonders von Baden-Baden her als *Sommerfrische* benutzt wird. Durch die hier von Baden, Bühl und Forbach zusammentreffenden Strassen findet ein lebhafter Wagenverkehr statt.

Von Baden-Baden ist S. 15 Km., von Ebst. Bühl (Lin. Karlsruhe-Basel) 2¾ St. entfernt. — Unterkunft im Gasthaus mit 50 Z. (Pens. mit Z. 5—6 Mk. tägl.).

Sangerberg, Städtchen in Böhmen mit 2700 Einw., 700 m., auf dem Plateau des Kaiserwaldes in waldreicher Gegend, bei welchem mehrere Eisenquellen entspringen, von denen die Rudolfsquelle (Ferr. bic. 0.09) und die weit schwächere Vincenzquelle (Ferr. bic. 0.01) zu Trink- und Badekuren in Gebrauch sind. Der Kohlensäuregehalt der Quellen ist unbekannt. Moorbäder. Der Ort kommt hauptsächlich als *Sommerfrische* für Reconvalescenten und zur Nachkur für Gäste der böhmischen Bäder in Betracht.

Von Ebst. Königswart (Lin. Eger-Pilsen) 8 Km., Post 2mal tägl. in 1 St., von Marienbad direct im Wagen 1½ St. — P. u. T. — Unterkunft: Kurhaus, 3 Gasthöfe, Privathäuser. — 2 Aerzte; Kurzeit: 15. Mai bis 15. Sept.; Frequenz: 100. — Litt.: Danzer 70; Penn 77.

San Martino di Castrozza in Südtirol, 1465 m., früher Kloster jetzt *Sommerfrische* in einer weiten grünen von Wäldern eingefassten Thalmulde.

Von Ebst. Neumarkt (Lin. Bozen-Trient) 13 St., Omnibus- u. Wagenverkehr. —

P. u. T. — Unterkunft im sehr geräumigen Kurhaus (Pens. mit Z. von $3^{1}/_{2}$ fl. an) mit Badeanstalt.

San Remo, oberitalische Stadt mit 18000 Einw. und hervorragender *klimatischer Winterkurort* liegt unterm 43° 48′ n. Br. in einer sanftgeschwungenen Bucht, zu welcher das Capo Nero den westlichen Eintrittspunkt bildet. In wellenförmiger Linie zieht sich das Gestade bis zum östlichen Endpunkt der Bucht, dem Capo Verde, hin, indem es einen 5 Kilometer langen Bogen von geringer Tiefe dem vollen Süden öffnet. Ziemlich in der Mitte der Bucht springt die neue Stadt an der Küste meerwärts vor, und giebt so zur Bildung einer West- und Ostbucht Veranlassung. Hinter ihr am Abhange eines Hügels, in gedrängten Häuserreihen aufwärts steigend, erhebt sich die alte Stadt. Die an den Stadthügel westlich und östlich angrenzenden Thäler werden nach Norden, Osten und Westen durch ansehnliche Hügelzüge geschlossen und gewähren in dem wellenförmigen Terrain ihrer Abhänge windstille Lagen und hübsche Plätze für eine immer weitere Ausdehnung des Kurortes. Nirgends treten steile Felswände bis in die Nähe des Ufers, sondern der Bergzug, welcher von den ligurischen Alpen in südlicher Richtung vordringt, schickt nur Hügelreihen gegen Bordighera und gegen das Städtchen Taggia hin, und diese umspannen terassenförmig die Bucht von S. Remo. Durch diesen stufenförmigen Aufbau verstecken sich die Schneegipfel der Seealpen vor der Stadt; aber sie gewähren gegen Norden den ersten vortrefflichen Schutz. Ein solcher ist auch gegen Nordost und Nordwest vorhanden, doch macht sich der Nordostwind (Greco) zuweilen in der Bucht bemerklich und bezeichnet eine etwa 14tägige kältere Periode des Winters. Ost und West haben ein ebenso freies Spiel wie in der Westbucht von Mentone, und zwar ist der Ost der energischste und häufigste von den S. Remo berührenden Winden. Gegen Ende Februar und im März steigert sich der Ost bisweilen zum Sturm und ist durch seine Trockenheit reizbaren Patienten, besonders Blutspuckern, gefährlich. Vom Mistral ist in S. Remo kaum mehr die Rede; er tritt niemals als richtiger Nordwest, sondern abgelenkt als West oder selbst als Südwest auf. Einzelne starke Stösse werden im November und im Februar und März verspürt. Sein Einfluss auf das Sinken des Psychrometers und Steigen des Barometers tritt deutlich hervor. Die Südwinde treten als Regenbringer am häufigsten in der Aequinoctialzeit auf, leider nicht immer häufig genug, um die Luft gegen allzugrosse Trockenheit zu schützen. Die Brisen können gegen das

Frühjahr hin recht unangenehm werden und durch ihre Heftigkeit die Strandpromenade verkümmern. S. Remo ist vielleicht der wärmste Ort an der ganzen Riviera. Mit einem Wintermittel von 10.5° C. übertrifft es noch die Ostbucht von Mentone. Als absolutes Minimum beobachtet man im December oder Januar eines jeden Winters einmal oder einige Male während der Nacht —2 oder sogar —4° C. Das Barometer pflegt im Februar (779.17) seinen höchsten, im März (739.9) seinen niedrigsten Stand zu haben. Diese beiden Monate zeigen überhaupt die grössten barometrischen Schwankungen, und influiren damit nicht selten auf das Befinden der Kranken. Bei sehr bedeutenden Tagesschwankungen stellt sich das Mittel der relat. Feuchtigkeit auf 67 %. Wie die Riviera überhaupt hat auch S. Remo wenig Niederschläge und viel sonnenhelle Wintertage. Bei Tage regnet es im Laufe des Winters selten länger wie einige Stunden und der Erdboden ist dann schnell wieder trocken. Es vergehen Winter ohne jeden Schneefall, tritt er aber ein, so schmilzt der Schnee sofort wieder. Nebel erscheinen nur als zarte Wolken, welche in der Höhe der Berge dahin ziehen. Die üppige Vegetation mit zahlreichen subtropischen Gewächsen hat ihren Grund zum Theil darin, dass eine Schicht lehmhaltiger Dammerde den steinigen Untergrund bedeckt. Daher giebt es abseits der Landstrasse auch zahlreiche staubfreie Feld- und Fusswege, und dabei ist der Graswuchs der Viehzucht günstig, so dass an guter Milch kein Mangel ist. Wasserleitungen aus den waldbewachsenen Höhen versorgen die Stadt mit gutem Trinkwasser. Die Mortalitätsziffer ist 24.4 ‰, hohes Alter unter den Eingeborenen sehr gewöhnlich. Skropheln, Chlorose und Anämie sieht man wenig, Wechselfieber sind unbekannt, doch kommen Fälle von Influenza vor. In den unteren Volksschichten sind Bronchialkatarrhe und Bronchitis verbreitet, was bei den unzweckmässigen Wohnungsverhältnissen, die man dort antrifft (Nordzimmer mit steinernen Fussböden, rauchende Kamine etc.), sehr natürlich ist. Pneumonien sind durchaus nicht häufig und der Ausgang in käsige Processe ganz ungewöhnlich. Auch Rheumatismus mit secundärer Herzaffection ist ein seltenes Vorkommen. Wer Italien kennt, wird rühmend anerkennen müssen, dass die Bewohner von S. Remo sich in psychischer Beziehung vortheilhaft auszeichnen. Was den Unterschied zwischen der Ost- und Westbucht betrifft, so hat die Ostbucht einige unverkennbare Vorzüge. Sie ist windstiller, staubfreier und hat Abends die Sonne länger als die Westbucht. December und Januar sind ganz besonders durch eine überwiegende Menge windstiller und sonnenheller Tage mit der Möglichkeit im Freien zuzubringen, und selbst zu sitzen, ausgezeichnet. Die gleichmässig warme, mässig trockene, lebhaft ventilirte aber nur selten stürmisch bewegte Strandluft von S. Remo hat einen günstigen Einfluss auf solche Individuen, bei welchen es darauf ankommt während des Winters durch verlängerten Aufenthalt im Freien den Stoffwechsel anzuspornen, die Resorption alter Exsudate zu befördern, übermässige Secretionen zu beschränken und die Heilung ulcerativer Processe einzuleiten. Daher der günstige Einfluss bei torpider Skrophulose, bei verzögerter Reconvalescenz und frühzeitiger Senescenz, bei chronischem Katarrh der Bronchien mit reichlichem Secret und bei Emphysem. Kehlkopfkranke sind nicht ohne weiteres von San Remo abzuweisen, aber es passen mehr hierher Fälle mit chronischem Verlauf, mit blasser Schleimhaut und starker Absonderung, selbst wo in Folge chronischer Processe Geschwürsbildung vorhanden ist. Solche Kranken müssen indessen die Seenähe vermeiden und im Frühjahr bei stärkerem und vorwiegend trockenem Wind sich nach der östlichen Riviera (Nervi, Spezia) begeben. Pleuritische Exsudate und Spitzenkatarrhe stehen sichtlich unter der die Resorption befördernden Kraft des Klimas. Lungenblutungen sind in S. Remo selten und bilden an und für sich keine Gegenanzeige. Wohl aber ist darauf hinzuweisen, dass bei Solchen, die bereits an Lungenblutungen litten, wenn sie anhaltend fiebern und eine erethische Constitution besitzen, das trockene und excitirende Klima der Riviera nicht passt. Dieselbe Gegenanzeige gilt für alle Phthisiker in vorgeschrittenen Stadien der Krankheit. Blutungen, welche durch unvernünftige Lebensweise und durch Excesse aller Art, beispielsweise durch den Besuch der Spielsäle von Monaco, hervorgerufen werden, können dem Klima nicht zur Last gelegt werden. Dass Schlaflose, nervös Irritirte, an nervösem Asthma Leidende oder gar etwa Geisteskranke, wie es wohl vorkommt, nicht nach S. Remo geschickt werden sollten, kann nicht nachdrücklich genug betont werden. Rheumatiker können bei Vermeidung der Abendluft sich wohl befinden, Kranke mit chronischer Nephritis und Diabetiker können bei vorsichtigem Verhalten Vortheile erreichen. Die socialen Verhältnisse haben sich von Jahr zu Jahr verbessert und S. Remo kann in dieser Beziehung jetzt Mentone an die Seite gestellt werden. Man findet viele Kranken zusagende Südzimmer, Beheizung durch Kamine, und wo es gewünscht wird durch kleine Fayence-Oefen, gute Kost, angenehme Promenaden, und, was die Hauptsache ist, in jedem Winter eine Anzahl deutscher

Aerzte, die mit allen klimatischen Bedingungen genauestens vertraut sind.

Von Genua erreicht man S. Remo auf der Eisenbahn in 4, von Marseille in 9 St. — Unterkunft: Etwa 30 Hotels u. Pensionen (Pens. mit Z. 8—15 l. tägl.) u. eine grössere Anzahl von Villen (1000 bis 4000 l. pro Saison). — 5 deutsche Aerzte, 2 deutsche Apotheken; Kurzeit: Anf. Oct. bis Mitte Mai; Frequenz: 2000. — Litt.: Goltz 74; Bröking 76; Onetti 77; Koerner 83.

Sassnitz-Krampas, zwei fast zusammenhängende, durch den Fahrenberg von einander getrennte Dörfer (500 Einw.) der Insel Rügen, auf der Halbinsel Jasmund zwischen Wald und Meer gelegen und als *Seebad* benutzt. Nach Norden sind sie durch die Buchenwälder, welche die Kreideberge der Stubbnitz bedecken, einigermassen vor starkem Winde geschützt. Ost und Südost, welche nicht allzuoft vorkommen, bringen etwas Wellenschlag. Der Badegrund ist steinig; Einrichtungen für warme Bäder sind vorhanden.

Man erreicht S.-K. von Stettin mit Dampfschiff in 7 St.; von Greifswald Dampfschiff nach Lauterbach in 2 St. u. von dort zu Wagen nach S.-K.; von Stralsund über Bergen, 49 Km., in 7 St. — Unterkunft: 8 Gasthöfe (Pens. 6 Mk. tägl.) u. Privatwohnungen (Z. 10—15 Mk. wöch.); Kurtaxe: die Pers. 2.50, die Fam. 5 Mk. — 1 Arzt, 1 Apotheke; Kurzeit: Mitte Juni bis Mitte Sept.; Frequenz: 1200.

Saxon-Les-Bains, Dorf im Kanton Wallis mit 1600 Einw., 670 m., am linken Rhoneufer mit einer 25° C. warmen Quelle, deren wechselnder *Jodgehalt* nach *Meyer-Ahrens* auf Beihülfe aus der Apotheke zu beruhen scheint. Man trinkt das Wasser und benutzt es gegen Skrophulose, Frauenkrankheiten und chronische Katarrhe in Form von Douchen, Inhalationen und langfristigen Bädern. Malariagegend.

S. ist Ebst. der Lin. Lausanne-Brieg. — Unterkunft in 3 Hotels. 1 Arzt, 1 Apotheke; Kurzeit: 1. Mai bis Ende Oct.

Schandau, sächsisches Städtchen mit 3300 Einw., 125 m., an der Mündung des Kirnitzschbaches in die Elbe, *klimatischer Sommerkurort* im Centrum der sächsischen Schweiz in sehr anmuthiger Lage. Die meisten für Fremdenbesuch eingerichteten Privathäuser liegen aufwärts an dem hinter dem Städtchen beginnenden Kirnitzschthale und hier auch, 10 Min. von der Elbe entfernt, das Bad, in welchem eine schwache erdige Eisenquelle (Ferr. bic. 0.015, Calc. bic. 0.24) zur Trink- und Badekur verwendet wird. Ausserdem sind fremde Mineralwässer und Molken, Sool-, Kiefernadel-, Moor-, Heissluft- und Dampfbäder zu haben.

S. ist Ebst. der Linien Dresden-Bodenbach u. Bautzen-Schandau, so wie auch Dampfschiffstation der Lin. Dresden-Tetschen. — Unterkunft: Kurhaus (Pens. mit Z. v. 6 Mk. tägl. an), 12 Gasthöfe theils I. theils II. Ranges, zahlreiche Privatwohnungen (Z. wöch. 5—20 Mk). — Kurtaxe: wöch. die Pers. 2, die Fam. 3.50 Mk.

u. mehr; Bäder: 1.50—3 Mk. — 3 Aerzte, 1 Apotheke; Kurzeit: 15. Mai bis Ende Sept.; Frequenz: 3000.

Scharbeutz, Dorf und *Ostseebad* im Oldenburgischen an der Lübecker Bucht, von Buchenwäldern umsäumt. Sanft abfallender Badestrom. Warme Seebäder.

Von Ebst. Pansdorf (Lin. Lübeck-Eutin) 7 Km., Post 2mal tägl. in 1 St. nach Scharbeutz. — Unterkunft: Wilhelminenbad, Augustusbad (Z. 10—30 Mk. wöch., Pens. ohne Z. 5 Mk. tägl.). — 1 Arzt; Kurzeit: 1. Juli bis 15. Sept.; Frequenz: 1800.

Scheveningen, holländisches Dorf mit 8000 Einw. und berühmtes *Nordseebad,* mit dem Haag, der Hauptstadt der Niederlande (140 000 Einw.), durch eine 3 Km. lange Allée und prachtvolle Waldungen verbunden, besitzt einen vorzüglichen feinsandigen Strand, kräftigen Wellenschlag, getrennte Badeplätze für beide Geschlechter und ausgezeichnete Wohnungen und Badeeinrichtungen, die allerdings verhältnissmässig bezahlt werden müssen und dem Ort ein vornehmes Gepräge geben. In der mit dem Kurhaus verbundenen Badeanstalt hat man Süsswasser-, Seewasser-, Mineral-, Sand-, Douche- und Dampfbäder. Seehospiz Sophia-Stift.

Den Haag erreicht man auf der Eb. von Köln in 6, von Berlin in 15, von Frankfurt a./M. in 11 St. Von Haag alle 7 Min. Dampftramway nach Sch. — Unterkunft: Die Badegäste wohnen bisweilen im Haag, die Mehrzahl im Bad oder Dorf. Das Bad hat ausser dem Kurhaus mit 300 Betten (Pens. mit Z. von 6.25 fl. an) 3 grosse u. 6 kleinere Hotels. Im Dorf 2 Gasthöfe u. Privatwohnungen. — 1 Arzt; Kurzeit: 15. Juni bis Mitte od. Ende Oct.; Frequenz: 13000.

Schimberg-Bad im Kanton Luzern, *klimatischer Sommerkurort* mit *kalter alkalischer Schwefelquelle* (Natr. bic. 0.68, Calc. bic. 0.02, HS 6.8 c.c.; Temp. 11° C.), liegt, 1425 m., auf der obersten Terrasse des Schimberg, gegen Süd und Südwest frei, gegen Ost durch die Schimberghöhe, gegen Nord durch die Risetenfluh geschützt. Trotz der ansehnlichen Seehöhe ist die mittlere Temperatur des Sommers noch 16.8° C., und die Sommerabende werden als windstill gerühmt. Die relat. Feuchtigkeit wird für den Sommer mit 80 $^0/_0$ angegeben. Die Schwefelnatronquelle wirke anfangs obstipirend, später leicht abführend mit Vermehrung der Diurese. Die wesentlichste Indication bezieht sich auf chronische Katarrhe sämmtlicher Schleimhäute besonders des Magens, des Darms, der Blase und der Bronchien.

Von Ebst. Entlebuch (Lin. Luzern-Bern) 3 St., Wagen (8—10 fr.) in 2 St. bis zum Fuss des Berges. — P. u. T. — Unterkunft: Kurhaus mit 103 Z. (Pens. mit Z. 6—8.50 fr.); Bäder: 1 fr. — 1 Arzt; Kurzeit: 6. Juni bis 22. Sept. — Litt.: Schiffmann 79.

Schinznach, Dorf im Kanton Aargau im Aarthale, in dessen Nähe, am Fusse des von der Habsburg gekrönten Wülpelsberges, 345 m., das

Bad Schinzbach, auch Habsburger Bad genannt, sich befindet. In demselben wird eine sehr ergiebige *Gyps und Kochsalz führende Schwefelwasserstofftherme* (Calc. sulf. 1.09, Calc. bic. 0.56, Natr. chlor. 0.58, HS 37.8 c.c., fr. CO_2 91 c.c.; Temp. 28—35° C.) in Trinkkuren, Bädern (besonders langfristigen) und Inhalationen zur Benutzung gebracht. Wahrscheinlich in Folge von zeitweiliger Beimischung von Aarwasser schwankt die Temperatur so wie auch der Schwefelwasserstoffgehalt der Quelle. Die mittlere Sommertemperatur ist 18.2° C. Als Indicationen gelten: Chronische Exantheme, Skrophulose, chronische Katarrhe des Nasenrachenraums und des Larynx, Emphysem, Asthma, Rheuma und Gicht. Für manche Fälle wird eine Trinkkur mit der benachbarten Wildegger Jodquelle (siehe Wildegg) verordnet.

Schinznach ist Ebst. der Lin. Olten-Zürich. Unterkunft: Kurhaus mit 226 Z. (Pens. mit Z. 7 fr.); Bäder: 1—1.50 fr. — 3 Aerzte; Kurzeit: 15. Mai bis Ende Sept.; Frequenz: 700. — Litt.: Hemmann 64; Amsler 80; Dronke (B. kl. W.) 87.

Schlangenbad, kleiner nassauischer Kurort, mit 500 Einw., 313 m., am südlichen Abhange des Taunus in einem von Laubholzwäldern eingefassten tiefeingeschnittenen Wiesenthale reizend gelegen, ausgezeichnet durch seine *indifferenten Thermen.* Auf der Seehöhe und dem Reichthum der Vegetation beruht der Charakter des Klimas, ein ausgesprochenes Waldgebirgsklima. Die mittlere Sommertemperatur ist 17.7° C. Durch den früh und Abends lebhaft stattfindenden Luftaustausch zwischen Höhe und Thal erfolgt häufig eine merkliche Abkühlung der Luftschichten, die aber ebenso deutlich von dem wohlthätigen Gefühl der Lufterneuerung begleitet ist. Die relative Feuchtigkeit ist jedenfalls ziemlich hoch. Schlangenbad gehört zu den kühleren Wildbädern. Von den 9 benutzten Quellen ist die Schachtquelle, welche die Bäder an der Südseite des mittleren Kurhauses speist, die wärmste (31° C.). Die Anwendung von Bädern mit der gewöhnlichen Temperatur von 33 bis 34° C. erfordert eine geringe Erwärmung des Quellwassers. Badende loben die eigenthümliche sammetartige Weiche des Wassers. Die beruhigende Wirkung dieser Bäder äussert sich bei vielen Neurosen (Neurasthenie, Neuralgie, Migräne), bei Reizzuständen in Folge von Uterinleiden (Hyperämien, Dysmenorrhoe) und in abendlicher Anwendung bei Schlaflosigkeit. Auch bei den mit Hautreizung verbundenen Exanthemen (Eczem, Urticaria, Acne, Prurigo) kann man sich einen günstigen Einfluss versprechen. Man verordnet auch die Trinkkur und zwar gegen nervöse Dyspepsie und chronische Katarrhe mit dem Charakter des Erethismus. Ausserdem ist gute Gelegenheit zum Gebrauch des Schwalbacher Wassers, zu Milch-, Molken-, Kräuter- und Traubenkuren. Die Bade-Einrichtungen in den 3 grossen fiskalischen Kurgebäuden sind vorzüglich.

Von Ebst. Eltville (Lin. Frankfurt-Coblenz) 8 Km., 2mal tägl. Post in $1^1/_4$ St., auch Omnib., von Schwalbach ist Schlangenbad 7, von Wiesbaden 13 Km. entfernt. — Unterkunft in den unter königl. Verwaltung stehenden 3 Kurhäusern (Z. 1 bis 10, Kost 5 Mk. tägl.), in 6 Hotels und Pensionen, in vielen Privathäusern (Z. 1—6 Mk. tägl.). Kurtaxe: Die Pers. 12, die Fam. 21 Mk. u. mehr; Bäder: 1.50 bis 2 Mk. — 3 Aerzte, 1 Apotheke; Kurzeit: Anf. Mai bis Ende Sept.; Frequenz: 2000. — Litt.: Bertrand 56; Baumann 64; Wolf 72; Grossmann 87.

Schleusingen, preussisches Städtchen mit 3600 Einw. am südlichen Abhange des thüringer Waldes, 390 m., als *Sommerfrische* weniger besucht als die Stationen des nördlichen Abhanges und deshalb noch einfacher und billiger. Lebhafte Ventilation aus den Seitenthälern, daher wechselnde Temperaturen, wie sie sich für solche, die leicht an Rheumatismen und Katarrhen leiden, nicht eigenen. Eine Badeanstalt bietet Gelegenheit zur Hydrotherapie, zu Sool-, Fichtennadel- und Moorbädern und zu Inhalationen.

Von Ebst. Themar (Lin. Meiningen-Coburg) 12 Km., Post 2mal tägl. in $1^1/_4$ St.; von Ebst. Hildburghausen derselben Lin., 14 Km., Post einmal tägl. in $1^3/_4$ St.; v. Ebst. Suhl (Lin. Neudietendorf-Ritschenhausen) 15 Km., Post 3mal tägl. in $1^3/_4$ St. — P. u. T. — Unterkunft: 3 Gasthöfe (Pens. mit Z. 2.50—3.50 Mk.) u. Privatwohnungen (Z. 15—18 Mk. monatl.). — 3 Aerzte, 1 Apotheke; Kurdauer: 15. Mai bis 15. Sept. — Litt.: Preller 84.

Schliersee, oberbayrisches Pfarrdorf, 775 m., und *Sommerfrische* am westlichen Fusse des Rhonbergs und am lieblichen See gleichen Namens. Dieser, nur 3 Km. lang und 2 Km. breit, hat in der Mitte eine unbewohnte Insel und eignet sich besonders gut zu Kahnfahrten. Sein Wasser ist im Sommer 2° C. wärmer als das des Tegernsees und deshalb zum Baden sehr angenehm. Mit seinen frei in Gärten stehenden und mit Veranden geschmückten Schweizerhäuschen hat der Ort ein ganz ländliches Ansehen.

S. ist Ebst. der Lin. München-Schliersee, von München $2^1/_2$, von Miesbach $^1/_4$ St. Fahrzeit. — Unterkunft: 6 Gasthöfe u. Privathäuser. — 2 Aerzte, 1 Apotheke in Miesbach.

Schluchsee, badisches Pfarrdorf im südlichen Schwarzwald mit 800 Einw., 952 m., 10 Min. von und 52 m. über dem gleichnamigen 3 Km. langen, 1 Km. breiten fischreichen See: *Sommerfrische* mit guter Gelegenheit zu Bädern im See, dessen Wasser im Sommer 20—25° C. warm wird. Schöne Spazierwege in den nahen Tannenwald. Wer an

Kahnfahrten und Fischerei Gefallen hat findet hier seine Rechnung. Gutes Trinkwasser.

Von Ebst. Titisee (Lin. Freiburg-Neustadt) 16 Km., Post 2mal tägl. in 2¼ St., v. St. Blasien, 14 Km., Post ebenso in 2¼ St. — P. u. T. — Unterkunft: 3 Gasthöfe u. Privatwohnungen. Arzt anwesend.

Schmalkalden, Stadt in der Provinz Hessen-Nassau mit 6700 Einw., 296 m., am Südwestabhange des Thüringerwaldes im engen Thale der Schmalkalde, in einer gegen Nord und Nordost windgeschützten Lage, bei welcher eine sehr ergiebige *gypshaltige Kochsalzquelle* (Natr. chlor. 9.25, Calc. sulf. 2.88, fr. CO_2 116 c.c.; Temp. 17° C.) entspringt. Die Badeanstalt liegt dicht am Bahnhof inmitten einer Parkanlage und bietet Sool-, Soolfichtennadel-, Soolschwimmbäder, Moorbäder, Inhalationen und Douchen. Auch wird der dortige Soolsprudel in kleineren Gaben zur Trinkkur benutzt.

Von Ebst. Wernshausen (Lin. Eisenach-Meiningen) 8 Km., Zweigbahn in 22 Min., Post in ¾ St. nach Schmalkaden. — Unterkunft: 3 Gasthöfe u. Privatwohnungen. Kurtaxe: 1 Pers. 5, 1 Fam. 8—10 Mk.; Bäder: 0.90—3 Mk. — 3 Aerzte, 3 Apotheken; Kurzeit: 15. Mai bis 30. Septbr.

Schmecks (Tátrafüred, Tatrabad), ist der Name von 3 am südlichen Abhange des hohen Tatragebirges im Zipser Komitat belegenen Kurorten. 1. Alt-Schmecks, 1014 m., hat *4 reine Säuerlinge* (Hygaea-, Castor-, Pollux- und Csáky-Quelle) mit 922 bis 1381 Kubikcentimeter Kohlensäure, eine *Wasserheilanstalt,* Mineral- und Krummholzbäder, Milch- und Molkenkur, Elektrotherapie und Massage. Durch die umliegenden grossentheils bewaldeten Berge ist dieser Ort nach allen Seiten hin vor Winden geschützt. — 2. Neu-Schmecks (Uj-Tatrafüred), 1005 m., 10 Minnten vom vorigen entfernt, besitzt eine *Wasserheilanstalt,* ein Sanatorium für Lungenkranke und gewährt Milch-, Molken- und Traubenkur. Hauptsächlich *klimatischer Kurort* für Sommer und Winter hat Neu-Schmecks sich jetzt auch als Terrainkurort nach *Oertel* aufgethan. Die mittlere Temperatur des Frühlings ist 5.3°, des Sommers 15.4°, des Herbstes 6.7°, des Winters —2.5° C. Das Sommermittel der rel. Feuchtigkeit ist 77 %. Im Winter hat man 34 ganz heitere, 21 halbheitere, 14 halbtrübe, 20 ganz trübe Tage. Nebel soll nur 7mal vorkommen. — 3. Unter-Schmecks (Alsó-Tatrafüred), 880 m., von den beiden vorgenannten 20 Min. entfernt, hat 5 unter dem Namen „Grützkocher“ bekannte *alkalische Eisensäuerlinge* (fr. CO_2 471 c.c.) und einen kräftigen Eisenmoor (Ferr. sulf. 0.63). Die Bäder werden hier nach *Schwartz*'scher Methode erwärmt. *Wasserheilanstalt.*

Von Ebst. Poprad-Felka (Lin. Oderberg-Kaschau) per Wagen in 1½ St. nach Schmecks (Wagen 2.50—5 fl.). — Unterkunft etc. In Alt-Schmecks 14 Gebäude mit 250 Z. (Z. 0.60—2.50 fl.). 1 Arzt. Kurzeit: Mitte Mai bis Ende Sept.; Frequenz: 1600. — In Neu-Schmecks: Mehrere Gebäude mit 260 Z. (Z. 0.80—2.50 fl.). 1 Arzt; Kurzeit während des ganzen Jahres; Frequenz: 650. — In Unter-Schmecks 6 Wohngebäude mit 160 Z. (0.60—2.50 fl.). 1 Arzt: Kurzeit: Mitte Mai bis Ende Sept.; Frequenz: 250. — Litt.: Heksch 81; Szontágh 85.

Schmeckwitz siehe Marienborn.

Schmiedeberg, Städtchen mit 2700 Einw. in der Provinz Sachsen, hat in seinem Stadtforst, an einer Stelle wo früher ein Vitriolwerk sich befand, ein ausgiebiges *Eisenmoorlager*, in welchem auch viel freie Schwefelsäure sich vorfindet (Ferr. sulf. 21.0, Acid. sulf. 21.5). Neuralgien, Lähmungen, Contracturen, Arthritis deformans, Vaginalkatarrhe, auch einige Fälle von Tabes wurden mit günstigem Erfolge behandelt.

Von Ebst. Bergwitz (Lin. Wittenberg-Bitterfeld) per Wagen (Post 2mal tägl.) in 2 St. nach S. — Unterkunft: 6 Gasthöfe, Privatwohnungen und die städtische Kuranstalt. Kurtaxe: die Pers. 3, die Fam. 5 Mk.; Moorbäder: 1.50 Mk. — 2 Aerzte, 1 Apotheke; Kurzeit: 12. Mai bis Ende Sept.; Frequenz: 250. — Litt.: Frölich 80; Sponholz 82, 83.

Schönberg, hessisches Dorf im Odenwald mit 900 Einw., 150 m., am Fusse des mit Anlagen versehenen Schlossberges: eine sehr angenehme *Sommerfrische*. Langgestreckt zieht der Ort durch liebliche Wiesengründe, von Waldungen umsäumt, sich aufwärts. Der Park des Fürstenlagers ist von hier ½ St. entfernt.

Von Ebst. Bensheim (Lin Darmstadt-Heidelberg) ½ St. nach S., Postverbind. — Unterkunft: 1 Gasthof u. viele Privatwohnungen. — 5 Aerzte, 1 Apotheke in Bensheim.

Schoenbrunn, *Wasserheilanstalt* im Kanton Zug, 680 m., auf terrassenförmiger Ebene am Ausgange des freundlichen Lorzenthals in schattiger Umgebung. Einrichtungen für Heissluft- und Dampfbäder.

Von Ebst. Zug (Lin. Zürich-Luzern) Post bis Edlibach in 1½ St., von hier auf der Fahrstrasse noch ¼ St. — P. u. T. — Unterkunft: Kuranstalt mit 75 Z. (Pens. mit Z. u. Kur 8.50—10 fr. tägl.). Aerztliche Leitung; Kurzeit: Mitte Mai bis Mitte Oct.

Schöneck, *Wasserheilanstalt*, 705 m., oberhalb des Vierwaldstättersees in entzückender Lage. An weiteren ebenen Spazierwegen fehlt es. Temperatur der Quelle 6.7° C. Elektrotherapie, Pneumatotherapie, Gymnastik, Diätkuren.

Von Luzern in 1 St. mit Dampfschiff nach Beckenried; von hier im Wagen in 40 Min. zur Anstalt. — P. u. T. — Unterkunft: Kuranstalt mit 115 Z. (Pens. mit Z. 7.50—11 fr.). — Aerztliche Direction; Kurzeit: 15. Mai bis 15. Oct.

Schönfels siehe Zugerberg.

Schongau, oberbayrischer Marktflecken am Lech mit 1800 Einw., 820 m., auf wiesigem Plateau am nördlichen Fusse des Hochgebirges: *Klimatischer Sommerkurort* mit dem Johannisbad, in welchem Bassinbäder, Douchen, Sool-, Fichtennadel-, Moor- und Dampfbäder in Benutzung sind. Milch- und Molkenkuren.

S. ist Endstation der Lin. Augsburg-Schongau, von Augsburg und München je 3 Fahrst. — Unterkunft: 6 Gasthöfe. — 2 Aerzte, 1 Apotheke; Kurzeit: Mai bis Oct. — Litt.: Stubenvoll 87.

Schönmünzach, württembergisches Dorf, 463 m., an der Mündung der Schönmünzach in die Murg in ziemlicher Waldeinsamkeit. *Sommerfrische* mit bester Gelegenheit zu den lohnendsten Ausflügen an die schönsten Plätze des nördlichen Schwarzwaldes. Flussbäder in der Murg, welche im Sommer 20° warm wird.

Von Ebst. Gernsbach (Lin. Rastadt-Gernsbach) 23 Km., od. 4 Fahrst. — P. u. T. — Unterkunft: 3 Gasthöfe. — Arzt u. Apotheke in Forbach (13 Km.).

Schönwald, badisches Schwarzwalddorf, 985 m., auf einer Hochebene und mit guten Wegen in die benachbarten Tannenwaldungen: anspruchslose *Sommerfrische.*

Von Ebst. Triberg (Lin. Offenburg-Singen) 5 Km., Post 2mal tägl. in 1/2 St. — Unterkunft in 2 Gasthöfen (Pens. mit Z. 4 Mk. tägl.). — 2 Aerzte, 1 Apotheke in Triberg. Frequenz: 300.

Schreiberhau, grosses schlesisches Gebirgsdorf mit 3500 Einw., welches sich in einzeln stehenden Baulichkeiten im Thale des Zacken von 580—620 Meter bis zur Josephinenhütte hinaufzieht. Höhe und Wald bewirken Reinheit und Kühle der Luft, und der Ort wird deshalb als *Sommerfrische* und Stützpunkt für Ausflüge in das Riesengebirge gern besucht.

Von Warmbrunn 2—2 1/2 Fahrst. — Unterkunft: 6 Gasthöfe u. Privatwohnungen. — 1 Arzt.

Schruns, österreichisches Dorf am Arlberg, 686 m., Hauptort des Montavoner Thals und sehr beliebte *Sommerfrische.*

Von Ebst. Bludenz (Arlbergbahn) 2mal tägl. Stellwagen in 2 St. — Unterkunft in 4 Gasthöfen.

Schwalbach (Langenschwalbach), Kreisstadt des unteren Taunuskreises in der Provinz Hessen-Nassau mit 2700 Einw., liegt 316 m., in einem tief eingeschnittenen von Wäldern eingefassten Thale am Nordabhange des Taunus. Das Sommerklima ist zwar im Mittel (16.3° C.) relativ kühl, doch kommen auch recht heisse Tage vor, und dagegen wieder abendliche starke Temperatursenkungen, und kühle Nächte sind sehr gewöhnlich. Die Luft ist mässig feucht (rel. Feucht. des Sommers

72 %) und die Zahl der Regentage bedeutend; sie beläuft sich in den 3 Sommermonaten auf 63. Von etwa 20 in Schwalbach und seiner Umgebung entspringenden *gasreichen Eisenquellen* sind 8 in Gebrauch, nämlich: der Stahlbrunnen (Ferr. bic. 0.08, Calc. bic. 0.22, Magnes. bic. 0.21, Natr. bic. 0.02, fr. CO_2 1571 c.c.) und der Weinbrunnen (Ferr. bic. 0.06, Calc. bic. 0.57, Magnes. bic. 0.60, Natr. bic. 0.24, fr. CO_2 1425 c.c.), welche zumeist dreimal täglich (6—8, 11—12 und 4—6 Uhr) zur Trinkkur benutzt werden, und ferner die zu Bädern verwendeten Neubrunnen, Ehebrunnen, Adelheidbrunnen, Lindenbrunnen und der vereinigte Paulinen- und Rosenbrunnen. Diese 6 Quellen haben durchschnittlich 0.04 bis 0.07 doppeltkohlensaures Eisen (der Lindenbrunnen nur 0.01) und 1000—1400 c.c. freie Kohlensäure. Der Beigehalt an Erden und Alkalien ist so unbedeutend im Verhältniss zum Eisen und zur Kohlensäure, dass dadurch die anerkannte Leichtverdaulichkeit des Wassers begründet ist. Die Leitung und Erwärmung des 9—12° C. warmen Wassers ist musterhaft und geschieht so, dass noch 68 Procent der im Wasser gelösten Bestandtheile in den Bädern sich vorfinden. Die Bäder werden anfangs zu 35° C., allmählich absteigend bis 25° und 22° verordnet. Badedauer 10—30 Min. Zu *Moorbädern* wird die etwa eine halbe Stunde von Schwalbach gewonnene Moorerde benutzt. Die Hauptindicationen bilden selbstverständlich Anämie und Chlorose, sodann Erkrankungen des Nervensystems. Der mehr sedative Charakter des Klimas spricht sich auch in Vermehrung des Schlafbedürfnisses aus. Contraindicirt ist die Trinkkur bei Magengeschwüren und bei allen Zuständen, in welchen man eine Steigerung des Blutdrucks vermeiden muss. Oefters ist Erwärmung der Trinkquellen mit warmer Milch oder Molken geboten. In Betreff der Bäder bilden hochgradige Herzfehler, Neigung zu Hämorrhagien, stattgehabte apoplektische Zufälle die Gegenanzeigen. Zusätze von Malzinfus setzen die reizende Wirkung der Bäder herab. Endlich können durch combinirte Kuren mit Schlangenbad bisweilen sehr günstige Resultate erreicht werden.

Von Ebst. Eltville (Lin. Wiesbaden-Rüdesheim), 15 Km., Post 4mal tägl. in 2½ St.; von Wiesbaden, 19 Km., Post 2mal tägl. in 2¼ St.; von Ebst. Zollhaus (Lin. Diez-Zollhaus), 23 Km., Post einmal tägl. in 2¾ St. — P. u. T. — Unterkunft: 10 Gasthöfe, Pensionen (von 6 Mk. tägl. an) u. Privatwohnungen. Kurtaxe: die Pers. 12.50, Bäder: 1.20—2 Mk. — 7 Aerzte, 1 Apotheke; Kurzeit: 10. Mai bis Anf. Oct.; Frequenz: 5500. — Litt.: Frickhöffer sen. 82; Genth 83; Frickhöffer jun. 87.

Schwalheim siehe Nauheim.

Schwarzbach, schlesisches Dorf, 6 Km. von Flinsberg, 500 m., am nördlichen Fuss der Tafelfichte, in einem nach Norden geöffneten, seitlich durch hohe bewaldete Berge gedeckten Thal: *Sommerfrische* mit Benutzung einiger alkalisch-erdigen Eisenquellen (Wilhelmsbad: Ferr. bic. 0.01), welche ziemlich viel Kohlensäure besitzen. Trink- und Badekur. Auch Fichtennadelbäder.

Von Ebst. Friedeberg a./Q., 2mal tägl. Post nach Wigandsthal, 9 Km., in 1¼ St., von hier noch ½ St. zum Kurort. — Unterkunft im Badehaus u. in Privathäusern (Z. 3—9 Mk. wöch.). Kurtaxe: 1 Pers. 9, 1 Fam. 12—15 Mk. — 1 Arzt; Kurzeit: 15. Mai bis Ende Sept.

Schwarzenberg, österreichisches Dorf im Bregenzer Wald, am Fusse des Hochälple, 694 m., und sehr beliebte *Sommerfrische.*

Von Ebst. Schwarzach (Lin. Bregenz-Dornbirn) 4 St. — Unterkunft: 4 Gasthäuser.

Schwarzenberg (Feketehegy), *Wasserheilanstalt* und *klimatischer Sommerkurort* in Ungarn, 632 m., auf einer von Wald umschlossenen Anhöhe, mit grossem Quellenreichthum.

Von Ebst. Igló-Löcse (Lin. Kaschau-Oderberg) 2½ St. — Unterkunft im Kurhaus mit 80 Z.; kein Arzt.

Schwefelberg, Bad im Kanton Bern, 1394 m., *klimatischer Sommerkurort* mit kalter *gypshaltiger Schwefelquelle* (HS 8.0—14.4 c.c., Calc. sulf. 1.55; Temp. 5° C.) Trink- und Badekur, Douchen, Milch- und Molkenkur, Elektrotherapie. Als Indicationen gelten Neurasthenie, nervöse Dyspepsie, Katarrhe und Exsudate im Respirationsapparat.

Von Bern Post nach Schwarzenburg, von wo Kurhauswagen bis Ryffenmatt (5½ St.), dann noch Saumweg von 2½ St. oder von Bern Post bis Gurnigel Bad (5 St.), dann Saumweg in 2½ St. — P. u. T. — Unterkunft: Kurhaus mit 140 B. (Pens. mit Z. 5—6 fr. tägl.). Arzt anwesend; Kurzeit: Anf. Juni bis Ende Sept.; Frequenz: 250.

Schweizermühle, *Wasserheilanstalt* in der sächsischen Schweiz im Bielagrunde, 356 m., inmitten einer durch die pittoresken Formen des Sandsteingebirges ausgezeichneten Landschaft. Elektrotherapie, Pneumatotherapie, Massage.

Von Ebst. Königstein (Lin. Dresden-Bodenbach) 12 Km., Post 2mal tägl. in 1½ St. (Einsp. 5, Zweisp. 7.50 Mk.). — P. u. T. — Unterkunft: Kuranstalt mit 150 Z. (Pens. mit Z. von 4 Mk. an). Kurtaxe: die Pers. 6, die Fam. 10—12 Mk. — Arzt anwesend; Kurzeit: 1. Mai bis 1. Oct.

Sebastiansweiler, württembergischer Weiler, am nordwestlichen Abhang der rauhen Alb, 480 m., gelegen, besitzt 2 kalte *salinisch-erdige Schwefelquellen* (obere Quelle: Natr. sulf. 0.56, Magnes. sulf. 0.24, Calc. bic. 0.69, HS 7—14 c.c.; Temp. 12° C.), welche meistentheils gegen rheumatische Leiden in Trinkkuren, Wannen- und Dampfbädern benutzt werden.

Das Bad liegt dicht bei Ebst. Mössingen (Lin. Tübingen-Sigmaringen). Arzt anwesend.

Sedlitz, Dorf in Böhmen mit mehreren *Bitterquellen* (Natr. chlor. 2.72, Natr. sulf. 3.30, Magnes. sulf. 16.91, Calc. sulf. 0.79), welche schwächer sind als die von Saidschitz, so dass zur Abführwirkung 2—3 Becher erforderlich sind.

Von Ebst. Brüx 7 Km., 2 Km. nördlich von Saidschitz.

Seebrugg, *Sommerfrische* im südlichen badischen Schwarzwald, 914 m., am Südostrande des Schluchsees und von Wald umgeben. Badeanstalt für See-, Sool- und Moorbäder.

Von Ebst. Titisee (Lin. Freiburg-Neustadt) 19 Km., Post 2mal tägl. in $2^1/_2$ St. — Unterkunft im ehemal. Kloster mit 14 Z. (Pens. mit Z. von 4 Mk. an). Aerzte in Grafenhausen u. St. Blasien.

Seelisberg, Pfarrdorf und *klimatischer Sommerkurort* im Kanton Uri 845 Meter überm Meer und 408 Meter über dem Spiegel des Vierwaldstättersees, der hier schon den Namen des Urner Sees angenommen hat. Die Lage ist klimatisch günstig und von so entzückender Schönheit, dass Seelisberg bei den habituellen Luftkurgästen eines besonders guten Rufes geniesst. Der Windschutz gegen Süd, West und Nord durch höhere Bergwände ist ein sehr vollständiger, so dass der Föhn nur in sehr beschränktem Masse die Kurgegend erreicht. Nach Osten, wo der Blick frei über den See dringt, erhebt sich jenseits als wirksamer Windschirm die Pyramide des Frohnalpstocks. Durch den Morgens herrschenden Seewind und den Abends hinabstreichenden Bergwind findet genügende Ventilation statt. Die Sonnenhitze ist weniger empfindlich als am Axenstein, wo die Bergwand dem vollen Anprall der Nachmittagssonne ausgesetzt ist. Die Feuchtigkeit scheint ziemlich hoch zu sein. Eine Quellwasserleitung liefert gutes Trinkwasser, dessen Quantum auch zu den Bädern ausreicht.

Von Luzern fährt man im Dampfboot in $1^1/_2$ St. nach Treib, von hier in $1^1/_4$ St. hinauf nach Seelisberg. Von Dampfschiffstation Beckenried hat man noch $2^1/_2$ Fahrst. — P. u. T. — Unterkunft: Grosse Kuranstalt Sonnenberg mit 350 B. (Pens. mit Z. 10—12 fr.) u. 3 kleinere Gasthäuser. — Arzt anwesend; Kurzeit: 15. Mai bis Ende Septbr.

Seeon, ehemaliges Benedictinerkloster jetzt *klimatischer Sommerkurort* mit Mineralbad, 600 m., in Oberbayern auf einer kleinen Insel des dem Chiemsee benachbarten Seeoner Sees. An der nordöstlichen Seite dieser Insel befindet sich in einem Schacht eine schwach erdig-muriatische Quelle mit etwas Gehalt an Kohlensäure und Schwefelwasserstoff (Natr. chlor. 0.76, Natr. bic. 0.13, Calc. bic. 0.32, fr. CO_2 48 c.c., HS 0.34 c.c.; Temp. 7° C.). Hübsche Gartenanlagen, nahe Wege in den prächtigen Buchenwald, Kahnfahrten auf dem See, gesunde schöne Wohnräume machen Seeon zu einem sehr angenehmen Sommeraufenthalt. Ausser den Bädern mit der Mineralquelle bedient man sich der Sool- und Seebäder. Trinkkur mit der Quelle besonders gegen Dyspepsie und Blasenkatarrh und ausserdem Ziegenmolken.

Von Ebst. Endorf (Lin. Rosenheim-Traunstein) im vorher beim Bad zu bestellenden Wagen (9.50 Mk.) in 3 St. nach Seeon; von Seebruck an der Nordspitze des Chiemsee's schöne Fahrstrasse in einer St. nach S. (Wagen 5.50 Mk). — P. u. T. — Unterkunft in den Klostergebäuden mit 40 grossen Zimmern (Z. 7—9 Mk. wöch., Wirthstafel 1.50 Mk.). — Aerzte in Endorf u. Chieming. Kurzeit: 15. Mai bis Ende Sept.; Frequenz: 200. — Litt.: Egger 82.

Seeven, Dorf im Kanton Schwyz, 461 m., am östlichen Fusse des Rigi und am Ausfluss des Lowerzer Sees, mit 2 sehr schwachen und gasarmen *erdigen Eisenquellen*, der Sternenquelle (Ferr. bic. 0.01, Calc. bic. 0.55) und der noch schwächeren Rössliquelle. Beide werden gegen Anämie in Trink- und Badekuren verwendet.

Von der Gotthardbahnstation Schwyz ist S. 10 Min. entfernt. — P u. T. — Unterkunft: 2 Gasthöfe mit circa 100 Z. (Pens. mit Z. 4.50—5.50 fr.); 1 Mineralbad 0.50 fr. — Arzt anwesend; Kurzeit: 15. Mai bis Ende Sept.

Seewis, Dorf und *klimatischer Sommerkurort* im Kanton Graubünden, 950 m., am südlichen Abhang der Rhätikonkette, nach Norden windgeschützt, nach Süden freiliegend, hat eine im Verhältniss zur Seehöhe hohe Sonnenwärme (1869 im Mittel 17.1° C.). Es kann als Uebergangsstation nach und von Davos in Betracht kommen. Molken, der Natronsäuerling des nahen Fideris, die Quellen von St. Moritz oder Tarasp können in Mitgebrauch genommen werden.

Von Ebst. Landquart (Lin. Zürich- oder Rorschach-Chur) Fahrstrasse in 2 St. — P. u. T. — Unterkunft: 2 Gasthöfe mit ca. 100 B. (Pens. mit Z. 5—7 fr.). Arzt am Ort; Kurzeit: Mai bis Ende Sept. — Litt.: Goll 71.

Segeberg, holsteinische Stadt mit 4700 Einw. und *Soolbad*, zwischen Kalkbergen und einem Landsee gelegen, oberhalb dessen das Kurhaus sich befindet. Die 26.5procentige Soole wird nach Bedürfniss mit dem Süsswasser des Sees verdünnt. Ausser Soolbädern See-, Moor-, und Dampfbäder und Douchen. Pneumatotherapie.

S. ist Ebst. der Lin. Neumünster-Oldesloe; das Bad ist 10 Min. vom Bahnhof entfernt. — Unterkunft im Kurhause (Z. 7—20 Mk. wöch., Pens. 4.50 Mk. tägl.), in mehreren Gasthöfen u. in Privatwohnungen. Kurtaxe: die Pers. 6, die Fam. 10—12 Mk. — 5 Aerzte, 1 Apotheke.

Selters siehe Niederselters.

Serneus, Dorf und Bad mit *kalter Schwefelquelle* im Kanton Graubünden, 985 m., am linken Ufer der Landquart in Waldnähe mit frischem aber nicht rauhem Klima (Mittl. Sommertemp. 14° C.). Die Quelle (Natr· bic. 0.09, Magnes. bic. 0.16, Calc. bic. 0.35, Natr. sulf. 0.07, fr. CO_2 626 c.c., HS 8.9 c.c.; Temp. 9° C.) wird gegen Laryngeal- und Bronchialkatarrhe, Plethora abdominalis und chronische Exantheme in Trink- und Badekuren benutzt. Ausserdem Milch und Molken.

Von Ebst. Landquart (Lin. Zürich- oder Rorschach-Chur) Post bis Mezza Selva in 4½ St., von hier noch ¼ St. bis zum Kurhaus. — P. u. T. — Unterkunft: Ländliches Kurhaus mit 52 Z. (Pens. mit Z. 5.50—7.50 fr.). — Arzt anwesend; Kurzeit: Mitte Juni bis Mitte Sept. — Litt.: Husemann 76.

Sierck in Deutsch-Lothringen im Diedenhofer Kreise, altes Städtchen mit 1500 Einw., am rechten Moselufer in engem Thale, mit einer *gasarmen Eisen und Brom haltigen Kochsalzquelle* (Natr. chlor. 8.58, Calc. chlor. 3.66, Natr. brom. 0.20, Ferr. bic. 0.03), welche zu Trink- und Badekuren, hauptsächlich gegen Skrophulose, gebraucht wird.

S. ist Ebst. der Lin. Trier-Diedenhofen. — 2 Aerzte, 2 Apotheken. — Litt.: Verson 65.

Sils Maria, Dorf und *klimatischer Sommerkurort* im Oberengadin, 1811 m., zwischen dem Silvaplaner und Silser See. Etwas zurückgezogen in das von Südosten her sich öffnende Fexthal ist es durch bewaldete Hügel windgeschützt und doch zugleich sonnig, so dass dieser Ort mit Recht für die begünstigste Sommerstation des oberen Innthals angesehen werden kann. Das Klima ist dasselbe wie in St. Moritz (mittl. Barometerstand 616 Mm., mittl. Temp. des Sommers 10.34, mittl. relat. Feuchtigkeit 72 %). Sils Maria ist aber stiller wie St. Moritz oder Pontresina, die Umgebung von wunderbarer Schönheit.

Vom Malojapass Post in 1½, von Silvaplana und St. Moritz (Omnibus-Verb.) in 1, von Samaden in 3½ St. — P. u. T. — Unterkunft: 2 Gasthöfe mit 120 B. (Pens. mit Z. 9.50 fr.) u. 1 Gathof im benachbarten Sils Baseglia. — Arzt anwesend.

Silvaplana, Ortschaft im oberen Engadin, 1816 m., auf breiter Wiesenfläche an der Einmündung der Julierstrasse in das obere Innthal gelegen, hat bei nur mässigem Windschutz gegen Norden als *klimatischer Sommerkurort* sehr ähnliche meteorologische Verhältnisse wie das benachbarte St. Moritz und besitzt eine eisenhaltige Gypsquelle (Calc. sulf. 1.47, Ferr. bic. 0.01, fr. CO_2 214 c.c.; Temp. 5.6° C.), welche in Trink- und Badekuren gegen Skrophulose, Rhachitis, chronische Bronchial-, Darm- und Blasenkatarrhe verordnet wird.

Von St. Moritz ist S. 10½ Km. entfernt. — P. u. T. — Unterkunft: 4 Gasthöfe (Pens. 5—12 fr. tägl.) 1 Pension. — Arzt anwesend; Kurzeit: 15. Juni bis 15. Sept. — Litt.: Lebert 78.

Skodsborg, *Seebad am Sund,* einer der schönsten Punkte der Küste zwischen Kopenhagen und Helsingör.

Von Ebst. Klampenberg 5½ Km., von Kopenhagen per Dampfschiff 1 St. — Unterkunft: 2 Gasthöfe.

Soden, freundliches Städtchen mit 1500 Einw., 137 m., in einem muldenförmigen Thale am südlichen Fusse des mittleren Taunus gelegen und im Besitz von *24 theils warmen theils kühleren kohlensäurehaltigen Kochsalzquellen* (Temp. 15—30° C.). Das Klima des gegen Norden durch bewaldete Hügel geschlossenen nur dem West und Südwest frei geöffneten Kesselthals zeichnet sich durch gleichmässige Wärme (Sommermittel 18.7° C.) aus. Im Vergleich mit dem nordöstlichen Deutschland zeigt schon der Mai (12.8° C.) angenehme Wärmeverhältnisse. Der Hochsommer pflegt manche heisse Tage zu bringen, wenn auch die Temperatur nie die Höhe der tiefer gelegenen Grossstädte, wie Berlin oder Frankfurt a/M., erreicht, wobei der Antagonismus zwischen Berg- und Thalwind Soden günstig beeinflusst. Der Herbst hat ähnlich günstige Verhältnisse wie Wiesbaden. So wie die Wärme zeigt auch die im Jahresmittel nur mit 67.7 % veranschlagte relat. Feuchtigkeit eine grosse Constanz. Von den 24 Quellen sind 9 gefasst und in Gebrauch und zwar 7 zur Trinkkur und 2 zur Herstellung von Soolbädern. Die wesentlichsten Bestandtheile der Trinkquellen sind das Kochsalz und die Kohlensäure. Die verschiedene Temperatur dieser Quellen und eine Beimischung von Kalk und Eisen (Calc. bic. 0.66—1.98, Ferr. bic. 0.01 bis 0.05) modificiren die Wirkung. Zu den Quellen mit geringstem Kochsalzgehalt gehören No. I der Milchbrunnen (Natr. chlor. 2.42, fr. CO_2 951 c.c.; Temp. 24.5° C.) und No. III der gegen chronische Laryngeal- und Bronchialkatarrhe viel benutzte Warmbrunnen (Natr. chlor. 3.42, fr. CO_2 1015 c.c.; Temp. 23° C.). In Dosen von 200—250 Gramm mehrmals täglich genommen wirken sie als Digestivmittel ohne wesentlichen Einfluss auf die peristaltische Bewegung. Reicher an Kochsalz und Kohlensäure ist No. XIX der sehr beliebte Champagnerbrunnen (Natr. chlor. 6.52, fr. CO_2 1389 c.c.; Temp. 15° C.), der pur oder in Verbindung mit Milch oder Molken zur Anregung der gastrischen Thätigkeit benutzt wird. Weit reicher an Kochsalz sind No. VIb der Schwefelbrunnen, No. XVIII der Wiesenbrunnen, No. VIa der Wilhelmsbrunnen mit No. IV der Soolbrunnen (Natr. chlor. 14.23,

Ferr. bic. 0.02, fr. CO_2 845 c.c.; Temp. 21.5° C.). Besonders der letzte hat einen deutlichen Einfluss auf vermehrte Peristaltik und vertritt die gegen abdominelle Störungen gerichteten Indicationen Sodens. Endlich kann noch der Eisensäuerling des benachbarten Neuenhain (siehe dieses) in Gebrauch genommen werden. Man hat in Soden 2 Formen von Bädern: einfache Soolbäder und kohlensaure Thermalsoolbäder. Die einfachen Soolbäder, aus den Quellen No. VI und VII bereitet, werden gewöhnlich in Temperaturen von 31—35° C. bereitet, die kohlensäurereichen Thermalsoolbäder, zu welchen der Soolsprudel (Natr. chlor. 14.56, fr. CO_2 1525 c.c.; Temp. 30° C.) das Wasser liefert, wendet man von der natürlichen Wärme bis zu 34° C. in anfangs nur kurzfristigen Bädern (10—30 Min.) an. Ausser dem städtischen und einem Privatbadehaus besitzt Soden ein Inhalatorium und eine Molkenkuranstalt. Eine neue Wasserleitung versorgt die Brunnen und die meisten Privathäuser mit reinem Trinkwasser. Die Indicationen umfassen ein weites Krankheitsgebiet. Im allgemeinen hat man dem Klima sowohl wie den Quellen einen reizmildernden Charakter zugesprochen und damit vorzugsweise erethische Krankheitsformen nach Soden verwiesen. Die beiden Hauptgruppen der Kranken sind solche mit Störungen des Respirationsapparates und solche mit gastrischen Leiden. Ausser Pharyngitis, Laryngitis, Bronchitis chronica, Residuen von Pneumonien und Pleuritis kommen auch chronisch gewordene Fälle von Phthise zur Behandlung. Für Asthma und Emphysem passen nur die Frühlings- und Herbstmonate. Von den Magen- und Darmkatarrhen, der Plethora abdominalis, den Hämorrhoidalzuständen sind solche reizbarer Subjecte diejenigen, welche die günstigste Aussicht gewähren.

S. ist Ebst. der Zweigbahn Höchst-Soden, von Frankfurt ½, von Mainz 1, von Wiesbaden 1½ St. Fahrzeit. — Unterkunft: 8 Gasthöfe, über 60 Privathäuser (Z. 8—25 Mk. wöch.). Kurtaxe: 1 Pers. 14, 1 Fam. 21—35 Mk.; Bäder: 1.10 bis 1.50 Mk. — 5 Aerzte, 1 Apotheke; Kurzeit: April bis Nov.; Frequenz: 2500. — Litt.: G. Thilenius 69; Koehler 73; Haupt 85, 87.

Soden-Stolzenberg, einfaches *Soolbad* im Kinzigthal am Fusse des Stolzenbergs und in Waldnähe. Von den 4 Quellen dient die Barbarossaquelle (Natr. chlor. 15.65, Kali chlor. 1.87, Magnes. chlor. 0.70, Calc. sulf. 1.26, fr. CO_2 11 c.c.) zur Trinkkur, die andern zu Bädern.

Von Ebst. Salmünster (Lin. Frankfurt-Bebra) 10 Min. — Unterkunft im Kurhaus mit 18 Z. (Pens. mit Z. 4.50 Mk. tägl.), Bad: 1 Mk. 1 Arzt, 1 Apotheke in Salmünster.

Sodenthal (Soden im Spessart), bayrisches Kirchdorf in Unterfranken mit 450 Einw., 143 m., im geschützten nur nach Südwesten geöffneten waldreichen Sulzbachthal, mit ziemlich feuchtem Klima (mittl. Sommertemp. 18.5°) hat *2 bromhaltige Kochsalzquellen*, von denen die eine (Natr. chlor. 5.21, Calc. chlor. 2.45, Magnes. chlor. 0.31, Kal. chlor. 0.14, Magnes. brom. 0.02, Calc. sulf. 0.20) fast nur als Trinkquelle, die andere (Natr. chlor. 14.57, Calc. chlor. 5.14, Magnes. chlor. 0.64, Magnes. brom. 0.06, Calc. sulf. 0.71, fr. CO_2 80 c.c.; Temp. 13° C.) zur Trinkkur und zu Bädern, Douchen, Inhalationen und Umschlägen benutzt wird. Man verstärkt die Bäder durch Zusatz von Salz oder Mutterlauge. Ausserdem Milch- und Molkenkuren und Elektrotherapie. Skrophulose und Frauenkrankheiten sind die dankbarsten Objecte der Behandlung. Auch zur Resorption aller Exsudate im Thoraxraum hat man die Bäder in Anspruch genommen.

Von Ebst. Aschaffenburg 10, von Ebst. Sulzbach (Lin. Aschaffenburg-Miltenberg) 5 Km., Post 2mal tägl., Einsp. 2.50 Mk. in 1/2 St. — P. u. T. — Unterkunft im Kurhaus mit 70 Z. (Z. 10—20 Mk. wöch.). — Kurtaxe: 1 Pers. 3, 1 Fam. 6 Mk.: 1 Soolbad 1.20 Mk. Arzt anwesend; Kurzeit: 1. Juni bis 15. Sept.; Frequenz: 200. — Litt.: Kümmell 80.

Sonneberg, Stadt im Meiningschen mit 10 500 Einw., 400 m., am Südabhange des thüringer Waldes. In dem mehr freiliegenden Theile der Stadt, in erhöhter Lage befindet sich die *Wasserheilanstalt*, in welcher neben den verschiedenen Methoden der Hydrotherapie vorzüglich die Elektrotherapie zur Anwendung kommt.

S. ist Ebst. der Lin. Coburg-Lauscha, von Coburg 3/4 St. Fahrzeit. — Unterkunft im Kurhaus (Pens. mit Z. u. Kur 45—68 Mk. wöch.) in 8 Gasthöfen und in Privathäusern (Z. 6—20 Mk. wöch.). Aerztliche Direction; Kurzeit: das ganze Jahr; Frequenz: 400. — Litt.: Richter 74—87.

Sonthofen, Marktort im bayrischen Allgäu mit 3100 Einw., 738 m., im breiten Wiesenthal der Iller: *Sommerfrische* auf dem Wege nach Oberstdorf. Anstalt für kalte und warme Bäder mit Schwimmbassin.

S. ist Ebst. der Zweigbahn Immensee-Oberstdorf. — Unterkunft in 5 Gasthöfen. — 3 Aerzte, 1 Apotheke.

Sooden an der Werra, Flecken in der Provinz Hessen-Nassau mit 800 Einw., gegenüber der Stadt Allendorf (2800 Einw.), 152 m., in der Nähe ausgedehnter Waldungen, besitzt Gradirwerke und eine nur mässig starke *Soolquelle* (Natr. chlor. 26.17, Natr. sulf. 2.68, Calc. chlor. 1.69, Magnes. chlor. 0.72). Dieselbe wird durch gradirte Soole oder durch die an Chlormagnesium ausserordentlich reiche Mutterlauge (Magnes. chlor. 159.90, Natr. chlor. 62.80, Kal. sulf. 40.20, Natr. sulf. 32.84) verstärkt und zu Badezwecken verwendet. Wandelbahn an den Gradirwerken und Inhalationszimmer mit Zerstäubungsapparat. Kinderheilanstalt.

Allendorf-Sooden ist Ebst. der Lin. Bebra-Göttingen. — Unterkunft mit Pension in Privathäusern (Z. 5—10 Mk. wöch., Pens. 2.50—4 Mk. täglich). Kurtaxe: das Familienhaupt 3, jeder Angehörige der Fam. 2 Mk.; Bäder: 1—1.20 Mk. — In Allendorf 2 Aerzte, 1 Apotheke. — Litt.: Sippell 86.

Spaa (Spa) belgische Stadt mit 6800 Einw. in einem nach Nord und Ost felsgeschützten Thale der Ardennen, 320 m., besitzt *16 erdigalkalische Eisenquellen*, von denen 8 zu Trink- und Badekuren benutzt werden. Sie haben viel Eisen, aber wenig Kohlensäure; die berühmteste darunter ist der Pouhon (Ferr. bic. 0.07, fr. CO_2 304 c. c.; Temp. 11° C.). Auch Moorbäder. Obgleich die Quellen kräftige Eisenwässer darstellen und die Badeeinrichtungen vorzüglich sind, so ist Spaa doch mehr Luxusbad als eigentlicher Kurort.

Spaa ist Ebst. der Lin. Pepinster-Luxemburg. — Unterkunft: 22 Hotels und viele Privathäuser, hohe Kurtaxe (wöch. 9—22 fr.); Bäder: 1.30—6 fr. — 4 Aerzte; Kurzeit: 1. Mai bis Ende Oct.

Spezia, italienische Hafenstadt mit 27000 Einw. und bedeutendem Marine-Arsenal, liegt unterm 44° 5′ n. Br. im nordwestlichen Winkel eines tief eingeschnittenen Golfs der Riviera di Levante. Der Ort ist ein stark besuchtes *Seebad* und ein schwach besuchter *klimatischer Winterkurort.* Er besteht aus einem alten und einem neueren Theil. Der neue zeichnet sich durch stattliche Gebäude, durch einen grossen mit hohen Colonnaden eingefassten und mit immergrünen Gewächsen besetzten Platz (Piazza Vittorio Emanuele) und durch gut gepflasterte saubere Strassen aus. Spezia hat ein ähnliches Klima wie Pisa, nur ist es windreicher und wahrscheinlich noch kühler. Schon die Vegetation, die sich wesentlich auf Weinreben und Oliven beschränkt und der die Orangen fehlen, bezeugt der westlichen Riviera gegenüber die geringere Wärme. Man rühmt die günstigen sanitären Verhältnisse, doch ist die Stadt im Herbst 1884 von der Cholera decimirt worden. Der Winteraufenthalt passt nur für Leichtkranke und Rüstige. Diesen kommen dann auch die angenehmen Ausflüge in die Umgegend, die man zu Fuss und zu Wagen unternehmen kann, zu statten.

Von Genua braucht der Schnellzug bis Spezia 2½ St., von Pisa 1¾ St. — Unterkunft: 3 Gasthöfe für Fremde, eine grössere Anzahl italienischer Art und Privathäuser (Z. 30—40 l. monatl.). — Deutsche Aerzte nur vorübergehend anzutreffen; 4 Apotheken; Kurzeit: Oct. bis Mai für das Seebad von Mai bis Oct. — Litt.: Schellenberg 65; Thomas 73; Ramdohr 86.

Spiekeroog, ostfriesische Insel mit kleinem Dorf und *Nordseebad.* Das Dorf ist mit dem 25 Min. entfernten Strand durch eine Pferdebahn verbunden. Einfache billige Verhältnisse.

Von Ebst. Esens (Lin Norden-Jever) Omnibus (Wagen 6 Mk.), 10 Km., nach Neuharlingersiel, von wo Fährschiff in 1½ St. zur Insel; von Wilhelmshaven oder Geestemünde geht 3mal wöch. 1 Dampfboot in 3½—4 St. zur Insel. — P. u. T. — Unterkunft: 2 Gasthöfe (Pens. 28—38 Mk. wöch.) u. Privatwohnungen (Z. 7.50 bis 12 Mk. wöch.). — Arzt anwesend; Kurzeit: 15. Juni bis Ende Sept.; Frequenz: 800. — Litt.: Voss 50; Wessel 63; Berenberg 84.

Spindelmühl (St. Peter), böhmischer Ort, 810 m., am südlichen Fusse des Riesenkamms und Ziegenrückens unterhalb der Vereinigung der jungen Elbe mit dem Weisswasser: *Sommerfrische* in höchst anmuthiger stiller Lage. Wegen dieser und nicht minder wegen der guten Verpflegung und Unterkunft ist Spindelmühl sehr besucht und im Sommer oft überfüllt.

Von Ebst. Pelsdorf (Lin. Alt Paka-Parschnitz) Zweigb. nach Hohenelbe, von wo noch 1½ St. zu fahren bis S. — Unterkunft: 8 Gasthöfe. Arzt anwesend.

Stabio, Dorf mit 1800 Einw. im Kanton Tessin, 342 m., am Fusse zweier Hügel, welches eine durch hohen Schwefelcalciumgehalt ausgezeichnet *kalte Schwefelquelle* (Calc. sulfurat. 0.12, Natr. chlor. 0.51, Magnes. sulf. 0.13; Temp. 12° C.) besitzt. Dieselbe wird zu Trink- und Badekuren verordnet.

Von Ebst. Mendrisio (Lin. Lugano-Como) Post in 40 Min. zum Kurort. — P. u. Tel. — Unterkunft in 3 Kuranstalten; Bäder: 1—1.50 fr. Arzt anwesend. — Litt.: Lurati 52; Schivardi 85.

Stachelberg, *klimatischer Sommerkurort* im Kanton Glarus, 654 m., mit *kalter Schwefelquelle.* Der Ort ist windgeschützt durch bewaldete Hügel und gewährt herrliche Aussichten auf die gewaltigen Schneefelder des Hochgebirges, besonders auf den Tödi. Die nur sehr schwach fliessende Quelle (Natr. sulfurat. 0.04., Calc. sulfurat. 0.04, HS 14.7 c.c., fr. CO_2 108 c.c.; Temp. 6—9° C.) wird meistentheils pur oder mit Milch oder Molken gemischt zur Trinkkur, aber auch in der Badeanstalt nebst kalten und Douchebädern verwendet. Chronische Katarrhe jeder Art bilden die hauptsächlichste Indication.

Von Ebst. Linththal (welche man per Bahn von Zürich in 3¼ St. erreicht) 5 Min. zum Bade. — Unterkunft im Kurhaus mit 140 Z. (Pens. ohne Z. 6.50 fr. tägl., Kurtaxe wöch. 1 fr.). Arzt anwesend; Kurzeit: 1. Juni bis Mitte Sept.

Staffelsee, siehe Murnau.

Steben, bayrisches Kirchdorf mit 800 Einw. in Oberfranken, 630 m., auf dem waldigen Plateau des Frankenwaldes, mit 7 *erdig-alkalischen*

Eisensäuerlingen, von denen indessen nur 2, nämlich die Wiesenquelle (Ferr. bic. 0.06, Mangan. bic. 0.02, Natr. bic. 0.07, Calc. bic. 0.47, Magnes. bic. 0.14, fr. CO_2 1203 c.c.; Temp. 13° C.) und die ihr ähnliche Hauptquelle zu Trink- und Badekuren in Gebrauch sind. Die bedeutende Seehöhe und die freie nur durch Baumwuchs geschützte Lage bedingen ein ziemlich rauhes Klima. Ausser den Mineralbädern werden Fichtennadel- und Moorbäder verabreicht. Der Reichthum an Eisen, Mangan und Kohlensäure lassen Steben als eines unserer kräftigsten Stahlbäder erscheinen. Anämie, Chlorose und Uterinleiden bilden die wesentlichsten Indicationen.

Von Hof führt eine Zweigbahn in 1¾ St. nach Maxgrün-Steben, von hier 3mal tägl. Post (3 Km.) in ½ St. zum Kurort. — P. u. T. — Unterkunft: 2 Gasthöfe, 17 Privathäuser (Z. 3—14 Mk. wöch.). — Kurtaxe: 1 Pers. 9 Mk.; Musiktaxe: 6 Mk.; Bäder: 1—3 Mk. — 1 Arzt, 1 Apotheke; Kurzeit: 15. Mai bis 30 Sept.; Frequenz: 800. — Litt.: Klinger 75; Stifler 81.

Steinabad (Steinamühle), *Sommerfrische* im südöstlichen Theil des badischen Schwarzwaldes, 739 m., in einem von Nadelholzwaldungen eingeschlossenen Wiesenthale mit guter Gelegenheit zu langem Verweilen im Walde. Flussbäder und Schwimmbassin in der Steinach. Sool- und Fichtennadelbäder.

Von Ebst. Weizen (Lin. Oberlauchringen-Weizen) Post 2mal tägl. in 2½ St. nach Bonndorf. Ebendahin von Donaueschingen (Lin. Offenburg-Siegen) Post in 4 St. Von Bonndorf ist das Steinabad noch 3 Km. entfernt. — Unterkunft im Bad (Pens. mit Z. 4.50—5.50 Mk.). 1 Arzt, 1 Apotheke in Bonndorf.

Steinerhof, *klimatischer Sommerkurort* und *Wasserheilanstalt* in Steiermark, 481 m., an der Verbindung des Mürzthals mit dem Thörthal in einem weiten rings von Laub- und Fichtennadelwaldung eingefassten Thalkessel.

Von Ebst. Kapfenberg (Lin. Wien-Graz) 10 Min. — Unterkunft im Kurhaus (Pens. mit Z. u. Kur von 3.60—7.50 fl. tägl.). Aerztliche Direction; Kurzeit während des ganzen Jahrs.

Sternberg, Kuranstalt in Böhmen im Rakonitzer Kreise, 355 m., in einem windgeschützten, von Ost nach West streichenden, mit Obst- und Waldbäumen besetzten Thale, umgeben von umfassenden Parkanlagen: *Klimatischer Sommerkurort* unter Mitbenutzung zweier gasarmer erdig-salinischer Eisenquellen, der Salinenquelle (Ferr. bic. 0.03, Calc. bic. 0.41, Natr. sulf. 0.02, Magnes. sulf. 0.07, fr. CO_2 106 cc.) und der Heinrichsquelle. Beide werden zu Trink- und Badekuren benutzt, nächstdem Molken und Moorbäder.

Von Ebst. Smečno-Sternberg (Lin. Prag-Komotau) Lokalbahn zum Bade. — Unterkunft in den Kurhäusern (Z. 3—8 fl. wöch., Pension 1.50 fl. tägl., Bäder 0.35—1 fl.). — Arzt anwesend; Kurzeit: 15. Mai bis Ende Sept. — Litt.: König 86.

Stolberg, Städtchen mit 2200 Einw. in der Provinz Sachsen, 304 m., am Südabhange des Harzes, längs des Tyrabachs sich hinziehend, eine angenehme *Sommerfrische,* deren waldreiche Umgebungen nach verschiedenen Richtungen zur Luftkur einladen.

Von Ebst. Nordhausen (Lin. Halle-Cassel) 21 Km., Post 2mal tägl. in 3 St., von Ebst. Rossla derselben Lin., 20 Km., Post einmal tägl. in 3 St. — Unterkunft: 2 Gasthöfe u. Privathäuser. — 2 Aerzte, 1 Apotheke.

Stolpmünde, pommerscher Hafenort am Ausfluss der Stolpe ins Meer mit 1900 Einw. und *Ostseebad* mit Gartenanlagen und in Waldesnähe. Getrennter Badestrand für beide Geschlechter, warme Seebäder.

Von Ebst. Stolp (Lin. Stargard-Cöslin-Danzig) Secundärbahn in 42 Min. nach Stolpmünde. Mit Stettin directe Dampfschiffverbindung. — Unterkunft: 2 Gasthöfe u. Privatwohnungen. Kurtaxe: 1 Pers. 3, 1 Fam. 6 Mk. — 3 Aerzte, 1 Apotheke.

Stoos, *klimatischer Sommerkurort* im Kanton Schwyz, 1290 m., in herrlicher frischer Gebirgslage. Gartenanlagen ersetzen die sonst schattenlose Umgebung. Gutes Trinkwasser, Milch und Molken, Badeanstalt zu kalten und warmen Bädern.

Von Brunnen am Vierwaldstättersee Fahrstrasse in $2^1/_2$ St. (Einsp. 15, Zweisp. 20, Reitpferd od. Tragsessel 10 fr. u. 2 fr. Trinkgeld). — Unterkunft im stattlichen, nach schweizer Art gebauten Gasthof mit 77 Z. (Pens. mit Z. 7—10 fr. täglich). Bäder: 1—1.50, 1 Molkenbad 5 fr. — Arzt aus Schwyz; Kurzeit: Anf. Juni bis Ende Sept.

Stotternheim, weimarsches Pfarrdorf mit 1300 Einw., von hübschen Parkanlagen umgeben, und bescheidenes *Soolbad,* welches seine Soole (Natr. chlor. 250.90, Magnes. chlor. 1.06, Calc. chlor. 1.57, Calc. sulf. 4.00) aus der benachbarten Saline Luisenhall bezieht.

S. ist Ebst. der Lin. Erfurt-Sangerhausen, von Erfurt 15 Min Fahrzeit. — Unterkunft im Gasthaus, in Privathäusern u. im Logirhaus auf der Saline. — 1 Arzt; Kurzeit: Mitte Mai bis Ende Sept.; Frequenz: 200.

Streitberg, oberfränkisches Kirchdorf mit 400 Einw., 584 m., am westlichen Eingang in die sogenannte fränkische Schweiz, am rechten Wiesentufer in einer nischenförmigen Einbiegung des Hügelsaumes gelegen, ist *klimatischer Sommerkurort* und *Molkenkurort.* In Folge des freien Zutritts der Sonnenstrahlen zu den Kalkfelsen ist schon der Mai angenehm warm, der Hochsommer leicht heiss. Ausserhalb der schattenspendenden Anlagen des Kurhauses muss man ziemlich weit gehen, um

Waldschutz zu finden. Neben den Molken werden Kräutersäfte, Fichtennadel- und Soolbäder angewendet.

Von Ebst. Forchheim (Lin. Bamberg-Nürnberg) zu Wagen (17 Km.; Einsp. 5 Mk.) in 1¼ St. nach Streitberg. — Unterkunft: 3 Gasthöfe u. das Kurhaus (Z. 5—15 Mk. wöch.). Kurtaxe: 3 Mk. 1 Arzt; Kurzeit: 1. Mai bis 1 Oct.; Frequenz: 1000. — Litt.: Weber 78.

Stubnya (Stuben Bad) Dorf und Bad im Komitat Turócz, auf einer Hochebene der Karpathen, 518 m., gelegen und von einem prachtvollen Park umgeben, von welchem eine Allee in den benachbarten Fichtenwald führt: Höchst ergiebige *indifferente Thermen* von 40—46.5° C. Wärme und geringwerthigen Beimischungen von Glaubersalz und Gyps (Natr. sulf. 0.13, Calc. sulf. 0.64). Das Klima ist wegen mangelnden Windschutzes rauh, die mittlere Temperatur des Sommers nur 14.7° C., die rel. Feuchtigkeit 76 %. Grosses schönes Spiegelbad und Einzelbäder. Als specielle Indicationen gelten: Gallenkolik, Nierenleiden, sodann Exantheme, alte Wunden, Rheuma und Gicht.

S. ist Ebst. der Lin. Rutka-Alt Sohl. — Unterkunft: Kuranstalt mit 56 Z. (Z. von 0.60 fl. tägl. an) u. Privathäuser. 1 Arzt; Kurzeit: 15. Mai bis Ende Sept. — Litt.: Nendtwich 78.

Stuer, Pfarrdorf in Mecklenburg-Schwerin dicht am Plauer See mit einer *Wasserheilanstalt* nach *Priessnitz*'schem System in freundlicher Lage.

Von Ebst. Güstrow Secundärbahn in 2 St. nach Plau, von wo Stuer noch 1 St. entfernt ist. — Unterkunft im Kurhaus (Pens. mit Z. u. Kur 28—49 Mk. wöch.). — Kein ärztlicher Dirigent; Kurzeit: Sommer- u. Winterkur; Frequenz: 430.

Suderode, preussisches Dorf mit 1150 Einw., 190 m., am Unterharz in schöner Waldlage befindlich und von Norddeutschen gern als *klimatischer Sommerkurort* benutzt, besitzt im nahen Beringerbrunnen eine *Soolquelle* (Natr. chlor. 11.32, Calc. chlor. 15.14), welche nicht sehr ergiebig ist, und bei deren Anwendung man gern Stassfurter Salz oder Mutterlauge in Mitgebrauch nimmt. Des starken Chlorcalciumgehaltes wegen schreibt man ihr eine besonders günstige Wirkung auf Rhachitis und skrophulöse Knochenleiden zu. Douche- und Fichtennadelbäder.

S. ist Ebst. der Lin. Frose-Quedlinburg. — P. u. T. — Unterkunft: 5 grössere Gasthöfe u. Privatwohnungen (2 Z. 30—100 Mk. monatlich, Pens. 3—6 Mk. tägl.). — Kurtaxe: 1 Pers. 3—6, 1 Fam. 10—12 Mk. — 3 Aerzte, 1 Apotheke in Gernrode; Kurzeit: Mitte Mai bis Mitte Oct.; Frequenz: 2000.

Suhl, preussische Stadt mit 10600 Einw., 450 m., am Südwestabhange des thüringer Waldes, an beiden Ufern des Leuterflusses, gegen Norden durch die Dombergskette, gegen Nordost durch den Kamm des Gebirges geschützt: *Klimatischer Sommerkurort* mit einer zu Trink- und

Badekuren benutzten Soolquelle (Natr. chlor. 4.13, Calc. chlor. 2.76, Magnes. chlor. 0.16, Lith. chlor. 0.017, Calc. sulf. 0.34). Sie enthält viel Chlorcalcium, und wird pur oder mit Milch oder Molke vermischt auch bei schwachem Magen gut vertragen. In der Badeanstalt sind auch Fichtennadel- und künstliche Mineralbäder zu haben. Die mittlere Sommertemperatur ist 18° C.

S. ist Ebst. der Lin. Erfurt-Ritschenhausen. — Unterkunft: 6 Gasthöfe u. Privathäuser (Wohnungen v. 6—20 Mk. wöch.). — 4 Aerzte, 2 Apotheken; Kurzeit: 1. Mai bis 1. Oct. — Litt.: Preller 88.

Suliguli, Berg im Komitat Marmaros an der galizischen Grenze, an dessen Fuss ein nach ihm benannter *gasreicher alkalisch-muriatischer Eisensäuerling* (Natr. bic. 0.78, Natr. chlor. 0.93, Ferr. bic. 0.09, fr. CO_2 1763 c.c.) hervorsprudelt. Derselbe bietet als beliebtes Tafelgetränk einen lebhaften Handelsartikel.

Sultzbach (Soultzbach), Städtchen mit 1000 Einw. im Elsass am Fusse der Vogesen, bei welchem die Schlossquelle, ein *alkalischer Eisensäuerling* (Natr. bic. 0.93, Calc. bic. 0.70, Magnes. bic. 0.27, Ferr. bic. 0.03) und die Appetitsquelle, ein einfacher viel versandter Säuerling entspringen und in einem Badehaus zur Anwendung kommen.

Von Ebst. Weier im Thal (Lin. Colmar-Münster) führt ein Omnib. in 1/4 St. bis S. — Unterkunft im Bade-Etablissement u. in Privathäusern.

Sulza, weimarisches Städtchen mit 2700 Einw., 134 m., in einer geschützten Thalmulde am linken Ufer der Ilm, aus den 3 Orten Stadt-, Dorf- und Saline-Sulza bestehend, welche durch schattige Promenaden miteinander verbunden sind. Der Kurort hat 5 schwach *Jod und Brom haltige Soolquellen* (Natr. chlor. 40—90, Magn. brom. 0.01, Natr. jod. 0.005), welche gemischt als Badesoole in Gebrauch sind, und von denen 2 (welche etwas Glaubersalz und freie Kohlensäure enthalten) nämlich der Mühlbrunnen und die Carl-Alexander-Sophienquelle auch zur Trinkkur benutzt werden. Zum Baden wird die Soole entweder entsprechend mit Wasser verdünnt oder nach Befinden durch Zusatz von Mutterlaugensalz, Malzdecoct oder Kiefernadelextract modificirt. Molkenkur. Kinderheilanstalt.

Sulza ist Ebst. der Lin. Naumburg-Erfurt. — Unterkunft: 8 Gasthöfe und Pensionen (Pens. mit Z. v. 3 Mk. an) u. Privathäuser (Z. u. Kammer 8—20 Mk. wöch.). — Kurtaxe: 1 Pers. 9, 1 Fam. 12—18 Mk. — 2 Aerzte, 1 Apotheke; Kurzeit: 1. Mai bis 1. Oct.; Frequenz: 2200. — Litt.: Preller 88.

Sulzbach in Baden, Bad am Eingange in das Renchthal, 324 m., anmuthig gelegen mit einer ziemlich *indifferenten Lauquelle* (Natr.

sulf. 0.78, Natr. bic. 0.53, Calc. bic. 0.26, fr. CO_2 159 c.c.; Temp. 21° C.), welche zu Trink- und Badekuren verwendet wird.

Von Ebst. Hubacker (Lin. Appenweier-Oppenau) Wagenverbind. nach S. in $^1/_4$ St. — Unterkunft in der Kuranstalt mit 66 Z. (Z. 1.50—4 Mk. tägl.). — 1 Arzt im nahen Oberkirch. Frequenz: 300. — Litt.: Reich 83.

Sulzbad, Kurort im Unterelsass am Eingang in das Mossigthal, 170 m., allseitig von Weinbergen umgeben und deshalb bis auf eine Gartenanlage schattenlos, besitzt eine *Kochsalzquelle,* welche neben kohlensaurem und schwefelsaurem Kalk etwas Glaubersalz und Bittersalz führt (Natr. chlor. 3.19, Calc. bic. 0.45, Calc. sulf. 0.28, Natr. sulf. 0.27, Magn. sulf. 0.20; Temp. 15.6° C.). Das Wasser wird zu 3—4 Bechern täglich getrunken, doch kommen auch Wannen-, Douche- und Dampfbäder in Anwendungen. Im Herbst *Traubenkuren.*

S. ist Ebst. der Lin. Zabern-Schlettstadt. Sehr einfache Unterkunft im Badhotel (Pens. mit Z. 4.50—5 Mk.). Nächster Arzt in dem 1 St. entfernten Molsheim.

Sulzbrunn, stilles Kurhaus im Allgäu am westlichen Abhange des Kemptner Waldes, 870 m., $^1/_4$ St. abseits der Strasse inmitten schöner Tannenwälder: *klimatischer Sommerkurort* mit Benutzung fünf ergiebiger Quellen, welche neben wenig *Kochsalz,* sehr wenig *Jodmagnesium* enthalten. Zwei davon sind als Römerquelle (Natr. chlor. 1.90, Calc. chlor. 0.03, Magn. jod. 0.015) gefasst, während die 3 andern die noch jodärmere Hildegardsquelle bilden. Der Mangel an Brom scheint die Ursache zu sein, dass das wohlschmeckende Wasser (Temp. 5° C.) von Kranken in grossen Mengen ohne jede Beschwerde genossen werden kann. Den Bädern wird Quellsalz und Quellenlauge zugesetzt. Das Sommerklima ist ziemlich frisch (mittl. Temp. 17° C.), und sein tonisirender Einfluss kommt den dort befindlichen Kindern und Frauen, selbst wenn man jede Quellenwirkung leugnen will, wohl zu statten.

Von Ebst. Kempten (Lin. Buchloe-Lindau) per Wagen (Einsp. 7, Zweisp. 10 Mk.) in $1^3/_4$ St. zum Kurort. — Unterkunft im Kurhause (Z. 6—12 Mk. wöch., Pens. 4 Mk. tägl.); Kurtaxe: die Pers. od. Fam. 7 Mk. — 1 Arzt; Kurzeit: Mitte Mai bis Ende Sept.; Frequenz: 200. — Litt.: Haffter 78; Bulling 80.

Sülze, Städtchen in Mecklenburg-Schwerin von 2350 Einw. mit einer fast fünfprocentigen *Soolquelle* (Natr. chlor. 48). Kinderheil- und Badeanstalt Bethesda.

Von Ebst. Gnoien (Lin. Teterow-Grimmen), 19 Km., Post in $2^1/_4$ St.; von Ebst. Grimmen (Lin. Neubrandenburg-Stralsund) 29 Km., Post in $4^3/_4$, von Rostock 4 Postst. — 1 Arzt, 1 Apotheke.

Sulzmatt, elsässisches Dorf mit 2800 Einw., 244 m., am westlichen Fusse der Vogesen, bei welchem mehrere *alkalische Säuerlinge* (Natr.

bic. 0.96, Magn. bic. 0.31, Calc. bic. 0.43) entspringen. Dieselben werden an Ort und Stelle getrunken, hauptsächlich aber durch Versandt im Elsass verbreitet. Milch- und Traubenkuren.

Von Ebst. Rufach (Lin. Colmar-Mühlhausen) 8 Km., Postomnib. in 3/4 St. — Unterkunft im Bade. — 2 Aerzte.

Swinemünde, pommersche Stadt mit 8600 Einw. auf der Insel Usedom am linken Ufer der Swine, etwa 1 Km. vor deren Mündung in die Ostsee, nächst Doberan das älteste *Ostseebad.* Der Strand mit Ausblicken auf den reichen Schiffsverkehr ist etwa 15 Min. von der Stadt entfernt, ein Zwischenraum, der grösstentheils durch eine parkähnliche Anlage ausgefüllt wird. Hier befindet sich auch das städtische Warmbad. Der Badegrund besteht aus feinem festem Sand. Nordwind ist von Wellenschlag begleitet. Das städtische Leben unterscheidet den Ort von andern benachbarten Seebädern.

Man erreicht S. auf der Eb. von Berlin über Ducherow in 4½ St., von Stralsund in 3, von Stettin in 3, mit dem Dampfschiff von Stettin in 3—4 St. — Unterkunft in dem eleganten Kurhaus, welches zwischen dem Herren- und Damenbad gelegen und mit Einrichtungen zu warmen See- u. Soolbädern (1 Mk.) versehen ist, ausserdem in 4 Gasthöfen u. vielen Privatwohnungen. — Kurtaxe: für 1 Pers. 6, für 1 Fam. 9 Mk.; Seebäder für die Saison 12 Mk. — 4 Aerzte: Kurzeit: 20. Juni bis Ende Sept.; Frequenz: 3500.

Sylt, die grösste der schleswig'schen Inseln, besitzt eines unserer kräftigsten und mit Recht beliebtesten *Nordseebäder.* In der Mitte ihrer über 30 Km. langen dem vollen Anprall der Seewinde und der Wellen ausgesetzten Westküste liegt ihr bedeutendster Badeplatz: Westerland, ein aus zerstreuten Häusern und Gasthöfen bestehendes Kirchdorf mit 780 Einw., welches nur durch einen Dünenzug von dem 10 Min. entfernten Strande getrennt wird. Keitum, 3 Km. östlich von Westerland, ist mit 900 Einw. der grösste Ort der Insel. In Wenningstedt, ¾ St. nördlich von Westerland, hat sich eine bescheidenere Filiale des Hauptortes gebildet, und zwischen beiden Plätzen befindet sich noch ein Badeplatz, welcher den Namen Marienlust führt und für solche geeignet ist, welche den schon etwas grossstädtisch entwickelten Verhältnissen des Westerlander Strandes aus dem Wege gehen wollen. Endlich besitzt auch das Dorf Kampen, ½ St. nördlich von Wenningstedt, Einrichtungen zu Seebädern. An allen 4 Badeplätzen ist der Strand gleich gut, fest, feinsandig und ziemlich sanft abschüssig. Ueberall getrennte Badeplätze für beide Geschlechter. In Westerland liegt zwischen den Badeplätzen für Damen und Herren der sogenannte neutrale Strand, das Centrum des Badelebens. Die hölzernen Badehäuschen ruhen auf

Walzen und können auf Schienen hin und her bewegt werden. Der Wellenschlag ist öfters so stark, dass Vorsicht beim Baden geboten ist. Ein wesentlicher Vorzug der Insel ist, dass sie gross genug ist, um sich genügende Bewegung zu machen, und dass sie mit ihren 13 Ortschaften und mit ihren nördlichen, östlichen und südlichen Ausläufern eine reiche Auswahl interessanter Ausflüge gewährt. Allerdings liegt dem Badegast damit auch die Versuchung nahe, Körperbewegung und Luftgenuss zu übertreiben. Die mittlere Sommertemperatur ist 14.9° C., die Temperatur des Wassers im Juni 15, Juli 18, August 16, September 14° C. In Westerland und besonders in Wenningstedt trifft man vorzügliches Trinkwasser, ein Vorzug, durch den Sylt neben Föhr vor den meisten andern Nordseebädern sich besonders auszeichnet. Warmbadeanstalt und Kinderheilanstalt für 10 Kinder.

Von Hamburg in 6 St. per Eb. nach Tondern, von wo per Wagen, 13 Km., in 2 St. nach Hoier. Von hier geht das Dampfschiff in 2 St. nach Munkmarsch auf Sylt und nun mit Dampftramway nach Westerland. — P. u. T. — Unterkunft: 1. In Westerland 10 Gasthöfe (Pens. mit Z. 4.50—7.50 Mk.) u. zahlreiche Privatwohnungen (Z. mit Schlafkabinet 10—25 Mk. wöch.); Pension in der Kinderheilstätte 20 Mk. wöch. — Kurtaxe: 1 Pers. 10, 1 Fam. 15—25 Mk.; Seebad 0.75, warmes Bad 1.50—2 Mk. — 2. In Wenningstedt 2 Gasthöfe u. Privathäuser mit billigeren Preisen; Bad 0.50 Mk. — 3. In Kampen 1 Gasthaus. — 2 Aerzte, 1 Apotheke in Westerland eine zweite in Keitum; Kurzeit: 15. Juni bis 15. Oct.; Frequenz: 4000. — Litt.: Bruck 77; Kunkel 77; Marcus 78; Lahusen 85.

Szczawnica, galizischer Kurort am nördlichen Abhange der Karpathen im Sandezer Kreise, 518 m., Eigenthum der Akademie der Wissenschaften in Krakau, besitzt 6 kräftige *kalte alkalisch-muriatische Säuerlinge*, unter denen die Magdalenenquelle (Natr. bic. 8.44, Natr. chlor. 4.61, fr. CO_2 712 c.c.) die natron- und kochsalzreichste ist, die Stefansquelle am meisten Kohlensäure (fr. CO_2 1054 c.c.) enthält. Inhalationen, Molke, Kumis. Klima und Quellen bezeichnen alte Bronchialkatarrhe, chronische Pleura-Exsudate und pneumonische Infiltrate als die geeignetsten Heilobjecte.

Von Ebst. Alt Sandez (Lin. Neu Sandez-Orló) 43 Km., Post 2mal tägl. in $5^1/_2$ St. zum Kurort. — P. u. T. — Unterkunft: 3 Gasthöfe u. Privatwohnungen. — 6 Aerzte, 1 Apotheke; Frequenz: 3500. — Litt.: Dietl 60; Trembecki 80.

Szinye-Lipócz, ungarisches Dorf bei Eperies im Sároser Komitat mit verschiedenen *alkalischen Sauerwässern*, von denen gegenwärtig 2 als Salvatorquellen (I.: Natr. bic. 0.42, Natr. bor. 0.32, Lith. carb. 0.12, fr. CO_2 1589 c.c.; Temp. 12.5°C.) in den Handel gebracht werden. Der starke Gehalt an borsaurem Natrium und kohlensaurem

Lithion haben dem Wasser gegen harnsaure Sedimente, Blasenleiden und Gicht Empfehlungen verschafft.

Szkleno (Glashütten), Kurort in Ungarn im Komitat Bars, 347 m., in einem tiefeingeschnittenen, engen, reich bewaldeten Gebirgsthal, hat mehrere den Leuker Quellen nahe stehende *gypshaltige Thermen* (Calc. sulf. 2.00, Magn. sulf. 0.76; Temp. 37.5—53.5° C.). Dieselben kommen in 4 mit Piscinen ausgestatteten Badeanstalten und in einem der Grotte von Monsummano verwandten natürlichen Dampfbade (Temp. 42° C.) zur Anwendung. Man trinkt das Wasser gegen Nieren- und Blasenleiden, die Badekur bezieht sich auf Rheuma, Gicht, Contracturen und Exantheme.

Von Ebst. Garam Berzencze (Lin. Ruttka-Altsohl) im Wagen 2½ St. (4 fl.). — Unterkunft: 5 Privathäuser (Z. 0.60—1.60 fl.). 1 Arzt; Kurzeit: 15. Mai bis 15. Sept.; Frequenz: 300.

Szliács, ungarisches Bad im Komitat Zólyom (Altsohl), 360 m., ausgezeichnet durch seine *gasreichen Eisenthermen* so wie durch kühlere *Eisentrinkquellen.* Die kühlste Quelle ist die viel versandte Josefsquelle (Ferr. bic. 0.14, Calc. bic. 0.25, fr. CO_2 1095 c.c.; Temp. 12° C.). Die Badequellen (Temp. 26—33° C.) sind in 4 grossen Bassins gefasst, so dass die Kurgäste unmittelbar in dem gasreichen sprudelnden Wasser baden. Auch werden Moorbäder bereitet. Die Indicationen sind sehr mannichfaltig, weil sie die der Wildbäder sowohl wie die der Eisenwässer in sich schliessen.

S. ist Ebst. der Lin. Altsohl-Brezowa. — Unterkunft in 8 Wohnhäusern (Z. 0.80—5 fl. tägl.). — Kur- u. Musiktaxe: 6, 9—12 fl. — 3 Aerzte; Kurzeit: 15. Mai bis Ende Sept.; Frequenz: 1100. — Litt.: Hasenfeld 67; Than 85; Grünwald 87.

Szobráncz im Komitat Ung am südlichen Fuss der Vihorlat Guttiner Bergkette, 130 m., mit *4 kalten Schwefelkochsalzquellen.* Die Hauptquelle (Natr. chlor. 6.19, Calc. sulf. 0.75, Magn. chlor. 0.78, HS 12. 48 c.c.; Temp. 16.6° C.) wird auch zur Trinkkur, die übrigen Quellen nur zu Bädern benutzt. Die mittlere Sommertemp. ist 19.5° C. Specialindicationen sind torpide Fussgeschwüre, Skrophulose, Rheuma und Gicht.

Von Ebst. Unghvár (Lin. Kaschau-Marmaros Sziget) 15 Km. (Wagen 4 fl.) in 2 St., ebensoweit von Ebst. Nagy Mihály (Lin. Zagórz-Legenye Mihalyi). — Unterkunft in den Kurgebäuden mit 90 Z. (Z. 0.40—2 fl. tägl.). — 1 Arzt; Kurzeit: 15. Mai bis 15. Sept.; Frequenz: 700. — Litt.: Chyzer 82.

Tabarz, *Sommerfrische* am nordöstlichen Saum des Thüringerwaldes. Man kann unter diesem Namen die Dörfer Gross Tabarz und Klein

Tabarz im Lauchagrund und die nahe dabei liegen Cabarz und Nonnenberg zusammenfassen. In einer Höhe von 400—420 Meter am Fusse des Inselberges geniessen diese Ortschaften alle klimatischen Vorzüge des nur 7 Km. entfernten Friedrichroda, ohne von dem lebhaften Treiben, welches dort der Zusammenfluss so vieler Kurgäste mit sich bringt, berührt zu werden. Bäder in Laucha.

Von Ebst. Waltershausen (Lin. Fröttstädt-Friedrichroda) 3mal tägl. Omnib.-Verbind. — Unterkunft: 4 Gasthöfe, Pensionen (3.50—4 Mk. mit Z.) und Privatwohnungen. Kurtaxe: 1 Pers. 2, 1 Fam. 4—6 Mk. Aerzte in Laucha und Waltershausen.

Tarasp im Kanton Graubünden im Unter-Engadin, 1180 m., bildet in Gemeinschaft mit dem anstossenden Dorf Ober-Schuls, 1240 m., und dem ländlichen Vulpera, 1270 m., einen der hervorragendsten Kurorte Mitteleuropa's, ausgezeichnet sowohl durch das alpine Klima wie durch den Besitz von 20 kräftigen Mineralquellen, von welchen 8, nämlich *vier kalte alkalische Glaubersalzwässer* und *vier erdige Eisensäuerlinge* kurgemäss benutzt werden. Obgleich die ansehnliche Seehöhe (mittl. Barometerstand 660 Mm.) schon eine merkliche Abnahme der Temperatur mit sich bringt, so ist der Unterschied zwischen dem oberen und unteren Engadin bezüglich der Wärmeverhältnisse eine sehr bedeutende. Während das Sommermittel für St. Moritz 10.8° beträgt, ist es für Tarasp 15°, während der Juni dort nur 9.4° aufweist, hat er in Tarasp 13° C., und dieser Monat kann deshalb schon recht gut zu Kuren benutzt werden. Der Thalwind wird im Vergleich mit dem oberen Engadin wegen der zahlreichen Knickungen der das Thal begleitenden Bergzüge in Tarasp nur wenig gespürt. Das ganze Innthal von Landeck bis Zernetz gehört, wie *Hann* bewiesen hat, zu den trockensten Gebieten der Alpenländer. Die relative Feuchtigkeit (70.6 %) setzt sich wie überall im alpinen Gebiet aus sehr niedrigen Mittagswerthen (55.6 %) und ziemlich hohen Morgen- und Abendwerthen zusammen. Bezüglich der Niederschläge gehört der Kurort zu den regenärmsten Gebieten der ganzen Schweiz. Im Vergleich mit dem oberen Engadin ist die Klimawirkung eine mildere, aber immerhin tritt der tonisirende, stimulirende Charakter derselben deutlich genug hervor. Unter den alkalischen Glaubersalzwässern sind die beiden Trinkquellen: die Luciusquelle (Natr. sulf. 2.10, Natr. chlor. 3.67, Natr. bic. 4.87, Calc. bic. 2.44, Magn. bic. 0.07, Ferr. bic. 0.02, fr. CO_2 1060 c.c.; Temp. 6.7° C.) und die ganz ähnlich zusammengesetzte nur etwas gasärmere Emeritaquelle die werthvollsten. Ihr Natrongehalt ist der gleiche wie der von Vichy, ihr

Glaubersalzgehalt fast derselbe wie der von Karlsbad, während ihr Kochsalzgehalt ihnen zwischen dem Maxbrunnen und dem Pandur von Kissingen ihre Stelle anweist. Die beiden anderen etwas schwächer mineralisirten alkalischen Quellen, die Ursus- und die neue Badequelle dienen nur zu Bädern. Von den 4 erdigen Eisensäuerlingen wird die Bonifaciusquelle (Calc. bic. 2.73, Natr. bic. 1.46, Magn. bic. 0.51, Natr. sulf. 0.21, Ferr. bic. 0.04, fr. CO_2 1185 c.c.) nur zur Trinkkur, die Wyquelle (Calc. bic. 1.77, Magn. bic. 0.12, Ferr. bic. 0.03, fr. CO_2 1200 c.c.) zur Trink- und Badekur und die Carolaquelle (Ferr. bic. 0.02, fr. CO_2 892 c.c.) fast ausschliesslich zu Bädern benutzt, während die Sotsassquelle (fr. CO_2 1234 c.c.), gleich einem einfachen Säuerling, als Tafelgetränk in Aufnahme ist. Für den innerlichen Gebrauch dieser Wässer ist ihr beträchtlicher Kalkgehalt neben dem Eisen in Erwägung zu ziehen. Die Erwärmung der Bäder geschieht nach *Sulser*'schem System mit sehr geringem Verlust an Kohlensäure (10—11 %). Die Indicationen für Tarasp decken sich in vielen Beziehungen mit denen von Karlsbad und Marienbad (chron. Magen- und Darmkatarrh, Plethora abdominalis, Hyperämie der Leber, Gallensteine, Fettsucht, Fettherz, Gicht, Diabetes), der Kreis derselben erweitert sich indessen durch den Charakter des Klimas und die Mitwirkung der erdigen Eisensäuerlinge und umfasst demnach noch Anämie und Chlorose, Bronchialkatarrhe, gynäkologische Formen und mancherlei Neurosen. Auch kann Tarasp als Uebergangsstation nach und von dem Oberengadin in Frage kommen.

Von Ebst. Landeck (Arlbergbahn) Post 2 mal tägl. nach T. in 7—9 St.; von Ebst. Landquart (Lin. Rorschach-Chur) über Davos 2 mal tägl. Post in 13 St., von St. Moritz ebenso in 6¼ St. — P. u. T. — Unterkunft: Kurhaus mit 220 B. (Z. v. 5 fr. tägl. an, Pens. 7.50 fr.), ausserdem in Schuls 5, in Vulpera 4 Gasthöfe (Pens. mit Z. 7—10 fr. tägl.). Kurtaxe: für im Kurhaus Wohnende 14, sonst 17 fr.; Bäder: 1.50—2.50 fr. — 2 Aerzte, 1 Apotheke; Kurzeit: Mitte Juni bis Mitte Sept.; Frequenz: 1200. — Litt.: Arquint 77; Killias 86; Pernisch 87.

Tarvis (Trevisa), grosse Marktgemeinde mit 2700 Einw. in Kärnten, 751 m., aus Unter- und Ober-Tarvis bestehend, von welchen letzteres sich in prachtvoller Berglage befindet und deshalb gern als *Sommerfrische* benutzt wird.

T. ist Ebst. der Lin. Villach-Laibach. — Unterkunft: In Ober-Tarvis 3 Gasthöfe u. Privatwohnungen, in Unter-Tarvis 3 Gasthöfe. — 2 Aerzte, 1 Apotheke.

Tatzmannsdorf (Tarcsa) in Ungarn, Dorf und Kurort im Komitat Eisenburg (Vas) in einer von Wald eingefassten Thalbucht, 347 m., mit

3 erdig-alkalischen Eisensäuerlingen. Die Karlsquelle (Natr. bic. 1.27, Calc. bic. 1.67, Magn. bic. 0.65, Natr. chlor. 0.52, Natr. sulf. 0.53, Ferr. bic. 0.01, fr. CO_2 1180 c.c.), welche nur sehr wenig Eisen, aber neben Alkalien und Erden auch etwas Glaubersalz enthält, dient als Trinkquelle, die Maximiliansquelle (Ferr. bic. 0.02) und die Gaborquelle (Ferr. bic. 0.04) zu Bädern. Milch- und Molkenkur.

Von Ebst. Steinamanger (Lin. Wien-Kanizsa und Graz-Stuhlweissenburg) 4½ Fahrst. zum Kurort u. 50 Km. von Ebst. Aspang (Lin. Wien-W. Neustadt-Aspang) Wagen von beiden Stationen 12 fl. — P. u. T. — Unterkunft im Bad mit 100 Z. (Z. 0.80—2 fl. tägl.) u. in dem 10 Min. entfernten Dorf (Z. 0.40—1.50 fl. tägl.). Kurtaxe: 4 bis 8 fl. 1 Arzt; Kurzeit: 15. Mai bis 15. Sept.; Frequenz: 550. — Litt.: Thomas 85.

Tautenburg, weimar'sches Kirchdorf mit 300 Einw., 230 m., in einem Seitenthale des Saalthales, und zwar in einem weithin von den schönsten Buchenwaldungen eingefassten Thalkessel: stille anspruchslose *Sommerfrische.* Vortreffliche mit Ruheplätzen versehene Waldwege; gutes Trinkwasser. Die Häuser des Dorfs liegen isolirt, von kleinen Gärten umgeben, in denen es an schattigen Lauben nicht fehlt. Badeanstalt.

Von Ebst. Dornburg (Lin. Gross Heringen-Rudolstadt) 7 Km. od. 1¼ St. (Wagen, auf Vorherbestellung am Bahnhof, 3 Mk., sonst von Dorndorf aus). — Unterkunft im Gasthof u. in Privathäusern (Z. 7, mit Kabinet 10—12 Mk. wöch.). 1 Arzt u. 1 Apotheke in Dornburg. Frequenz: 300.

Tegernsee, oberbayrisches Pfarrdorf mit 1350 Einw., 732 m., an dem gleichnamigen durch die Lieblichkeit seiner Ufer weitbekannten See: Vielbesuchte *Sommerfrische.* Der Sommer hat eine mittlere Temp. von 15.2° C. und 57 Regentage. Tiefnebel sind in den Sommermonaten kaum bemerkbar. Gutes Trinkwasser aus Quellenleitung ist vorhanden. Schattige Spazierwege in nächster Nähe. Skropheln und Tuberkulose trifft man äusserst selten. Mehrere Badeanstalten auch für Schwimmbäder. Angenehme Kahnfahrten.

Von Ebst. Gmund (Lin. Holzkirchen-Schaftlach-Gmund) 3mal tägl. Post in ½ St. bis Tegernsee. — P. u. T. — Unterkunft: 4 Gasthöfe in Tegernsee selbst, 1 in Rottach u. 1 in Egern; Privatwohnungen. — 3 Aerzte, 1 Apotheke.

Teinach, Dorf mit 400 Einw. und Bad im württembergischen Schwarzwald, 390 m., im engen waldreichen Thal der Nagold. Es entspringen dort mehrere *alkalisch-erdige Säuerlinge,* die bekannteste darunter die unter dem Namen „Teinacher Wasser" viel versendete Hirschquelle (Natr. bic. 0.39, Calc. bic. 0.67, Magnes. carb. 0.22, fr. CO_2 1372 c.c.), ferner *2 alkalisch-erdige Eisensäuerlinge:* die Bachquelle

(Natr. bic. 0.84, Calc. bic. 1.21, Ferr. bic. 0.01, fr. CO_2 1236 c.c.) und die gegenwärtig ausser Betrieb gesetzte Wiesenquelle und endlich eine *gasarme Eisenquelle*, die sogenannte Dintenquelle (Ferr. bic. 0.02, Calc. bic. 0,05, fr. CO_2 38 c.c.), welche zu Trink- und Badekuren angewendet werden. Ausserdem eine *Wasserheilanstalt*, Molken, Fichtennadel- und Dampfbäder. Auf dem kühlen Waldklima (mittlere Sommertemp. 16.5° C.), auf seinen vielen für den Luftgenuss besonders geeigneten schattigen Wegen und Sitzplätzen beruht Teinach's Ruf als *klimatischer Sommerkurort* für Anämische und Katarrhalische.

T. ist Ebst. der Lin. Calw-Horb. Das Bad liegt 40 Min. von der Station. — Unterkunft: Badhotel mit 350 B. und fast durchgängig hohen luftigen Zimmern (Z. 7—21, mit 2 B. 18—36 Mk. wöch., Pens. 4.20 tägl.); 2 andere Gasthöfe u. Privathäuser. Kurtaxe: 1 Pers. 2, 1 Fam. 3—4 Mk. — 2 Aerzte, 1 Apotheke; Kurzeit: 1. April bis 15. Oct.; Frequenz: 1500. — Litt.: Wurm 84.

Tennstaedt, preussisches Städtchen mit 3000 Einw., in der Provinz Sachsen, 214 m., in freundlicher Gegend mit ergiebigen *kalten gypshaltigen Schwefelquellen* (Calc. sulf. 0.69, Calc. bic. 0.40, Magn. bic. 0.37, HS 19.8 c.c.; Temp. 11 $^1/_4$° C.), welche in Trink- und Badekuren Anwendung finden.

Von Ebst. Straussfurt (Lin. Nordhausen-Erfurt) 13 Km., Post 2 mal tägl. in $1^1/_2$ St.; von Ebst. Langensalza (Lin. Gotha-Leinefeld) 15 Km., Post einmal tägl. in $1^3/_4$ St. — Unterkunft im Kurhause mit 12 Z., in den Gasthöfen u. Privathäusern. — 4 Aerzte, 1 Apotheke; Kurzeit: 15. Mai bis 15. Oct.; Frequenz: 270.

Teplitz, Stadt in Böhmen im Bielathal mit 16 800 Einw., welche sammt dem daran stossenden Dorf Schönau durch den Reichthum ihrer heissen Quellen wie durch die Vorzüglichkeit ihrer Einrichtungeu zu unsern berühmtesten *Wildbädern* gehört. Der Kurort, 221 m., hat ein milderes Klima wie Warmbrunn, doch mahnen die niederen Temperaturen der Morgen- und Abendstunden die Kurgäste zur Vorsicht. Teplitz-Schönau hat 11 Quellen mit Temperaturen von 28 bis 49° C., und zwar hat hierin Teplitz einerseits die kühlsten, andererseits die heissesten aufzuweisen, während Schönau die mittelwarmen besitzt. In Stadt Teplitz befinden sich: die Hauptquelle von 49°, die Sandbadquelle von 44°, die städtische Frauenbadquelle von 47°, die fürstliche Frauenbadquelle von 47°, und die Gartenquelle, deren einer Arm, die Trinkquelle 28° C. hat. Schönau hat aufzuweisen: die Steinbadquelle von 38°, die Tempelbadquelle von 32—37°, die Wiesenquelle von 31°, die Militärsandbadquelle von 33—34°, die Neubadquellen von 41—44° und die Schlangenbadquellen von 43° C.

Als indifferente Therme hat Teplitz relativ viel doppelt kohlensaures Natron (0.41), und man basirt darauf mit den Nutzen der Trinkkur bei harnsaurer Diathese, Gicht, chronischen Lungen- und Darmkatarrhen. Während die Wirkung der kühleren und abgekühlten Quellen eine reizmildernde ist, sind die heisseren excitirend und erleichtern die Resorption. Mit Auswahl unter den verschieden temperirten und verschieden lange gebrauchten Bädern erstrecken sich die Indicationen auf Rheuma, Gicht, Lähmungen, Neuralgien (besonders in Folge von Traumen), chronische Exantheme, alte Wunden und Verletzungen (nach Ossificirung der Theile) und auf Neurasthenien. Douchen, Moorbäder, Elektricität unterstützen den Heilplan. Am 10. Februar 1879 blieb die Urquelle plötzlich aus. Es zeigte sich, dass aus dem Porphyrbecken, welches die Teplitzer Quellen zusammenhält, sich ein Ausweg in die Kohlenschächte von Dux gebildet hatte, ein Ereigniss, welches schliesslich sämmtliche Quellen zu bedrohen schien. Seitdem sind die weitgehendsten Vorkehrungen zur Wiedergewinnung des früheren Wasserspiegels getroffen worden, doch ist 1887 ein neuer Einbruch erfolgt, von dem zwar nicht die Schönauer Quellen, wohl aber die von Teplitz selbst betroffen wurden.

T. ist Ebst. der Linien Aussig-Komotau und Bodenbach-Komotau, von Berlin 9, von Wien 12 St. Fahrzeit. — Unterkunft: 11 Gasthöfe und zahlreiche Privathäuser (Z. 5—25 fl. wöch.). Kur- und Musiktaxe: 1 Pers. 4—9, 1 Fam. 5.50 bis 15 fl. u. mehr; Bäder: 0.50—2.50 fl. — 20 Aerzte, 2 Apotheken; Kurzeit: 1. Mai bis 30. Sept., doch auch Winterkur: Frequenz: 5600. Litt.: Delhaes 78; Heller 80; Samuely 85; Eberle 85; Langstein 86.

Teplitz-Trentschin siehe Trentschin.

Thal, coburg-gothaisches Dorf mit 600 Einw. und *klimatischer Sommerkurort,* 340 m., am nördlichen Fusse des Scharffenbergs in einem rings von bewaldeten Höhen eingeschlossenen Wiesenthal. Aequables feuchtes Waldklima. Badeanstalt Luisenbad.

T. ist Ebst. der Lin. Ruhla-Wutha. — Unterkunft im Bad (Pens. 3.50—5 Mk. tägl.) u. in 3 Gasthöfen. 2 Aerzte u. 1 Apotheke in Ruhla; Kurzeit: Anf. Mai bis Ende Sept.; Frequenz: 900.

Thale, preussisches Pfarrdorf im Bodethal, 180 m., am nördlichen Saume des Unterharzes und am Fusse der Rosstrappe: *Klimatischer Sommerkurort* mit einer *Soolquelle,* dem Hubertusbrunnen (Natr. chlor. 14.36, Calc. chlor. 10.71, fr. CO_2 15 c.c.). Dieser wird in einer gut eingerichteten Badeanstalt zur Trinkkur und zu Bädern, letztere geeignetenfalls durch Mutterlauge oder Stassfurther Salz verstärkt, verwendet. Ausserdem Hydrotherapie und Fichtennadelbäder. Als Ausgangspunkt für Wanderungen in das ungemein reizende Bodethal erfreut sich Thale stets eines zahlreichen Zuspruchs.

T. ist Endstation der Eb. Halberstadt-Quedlinburg-Thale. — Unterkunft: 3 Gasthöfe, Villen u. Privathäuser. — 4 Aerzte, 1 Apotheke; Kurzeit: 15. Mai bis 1. October.

Thalkirchen, *Wasserheilanstalt* und diätetische Anstalt, 580 m., bei München. Heissluft- und Dampfbäder, Elektro- und Pneumatotherapie.

Vom Centralbahnhof in München im Wagen 3/4 St. — Unterkunft im Kurhaus mit 50 Z. (Pens. mit Z. u. Kur im Sommer 3—7, im Winter 0.50 Mk. weniger tägl.). — Aerztliche Direction. Kurzeit während des ganzen Jahrs; Frequenz: 260.

Tharandt, sächsische Amtsstadt mit 2500 Einw., 250 m., am Vereinigungspunkt dreier bewaldeter Thäler: *Sommerfrische* mit Benutzung von 2 hauptsächlich zu Bädern verwendeten gasarmen Eisenquellen (Ferr. bic. 0.02, Natr. chlor. 0.03, Calc. bic. 0.01). Nächstdem Fluss-, Fichtennadel- und Moorbäder, Milch- und Molkenkuren.

T. ist Ebst. der Lin. Dresden-Freiberg, von Dresden 1/2 St. Fahrzeit. — Unterkunft: 2 Gasthöfe, Privathäuser (Z. 3—20 Mk. wöch., Pens. v. 3.50 Mk. tägl. an), Heilanst. für Nervenkranke (Pens. mit Z. u. Kur 250—400 Mk. monatl.). — 2 Aerzte, 1 Apotheke.

Thiessow, kleines Dorf auf der Insel Rügen auf der südlichsten Spitze der Halbinsel Mönchgut mit bescheidenem *Ostseebad.* Der Strand ist feinsandig. Gute Gelegenheit zu Wasserpartien durch Lootsenfahrten.

Von Greifswald u. Stralsund täglich Dampfschiffverbind. Vom Landungsplatz in Zicker noch 3/4 St. bis Thiessen. — P. u. T. — Unterkunft im Gasthof (Pens. mit Z. 4 Mk. tägl.) u. in Privathäusern (Z. 7—15 Mk. wöch.). Kurzeit: 15. Juni bis 15. Sept.

Thusis, Dorf im Kanton Graubünden mit 1100 Einw., 746 m., *Sommerfrische* am Eingange in die Via mala und die Schynstrasse mit herrlicher, zum Luftgenuss einladender Umgegend, zugleich Uebergangsort für die Hochalpenstationen.

Von Chur nach Thusis viermal tägl. Post in 3 St. (Einsp. 15, Zweisp. 30 fr.). — P. u. T. — Unterkunft: 4 Gasthöfe (Pens. mit Z. 7—10 fr. tägl.).

Titisee, *Sommerfrische* im badischen Schwarzwald, 850 m., am Nordostrande des gleichnamigen, 1 Km. langen Sees. Seebäder und warme Bäder, Kahnfahrten und Fischerei.

T. ist. Ebst. der Lin. Freiburg-Neustadt, von letzterem 1/4 St. Fahrzeit. — Unterkunft im Gasthof mit 52 Z. (Pens. mit Z. 4—6 Mk. tägl.). — Arzt u. Apotheken in Neustadt.

Tobelbad, steirischer Kurort, welcher, von hübschen Parkanlagen umgeben, 300 m., in einem breiten waldumsäumten Wiesenthal gelegen ist. Er besitzt *2 indifferente Lauquellen*, die Ludwigsquelle mit 28° und die Ferdinandsquelle mit 25°. Beide werden gegen die für laue Wildbäder angezeigten Krankheitszustände in Bassin- und Wannenbädern angewendet. Zugleich Kiefernadelbäder, Molken- und Traubenkur.

Von Graz, 11 Km., 1 Fahrst. bis T., von Ebst. Premstätten (Lin. Graz-Köflach u. Graz-Wies) $^1/_4$ Fahrst. — Unterkunft im Kurhaus mit 60 Z., im Gasthof u. in Privathäusern. Kurtaxe: 1 Pers. 5 fl., Bäder: 0.20—0.80 fl. — 3 Aerzte; Kurzeit: 1. Mai bis 15. Oct.; Frequenz: 700.

Tölz, stattlicher oberbayrischer Marktflecken mit 3800 Einw. am rechten Isarufer, 670 m., in malerischer Lage am nördlichen Abhange des Hochgebirges, mit angenehm frischem Sommerklima (mittl. Sommertemp. 17.5° C.). Die relative Feuchtigkeit der Luft (Saisonmittel 62.5 %) ist auffallend niedrig. Ausser der Stellung, welche Tölz als *klimatischer Sommerkurort* einnimmt, besitzt es in dem am gegenüberliegenden linken Isarufer befindlichen Krankenheil noch ein Bad mit 3, eine Stunde weit hergeleiteten *Jodquellen.* Es sind dies die Bernhards- oder Jodsodaschwefelquelle (Natr. chlor. 0.29, Natr. bic. 0.33, Natr. jod. 0.0015, Calc. bic. 0.10, HS 2.5 c.c.), die Johann Georgen- oder Jodsodaquelle (Natr. chlor. 0.23, Natr. bic. 0.38, Natr. jod. 0.0017, HS 1.7 c.c.) und die Anna- oder Jodschwefelquelle (Kal. sulf. 0.02, Natr. sulf. 0.29, Natr. bic. 0.19, Calc. bic. 0.24, Magn. bic. 0.24, Natr. jod. 0.0011, HS 7.7 c.c.; Temp. 7° C.). Die beiden erstgenannten Quellen werden zur Trink- und Badekur, die Annaquelle nur zu Bädern angewendet. Man sieht, dass der Gehalt an Jod minimal, an Kochsalz und Natron höchst unbedeutend ist. Man lässt Anfangs $^1/_4$ Flasche, rein oder mit Molke gemischt, trinken und steigt allmählich bis auf eine ganze. Der Annaquelle will man wegen ihres unbedeutenden Schwefelwasserstoffgehalts besondere Erfolge gegen Syphilis zuschreiben. Zur Verstärkung der Wirkung hat man verschiedene Quellenproducte: Quellsalz, Quellsalzseife, Seifengeist und Pastillen angefertigt. Zu stationären Umschlägen auf Drüsentumoren, bei Ovarialschwellung und bei Hautkrankheiten gebraucht man das eingesottene Quellwasser und Auflösungen des Quellsalzes. Der Quellsalzlauge bedient man sich auch zu Injectionen, Gargarysmen und Inhalationen.

Tölz ist Ebst. der Lin. München-Holzkirchen-Tölz, von München $2^1/_2$ St. Fahrzeit. Vom Bahnhof ist Tölz 12, Bad Krankenheil 20 Min. entfernt. — Unterkunft Kurhaus u. 6 Gasthöfe, mehrere Pensionen (5—7 Mk. tägl.) u. Privathäuser (Z. 5—20 Mk. wöch.). — Kurtaxe: 1 Pers. 7, 1 Fam. 10—15 Mk., 1 Jodbad 2 Mk. — 4 Aerzte, 1 Apotheke; Kurzeit: 15. Mai bis 15. Oct.; Frequenz: 1200. — Litt.: S. und M. Höfler 75, 78. 81; Letzel 88.

Tönnistein, rheinpreussisches Dorf, 130 m., in dem zum Laacher See führenden Seitenthale des Brohlthals, in dessen Nähe 2 Quellen entspringen. Der Heilbrunnen (Natr. bic. 2.59, Magn. bic. 1.63, Natr. chlor. 1.41, Natr. sulf. 0.14, Ferr. bic. 0.02, fr. CO_2 1270 c.c.) ist ein *alkalisch-muriatischer Säuerling* mit reichem Kohlensäuregehalt, der eine leicht eröffnende Wirkung hat und gegen Blennorrhöen der Harn- und Respirationsorgane sowie gegen chronische Magen- und Darmkatarrhe mit günstigem Erfolg getrunken und viel versandt wird. Eine zweite Quelle, der Stahlbrunnen (Ferr. bic. 0.08, Magn. bic. 1.40, Calc. bic. 0.58, Natr. bic. 1.21, fr. CO_2 1260 c.c.), liegt 20 Min. entfernt bei Wassenach. Er ist ein *erdig-alkalischer Eisensäuerling*, der bei anämischen Zuständen gut vertragen wird.

Von Ebst. Brohl (Lin. Coblenz-Bonn), zugleich Dampfschiffstation, 1¼ St., von Ebst. Niedermendig (Lin. Andernach-Mayen) 2¾ St. — Unterkunft im Kurhotel mit 34 Z. (Pens. mit Z. 4—5 Mk.) u. in der Badeanstalt. — Arzt in Brohl; Kurzeit: 1. Mai bis 1. Oct.

Topusko in Süd-Kroatien, im Baner Kreise, nahe der Bosnischen Grenze, durch das Waldgebirge gegen Norden geschützt, hat schon vermöge seiner geographischen Lage (es ist südlicher gelegen wie Triest) ein warmes Sommerklima (mittl. Temp. 20° C.). Vermöge der stetig ausströmenden Wasserdämpfe ist die Saturation der Luft hoch (mittl. rel. Feuchtigkeit des Sommers 89.7 %). Es entspringen dort eine ganze Reihe *indifferenter Thermen* von ungewöhnlich hoher Temperatur. Man unterscheidet den Bezirk der Spiegelbäder, dessen Quellen 50° C. haben, und den der Schlammbäder mit 57.6° warmen Quellen. Die Thermalbäder und mehr noch die Schlammbäder haben eine stark excitirende, die Resorption kräftig anspornende Wirkung und dementsprechende Indicationen.

Von Ebst. Sissek (Lin. Steinbrück-Agram-Sissek) 46, von Ebst. Karlstadt (Lin. Agram-Fiume) 67 Km. — Arzt anwesend; Frequenz: 500.

Torquay, englische Stadt mit 30 000 Einw. in der Torbai, in Eisenbahn-Verbindung mit Exeter. An der steilen Südküste von Devonshire in getrennten Häusergruppen terrassenförmig emporsteigend ist der Ort ein durch den Reiz seiner Landschaft ausgezeichnetes *Seebad* und zugleich *klimatischer Winterkurort.* Der Windschutz gegen Nordwest bis Nordost ist ziemlich vollständig, nur der Südwest hat freien Zutritt. Die mittlere Temperatur des Winters ist 6.6°, des Frühlings 11°, des Sommers 16.5°, des Herbstes 12.1° C. Ueber die Aequabilität der Tageswärme und über den seltenen Nebel hat schon *Clark* sich geäussert, der Torquay für den begünstigsten Platz der ganzen englischen Südküste erklärt, und die gute Wirkung des Klimas auf chronische Katarrhe mit sparsamem Sekret rühmend hervorhebt. Torquay ist daher auch als Winterstation für Phthisiker in Aufnahme.

Traunstein, oberbayrische Stadt an der Traun mit 5000 Einw. und *Soolbad,* 560 m., welches seine Soole aus Reichenhall und Berchtesgaden erhält. Molkenkur. Kräutersäfte, Fichtennadel- und Moorbäder.

T. ist Ebst. der Lin. Rosenheim-Salzburg. — Unterkunft: 5 Gasthöfe u. Kurhaus (Pens. mit Z. 3.50—7 Mk.). 4 Aerzte, 1 Apotheke; Kurzeit: 1. Mai bis Ende Sept.; Frequenz: 600.

Travemünde, lübeck'sches Städtchen an der Mündung der Trave in die Ostsee von 1700 Einw., *Ostseebad* mit lebhaftem Seeverkehr, schönen Alleen und ausgedehnten Parkanlagen. Die mittlere Sommertemperatur (22.5° C.) ist hoch. Der Strand ist fest und sanft abschüssig. Ausser kalten und warmen Seebädern kommen auch Moor- und heisse Sandbäder zur Anwendung.

Von Lübeck führt eine Zweigbahn in 50 Min. nach Travemünde. — P. u. T. — Unterkunft: 4 Gasthöfe, das Kurhaus u. mehrere Logirhäuser (Z. 15—36 Mk. wöch.). Kurtaxe: 6 Procent der Miethe. 1 Arzt, 1 Apotheke: Kurzeit: 15. Juni bis Ende Sept.; Frequenz: 1500.

Treseburg, braunschweig'sches Dorf, 290 m., am nördlichen Abhange des Unterharzes, reizende *Sommerfrische* und in vortrefflicher Lage für Solche, welche sich im Waldgebirge ergehen wollen.

Von Ebst. Thale a./H. 2½ St. bis T. — Unterkunft in 2 Gasthöfen. — 4 Aerzte, 1 Apotheke in Thale.

Trentschin-Teplitz (Trencsén-Teplicz), Kurort im Trencsiner Komitat; 260 m., im bewaldeten Karpathenthal, mit ziemlich gleichmässigem Klima (Sommertemp. 18.6° C.), besitzt zahlreiche *Bittersalz haltige Schwefelkalkthermen* von 37—40° C. Fünf davon werden zu Bassinbädern, die sechste, die Sinaquelle (Calc. sulf. 1.17, Calc. bic. 0.47, Magn. sulf. 0.57, HS 1.45 c.c.; Temp. 40° C.) im neuen Sinabadehaus zu Einzelbädern und zur Trinkkur verwendet. Nächstdem warme Douchen, Eisenmoor- und Kiefernadelbäder, Schafmolken. Die Indicationen erstrecken sich auf Rheuma, rheumatische Lähmungen, Gicht, Ischias, chronisches Eczem, Lupus und Syphilis (aus ähnlichen Gesichtspunkten wie in Aachen).

Von der Ebst. Tepla-Trencsén-Teplicz (Lin. Sillein-Pressburg) ½ St. (Wagen 3—4 fl.). — P. u. T. — Unterkunft: 1 Gasthof, 7 Logirhäuser u. zahlreiche Privatwohnungen. Kur- u. Musiktaxe: 3, 6, 12 fl. — 3 Aerzte, 1 Apotheke; Kurzeit: 1. Mai bis 31. Oct., doch auch Winterkur; Frequenz: 3000, darunter viel Norddeutsche — Litt.: Nagel 74; Ventura 88.

Triberg im badischen Schwarzwald, 618 m., langgestrecktes Fabrikstädtchen mit 2500 Einw., dessen rauchende Schornsteine für den grössten unteren Theil des Orts seine Empfehlung als *klimatischer Kurort* keineswegs rechtfertigen. Erst höher hinauf, wo die Gutach in gewaltigem Sturz ihr Wasser hinabschickt, und wo sich anmuthige Spaziergänge in die bewaldeten Thäler eröffnen, ist die Luft wieder rein. In Folge von 2 in den Jahren 1884 und 85 wüthenden Typhusepidemien, als deren wesentlichstes ätiologisches Moment das der Gutach entnommene Trinkwasser anzusehen ist, hat Triberg nunmehr eine vorwurfsfreie Trinkwasserleitung erhalten.

T. ist Ebst. der Lin. Offenburg-Singen. Vom Bahnhof 1 Km. zum Städtchen. — Unterkunft: 1 Gasthof auf der Höhe, 5 unten im Ort. Heilanstalt für nervenkranke Damen (Pens. mit Z. 300—350 Mk. monatl.). — 2 Aerzte, 1 Apotheke. — Litt.: Hauser u. Kreglinger 87.

Triest, Oesterreichs Hafenstadt an der Adria mit 72 000 (mit den Vorstädten 134 000) Einw., liegt unterm 45° 39′ n. Br. unmittelbar am Fusse des Karstgebirges, welches sich im Nordosten der Stadt erhebt. So einladend an windstillen Tagen das Bild ist, welches sich vor uns ausbreitet, wenn wir im Rücken der Stadt zur Optschina hinaufsteigen, so schnell ändert sich die Scene wenn der eisige Luftstrom der Bora, Staub aufwirbelnd und bis in das Mark erkältend uns zwingt den Schutz der Häuser aufzusuchen. Dem Einfluss dieses unheimlichen Windes wird sich niemand, der im Winter dem Luftgenuss nachgeht, absichtlich aussetzen. Die günstigere Jahreszeit für Triest ist der Sommer, wo die Stadt als *Seebad* benutzt wird. Doch lässt der dann vorherrschende heisse Südwind eine wirkliche Erfrischung nicht zu.

Tüffer, steirischer Marktflecken mit 3500 Einw., 250 m., am linken Sannufer in reizender Umgebung besitzt *3 indifferente Thermen* (Franz-Josefsbad) von 35—39° C. und geringem Kalkgehalt. Man hat Bassin- und Einzelbäder, ausserdem Moorbäder, Molken- und Traubenkuren. Die Heilanzeigen sind diejenigen der wärmeren Wildbäder.

T. ist Ebst. zwischen Cilli u. Römerbad (Lin. Wien-Graz-Triest). — Unterkunft im Bad mit 100 Z. (Z. 3—14 fl. wöch.) u. in mehreren Gasthöfen. — 2 Aerzte; Kurzeit: 1. Mai bis Ende Sept.; Frequenz: 800. — Litt.: Henn 72.

Tusnád, ungarischer Kurort im Csiker Komitat, 8 Km. vom gleichnamigen Ort entfernt, 650 m., in einem engen, bewaldeten von der Aluta bewässerten Thale mit warmem Sommerklima (mittlerer Temp.

18.1° C.). Tusnád hat 8 *alkalisch-muriatische Eisensäuerlinge*, von denen 4 zur Badekur, die anderen 4 zur Trinkkur dienen. Eine neunte Quelle, die Hauptquelle (Natr. chlor. 0.36, Natr. bic. 1.24, Calc. bic. 1.60, Magn. bic. 0.78, Ferr. bic. 0.04, fr. CO_2 1040 c.c., Temp. 11.7° C.), entspringt 10 Min. vom Kurort im Walde und wird ausschliesslich zur Trinkkur benutzt und viel versandt. Die Badequellen zeigen Temperaturen von 20.7—23.9 und 800—1000 c.c. freie Kohlensäure. Die Verbindung des Eisens mit Alkalien und Kochsalz lassen die Trinkkur bei gastrischen Katarrhen Anämischer als besonders angezeigt erscheinen.

Von Ebst. Földvar (Marienburg) über Elöpatak 58 Km.; von Kronstadt (Brassó) 66 Km., von hier tägl. Post (Wagen 12—15 fl.). — Unterkunft: 8 Gasthöfe u. 37 Privathäuser (Z. 0.60—4 fl. tägl.). Kur- u. Musiktaxe: 5 fl. — 2 Aerzte; Kurzeit: 15. Juni bis 15. Sept.; Frequenz: 1100. — Litt.: Pawelka 85; Chyzer 87.

Tutzing, oberbayrisches Dorf mit 1250 Einw. am Starnbergersee, 585 m., eine höchst behagliche *Sommerfrische* mit guter Gelegenheit zu Seebädern und mit aussichtsreichen und schattigen Spazierwegen in die Nachbarschaft.

T. ist Ebst. der Lin. München-Peissenberg u. Dampfschiffstation der Lin. Starnberg—Seeshaupt. — Unterkunft in einem Gasthof unten am See, in einem zweiten im Dorf oder in einem dritten auf der Höhe dem Bahnhof gegenüber. — 1 Arzt.

Ueberkingen, württembergisches Dorf mit 500 Einw. im Filsthal, 450 m., am südöstlichen Fuss der schwäbischen Alb mit einem *erdig-alkalischen Säuerling,* der auch etwas Glaubersalz und Eisen (Calc. bic. 1.28, Magn. bic. 0.57, Natr. bic. 0.60, Natr. sulf. 0.08, Ferr. bic. 0.01) führt, und der bei Dyspepsie, chronischen Darm- und Bronchialkatarrhen zur Trinkkur und in Bädern benutzt wird.

Von Ebst. Geislingen (Lin. Stuttgart-Ulm) 3.5 Km., Post in ½ St. — Unterkunft im Bad mit 22 Z. (Pens. mit Z. 4 Mk. tägl.) u. 11 Badezellen. — Nächster Arzt in Geislingen.

Ueberlingen, badische Kreishauptstadt mit 4000 Einw. am Ueberlinger See, dem nordwestlichsten Theile des Bodensees, 410 m., *Sommerfrische* mit einer erdig-salinischen Eisenquelle (Calc. bic. 0.18, Magn. bic. 0.12, Natr. sulf. 0.04, Ferr. bic. 0.08) und mit guter Gelegenheit zu Seebädern und zur Traubenkur.

Ue. ist Dampfschiffstation, 1½ St. Fahrzeit von Konstanz; von Ebst. Stockach (Lin. Ulm-Radolfzell) Post in 2 St. — P. u. T. — Unterkunft im Badhotel und mehreren anderen Gasthöfen. — 5 Aerzte, 1 Apotheke.

Uehlingen, badisches Schwarzwalddorf mit 750 Einw., 646 m., in einer Thalmulde zu beiden Seiten der Schlücht, einfache *Sommerfrische* in Waldnähe.

Vom Ebst. Thiengen (Lin. Basel-Schaffhausen) 14 Km. — P. u. T. — Unterkunft: 2 Gasthöfe (Pens. mit Z. von 4 Mk. an). — 1 Arzt, 1 Apotheke.

Ullersdorf siehe Gross Ullersdorf.

Unken, Dorf im österreichischen Salzkammergut an der Saalach, 552 m., *Sommerfrische* in grossartiger Alpenlandschaft. Drei sehr schwache erdig-salinische Quellen kommen in mehreren Badehäusern (Schultbad, Oberrain, Bad Unken) zur Anwendung.

Von Reichenhall nach Unken geht die Post, 19 Km., 2mal tägl. in 3 St. — P. u. T. — Unterkunft: 2 Gasthöfe.

Unterach, österreichisches Dorf im Salzkammergut, 470 m., am südöstlichen Winkel des Attersees, am Einfluss der vom Mondsee kommenden See-Ache, *Sommerfrische* in reizender Umgebung und mit guter Gelegenheit zu Seebädern.

Von Ebst. Kammer (Lin. Vöcklabruck-Kammer) 4mal tägl. Dampfboot in ca. 2 St. nach Unterach; von Ischl 2 Fahrst. bis Dampfschiffstat. Weissenbach, Unterach gegenüber. — Unterkunft: 3 Gasthöfe u. Privathäuser.

Urach, württembergsche Amtsstadt mit 4000 Einw., 465 m., am Fusse der schwäbischen Alb, im fruchtbaren Ermsthal, *Sommerfrische* in der Nähe herrlicher Buchenwaldungen und Mittelpunkt für die lohnendsten Ausflüge. Nebel sind zur Herbstzeit Abends recht häufig.

Von Ebst. Metzingen (Lin. Stuttgart-Horb) Zweigbahn in 1/2 St. nach Urach. — Unterkunft: 2 Gasthöfe u. Privathäuser; Pension für Nervenkranke (150—180 Mk. monatl.). — 2 Aerzte, 1 Apotheke.

Uriage, Städtchen im Dép. Isère, 414 m., in einem engen, malerischen, bewaldeten Thal der Dauphineer Alpen, mit einer *Schwefelkochsalzlauquelle* (Natr. chlor. 7.23, Natr. sulf. 1.18, HS 7.34 c.c.; Temp. 27° C.), welche zu Trink- und Badekuren, zu Douchen und Inhalationen in vorzüglichen Einrichtungen benutzt wird. Getrunken wirkt die Quelle wegen ihres Glaubersalzgehalts leicht abführend. Ausserdem ist eine Eisenquelle in Mitbenutzung. Zu den Bädern wird das Wasser bis zur geeigneten Höhe erwärmt. Skropheln, besonders skrophulöse Exantheme, Rheuma, Ischias sind die meist behandelten Krankheiten.

Von Ebst. Gières-Uriage (Lin. Chambéry-Grenoble) 7 Km., Omnibus in 3/4 St., oder von Grenoble direct. — Unterkunft: 6 Hotels unter Leitung der Kurdirection (Z. 1—10 fr. tägl.) und über 12 sonstige Hotels, Privatwohnungen und Villas. Kurtaxe: die Pers. 6 fr., Bäder: 1.25—1.50 fr. — 1 Arzt. — Litt.: Doyen 69.

Uetliberg, *klimatischer Sommerkurort,* 860 m., auf dem höchsten Punkt der Albisgebirgskette. Die Aussicht von oben auf Zürich und einen Theil des Zürichersees ist ausnehmend schön, ebenso bei klarem Wetter der Blick nach dem Oberland hinüber und nach den Schneebergen. Aber der Gipfel des Berges ist den Winden stark ausgesetzt, und die leichte Verbindung mit Zürich macht durch das Kommen und Gehen der Passanten den Aufenthalt recht unruhig.

Von Zürich Eb. hinauf in 30 Min. — P. u. T. — Unterkunft in 3 Gasthöfen.

Vals, im Dép. Ardêche am östlichen Abhange der Cevennen im Thal der Volane und inmitten vulkanischer Erhebungen besitzt eine ganze Reihe höchst kräftiger *alkalischer Säuerlinge*, welche bei einer Temp. von nur 13—16° C. ihm den Namen des kalten Vichy eingetragen haben. Die höchstmineralisirte ist die Madelaine (Natr. bic. 7.28, fr. CO_2 1040 c.c.; Temp. 13°), die schwächste die Quelle St. Jean (Natr. bic. 1.48). Sie werden in 2 Etablissements in den verschiedensten Abstufungen vorzugsweise zur Trinkkur gegen Gastrosen, Gicht, Lithiasis und Diabetes verordnet. Das Valser Wasser wird auch viel versendet und im südlichen Frankreich und an der ganzen Riviera ist es zu finden.

Von Ebst. Vogué (Lin. Le Teil-Nîmes) führt eine Zweigbahn über Vals (15 Km.) nach Neigles. — Unterkunft in zahlreichen Hotels u. Maisons meublées. — Litt.: Bougarel 69, 78, 81.

Velden, Dorf in Kärnten am Westende des Wörther oder Klagenfurter Sees, 450 m., *Sommerfrische* mit guter Gelegenheit zu Seebädern und mit schönen Umgebungen.

V. ist Ebst. der Lin. Villach-Klagenfurt. — Unterkunft: 5 Gasthöfe und viele Privatwohnungen (Z. 0.60—1.50 fl. tägl.). — 1 Arzt.

Veldes, Dorf in Oberkrain im Savethal, 475 m., am gleichnamigen See, *Sommerfrische* in prachtvoller Lage. Es entspringt dort eine *indifferente Lauquelle* (Temp. 27° C.), und diese sowie die Seebäder unterstützen die Luftkur.

Von Ebst Lees-Veldes (Lin. Tarvis-Laibach) Post 3mal tägl. in 3/4 St. — Unterkunft: 2 Gasthöfe am See, 4 davon entfernt und im Dorf. — 1 Arzt.

Vena d'Oro, stattliche oberitalische *Wasserheilanstalt*, 452 m., am Südabhange der Venetischen Alpen, mit vortrefflichem Quellwasser von 9° C.

Von Ebst. Conegliano (Lin. Venedig-Triest) Post in 5 St., von Belluno 4 Km. — Unterkunft im Kurhaus (Pens. mit Kur 8½—9 l. tägl.). 1 Arzt; Kurzeit: Sommer- u. Winterkur.

Venedig (Venezia) mit 130000 Einw. liegt unterm 47° 27′ n. Br. inmitten einer nach Westen einschneidenden Bucht des adriatischen Meeres, welche durch eine Reihe langgestreckter schmaler Inseln, dem sogenannten Lido (gleichsam die Sehne des Bogens bildend) von der offenen See getrennt ist. Auf dem zwischen dem Lido und dem Festlande befindlichen seichten Meeresgrund, die Lagunen genannt, hat man auf Pfahlrosten Venedig erbaut, und es durch eine 4 Km. lange Eisenbahnbrücke mit dem Lande verbunden. Statt der Strassen wird diese Stadt von 147 Kanälen durchzogen. Ebbe und Fluth verändern den Stand des Wassers, welches die Mauern ihrer Häuser bespült, und so gleicht sie einem riesenhaften Schiff, welches vor Anker liegt, und auf welchem man nichts weiss von Staub oder Strassenlärm durch Wagengerassel, wie sie in anderen grossen Städten zu finden sind. Die Venetischen, Carnischen und Julischen Alpen, welche im Norden Venedig im weiten Umkreise umspannen, sind zu weit entfernt, um einen wirksamen Schutz gegen die im Winter fast täglich wehenden Nordwinde abzugeben. Nur die Stadt selbst mit ihrem dichten Knäuel von 15000 hochragenden Häusern und Palästen setzt dem Winde einen Damm entgegen und lässt die Südseite derselben im Vollgenuss der Sonnenwärme. Das dort befindliche Ufer: die Riva degli Schiavoni und die Fondamenta delle Zattere, ist der Theil Venedigs, der ausschliesslich zum Krankenasyl geeignet ist. Die Nordwinde, besonders der Nordost, herrschen vom November bis Februar vor. Letzterer, vom Karst herkommend, berührt die Stadt theils als stetige Strömung (Greco disteso) theils als Fallwind, wo er dann in gewaltigen periodischen Stössen trockne Kälte verbreitet (Bora). Oft springen die Nordwinde in Ostwinde über, und diese tragen wesentlich dazu bei, die Nachtheile, welche der Stadt durch die üblen Ausdünstungen der Kanäle erwachsen würden, aufzuheben oder zu mässigen. Manchmal löst der regenbringende Südwind (Scirocco) den Nordwind plötzlich ab, und im März und April, wo er die Herrschaft gewinnt, verkümmert er häufig die Promenaden der Kranken. Ausserdem ist Venedig dem regelmässigen Spiel der See- und Landwinde ausgesetzt. Der Landwind ist gewöhnlich recht angenehm und ihm ist es zu verdanken, dass die Kranken selbst im Hochwinter von 9 oder 10 Uhr Morgens an an der Riva spazieren gehen und bis gegen Sonnenuntergang daselbst verweilen können. Nur an sehr warmen Tagen ist dieses Windes wegen vom Besuch des Lido abzurathen. Im allgemeinen ist es mit den Winden nicht schlimm, und die Riva würde unbestritten eine vorzügliche Winterpromenade sein, wenn nicht die 7 hochgewölbten Brücken, von denen sie unterbrochen wird, theils indem sie dem Spaziergänger das Steigen zumuthen, theils indem sie von den überbrückten Kanälen her einen kalten Luftzug aus Norden zulassen, ihren Werth beeinträchtigten. Hier muss dem Patienten Vorsicht empfohlen werden. Mit einem Wintermittel von 3.8° C. ist Venedig nur $1\frac{1}{2}$ resp. 2° wärmer als Meran und Montreux, aber entsprechend der hochgradigen relat. Feuchtigkeit (Wintermittel 79 %) sind die Oscillationen der Tageswärme sehr unbedeutend. Auf die Zeit vom 1. Oct. bis letzten April rechnet man 50 Tage mit Niederschlägen, darunter ca. 6 Schneetage. Die Zahl der heiteren sonnenhellen Tage ist entschieden überwiegend. Der vollständige Mangel an Staub und an Wagengeräusch ist ein nicht hoch genug zu veranschlagender Vorzug Venedigs. Die Klagen über schlechtes Trinkwasser sind seit Vollendung der neuen Wasserleitung von der Brenta her gegenstandlos. Die Mortalitätsziffer, 25.3 ‰, ist günstiger als die von Italien überhaupt. Die Angaben über den Charakter der häufigsten Krankheiten sind sehr wenig übereinstimmend und dürfen nur mit Vorsicht aufgenommen werden. Dass das Klima Venedigs einen sedativen, reizmildernden, das sanguinische Temperament beruhigenden Einfluss ausübe, haben schon die Alten gewusst, die, wie *Strabo* erzählt, den Gladiatoren die Gegend zwischen Ravenna und Aquileja anempfahlen, um ruhiges Blut und das dem Fechter nöthige Phlegma zu gewinnen. Bei einem so ausgesprochen feuchtwarmen Klima ist Skrophulösen, Chlorotischen und allen Kranken, welche an Stauungshyperämien leiden, von dem Aufenthalt in Venedig abzurathen. Hämorrhoidalleiden sind in Venedig sogar bei jugendlichen Personen sehr gewöhnlich. Als *klimatischer Winterkurort* für Kranke aus dem nördlichen Europa bietet Venedig eine etwa 4° wärmere, feuchte, wenig bewegte Luft. Dabei ist der hohe atmosphärische Druck zu berücksichtigen. Die Sekretion der Bronchialschleimhaut steigert sich, und manche Kranke mit chronischer Bronchitis und Emphysem befinden sich dabei sehr wohl und bessern sich auffallend, ebenso haben chronische Pneumonien mit Neigung zu Recidiven gute Aussichten. Ungeeignet ist Venedig seiner hohen Feuchtigkeit wegen für Kranke, welche an Rheumatismus besonders an Gelenkrheumatismus öfters gelitten haben. Die einzelnen Jahrgänge differiren ziemlich stark bezüglich der meteorologischen Factoren, und es erklärt sich daraus die abweichende Ansicht verschiedener Autoren. An der Riva steigert der Anprall der Sonnenstrahlen die Mittagswärme schon im Februar öfters zu solcher Höhe, dass Katarrhalische sich sehr in Acht nehmen müssen, besonders da im Frühjahr gern Bronchialkatarrhe epidemisch herrschen. Dagegen sind um diese Zeit die Abende weniger kalt als an anderen Kurorten und zu Congestionen Geneigte können dann ihre Promenaden auf die Nachmittagsstunden von 3—5 Uhr verlegen. Die Promenade der Kranken bleibt immerhin nur eine sehr beschränkte: vom Markusplatz über die Riva bis zu den Giardini pubblici und allenfalls an den Fondamenta delle Zattere bis zum Campo di Marte, mit seinem bunten Treiben und seinem wechselnden Schiffsverkehr freilich ein hochinteressantes Stück Erde. Als *Seebad* besitzt Venedig am Lido recht gute Einrichtungen. Im Juli und August sind Luft und Meer zu warm, um Fremde zur Kur dorthin zu ziehen, dagegen bringen die Monate Mai, Juni, September und October eine Seewasserwärme von 21—24° C. mit sich, während die Luft empfindliche Hitzegrade aufweist.

Von Triest nach Venedig braucht man mit der Eb. $7^1/_2$, mit dem Dampfschiff 6 St.; von Wien erreicht man V. in $16^1/_2$, von München in 20 St. — Unterkunft: Für Kranke eignen sich nur die an der Riva gelegenen Hotels als Absteigequartier, Privatwohnungen ebendaselbst oder an den Zattere (Z. 50—100 l. monatl.). Die Verpflegung in den Trattorien ist mannichfaltig und gut. — 4 deutsche Aerzte u. gute Apotheken; Kurzeit: Anfang Oct. bis Ende Mai. In der Regel ist der Mai noch nicht zu warm, bisweilen aber macht sich der Scirocco um diese Zeit schon so fühlbar, dass der Pat. dann besser thut Venedig zu verlassen.

Ventnor siehe Wight.

Vevey am Genfersee, Stadt mit 8000 Einw. im Kanton Waadt, 385 m., ist zwar günstiger gelegen wie Genf, aber keineswegs gegen den Nordwind genügend geschützt und daher bedeutend kälter (Wintermittel 1° C.) als Montreux. Seine wesentliche Bedeutung hat es als *Traubenkurort* (mittl. Temp. des Herbstes 8.6° C.) und in dieser Beziehung ist es die beliebteste Station des Genfersees (siehe Montreux).

V. ist Ebst. der Lin. Genf-Lausanne-Brieg. — Unterkunft in 9 Hotels und 3 Pensionen. — 9 Aerzte. — Litt.: Curchod 63; Vuillemin 85.

Viareggio, schmuckes oberitalisches Städtchen an der Riviera di Levante, sehr beliebtes *Seebad* mit vortrefflichem sandigen Strand und auch als *klimatische Winterstation* versuchsweise in Aufnahme. Die Berge von Carrara sind 10 Km. weit entfernt und sind deshalb als Windschutz gegen Nordosten zu von untergeordneter Bedeutung. Hierzu dient vielmehr die Pineta, jener herrliche Fichtenwald, der den Ort von Nord bis Südwest umspannt. Die klimatischen Verhältnisse sind im Uebrigen die von Pisa. Nebel sind nicht ganz selten. Der Versuch dort zu überwintern wird wesentlich durch die ungewöhnliche Billigkeit des Lebens in den gut ausgestatteten zur Sommerzeit überfüllten Gasthöfen unterstützt. Es existirt in Viareggio auch ein Seehospiz für skrophulöse Kinder.

Von Pisa ist V. mit der Eb. nur 40 Min. entfernt, von Genua 4 St. — Unterkunft in 7 Hotels (Pens. mit Z. 5—6 l. tägl.); Kurzeit für Winterkurgäste von Oct. bis Mai, in der übrigen Zeit des Jahres Seebäder.

Vichy, Stadt mit 8500 Einw., am rechten Ufer des Allier, 259 m., schön gelegen, ist der bedeutendste Badeort Frankreichs, vielleicht der Welt, ausgezeichnet durch 13 Quellen, welche bei einer Temperatur von 14—45° C. zu den stärksten *alkalischen Säuerlingen* gehören. Der durchschnittliche Gehalt dieser Quellen an doppelt kohlensaurem Natron beträgt 4—5 pro mille, die berühmteste und zumeist angewendete darunter ist die Grande Grille (Natr. bic. 4.88, Natr. chlor. 0.53, Calc. bic. 0.43, fr. CO_2 461 c.c.; Temp. 41° C.). Trink- und Badekur. Die hauptsächlichsten Indicationen sind: Magen- und Darmkatarrhe, Gallensteine, Blasenkatarrhe, Lithiasis, Gicht, Diabetes.

Vichy ist Ebst. der Lin. Nevers-Thiers, von Paris 9, von Lyon 6 St. Fahrzeit. — Unterkunft: 13 Hotels I. Ranges (Pens. 10—15 fr. tägl.), ausserdem zahlreiche Hotels II. Ranges u. Maisons meublées. Im allgemeinen ist das Leben nicht theuer. — Mehr als 20 Aerzte; Kurzeit: 1. Juni bis 15. Sept.; Frequenz: 30000. — Litt.: Göschen 65; Durand-Fardel 64, 81.

Vihnye (Eisenbach), Kurort im Barser Komitat, 310 m., im Eisenbacher Thal mit *2 warmen und 2 kalten Eisenquellen.* Von den beiden warmen Quellen ist die alte (Ferr. bic. 0.04, Calc. bic. 0.89, fr. CO_2 183 c.c.; Temp. 38.3° C.) die eisenhaltigere, die zweite, der artesische Brunnen (Ferr. bic. 0.01, Calc. bic. 0.49, fr. CO_2 337 c.c.; Temp. 35° C.) die schwächere. Beide werden in 2 Badehäusern, in Spiegel- und Separatbädern benutzt. Zu Trinkkuren bedient man sich der kalten Quellen (Temp. 4—5° C.). Auch ist eine Wasserheilanstalt vorhanden.

Von Ebst. Schemnitz, 11 Km., geht die Post tägl. in 1½ St. zum Kurort. — P. u. T. — Unterkunft: Kurhaus mit 139 Z. u. Privathäuser. — Kurtaxe: 2 bis 5 fl. — 1 Arzt; Kurzeit: 1. Mai bis 1. Oct.; Frequenz: 500. — Litt.: Bolemann 79.

Villach, alte Stadt in Kärnten mit 5400 Einw., an der Drau, 501 m., am Fusse des Dobratsch und am Saume des zwischen Drau- und Gailthal sich öffnenden Thalkessels gelegen, besitzt in ihrer Nähe eine *indifferente Lauquelle* (Temp. 29° C.), die in Bassinbädern und zu Wannenbädern, diese in einfacher Weise erwärmt, benutzt wird.

V. ist Ebst. der Lin. St. Valentin-Laibach. Das Wildbad befindet sich 4 Km. von der Stadt u. ist per Eb. in 10 Min. zu erreichen. — Unterkunft im Kurhaus mit 40 Z. (Z. 0.70—1.50 fl. tägl.). Kurtaxe: 1 Pers. 1 fl. — In der Stadt 6 Aerzte, 2 Apotheken; Kurzeit: 1. Juni bis Ende Sept.; Frequenz: 300. — Litt.: H. Noë 79.

Villars-sur-Ollon, sehr geschätzter *klimatischer Sommerkurort* im Kanton Waadt, 1275 m., gegen Norden windgeschützt, gegen Südwesten hin frei und mit wundervoller Aussicht über die ganze Nachbarschaft des Genfersees.

Von Ebst. Aigle (Lin. Lausanne-Brieg) Post über Ollon in 4 St., Einsp. 15, Zweis. 30 fr. — P. u. T. — Unterkunft: 3 Gasthöfe mit 200 Z. (Pens. mit Z. 6 bis 8 fr.). Aerzte in Aigle.

Vöslau, Dorf in Nieder-Oesterreich, 246 m., am südöstlichen Saume des Wiener Waldes, *Sommerfrische mit indifferenten Lauquellen* (Temp. 23 ° C.). In der in einem Park gelegenen *Wasserheilanstalt* in Gainfahrn erhält man medicinische Bäder aller Art, Douche- und Kiefernadelbäder. Ausserdem Anstalt für Massage, für Inhalations-, Milch- und Molkenkuren.

V. ist Ebst. der Lin. Wien-Mürzzuschlag, 1 St. Fahrzeit von Wien. — Unterkunft: 6 Gasthöfe, Kuranstalt mit 40 Z., Privatwohnungen u. Villen. — 5 Aerzte: Kurzeit: Anf. Mai bis Mitte Oct.; Frequenz: 4000.

Wäggis (Weggis), Dorf und *klimatischer Sommerkurort* mit Seebädern am Vierwaldstättersee, 440 m., und zwar in einer sanftgeschwungenen Bucht, welche im Westen, Norden und Osten von Rigi und seinen Ausläufern gedeckt wird. Dadurch besitzt der Ort ein ausserordentlich mildes, im Frühling (10.9°) und Herbst (10.5°) angenehm warmes, im Sommer (19.4° C.) etwas überwarmes Klima. Ehe es Mode ward, die Winterkurgäste von Davos auch während der Schneeschmelze dort oben festzuhalten, brachten deren manche diese schauderhafte Periode in Wäggis zu, dessen Klimacharakter auch im kräftigen Baumwuchs und in dem Reichthum an Früchten und Gemüsen zum Ausdruck kommt. Seit Verlegung der Station für die Rigibesteigung nach Viznau ist Wäggis auch ein stiller Ort geworden. Dem Fusswanderer bieten die Strassen nach Viznau, nach Küssnacht und die an der Berglehne hinaufführenden Wege z. B. nach Rigiblick (1/2 St.) reiche Abwechslung und hochgradige Naturgenüsse.

Von Luzern erreicht man per Dampfschiff W. in 1/2, von Viznau in 1/4 St. — P. u. T. — Unterkunft: 8 Gasthöfe u. Pensionen (Pens. mit Z. 6—9 fr. tägl.). Arzt anwesend; Kurzeit: Anf. März bis Ende Oct.

Waidring, Dorf und *Sommerfrische* im nordöstlichen Tirol, 881 m., in einem mässig weiten Thalkessel, der vom Wald umschlossen wird. Ein sanft ansteigender Waldweg führt zur Quelle, ein fast ebener zum Pillersee mit seinem krystallhellen Bache. Freundliche Lage abseits der grossen Strasse und gutes Quartier, für Ruhebedürftige wie geschaffen. Vorzügliches Trinkwasser.

Von Ebst. St. Johann (Lin. Wörgl-Bischofshofen) 15 Km., Post tägl. in 1 1/4 St. — Unterkunft in der Post mit hohen Zimmern.

Walchensee, oberbayrisches Dorf, 790 m., am gleichnamigen See in der anmuthigsten Umgebung, eine vortreffliche *Sommerfrische.* Reizender Blick über Kochel- und Walchensee von dem 1/2 St. entfernten

Pavillon, bequemer Reitweg zu dem aussichtsreichen Herzogenstand. Seebäder, Wasserfahrten und Fischfang.

Von Ebst. Penzberg (Lin. München-Penzberg) 6 St. — Unterkunft: Gasthof am Ort (Pens 4 Mk.), ein 2. in dem 1 St. entfernten Urfeld, an der Nordspitze des Sees.

Walchsee, Weiler in Tirol, 670 m., am gleichnamigen kleinen fischreichen See mit Miniatur-Insel. Der See hat relativ warmes, weiches Wasser und eignet sich gut zu Bädern, Angeln und Wasserfahren. Sehr billige einfache *Sommerfrische.*

Von Oberaudorf (Lin. Rosenheim-Kufstein) $2^1/_2$ St. — Unterkunft in 2 Gasthäusern.

Waldau, freundliches badisches Schwarzwalddorf, 962 m., einfache *Sommerfrische* in einer von Wald umrahmten Thalmulde.

Von Ebst. Neustadt (Lin. Freiburg-Neustadt) $2^1/_2$ St. zu fahren. — Unterkunft im Gasthof (Pens. mit Z. 4 Mk. tägl.).

Waldshut, badisches Städtchen und *Sommerfrische* mit 2600 Einw., 343 m., am südlichen Fusse des Schwarzwaldes, oberhalb des Rheins mit Fuss- und Soolbädern.

W. ist Ebst. der Lin. Basel-Konstanz. — Unterkunft in 5 Gasthöfen (Pens. mit Z. 4—6 Mk.). — 2 Aerzte, 1 Apotheke.

Wallenstadt (Walenstadt), Städtchen und *Sommerfrische* im Kanton St. Gallen, 435 m., am östlichen Ende des Wallenstädter Sees mit guter Gelegenheit zu Seebädern. Vom Monat Juni an hat das Seewasser eine durchschnittliche Temperatur von 21° C. Bei gutem Wetter stellt sich in der Regel von Vormittags 10 bis Nachmittags 2 Uhr ein Westwind ein, der ziemlich starken Wellenschlag zur Folge hat. Ziegenmilch, Ziegenmolken und Traubenkuren.

W. ist Ebst. der Lin. Zürich-Chur. — Unterkunft: 3 Hotels. — Arzt am Ort.

Wangenburg, kleiner aus zerstreut liegenden Häusern gebildeter Weiler und *Sommerfrische* im Unterelsass, 450 m., in einem von Nadelholzwäldern umgebenen weiten grünen Thalkessel. Dicht beim Gasthaus, zur Ruine sich hinaufziehend, beginnt der Wald. Nach Süden eine aussichtsreiche Terrasse mit Springbrunnen und schönen Linden.

Von Ebst. Romansweiler (Lin. Zabern-Schlettstadt) geht 3mal tägl. ein Omnibus (9 Km.) in 2 St. nach W. — P. u. T. — Unterkunft im Hotel (Pens. mit Z. 4 Mk.). Die Gesellschaft besteht meist aus dem Mittelstand Strassburgs. Französische Sprache vorherrschend. Aerzte u. Apotheke in dem 12 Km. entfernten Wasselnheim.

Wangerooge, oldenburgische Insel, etwa 7 Km. lang und $1^1/_2$ Km. breit, westlich von der Ausmündung des Jadebusens in das Meer, ein früher von den Sturmfluthen vernichtetes, jetzt neu befestigtes *Nordseebad.* Der Strand, fest und sanft abschüssig, ist vom Dorfe kaum 400 Schritt entfernt. Warmbadehaus. Jagd auf Kaninchen, Seevögel und Seehunde.

Von Ebst. Wilhelmshaven geht ein Dampfboot in 3—4 St. nach Wangerooge. Von Ebst. Jever 18 Km. bis Carolinensiel (Friedrichsschleuse), Post (vom 1. Juli an) in 2½ St., von Carolinensiel Fährschiff in 1½ St. zur Insel. — T. — Unterkunft: Kurhaus mit 7 Logirhäusern (Z. 8—20 Mk. wöch., Pens. ohne Z. 4.50 tägl.) u. Fischerhäuser. — Kurtaxe: 1 Pers. 2, 1 Fam. 3 Mk. u. mehr; Bäder: 1 Seebad 0.50, 1 warmes Bad 1.50 Mk. — 1 Arzt anwesend; Kurzeit: 15. Juni bis 15. Sept.: Frequenz: 900

Warasdin-Teplitz (Toplica), Dorf und Kurort in Croatien im Komitat Warasdin, 280 m., an einer gegen Norden ansteigenden Berglehne gelegen, hat eine sehr ergiebige *erdig-salinische Schwefeltherme* (Natr. sulf. 0.17, Natr. chlor. 0.10, Calc. bic. 0.42, Magn. bic. 0.12, HS 4.93 c.c.; Temp. 57 ° C.). Dieselbe wird in 3 Badeanstalten, im Constantins-, Josefs- und Volksbad, zur Trink- und Badekur benutzt. Moorbäder mittelst eines mit der Quelle imprägnirten Schlammes. Aus den Wohnungen gelangt man unmittelbar in die Bäder. Indicationen sind: Skrophulose, besonders skrophulöse Caries und Nekrose, Rheuma, Gicht und chronische Exantheme, Syphilis wie in Aachen.

Von Ebst. Csakathurn (Lin. Pragerhof-Stuhlweissenburg) 4 mal tägl. Stellwagen uber Warasdin in 3 St. zum Kurort; von Ebst. Kreuz (Lin. Zákány-Agram), 40 Km., Post in 5 St. nach W.-T. — P. u. T. — Unterkunft: Kurhaus mit 94 Z. und Wohnungen im Dorf. — 2 Aerzte, 1 Apotheke; Kurzeit: 1. Mai bis 1. Oct; Frequenz: 900. — Litt.: Rakovec 63; Fodor 83.

Warmbrunn, schlesischer Ort mit 3400 Einw. zu beiden Seiten des Zackenflusses, 345 m., und am nördlichen Fusse des Riesengebirges, klimatischer Sommerkurort mit *5 indifferenten Thermen* (Temp. 36—40° C.). Die mässige Elevation und im Süden die Nähe eines zu 1000—1300 Meter ansteigenden Gebirgskammes, auf dem 8 Monate lang Winter herrscht, bedingen einen kühlen Sommer (mittl. Temp. 15.6° C.), und besonders sind die Morgen- und Abendstunden kühl und Temperatursenkungen durch Fallwinde und Gewitter nicht selten. Das Frühjahr stellt sich mehrere Wochen später, der Herbst früher ein wie in der norddeutschen Ebene. Bei vorherrschendem Südwest ist ein ziemlich hoher Feuchtigkeitsgrad der Luft das Gewöhnliche; dabei häufige Niederschläge. Bei trockner Witterung ruft der rege Wagenverkehr leicht reichlichen Staub hervor. Im Uebrigen ist die Reinheit der Luft hier noch nicht durch Fabriken beeinträchtigt. Der endemische Gesundheitszustand ist deshalb auch bemerkenswerth gut, und bei einiger Vorsicht in der Kleidung befinden sich Luftkurgäste, auf welche die Nähe des Riesengebirges stets einen besonderen Reiz ausübt, hier sehr wohl. Von den 5 Quellen enthalten 3 geringe Mengen von Schwefelwasserstoff, die beiden anderen, welche deshalb auch zur Trinkkur benutzt werden, sind frei davon. In der Hauptsache haben die in Douchen, Bassin- und Einzelbädern angewandten Quellen den Effect der wärmeren Wildbäder und richten sich gegen Rheuma, Gicht, Neuralgien, Frauenkrankheiten und chronische Exantheme. Milch- und Molkenkuren.

Von Ebst. Reibnitz (Lin. Lauban-Hirschberg) 7 Km., 3 mal tägl. Post in 1 St.; von Ebst. Hirschberg 3 mal tägl. Post. u. stündlich Omnib. in $^3/_4$ St. nach W. Von Reibnitz od. Hirschberg Einsp. 3, Zweisp. 5 Mk. zum Kurort. — P. u. T. — Unterkunft: 3 Gasthöfe I., 8 II. Ranges, Wohnungen in den Badehäusern (Z. 9—24 Mk. wöch.) u. in Privathäusern (Z. 3—30 Mk. wöch.). — Kurtaxe: 1 Pers. 16, jedes weitere Familienglied 5 Mk. mehr; Bäder: 0.70—1 Mk. — 7 Aerzte, 1 Apotheke; Kurzeit: 1. Mai bis Ende Oct.; Frequenz: 9000. — Litt.: Knoblauch 76; Höhne 78; Herzog 83; Poleck 85.

Warnemünde, Flecken in Mecklenburg Schwerin mit 1800 Einw. am Ausfluss der Warnow in die Ostsee, mit Hafendämmen und schönen Alleen: einfaches *Ostseebad* mit zweckmässigen Einrichtungen. Ausser 2 Damenbädern und einem Herrenbad giebt es ein Badehaus zu warmen Seebädern, Douchen und Schwefelbädern. Die Pumpen in der Düne liefern geniessbares Trinkwasser.

W. ist Ebst. der Lin. Rostock-Warnemünde; von Rostock Dampfschiff in 30 Min. — Unterkunft: 6 Gasthöfe u. mehrere Pensionen (Pens. ohne Z. 4 Mk. tägl.), Privatwohnungen zu 16—20 Mk. u. mehr wöch. — Keine Kurtaxe, Bäder: 0.40—1 Mk. — 3 Aerzte, 1 Apotheke; Kurzeit: 15. Juni bis 15. Sept.; Frequenz: 3000.

Warnicken, kleines *Ostseebad* an der nördlichen samländischen Küste. Parkanlagen mit Aussicht übers Meer.

Von Ebst. Powayen (Lin. Königsberg-Pillau) 24 Km., Fahrstrasse.

Wartenberg, *Wasserheilanstalt* in Böhmen unweit des Schlosses Gross-Skal im Libunkathale in romantischer Umgebung. Dampfbad, Gymnastik, Diätkuren.

Von Ebst. Turnau (Lin. Seidenberg-Josephsstadt) 6 Km., Fahrzeit $^3/_4$ St. — Unterkunft im Kurhaus mit 9 Gebäuden u. 120 Z. (Z. 3—12, Kost 11—14, Kur ca. 4 fl. wöch.). Aerztliche Leitung; Kurzeit: Sommer- u. Winterkur.

Weesen (Wesen), Dorf im Kanton St. Gallen, 425 m., am westlichen Ende des Wallensees, *Sommerfrische* in anmuthiger windgeschützter Lage. Seebäder und Traubenkur.

W. ist Ebst. der Lin. Zurich-Chur. — Unterkunft: 4 grössere u. mehrere kleinere Gasthöfe.

Wehlen, sächsisches Städtchen mit 1800 Einw. und *Sommerfrische* am rechten Elbufer, 123 m., als Eingangspforte in den Uttewalder Grund und zur Bastei sehr belebt. und schön gelegen. Elbbäder und Angelsport.

W. liegt gegenüber der Ebst. Potzscha (Lin. Dresden-Bodenbach). — P. u. T. — Unterkunft: 5 Gasthöfe u. Privathäuser. — 2 Aerzte, 1 Apotheke.

Weilbach, Kuranstalt in der Provinz Nassau, dem preussischen Fiskus gehörig, 135 m., mit einer *kalten Schwefelwasserstoffquelle* (Natr. bic. 0.40, Magn. bic. 0.36, Calc. bic. 0.37, Natr. chlor. 0.27, fr. CO_2 98 c.c., HS 5.21 c.c.; Temp. 13.7° C.), welche als Nebenbestandtheile Alkalien und Kochsalz in geringer Menge enthält, und einem *alkalisch-muriatischen Säuerling,* der sogenannten Natron-Lithionquelle (Natr. bic. 1.35, Natr. chlor. 1.25, Lith. bic. 0.009, fr. CO_2 152 c.c.), welche bis auf ihren geringen Lithiongehalt dem Niederselterser-Wasser fast identisch ist. Die Schwefelquelle dient in erster Linie zur Trinkkur, und da man die beste Gelegenheit hatte, dabei die physiologische Wirkung des HS zu beobachten, so sind von Weilbach verschiedene Erklärungsversuche derselben ausgegangen. Das Wasser schmeckt gar nicht unangenehm, und wenn der Patient langsam trinkt und sich davor hütet, dass das Gas nicht durch Ructus entweicht, so regt es den Appetit an, verzögert aber zunächst die Peristaltik, regt aber später die Gallenabsonderung derartig an, dass die Faeces bald eine dunkle grünlich-schwarze Färbung bekommen. Man hat angenommen (*Roth*'sche Theorie), dass diese dunkle Färbung durch Schwefeleisen erzeugt werde, indem der Schwefelwasserstoff im Pfortadersystem mit den Blutkörperchen Verbindungen eingehe. *Stifft* erklärt den Vorgang anders. Nach ihm wirkt der HS erregend auf den Lungenvagus und bringt Reflexe auf das Centrum der Athmung, auf Herz- und Lungenbewegung zu Stande. Er sei damit den rein narkotischen oder neurotischen Mitteln an die Seite zu stellen und als ein specifisches Vagusmittel zu bezeichnen. Darnach ergeben sich denn auch die Indicationen. Geeignet für Weilbach sind vollsaftige, robuste Individuen mit hämorrhoidaler Anlage, Personen mit leicht erregbarem Gefässsystem, mit Neigung zu Congestionen und Blutungen, mit Reizzuständen des Magens und Darmkanals, sowie auch leicht anämische und neurasthenische Individuen. Contraindicirt ist Weilbach dagegen bei höherem Grade von Anämie und Neurasthenie, bei Hypochondrie, Hysterie und Neuralgien, ferner bei entzündlichen Erscheinungen in den Respirationsorganen oder der Leber und endlich bei decrepiden Personen. Neben der Trinkkur wird von Inhalationen des Schwefelwasserstoffs gegen Katarrhe des Pharynx, Larynx und der Bronchien und gegen katarrhalische Pneumonie vielfach Gebrauch gemacht, während die Bäder in ihrer Heilwirkung auf Exantheme (Eczem, Prurigo) nur eine untergeordnete Rolle spielen. Weilbach steht noch einigermassen unter dem Schutz des Taunus, und hat, wie schon die Vegetation bezeugt, ein mildes Klima. Gegen die sommerliche Hitze gewährt der an die Kuranstalt anstossende grosse Park genügenden Schutz.

Von Ebst. Flörsheim (Lin. Frankfurt-Wiesbaden) 4 Km., Omnib. oder Wagen in 25 Min. zum Bad. — Unterkunft: Königl. Kurhaus mit 3 Depend. u. ca. 120 Z. (Z. 2—4 Mk. tägl.) u. 3 Privathäuser. Kurtaxe: 1 Pers. 10, 1 Fam. 15 Mk. u. mehr; Bäder: 1.50—2 Mk., Inhalationen: 3 Mk. woch. — 1 Arzt; Kurzeit: 1. Mai bis 30. Sept.; Frequenz: 300. — Litt.: Roth 55; Stifft 62, 86, 87.

Weinheim, badische Stadt mit 7600 Einw. an der Bergstrasse, 109 m., und am Fusse der Burg Windeck: *Luftkurort* mit angenehmen Spaziergängen in das Birkenau- und Gorxheimthal. Der Sommer ist fast zu heiss, der Frühling meist angenehm warm und der Herbst zur Traubenkur gut geeignet. In 20 Min. Entfernung wird im „Stahlbad“ eine gasarme erdige Eisenquelle (Ferr. bic. 0.13, Calc. bic. 0.51) angewendet.

W. ist Ebst. der Lin. Heidelberg-Darmstadt u. Mannheim-Weinheim. — Unterkunft: 6 Gasthöfe, das Stahlbad u. Pensionen. — 5 Aerzte, 2 Apotheken; Kurzeit: 15. Mai bis 15. Oct. (Pens. mit Z. 4—6 Mk. tägl., 1 Stahlbad 1 Mk.).

Weissbad, *klimatischer Sommerkurort* im Kanton Appenzell, 817 m., am Fusse der Ebenalp mit Einrichtungen zur Milch- und Molkenkur und zu Bädern, für welche eine in der Nähe entspringende, schwach eisenhaltige erdige Quelle benutzt wird. In einem tiefen Thaleinschnitt gelegen ist Weissbad vollkommen windgeschützt und im Gegensatz zu Gais und Appenzell hochgradig schattig und bei stark bewässertem Terrain feucht und regenreich. In normalen und besonders in heissen und trockenen Sommern befinden sich Kranke mit trocknem Katarrh des Larynx oder der Bronchien hier recht wohl.

Von St. Gallen geht die Post in $2^3/_4$ St. nach Appenzell, von Stat. Urnäsch (Lin. Winkeln-Urnäsch) ebendahin Post in $1^1/_2$ St. Von Appenzell ins Weissbad Fahrweg in $^3/_4$ St. — Unterkunft: Kurhaus mit 90 Z. (Pens. mit Z. 6.50—9.50 fr.). — Arzt aus Appenzell.

Weissenburg, kleines Dorf im Kanton Bern, im Simmenthal und in Entfernung von einer halben Stunde, zwischen den hohen Felswänden der Bunschischlucht versteckt, 980 m., das gleichnamige Bad: *Klimatischer Sommerkurort mit erdiger Therme.* Die hauptsächlich Gyps führende Quelle (Calc. sulf. 0.90, Calc. bic. 0.10, Magn. sulf. 0.34, fr. CO_2 2.5 c.c.; Temp. 26° C.) wird meist nur getrunken und zwar in steigender Dosis mehrmals täglich 50—200 Gramm. Bäder werden seltner genommen. Der sonst verstopfenden Wirkung des Brunnens tritt das in ihm vorhandene Bittersalz einigermassen entgegen. Ungenügenden Falls setzt man demselben noch Bittersalz hinzu. Die Luft besitzt einen hohen Grad relativer Feuchtigkeit (Juni 90 %), und Niederschläge, auch wohl im Sommer noch Schnee, sind nicht selten. Für die Heilwirkung von Klima und Quelle werden folgende Indicationen aufgestellt: Katarrhe der Respirationsorgane, Emphysem, Asthma und initiale Phthise.

Von Thun Post 2mal tägl. nach W. in 3 St. — P. u. T. — Unterkunft in 2 Kurhäusern mit 370 B. (Pens. mit Z. 5—10 fr. tägl.). Arzt anwesend; Kurzeit: 1. Juni bis 30. Sept.: Frequenz: 300. — Litt.: A. Müller 68; Schnyder 84.

Weissenstein, Berg im Kanton Solothurn, 1284 m., den Rücken der südlichen Jurakette bildend, wird als *Sommerfrische* benutzt. Sein Gipfel, die „Röthe", ist auf schönem Waldwege ½ St. vom Kurhause entfernt. Dieses liegt ganz frei, mit der Front gerade nach Süden und gewährt einen grossartigen Blick auf die ganze Alpenkette. An angenehmen Spazierwegen, zum Theil durch Wald, fehlt es nicht, aber für reizbare Patienten und Katarrhalische ist der Berg viel zu sehr den Winden ausgesetzt. Auch fehlt es sehr an nur einigermassen gutem Wasser.

Von Solothurn (Lin. Olten-Biel) zu Wagen in 3 St. (Zweisp. 20 fr.); von Münster (Lin. Basel-Jura-Bern) Post nach St. Joseph in 1½, dann Fahrweg in 2 St. — P. u. T. — Unterkunft: Kurhaus mit 140 B. (Pens. mit Z. 8 fr.). Aerzte in Solothurn.

Weisser Hirsch, sächsisches Dorf mit 650 Einw., 240 m., 138 Meter oberhalb des Elbspiegels, welches, an die Dresdner Haide anstossend, hübsche Spaziergänge in den Wald ermöglicht, und für Dresden als die nächstgelegene *Sommerfrische* Bedeutung hat, aber auch von Berlin aus besucht wird. Gelegenheit zu Diätkuren, zur Hydrotherapie und Elektrotherapie.

Von Dresden 45 Min. Entfernung. — P. u. T. — Unterkunft: 4 Gasthöfe u. viele Villen u. Privatwohnungen. Sanatorium (Pens. mit Z. u. Kur 7—12 Mk.). — 1 Arzt.

Werne, Städtchen in Westfalen, im Regierungsbezirk Münster, mit 2250 Einw., 50 m., nahe der Lippe und in freundlicher waldreicher Umgebung, besitzt eine sehr kräftige *Kochsalztherme* (Natr. chlor. 60.57, Calc. chlor. 1.75, Magn. chlor. 1.05, Ferr. bic. 0.07, fr. CO_2 495 c.c.; Temp. 28° C.). Im Vergleich mit Oeynhausen und Nauheim hat Werne das Doppelte an Kochsalz, wird aber von beiden an Gasgehalt und an Höhe der Temperatur (4—5° mehr) übertroffen. Das Wasser wird zu Bädern, zur Trinkkur nur ganz ausnahmsweise, angewendet. Die hauptsächlichsten Indicationen sind Rheuma, rheumatische Lähmungen, Ischias, Hautschwäche, torpide Skrophulose, Abdominalplethora mit Haemorrhois, spinale Lähmungen und alte Exsudate im Thorax oder Beckenraume.

Von Ebst. Camen (Lin. Köln-Minden) 9 Km., Post 2mal tägl. in 1 St.; von Ebst. Lünen (Lin. Dortmund-Gronau) 9 Km.; von Ebst. Mersch (Lin. Münster-Hamm) 16 Km., Post einmal tägl. in 1¾ St. — P. u. T. — Unterkunft: Kurhotel beim Bade (Pens. 4—5 Mk. tägl.) u. in der Stadt 4 grössere Gasthöfe und viele Privatwohnungen (Pens. ohne Z. 2—4 Mk. tägl.); Bäder: 1 Mk. — 3 Aerzte. 1 Apotheke: Kurzeit: 1. Mai bis 1 Oct.

Wernigerode, preussische Stadt mit 9100 Einw.. am nördlichen Fusse des Oberharzes, am Zusammenfluss des Zilligerbaches mit der Holzemme, 244 m., und zwar in einer nach Norden sich öffnenden Bergbucht gelegen, wird gern als *Sommerfrische* benutzt. Die mittlere Temp. des Sommers ist nur 16.4, und unter dem Einfluss der Gebirgsnähe hat man im Sommer 50 Regentage. Die Gleichmässigkeit im Gange der Wärme bekundet, dass der Einfluss der Nordsee über das hannöversche Land fort bis an diese Berggrenze reicht. Der Mischung von See- und Bergklima verdankt Wernigerode sein frisches und doch nicht rauhes Klima. Neben dem ländlichen Charakter der Wohnungen und bei reicher Auswahl an erfrischenden Spazierwegen ist der Ort immerhin gross und städtisch genug, um allen leiblichen und geistigen Bedürfnissen der Sommergäste genügend Rechnung zu tragen. Schwimm- und Badeanstalt, Sool- und Fichtennadelbäder, Milch- und Molkenkuren.

W. ist Ebst. der Lin. Heudeber-Ilsenburg. — Unterkunft: 12 Gasthöfe und Pensionen u. Privatwohnungen in W. selbst so wie in den angrenzenden Ortschaften Nöschenrode, Mühlenthal u. Hasserode. — 7 Aerzte, 2 Apotheken. — Litt.: Varges 76.

Westerland siehe Sylt.

Westerplatte, *Ostseebad* in der Danziger Bucht dicht bei Neufahrwasser, der Vorstadt von Danzig (6000 Einw.) mit schönen Parkanlagen. Warmbad auch für kohlensäurehaltige Sool- und Stahlbäder. Trinkhalle für Mineralwässer.

Von Danzig stündlich und öfter Dampfbootverbind. Neufahrwasser ist Ebst. der Lin. Dirschau-Danzig-Neufahrwasser. — P. u. T. — Unterkunft in zahlreichen Logirhäusern. — 2 Aerzte, 1 Apotheke; Kurzeit: Erste Saison 10. Juni bis 31. Juli, zweite 1. Aug. bis 30. Sept.

Wiesau, bayrisches Pfarrdorf in der Oberpfalz am südlichen Gehänge des Fichtelgebirges, 520 m., in dessen Nähe sich das „König Ottobad" mit *3 erdig-salinischen Eisensäuerlingen* befindet. Die kräftigste darunter ist die Ottoquelle (Natr. bic. 0.70, Calc. bic. 0.15, Ferr. bic. 0.09, fr. CO_2 953 c.c.). Ausser der Trinkkur und Mineralbädern werden Gasbäder, Douchen, Fichtennadel- und Moorbäder angewendet.

W. ist Ebst. der Lin. Hof-Regensburg. — Unterkunft im Kurhaus (Z. 6—20 Mk. wöch.). — Arzt u. Apotheke in dem per Bahn 10 Min. entfernten Mitterteich; Kurzeit: 25. Mai bis 15. Oct.; Frequenz: 200.

Wiesbaden, die Hauptstadt der preussischen Provinz Nassau mit 55500 Einw., *klimatischer Kurort und Kochsalztherme*, liegt, 117 m., an den südwestlichen Ausläufern des Taunusgebirges, welches sich nördlich vom Kurort in der Platte bis 487 m. erhebt. Der nur nach Süden geöffnete Thalkessel verliert sich in sanfter Hügelabdachung in das Rheinthal. Die Bodenschichten bestehen theils aus reinem Lehm, theils aus Lehm mit Sand vermischt, theils aus Lette auf Kalkstein lagernd. Gegen Nord, Nordost, West und Nordwest ist genügender Bergschutz vorhanden. Auch der Ost wird einigermassen durch die zwischen Bierstadt und Erlenheim gelegenen Höhen abgehalten. Die Ventilation der Atmosphäre geschieht durch Strömungen, welche, und zwar am deutlichsten Morgens, die Thalwege der kleinen Bäche im Nero-, Dambach-, Wellritz-, Adams- und Sonnenbergerthal begleiten. Zu dem Windschutz und zu der durch directen Anprall der Mittagssonne gegebenen Treibhauslauge tritt als lokale Eigenthümlichkeit die Bodenerwärmung durch ein ausgebreitetes Netz warmer Quellen. Dadurch erhalten die eigentlichen Fremdenquartiere eine durchschnittlich 2.5° C. höhere Temperatur wie die äussern Stadttheile. Im Hochsommer herrscht hochgradige Wärme ohne nächtliche Abkühlung, während Frühjahr und Herbst eine behagliche Wärme entwickeln. Die mittleren Temperaturen sind: Winter 0.79°, Frühling 9.66°, Sommer 18.60° und Herbst 9.96° C. Obgleich das Gedeihen der Maronen, Magnolien und Mandelbäume eine gewisse Milde des Klimas beweisen, so ist Wiesbaden mit Unrecht zu dem Ruf eines warmen Winters gekommen[1]). Wiesbadens Stärke beruht neben

[1]) Die Kurdirektion zu Wiesbaden giebt die mittl. Wintertemp. mit 3.6° C. an,

seinen vorzüglichen Wohnungen und gesellschaftlichen Einrichtungen in seiner stets nur mässig bewegten Atmosphäre, in einem Windschutz, welcher an einzelnen Punkten des Krankenreviers wenig zu wünschen übrig lässt. Die mittlere relat. Feuchtigkeit beträgt 73—79 %. Auf städtischem Boden entspringen 24 warme Quellen, deren Hauptbestandtheil das Kochsalz ist und deren Temp. zwischen 38° und 68° C. liegt. Zwei davon, nämlich der Kochbrunnen (Natr. chlor. 6.82, Calc. chlor. 0.62, Calc. bic. 0.61; Temp. 68° C.) und zwar dieser hauptsächlich, und der Wilhelmsbrunnen, auch Schützenhofquelle genannt (Natr. chlor. 5.15, Calc. chlor. 0.58; Temp. 42° C.) werden zu Trinkkuren, alle aber zu Badekuren benutzt. Wiesbaden hat kein gemeinsames Badehaus, sondern eine grössere Anzahl von Privathäusern besitzen eigene Quellen oder einen Antheil am Abfluss des Kochbrunnens, und sind deshalb in der Lage in ihren Parterre-Räumen Bäder zu verabreichen, während die oberen Stockwerke die Badegäste beherbergen und grossentheils auch vollständig verpflegen. Die Einführung der Trinkkur mit dem Kochbrunnen datirt erst seit 1855. Hauptsächlich durch *E. Pfeiffer*'s Vermittlung hat dieselbe eine immer allgemeinere Verbreitung gewonnen. *E. Pfeiffer* unterscheidet zwischen einer lokalen und einer allgemeinen Methode der Trinkkur. Bei ersterer verbleibt man während der ganzen Kur bei der von Anfang an verordneten Dosis, bei letzterer steigert man dieselbe periodisch. Schon kleine Mengen Kochbrunnen (250 c.c.) bewirkten eine beträchtliche Vermehrung des Urinquantums und damit der festen Stoffe, insbesondere des Harnstoffes. Ausser gegen Magen- und Darmkatarrhe und abdominelle Stasen richtet sich demnach die Trinkkur in Gemeinschaft mit der Badekur gegen das wichtigste Krankheitsobject, gegen die Gicht. Nächst dieser kommen Rheuma und auf gichtischer Basis beruhende Neuralgien am häufigsten zur Behandlung. Bezüglich der Syphilis hat man Wiesbaden zum Concurrenten Aachens gemacht. Durch das Vorhandensein von *3 Wasserheilanstalten* (Nerothal, Dietenmühle und Lindenhof), durch Gelegenheit zur Elektro- und Pneumatotherapie, zur Gymnastik und Massage, zu Milch-, Molken- und Traubenkuren gewinnen die Heilanzeigen unter der Gunst des Frühjahr- und Herbstklimas an Umfang und erstrecken sich auf Krankheiten des respiratorischen Apparats und viele Neurosen.

W. ist mit der Eb. von Frankfurt 1, von Mainz ½ St. entfernt. — Unterkunft:

---

indem sie den Winter mit dem 1. Nov. anfangen und mit dem letzten Jan. aufhören lässt. Siehe die Vorrede.

Eine grosse Anzahl von Gasthöfen verschiedenen Ranges, in denen auch Bäder zu haben sind, ausserdem über 20 Badehäuser mit vollständiger Verpflegung (der Preis für die Bäder in der Regel im Zimmerpreis enthalten) und zahlreiche Privatwohnungen zu allen Preisen. Kurtaxe: 1 Pers. 10, 2 Pers. 15, 3 Pers. 18 Mk. etc. — Ueber 100 Aerzte, 6 Apotheken; Kurzeit: Sommer- u. Winterkur. — Wasserheilanstalt Nerothal mit Thermal-, Sool-, Kiefernadel- u. elektrischen Bädern, Gymnastik, Massage (Pens. mit Z. u. Kur 5—10 Mk tägl.). — Wasserheilanstalt Dietenmühle mit Dampf-, Heissluft- u. Kiefernadelbädern, Heilgymnastik, Massage, Diätkuren (Pens. mit Z. u. Kur 39—84 Mk. wöch.). — Wasserheilanstalt Lindenhof (Pens. 30—63 Mk. wöch.). — Litt.: Braun 55; v. d. Linde 83: Mordhorst 85; Lehr 85: E. Pfeiffer 81, 83, 87.

Wiesen (Tein), kleines Dorf und *klimatischer Sommerkurort* im Kanton Graubünden, 1454 m., an der südlichen Lehne des Rothhornstocks und deshalb gegen Nord und Nordost gut geschützt. Als Filiale von dem nur 20 Km. entfernten Davos in Aufnahme gekommen, hat es als Winterkurort nicht ausgehalten, beherbergt aber zur Sommerzeit solche, denen Davos zu geräuschvoll ist.

Von Davos erreicht man W. mit der Post in $2\frac{1}{2}$, von Chur in 7 St. — Unterkunft in 2 Gasthöfen (Pens. mit Z. 6—7 fr.). Arzt anwesend.

Wiesenbad, zum Marktflecken Wiesa gehörige Kuranstalt im sächsischen Erzgebirge, im Zschopauthale, 434 m., mit einer *indifferenten Lauquelle* von 22° C. mit geringem Gehalt an doppelt kohlensaurem Natron. Hübsche Parkanlagen, durch welche man auf bequem ansteigenden Wegen in die Tannen- und Fichtenwaldungen der benachbarten Hügel gelangen kann, umgeben die stattlichen Anstaltsgebäude. Fichtennadel- und Moorbäder.

W. ist Ebst. der Lin. Chemnitz-Annaberg. — Unterkunft im Kurhaus mit 84 Z. (Z. 4—24 Mk. wöch.: Bäder 0.50—0.75 Mk.). Arzt anwesend; Kurzeit: 15. Mai bis 30. Sept.; Frequenz: 600.

Wight, Insel, zur Grafschaft Hampshire gehörig, an der englischen Südküste, der Bucht von Southampton gegenüber, mit mehreren *Seebädern* und *klimatischen Stationen. Ryde* und *Cowes* am nordöstlichen, *Sandown* und Shanklin am östlichen Ufer werden als Seebäder und Herbstaufenthalt benutzt, *Bonchurch* und *Ventnor* (5500 Einw.) an der Südspitze in einer halbmondförmigen von über 200 Meter hohen Kalkfelsen gegen Norden geschützten Bucht, dem sogenannten Undercliff, gelegen, gelten für die wärmsten Punkte der ganzen englischen Südküste und werden deshalb für November, December, und selbst noch für Januar für solche Brustschwache als Aufenthalt gewählt, welche eine weitere Reise nicht unternehmen können. Die mittl. Wintertemp. wird sogar mit 7.5° C. angegeben. Vor Nordwinden ist Ventnor gänzlich geschützt, dagegen ist es den Ostwinden völlig ausgesetzt, und verliert dadurch sehr an Werth. Bis Weihnachten ist das dortige Klima ganz angenehm, aber je mehr man sich dem Frühjahr nähert desto unbeständiger und windreicher wird die Witterung. Das Leben ist kostspielig.

Wildbad, württembergisches Städtchen mit 3600 Einw., 430 m., am nordöstlichen Abhange des Schwarzwaldes, im engen, tief eingeschnittenen Enzthale mit *indifferenten Thermen* von 34—39° C. Wildbad hat ein frisches (mittl. Sommertemp. 16.8° C.) ziemlich feuchtes (Sommermittel 86 %) und unbeständiges Klima. Die Morgen- und Abendstunden sind meist recht kühl, abendliche Thaubildung ist häufig. Die Bäder haben im alten Bade beständigen Zu- und Abfluss, während im neuen Bad die Quelle als Sammelwasser ohne fortwährende Erneuerung und mit kühleren Temperaturen zur Anwendung kommt. Man hat Gesellschaftsbäder und Einzelzimmer, Wannenbäder, Douchen und elektrische Bäder. Alle Einrichtungen hierfür sind musterhaft. Zur Trinkkur dienen 2 Thermalquellen: der Eberhardsbrunnen (31—35° C.) und der Königsbrunnen (36° C.). Beide werden gegen Katarrhe der gastrischen Organe und der Luftwege verordnet. Zahlreiche Quellen liefern ein sehr reines, kalkfreies weiches Trinkwasser. In der Enz, welche Temperaturen von 15—19° C. erreicht, können Flussbäder genommen werden. Zur Luftkur dienen die längs der Enz über 1 Km. weit sich erstreckenden schattigen Anlagen und die die Höhen bekleidenden Waldungen. Die Indicationen sind theils die der wärmeren, theils die der lauen Wildbäder: Rheuma, Gicht, Neurasthenien, Neuralgien, spinale Paresen, Residuen traumatischer Störungen und Erschöpfung.

W. ist Ebst. der Lin. Pforzheim-Wildbad. — Unterkunft: 18 Gasthöfe und zahlreiche Privatwohnungen (Z. von Mitte Juni bis Mitte Aug. 15—40, vor u. nach dieser Zeit 7—20 Mk.). Kur- u. Musiktaxe: die Pers. 10—12 Mk.; Bäder: 1.80 bis 3 Mk. — 6 Aerzte, 1 Apotheke; Kurzeit: 15. Mai bis 15. Sept., Hochsaison 15. Juni 15. Aug.; Frequenz: 6500. — Litt.: Burkhardt 61; v. Renz 69, 78, 80, 88.

Wildegg, Dörfchen im Kanton Aargau, 360 m., im Aarthale mit einer *Jod und Brom haltigen Kochsalzquelle* (Natr. chlor. 10.02, Magn. chlor. 1.55, Calc. sulf. 1.77, Natr. jod. 0.027, Natr. brom. 0.03, fr. CO_2 79 c.c.), welche zuerst von *Schönlein* und zwar innerlich gegen Skropheln und Syphilis mit bedeutendem Erfolge verordnet wurde. Das Wasser wird nur versendet, und macht man besonders in dem benachbarten Schinznach oft davon Gebrauch.

Wildstein, Bad in einem Seitenthal der Mosel, 140 m., in Waldnähe mit einer *indifferenten Therme* von 36° C. Die mittl. Sommertemperatur ist 16.5° C.

Von Ebst. Trarbach (Lin. Pünderich-Traben) 4 Km. — P. u. T. — Unterkunft: In Traben 6, in Trarbach 1 Gasthof, im Bad Wildstein einige Zimmer. — Keine Kurtaxe; Bäder: 0.75—1 Mk. — 2 Aerzte; Kurzeit: 1. Juni bis 1 Oct.

Wildungen, Städtchen im Fürstenthum Waldeck mit 2600 Einw., 228 m., inmitten eines bewaldeten Hügellandes, in dessen Nähe *15 erdige Säuerlinge* entspringen. Unter den 7 zum Kurgebrauch benutzten Quellen führen mehrere Eisen, Kochsalz und kohlensaures Natron als Nebenbestandtheile, eine, die Stahlquelle, ist ein *gasreiches Eisenwasser* (Ferr. bic. 0.07, fr. CO_2 1278 c.c.). Das Sommerklima ist frisch (mittl. Temp. 16.4° C.) und ziemlich feucht, die Abende kühl. Die bedeutendsten Quellen sind die Georg-Victorquelle (Calc. bic. 0.71, Magn. bic. 0.53, Natr. sulf. 0.07, Ferr. bic. 0.02, fr. CO_2 1322 c.c.; Temp. 10° C.), die Helenenquelle (Calc. bic. 1.27, Magn. bic. 1.36, Natr. chlor. 1.00, Natr. bic. 0.81, Ferr. bic. 0.01, fr. CO_2 1351 c.c.; Temp. 11.0° C.) und die letzterer sehr nahe stehenden Thal- und Königsquelle. Der Gehalt dieser Quellen an Kalk, Magnesia und Kohlensäure ist also das Bestimmende, Kochsalz, kohlensaures Natron und Eisen treten dagegen zurück. Sie werden als Trinkkur 2 bis 3mal täglich zu 1—3 Bechern verordnet. Die übrigen Quellen benutzt man zu sehr gasreichen Bädern (32—35° C.). Die Indication, für welche Wildungen einen alten Ruf besitzt, erstrecken sich auf Blasenkatarrhe, harnsaure Concremente, Prostatitis, chronische Nierenentzündung. Man erwartet dabei von der Anspornung der Diurese die Heilwirkung, aber auch auf die nöthigenfalls vorzunehmenden chirurgischen Eingriffe sind die Aerzte vorbereitet. Magen- und Darmkatarrhe, besonders auf anämischer Basis beruhende, kommen in zweiter Reihe als Heilobjecte in Betracht.

W. ist Endstation der Zweigbahn Wabern-Wildungen. — Unterkunft: Das Bad ist in Pacht einer Actien-Gesellschaft, welche 2 Badehäuser verwaltet; ausserdem 8 Gasthöfe u. Privatwohnungen. — Kurtaxe: 1 Pers. 12, 2 Pers. 17, 3 Pers. 22 Mk.; Bäder: 1.60—2 Mk. — 7 Aerzte, 2 Apotheken; Kurzeit: 1. Mai bis 30. Sept.; Frequenz: 3000. — Litt.: Fresenius 60: Stöcker 66, 76, 84; Rörig 69, 73; Müller 78.

Die **Wilhelmshöhe** auf der östlichen Lehne des Habichtswaldes, 250—280 m., von grossartigen Parkanlagen umgeben, ist einer der beliebtesten *klimatischen Sommerkurorte* des nördlichen Deutschlands. Zwischen geschmackvollen Anlagen führen sanft ansteigende bequeme Wege zu angenehmen Ruheplätzen, so dass für den, der in aller Behaglichkeit die Luftkur betreiben will, bestens gesorgt ist. Eine Wasserheilanstalt und eine Pension unter ärztlicher Leitung machen den Aufenthalt auch für schwerere Patienten geeignet.

Von Cassel führt ein Dampftramway in $^{1}/_{2}$ St. auf die Wilhelmshöhe. — Unterkunft: 2 Gasthöfe (Pens. 33—42 Mk. wöch.), 1 ärztliches Pensionshaus mit Milchkur, Hydro- u. Elektrotherapie (Pens. mit Z. 5.50—6.50 Mk. tägl.) u. eine Wasserheilanstalt mit Elektro- u. Pneumatotherapie, Dampf-, Heissluft- u. Kiefernadelbädern, Gymnastik u. Massage (Pens. mit Z. 5—7 Mk. tägl.). Kurzeit: In beiden Anstalten Sommer- u. Winterkur.

Wipfeld, bayrischer Marktflecken mit 800 Einw. in Unterfranken am linken Mainufer, 170 m., in dessen unmittelbarer Nähe in ziemlich windgeschützter aber feuchter Lage (mittl. Sommertemp. 17.5 ° C.) sich das Ludwigsbad befindet. Dasselbe besitzt in der Ludwigsquelle (Calc. sulf. 1.08, Magn. sulf. 0.25, Calc. bic. 0.65, HS 25 c.c.; Temp. 14 ° C.) eine *kalte kalkhaltige Schwefelquelle* mittlerer Stärke mit etwas Nebengehalt an Bittersalz. Nächstdem existirt dort ein Lager kräftigen *Schwefelschlamms,* der täglich frisch gegraben und mit Schwefelwasser durchtränkt wird, und dessen ausserordentlich günstige Wirkung bei alten Wunden und Verletzungen besonders gerühmt wird. Ausserdem hat man noch eine *erdig-salinische Quelle,* die sogenannte Schilfquelle (Magn. sulf. 0.35, Calc. sulf. 1.04, Calc. bic. 0.37), 2 schwache Eisenquellen, Douche- und Dampfbäder, Molken- und Traubenkuren. Die für die Behandlung geeignetsten Formen sind Rheuma, besonders rheumatische Lähmungen, chronische Exantheme, und neben der oben bereits angedeuteten Indication skrophulöse Caries.

Von Ebst. Weigolshausen (Lin. Schweinfurt-Würzburg) 10 Km., Post in 2 St. (Wagen 4.50 Mk.); von Schweinfurt direct Omnib. in $1^{1}/_{2}$ St. — P. u. T. — Unterkunft im Kurhaus mit 72 Z. (Z. 9—20 Mk. wöch.). — 1 Arzt; Kurzeit: 15. Mai bis 15. Sept.; Frequenz: 300.

Wittekind, *Soolbad* dicht bei dem Dorfe Giebichenstein an der Saale, 62 m., in angenehmer windgeschützter Lage und mit recht guten Einrichtungen. Die Soole (3.5 $^{0}/_{0}$) wird zur Trinkkur mit kohlensaurem Wasser versetzt (Wittekinder Salzbrunnen), zu Bädern durch Wittekind-Mutterlaugen-Badesalz verstärkt. Ausserdem Milch-, Molken- und Mineralwasser-Kuren, Fluss- und Wellenbäder.

Von Halle, 2 Km., Pferdebahn nach W. — P. u. T. — Unterkunft: 2 Gasthöfe (Kurhaus) u. Privatwohnungen. Kur- u. Musiktaxe: 1 Pers. 6, 1 Fam. 12 Mk., Bäder: Das Dutzend 12—18 Mk. — 1 Arzt, 1 Apotheke; Kurzeit: 15. Mai bis Ende Sept.; Frequenz: 850.

Wolfach, altes Amtsstädtchen mit 1900 Einw. im badischen Schwarzwald, 265 m., an der Mündung des Wolfsbachs in die Kinzig:

Sommerfrische in Waldnähe und mit Benutzung von 3 schwachen erdig-salinischen Eisenquellen (Calc. bic. 0.07, Calc. sulf. 0.04, Magn. sulf. 0.04, Natr. sulf. 0.02, Ferr. bic. 0.007). Den Bädern wird frisch bereitetes Kiefernadelinfus oder Dampfdestillat von Kiefernadeln zugesetzt.

W. ist Ebst. der Lin. Hausach-Eutingen. — Unterkunft im Bad mit 15 Z. (Pens. mit Z. 4 Mk.) u. in 4 Gasthöfen. — 3 Aerzte, 1 Apotheke.

Wolfsanger, preussisches Dorf in der Provinz Hessen-Nassau mit 1350 Einw., 130 m., am linken Fuldaufer unterhalb Cassel und mit diesem durch eine Allee verbunden: *Wasserheilanstalt.* Hinter der mit Comfort eingerichteten Anstalt befindet sich ein Park. Der Hochwald ist nur einige Minuten entfernt.

Von Ebst. Cassel ist W. 3 Km. entfernt. — Unterkunft im Kurhaus mit 130 Z. (Pens. mit Z. u. Kur 5—8 Mk. tägl.). — Aerztliche Direction.

Wolfsberg, *Sommerfrische* und Kuranstalt im Kanton Thurgau, 516 m., auf einer Anhöhe am Untersee mit nahem Wald und in obstreicher Gegend. Milchkuren.

W. liegt 20 Min. von Ebst. Ermatingen (Lin. Constanz-Winterthur). — P. u. T. in Ermatingen. — Unterkunft im Kurhaus mit 40 Z. (Pens. mit Z. im Sommer 5—7, im Winter 4.50 fr.). 2 Aerzte in Ermatingen.

Wolfsegg, oberösterreich'scher Marktflecken am südöstlichen Abhange des Hausruck, 640 m., in vortrefflicher, aussichtsreicher Lage und mit schönem Schlosspark: *Sommerfrische* in Waldnähe mit Badeanstalt und Schwimmschule.

Von Ebst. Manning-Wolfsegg (Lin. Attnang-Schärding) 3 Km. — Unterkunft in 3 Gasthöfen u. 8 Privathäusern (Z. 15—36 fl. monatl.). — 1 Arzt.

Wolkenstein, sächsisches Städtchen mit 2300 Einw. am nördlichen Fusse des Erzgebirges und in einer halben Stunde Entfernung, 458 m., das zum Dorfe Gehringswalde gehörige „Warmbad Wolkenstein" mit einer schwach alkalischen *indifferenten Lauquelle* (Natr. bic. 0.14; Temp. 30° C.), welche die Heilanzeigen der kühleren Wildbäder theilt und in Bädern gegen Rheuma, Gicht und Hautkrankheiten in Anwendung kommt. Hübsche Laubholzwaldungen in nächster Nähe und in einiger Entfernung Nadelholzwaldung begünstigen die Luftkur und empfehlen den Ort als stille anspruchslose *Sommerfrische.*

Vom Bahnhof Wolkenstein (Lin. Chemnitz-Annaberg) zum Städtchen hinauf 20 Min., dann weitere 25 Min. zum Bade. — Unterkunft: Kurhaus mit 115 Z. (Z. 2—10, Familienwohnungen 15—18 Mk. wöch.). Kurtaxe: Die Pers. 5 Mk., Bäder: 0.50—0.75 Mk. — Arzt anwesend; Kurzeit: Anf. Mai bis Mitte Oct.; Frequenz: 600.

Wustrow, Dorf im nordöstlichen Winkel von Mecklenburg-Schwerin auf dem Fischlande, einer schmalen Landzunge zwischen Saaler Bodden und der Ostsee: *Ostseebad* von insularem Charakter, luftig und ziemlich baumlos. Mittlere Sommertemperatur 16.5° C. Auch warme Seebäder.

Bis zur Eröffnung der Lin. Rostock-Stralsund benutzt man die Post, welche 2mal tägl. von Rostock, 27 Km., in 3¼ St. nach Ribnitz geht. Von hier an Wochentagen 2mal Dampfboot in 1¼ St. nach Wustrow. — Unterkunft: 2 Gasthöfe u. Privathäuser (Pens. mit Z. von 3 Mk. an). — 1 Arzt anwesend.

Wyk siehe Föhr.

Yverdon, freundliches Städtchen mit 6000 Einw. im Kanton Waadt, 440 m., an der Toile und am südwestlichen Ende des Neuenburger Sees, von hübschen Parkanlagen umgeben, in dessen Nähe eine laue *alkalische Schwefelquelle* entspringt (Natr. sulfurat. 0.025, Natr. bic. 0.10, Calc. bic. 0.12; Temp. 24° C.). Dieselbe wird rein oder mit Milch gemischt zur Trinkkur gegen chronische Laryngeal-, Pharyngeal- und Blasenkatarrhe verordnet, und in Badekuren, durch Zusatz heissen Mineralwassers bis auf 35° C. erwärmt, in Verbindung mit Douchen und Dampfbädern gegen Rheuma und Exantheme angewendet.

Y. ist Ebst. der Lin. Neuenburg-Lausanne u. der Lin. Freiburg-Yverdon. — Unterkunft: Kuranstalt mit 40 Z. (Pens. mit Z. 7 fr. tägl.) u. 2 Gasthöfe — 1 Arzt im Bad; Kurzeit: Ende Mai bis Ende Sept.

Zaizon, Dorf und Kurort in Siebenbürgen, im Brassóer Komitat, 550 m., am nördlichen Abhange der transsylvanischen Alpenkette in einem engen Gebirgsthale mit 3 Mineralquellen. Der Ferdinandsbrunnen ist ein *alkalischer Säuerling* (Natr. bic. 1.31, Natr. chlor. 0.61, Natr. jod. 0.25, fr. CO_2 656 c.c.), dessen angeblich unerhört starker Jodnatrium-Gehalt sehr zweifelhaft ist, die Franzensquelle ein sehr schwach mineralisirter *erdiger Eisensäuerling* und die Ludwigsquelle (Ferr. bic. 0.15, Calc. bic. 0.57, fr. CO_2 1002 c.c.) ist ein *Eisensäuerling,* dessen Eisengehalt nach der vorliegenden Analyse übermässig hoch wäre. Dampfbäder und Schafmolken. Die Einrichtungen des Bades werden als sehr dürftig geschildert.

Von Ebst. Kronstadt (Lin. Grosswardein-Kronstadt) 2 St. — Unterkunft: 1 Gasthof u. Privathäuser (Z. 0.70—2 fl. tägl.). Kur- u. Musiktaxe: Die Pers. 4 fl. — 1 Arzt; Kurzeit: 15. Mai bis Ende Sept.; Frequenz: 400. — Litt.: v. Greissing 75; Chyzer 87.

Zandvoort, Dorf mit 2000 Einw. an der holländischen Küste und einfaches *Nordseebad* mit einem Seehospiz. Am Strande erheben sich hohe langgestreckte Dünen. Badestrand und Wellenschlag vorzüglich.

Als mittlere Temperatur des Seewassers fand man im Juni 15.5°, im Juli 20.8°, im August 22.5° und im September 19.5° C.

Von Ebst. Haarlem (Lin. Amsterdam-Haag) auf der Eb. in 17 Min., von Amsterdam 45 Min. Fahrt bis Z. — Unterkunft: Kurhotel, 5 sonstige Gasthöfe, Hotels garnis u. Pensionen (Pens. mit Z. 4—6 fl. tägl.). — Bäder: 0.25—0.50 fl. — 2 Aerzte; Kurzeit: 1. Juni bis Ende Sept.

Zell am See, österreichischer Marktflecken im Pinzgau, 750 m., am Fusse der aussichtsreichen Schmittenhöhe, ist eine sehr beliebte *Sommerfrische.* Die erfrischenden Bäder in dem herrlichen See, die Fahrten über denselben, die zahlreichen Ausflüge haben im Hochsommer eine derartige Ueberfüllung mit Gästen zur Folge gehabt, dass dem Ort die ländliche Stille geraubt und ihm ein vornehmes Gepräge gegeben wurde.

Z. ist Ebst. der Lin. Bischofshofen-Wörgl. — Unterkunft: 7 Gasthöfe und Privatwohnungen. — Arzt anwesend.

Zellerfeld siehe Clausthal.

Zimmerwald, *klimatischer Sommerkurort* im Kanton Bern, 858 m., auf der Hochebene des Längenbergs zwischen Wiesen gelegen und in der Nähe von Nadelholzwaldungen, ein beliebter Sammelplatz skrophulöser Kinder aus der Schweiz und dem Elsass. Gutes Trinkwasser, Milch und Molken. Badeeinrichtungen.

Von Bern Post in 1¾ St. — P. u. T. — Unterkunft im Kurhaus mit 50 Z. nebst Villa (Pens. mit Z. 6—9 fr.) u. in einigen kleineren Pensionen. — Aerzte in Bern.

Zingst, pommersches Dorf mit 2000 Einw. auf der gleichnamigen Insel und einfaches billiges *Ostseebad.* Der Strand ist steinfrei; für beide Geschlechter sind gesonderte Badeplätze vorhanden. Warmbadeanstalt.

Von Ebst. Stralsund per Dampfboot nach Barth (5800 Einw.) in 3, von hier nach Zingst in 1 St.; von Barth nach Z. 13 Km., Post 2mal tägl. in 2 St. — P. u. T. — Unterkunft: 4 Gasthöfe (Pens. mit Z. 3—4.50 Mk.) u. zahlreiche Privatwohnungen (5—40 Mk. wöch.). — Keine Kurtaxe; Bäder: Das Dutz. 2 Mk., Kinder die Hälfte, 1 warmes Bad 1 Mk. — 5 Aerzte, 1 Apotheke in Barth.

Zinnowitz, pommersches Dorf an der Nordspitze der Insel Usedom und 20 Min. nördlich davon das gleichnamige *Ostseebad.* Es besitzt einen feinsandigen Strand, 2 Badeplätze für Herren und Damen und Einrichtungen für warme Bäder. Unmittelbar im Rücken des Strandes erhebt sich der Hochwald, durch welchen ein Weg nach dem mit Villen besetzten Glienberge sich hinzieht.

Von Ebst. Wolgast (Lin. Züssow-Wolgast) 9 Km., Post 2mal tägl. in 1½ St. (Wagen 8 Mk.); von Ebst. Carnin (Lin. Ducherow-Swinemünde) Dampfboot wochentags einmal tägl. in 2 St. nach Z. — P. u. T. — Unterkunft: 6 Gasthöfe und Privatwohnungen, die billigsten unten im Dorfe, die gesuchtesten und theuersten in den Villen auf dem Glienberge. — Kurtaxe: 1 Pers. 3, 1 Fam. 4—6 Mk.; Bäder: 1 Seebad 0.35, 15 Seeb. 4.50, 30 Seeb. 9, 1 Warmbad 1 Mk. — 1 Arzt anwesend 4 Aerzte in Wolgast, 1 Apotheke; Kurzeit: 15. Juni bis 30. Sept.; Frequenz: 1200. — Litt.: Sachse 80; Reinecke 87.

Zoppot, westpreussisches Dorf mit 4100 Einw. und *Ostseebad* am Fusse eines bewaldeten Hügelzuges mit anmuthigen Umgebungen. Der Strand ist fest und durchaus sicher, der Wellenschlag nur milde. Gutes Trinkwasser. Warme See-, Sool- und Kiefernadelbäder. Der Aufenthalt mit seinen behaglichen Einrichtungen ist für Reconvalescenten und Neurastheniker besonders günstig.

Z. ist Ebst. der Lin. Stettin-Danzig, von Danzig, 12 Km., 30 Min. Fahrzeit. — Unterkunft: Kurhaus (Z. von 21 Mk. wöch. an, Pens. ohne Z. 4 Mk. tägl.) und 3 Gasthöfe, ausserdem viele Villen u. Privatwohnungen. — Kur- u. Musiktaxe: 1 Pers. 9, 1 Fam. 18 Mk.; Bäder: für die Saison 7.50, für Kinder ebenso 5 Mk., 1 Warmbad 1 Mk. 4 Aerzte, 1 Apotheke; Kurzeit: 15. Juni bis 30. Sept.; Frequenz: 4000.

Zuckmantel, *Wasserheilanstalt* im österreichischen Schlesien, 525 m., am Fusse des Schlossberges und in der Nähe von Nadelholzwaldungen. Elektrotherapie und Pneumatotherapie. Kiefernadelbäder.

Von Ebst. Ziegenhals, 10 Km., Post in 1 St. 20 Min. — Unterkunft im Kurhaus mit 70 Z. (Pens. mit Z. und Kur 17—24 fl. wöch.). Aerztliche Leitung; Kurzeit: während des ganzen Jahrs.

Der **Zugerberg,** 927 m., im Kanton Zug wird häufig als *klimatischer Sommerkurort* benutzt. Es ist eine freistehende Höhe, deren Kamm daher den Winden stark ausgesetzt ist, die aber grossentheils mit Nadelholz gut bewaldet ist, so dass man leicht zu windstillen schattigen Plätzen gelangen kann. Nach Nordwesten, Westen und Süden hat man schöne Fernsichten nach dem Vierwaldstättersee und dem Berner Oberland. Oestlich von den beiden gut gehaltenen am westlichen Abhange befindlichen Kurhäusern befinden sich ziemlich ausgedehnte Torfmoore. Badeanstalten, Milch-, Molken- und Traubenkur.

Von Ebst. Zug (Lin. Zürich-Luzern) im Wagen in $1^1/_2$ St., Omnibus-Verbind. — P. u. T. — Unterkunft: 2 Gasthöfe: Kuranstalt Schönfels und Kuranstalt Felsenegg (Pens. mit Z. in beiden 6—9 fr. tägl.). Aerzte in Zug.

Zwischenahn, oldenburgisches Städtchen mit 4600 Einw. am gleichnamigen See mit einer *Wasserheilanstalt.* Medicinische Bäder, Elektrotherapie und Massage.

Z. ist Ebst. der Lin. Oldenburg-Leer, von Oldenburg 20 Min. Fahrzeit. — Unterkunft im Kurhaus u. in Gasthöfen. — 2 Aerzte, 1 Apotheke; Kurzeit: Sommer- u. Winterkur.

Berichtigungen und Zusätze.

(März 1890.)

Davos (S. 140). Von Ebst. Landquart (Lin. Sargans-Chur) Bergbahn bis Klosters, von wo Post in $1^1/_2$ St. nach Davos.

Donaueschingen (S. 143), badische Stadt (nicht württembergische, wie es durch einen lapsus calami heisst).

Gross-Müritz (S. 184). Von Ebst. Rövershagen 12, v. Ebst. Gelbensande (Lin. Rostock-Stralsund) 7 Km.

Kiedrich (S. 211), 3 Km. nordwestlich von Eltville am Rhein besitzt im Sprudel ein *lithionhaltiges Kochsalzwasser* (Natr. chlor. 6.71, Kal. chlor. 0.51, Lith. chlor. 0.06; Temp. 26° C.), welches als leicht eröffnendes Getränk besonders bei Arthritikern gerühmt wird.

Neuendorf (S. 285), bescheidenes pommersches *Ostseebad* zwischen Dievenow und Misdroy. Vom Dorf führt durch den Fichtenwald ein Weg in 20 Min. zum Strande, wo Badehütten aufgestellt sind.

Von Misdroy (9.5 Km.) per Wagen auf schattiger Chaussee in 1 St. (Wagen 6 Mk.) nach N. Unterkunft im Kurhaus mit 36 Z. (Pens. mit Z. $4^1/_2$ Mk. tägl.) u. in einigen Villen. Arzt zeitweilig während der Saison anwesend.

Offenbach am Main (S. 296), 8 Km. von Frankfurt, besitzt in der Kaiser-Friedrichs-Quelle ein *Natron-Lithionwasser* mit Nebengehalt von ziemlich viel Kochsalz und etwas Glaubersalz (Natr. bic. 2.44, Lith. bic. 0.02, Natr. chlor. 1.20, Natr. sulf. 0.42; Temp. 19° C.). Von Erden und doppelt kohlensaurem Eisen weist die Quelle nur sehr geringe Mengen auf, auch ist sie arm an Kohlensäure, während sie an Natron- und Lithiongehalt die verwandten Quellen von Weilbach, Ems und Salzbrunn übertrifft.

Litt.: R. Fresenius 89; Petersen 89.

Partenkirchen (S. 305) ist jetzt Endstation der Lin. München-Weilheim-Partenkirchen.

Rappoltsweiler (S. 318), Kreisstadt im Ober-Elsass mit 6000 Einw. am Ostabhange der Vogesen, 280 m., in deren Nähe ein *erdig-salinisches Wasser* mit Nebengehalt an Kochsalz: die Carolaquelle (Calc. bic. 0.52, Magn. bic. 0.25, Calc. sulf. 0.50, Nat. sulf. 0.40, Natr. chlor. 0.26, fr. CO_2 150 c.c.; Temp. 18.2° C.) entspringt. Die Quelle steht der Lippspringer Arminiusquelle nahe, nur hat sie viel weniger Kohlensäure; sie wird hauptsächlich gegen chronischen Blasenkatarrh, nächstdem gegen Dyspepsie und Arthritis urica angewendet. Ausser der Trinkkur Inhalationen des zerstäubten Wassers. Badeanstalt für Wannenbäder und Douchen und ein offenes Schwimmbad für kühle Bäder (18° C.). Gegen Nord und Nordost durch Hügel geschützt hat Rappoltsweiler ein warmes Sommerklima (19° C.).

Vom Bahnhof Rappoltsweiler (Lin. Strassburg-Colmar) Strassenbahn in ¼ St. zu dem 4 Km. entfernten Orte. — Unterkunft: 5 Gasthöfe (Pens. mit Z. 5 Mk. tägl.) u. Privatwohnungen. Kurtaxe: 1 Pers. 10, 1 Fam. 15—20 Mk. 3 Aerzte, 2 Apotheken. Kurzeit: 15. Mai bis 1. Oct. — Litt.: Fresenius und Hintz 89; Staub 89.

(S. 379) **Teneriffa** (Tenerife), die bedeutendste unter den 7 in spanischem Besitz befindlichen Kanarischen Inseln, unterm 29° n. Br. gelegen, ist als *klimatischer Winterkurort* ein berechtigter Nebenbuhler Madeiras. Die an der Ostseite der Insel befindliche Hauptstadt Santa Cruz mit 18000 Einw. hat einen vorzüglichen Hafen, in welchen alle nach Indien bestimmten Schiffe einlaufen, und ist Sitz des deutschen Consulats. Die dort lebenden Engländer haben sich mit ziemlichen Comfort eingerichtet. Die günstigsten Krankenstationen, und klimatisch am besten gekannt, sind aber die an der Nordküste gelegenen Orte Puerto de la Orotava (Puerto de la Cruz, El Puerto) mit 4300 Einw. und die 5 Km. davon landeinwärts, 350 m., am nördlichen Fusse des Pico de Teyde (3700 m.) gelegene Stadt Villa de la Orotava mit 8600 Einw. Die Kanaren liegen auch im Winter innerhalb der Passatzone, so dass fast das ganze Jahr hindurch der Nordost-Passat, hier la brisa genannt, der vorherrschende Wind ist. Bisweilen wird die brisa durch Windstillen oder aber durch Stürme aus S oder SW abgelöst. Die Südwinde sind dann von erschlaffender Hitze begleitet. In gleicher Richtung wie die brisa herrscht in Orotava der periodische Seewind. Dieser erhebt sich zwischen 9 und 10 Uhr früh, erreicht zwischen 1 und 2 seine Höhe und macht gegen Sonnenuntergang der Windstille Platz, worauf dann während der Nacht ein anhaltender Landwind sich einstellt. Was die Wärme-Verhältnisse anbetrifft, so ist Orotava durchschnittlich zu jeder Jahreszeit $1^1/_2$° C. wärmer als Funchal. Die mittlere Temp. beträgt im Herbst 22.6, im Winter 17.1, im Frühling 18.9, im Sommer 23.9° C. Die Tagesschwankungen der Wärme sind in den Wintermonaten sehr mässig (6—7° C.), und besonders vollzieht sich der Uebergang vom Abend zur Nacht fast unmerklich. Die bei vorherrschender brisa an den Abhängen des Pic sich stauende und aufsteigende Luft hat Feuchtigkeit und zeitweise auch Niederschläge im Gefolge. Aber immerhin steht Orotava bezüglich der Feuchtigkeit hinter Funchal zurück. Unter 52 jährlichen Regentagen (Madeira 88) fallen 20 auf die 3 Wintermonate. Dabei ist die Luft selten besonders heftig bewegt, rein und fast vollständig staubfrei. Fast alle Schriftsteller (Belcastel, Viera, Bolle, v. Fritsch etc.) preisen ihre aromatischen, erfrischenden, wohlthuenden Eigenschaften. Jedenfalls kann der Luftgenuss in ausgedehntestem Masse betrieben werden, und selbst das Schlafen bei offenen Fenstern ist statthaft. Für Brustkranke und Nervenleidende sind die klimatischen Verhältnisse des dortigen Winters auffallend günstige, gegen Luftzug Empfindliche, insbesonders Rheumatiker sind schon wegen der mangelhaften Wohnungsverhältnisse einstweilen noch nicht am richtigen Platze. Die 3 Wintermonate verlebt man mit Nutzen in Puerto de la Orotava, wo etwa in 80 m. Seehöhe das neue Kurhaus erbaut wird. Diese Lage bis etwa 200 m. hinauf ist von December bis April manchen Kurgästen zumeist zu empfehlen. Phthisiker können bei allerdings sehr mangelhafter Unterkunft die heissen Monate Juli bis October in Villaflor, 1400 m., verbringen, wo fast stets heiterer Himmel zu finden ist, wo aber stärkere Temperaturschwankungen stattfinden wie in Orotava und der Feuchtigkeitsgehalt der Luft ein niederer ist. Unterkunft und Verpflegung lassen bisher noch Manches zu wünschen übrig, doch ist ein stetiger Fortschritt in dieser Beziehung bemerkbar. Weil Teneriffa nur Freihäfen besitzt, ist das Leben hier billiger als auf Madeira.

Von Hamburg (Wörmann Linie) geht am letzten jedes Monats ein Schiff in 12 Tagen nach Santa Cruz (Preis ca. 250 Mk.), von Marseille (Comp. gén. transatl.) fährt man einmal monatl. über Barcelona u. Malaga in 7 Tagen nach Teneriffa. Von Cadix dauert die Fahrt 3 Tage, von Lissabon 52 St. Von Santa Cruz nach Orotava beträgt die Entfernung ca. 40 Km. — Unterkunft: Grand Hotel in Villa de la Orotava mit mehreren Dependencen (Pens. 12 Mk. tägl.) u. eine englische Pension. Neues Kurhaus oberhalb El Puerto. — 2 spanische Aerzte. — Litt.: v. Buch 25; Bolle (Zeitschr. des Ver. f. Erdk.) 60 u. 61; G. de Belcastel 62; v. Fritsch (Petermanns Mittheil.) 66; Hann (Meteor. Zeitschr.) 77 und 85; Tomas Zerolo 84; Christ 86; Oehrvall 87; Biermann (Meteor. Zeitschr.) 87; Paget Thurstan 89; Rothpletz 90.

(S. 406) **Vilm,** schönbewaldete kleine Insel im Rügener Bodden; *Sommerfrische* und bescheidenes *Ostseebad.* Herrliche alte Eichen und Buchen bilden stets starke Anziehungspunkte für Landschaftsmaler. Zwei primitive Badehäuschen an steinigem Strand.

Von der Landungsbrücke in Lauterbach auf Rügen viermal täglich Fährschiff (30 Pf.) von und nach Vilm. Unterkunft im Forsthause mit ca. 30 Betten (Pens. mit Z. 4 Mk. tägl.)

(S. 409) **Zell** im Zillerthal, tiroler Ort mit 900 Einw., 565 m.: beliebte *Sommerfrische.*

Von Ebst. Jenbach (Lin. Kufstein-Innsbruck) $5^3/_4$ Fahrst. (Einsp. $6^1/_2$ G.). Unterkunft in 6 Gasthöfen (Pens. mit Z. 2—3 G. tägl.).

Zwischenahn (S. 410). Die genannte *Wasserheilanstalt* ist bereits wieder eingegangen.

FSC
www.fsc.org
MIX
Papier | Fördert
gute Waldnutzung
FSC® C083411

Kolibri 360 GmbH
Ferdinand-Jühlke-Straße 7
99095 Erfurt, Deutschland
produktsicherheit@kolibri360.de